本书获"2022年北京中医药大学学术专著出版基金"
（No.BUCM-XSZZ2022WX-02）资助

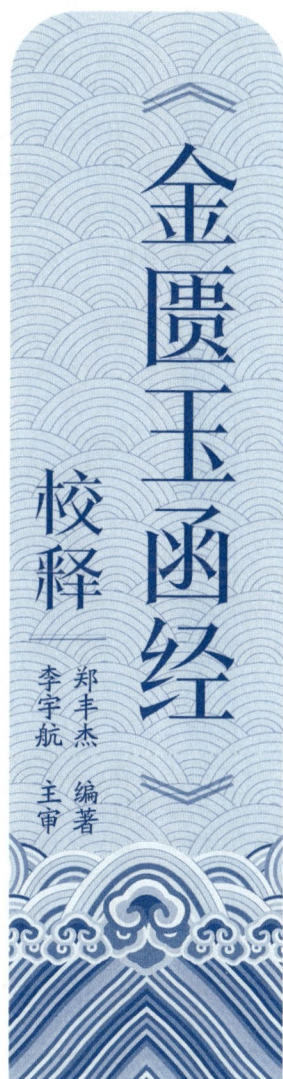

《金匮玉函经》

校释

郑丰杰 编著

李宇航 主审

人民卫生出版社
·北京·

图书在版编目（CIP）数据

《金匮玉函经》校释 / 郑丰杰编著. -- 北京 ：人民
卫生出版社，2025. 4. -- ISBN 978-7-117-37830-7

Ⅰ. R222. 1

中国国家版本馆 CIP 数据核字第 2025419BT1 号

| 人卫智网 | www.ipmph.com | 医学教育、学术、考试、健康，购书智慧智能综合服务平台 |
| 人卫官网 | www.pmph.com | 人卫官方资讯发布平台 |

《金匮玉函经》校释
《Jingui Yuhanjing》Jiaoshi

编　　著：郑丰杰
出版发行：人民卫生出版社（中继线 010-59780011）
地　　址：北京市朝阳区潘家园南里 19 号
邮　　编：100021
E - mail：pmph @ pmph.com
购书热线：010-59787592　010-59787584　010-65264830
印　　刷：北京汇林印务有限公司
经　　销：新华书店
开　　本：710×1000　1/16　　印张：35
字　　数：517 千字
版　　次：2025 年 4 月第 1 版
印　　次：2025 年 6 月第 1 次印刷
标准书号：ISBN 978-7-117-37830-7
定　　价：99.00 元

打击盗版举报电话：010-59787491　E-mail：WQ @ pmph.com
质量问题联系电话：010-59787234　E-mail：zhiliang @ pmph.com
数字融合服务电话：4001118166　E-mail：zengzhi @ pmph.com

《金匮玉函经》与《伤寒论》"同体而别名"，系晋太医令王叔和撰次之书，为《伤寒论》的另外一个古传本，由北宋校正医书局林亿等于治平三年（1066）校讫颁行，共八卷二十九篇，载方一百一十五首。《金匮玉函经》与宋版《伤寒论》分卷大异，其体例前证后方，保留《伤寒论》两晋时期面貌，具有重要学术价值。因《金匮玉函经》颁行晚于宋本《伤寒论》，两宋及后代医家独重宋本，以致其流传至稀，濒于垂绝。清康熙五十一年（1712），上海陈世杰据何焯手抄宋版《金匮玉函经》，研读校理后于康熙五十五年（1716）雕版刊行。著名文献学家钱超尘教授历经三十余年考证，著成《影印〈金匮玉函经〉校注考证》，于2015年出版，提供了宝贵的文献资料。

本书原文以人民卫生出版社2015年出版的《金匮玉函经》（影印本）为底本，对《金匮玉函经》每篇逐条校注释义，故名《〈金匮玉函经〉校释》。每篇篇首列"内容提要"，钩玄全篇宏旨大义。原文下按【校注】【释义】行文，在必要的校勘和注解基础上，阐释原文、解析方药，以突出理、法、方、药贯穿的中医临床辨治思维，附【按语】以解疑释难。书末附"《金匮玉函经》考证"与"章太炎先生论《伤寒论》版本"。本书既最大限度地保持了《金匮玉函经》的全貌，又体现了现代学者研究《伤寒论》的新成果，考证翔实，文献丰富，对学习研究《伤寒论》具有重要的参考价值。

北宋治平三年（1066），林亿等校讫《伤寒论》的次年，又校讫《金匮玉函经》（下简称《玉函》），校完之后曾"广颁其书"。林亿等在《校正〈金匮玉函经〉疏》中云："《金匮玉函经》与《伤寒论》同体而别名，欲人互相检阅而为表里，以防后世之亡逸，其济人之心不已深乎？细考前后，乃王叔和撰次之书。""国家诏儒臣校正医书，臣等先校定《伤寒论》，次校成此经，其文理或有与《伤寒论》不同者，然其意义皆通。圣贤之法，不敢臆断，故并两存之。凡八卷，依次旧目，总二十九篇，一百一十五方。"从治平三年至北宋末，不过六十余年，《玉函》几乎湮晦不闻。此后至明末凡五百一十多年，又几度濒于垂绝。清初藏书家何焯据宋本抄写授同里陈世杰。陈为儒者，善医，校讹补缺后于康熙五十五年（1716）雕版刊行，流布于世。19世纪初，徐衡之、章成之据陈本覆刻，流行益广。1955年、1958年人民卫生出版社两次影印陈世杰本，凡一万五千册，惜研究此书者少，不若宋本研究之滔滔奔腾也。《玉函》是《伤寒论》在六朝时期的另一种传本，与《伤寒论》分卷大异，保留《伤寒论》两晋面貌，且有部分条文为宋本所不载，在《伤寒论》文献研究史上意义重大。

从1984年4月我参与北京中医药大学刘渡舟教授负责的宋本《伤寒论》校注工作起，38年来，读书写作，时间精力，几乎皆投入仲景书中，先后写有《伤寒论文献通考》《宋本〈伤寒论〉文献史论》《影印南朝秘本敦煌秘卷〈伤寒论〉校注考证》《影印孙思邈本〈伤寒论〉校注考证》《影印日本安政本〈伤寒论〉考证》《校勘元本影印明本〈金匮要略〉集》《影印〈金匮玉函经〉校注考证》《〈伤寒论〉文献新考》等著作。在《影印〈金匮玉函经〉校注考证》一书中，除影印收录康熙五十五年陈世杰校订本《玉函》外，还据宋本《伤寒论》、《脉经》、《千金翼方》等对《玉函》校订，写有简要校语，尤其是对于《玉函》讹字，逐一考证正误。如全书"搏"字皆"搏"字形讹,"筋惕肉瞤"中"瞤"字,当作"瞤"字,与文义合;撰有《〈金匮玉函经〉版本及流传考》,对《玉函》编纂时代、编者、《证治总例》撰写时代、辨痉湿暍、三阴三阳、"可"与"不可"等篇均有详细考证,回答了许多悬而未决的疑惑,如《玉函·证治总例》成书于六朝秘爱仲景方书之医师,《证治总例》之外部分成于王叔和;孙思邈《千金翼方》中《伤寒论》内容,与《玉函》极为相近,所据底本均为六朝流传之《辨伤寒》;仲景《伤寒论》原始结构为"可"与"不可",叔和改编为三阴三阳,《玉函》虽经叔和整理,但前论后方的结构保留《伤寒论》早期面貌等。对于研究《伤寒论》《金匮要略》文献史非常重要。

2017 年春,钱超尘人文学术传承工作室启动学术传承与人才培养计划,由我来主讲古音韵学、训诂学和《伤寒论》《黄帝内经》版本流传及文献考证,丰杰教授全程参加传承班学习。此后他又协助李宇航教授完成《宋本〈伤寒论〉全释》《邓珍本〈金匮要略〉全释》两部著作,并分别于 2020 年、2022 年由人民卫生出版社出版。在完成《伤寒论》和《金匮要略》两书全释期间,他希望能以我校勘的《影印〈金匮玉函经〉校注考证》为蓝本,开展《玉函》的注释研究,并希望能够得到我的指导。《〈金匮玉函经〉校释》一书,对《玉函》逐篇逐条校注释义,每篇篇首列"内容提要",钩玄全篇宏旨大义。在必要的校勘和注解基础上,阐释原文、解析方药,以突出中医临床辨治思维。书末附有"《金匮玉函经》考证""章太炎先生论《伤寒论》版本"等文献资料。既最大限度地保持了《金匮玉函经》的全貌,又体现了现代学者研究《伤寒论》的新成果,对学习研究《伤寒论》具有重要的参考价值。因此,我很高兴能够为此项工作提供帮助,并欣然作序。

八十七叟　钱超尘
2022 年 9 月于北京

医圣张仲景所撰《伤寒杂病论》，成书于东汉末年（200—219）。在仲景卒后不久，该书即散乱遗失，幸赖晋太医令王叔和搜集整理而得以流传，名为《张仲景方十五卷》。该书见于南朝宋代陈延之《小品方》、南朝梁代阮孝绪《七录》及唐代《隋书·经籍志》，名《辨伤寒》，当时的医师视其为枕中鸿宝，不轻示人，流传日稀，以至于唐代孙思邈在《备急千金要方》卷九"发汗吐下后第九"中有"江南诸师秘仲景要方不传"之感慨。

北宋仁宗、英宗两朝，成立校正医书局组织整理医书，林亿、孙奇、高保衡等以荆南国（南平）末帝高继冲（942—973）开宝年间进献的《伤寒论》（十卷）为底本校勘，于治平二年（1065）颁行大字本《伤寒论》，结束了《伤寒论》传本歧出的局面。因其字体较大，纸墨价高，民间难以购置，北宋元祐三年（1088）另行刊刻小字本《伤寒论》。大、小字本皆为白文本（即未加注释的版本），不便医家习读，逐渐为金代成无己《注解伤寒论》所取代。大、小字本《伤寒论》在南宋及元代均未加翻刻，明代大字本无人一见，小字本若存若亡。明万历年间，著名藏书家赵开美（1563—1624，字清常）于偶然中得北宋小字本《伤寒论》，同邑缪希雍曾亲见之，于《神农本草经疏·论五运六气之谬》中云："从敝邑赵少宰家藏宋板仲景《伤寒论》，皆北宋善板"，即此事。赵开美请优秀刻工赵应期将北宋小字本《伤寒论》摹刻于《仲景全书》中，于明万历二十七年（1599）刊刻，因其字体、字距、行格、篇段全依元祐版旧式，逼近宋本原貌，后世美誉"宋本《伤寒论》"，底本旋即亡佚。故而，现今所称"宋本《伤寒论》"，实指赵开美翻刻于《仲景全书》中的《伤寒论》。

北宋校正医书局完成《伤寒论》校勘后次年（即治平三年），又校讫《金匮玉函经》。林亿等在《校正〈金匮玉函经〉疏》中言："《金匮玉函经》与《伤寒论》同体而别名，欲人互相检阅而为表里，以防后世之亡逸，其济人之心不已深乎？细考前后乃王叔和撰次之书。……国家诏儒臣校正医书，臣等先校定《伤寒论》，次校成此经，其文理或有与《伤寒论》不同者，然其意义皆通圣贤之法，不敢臆断，故并两存之。凡八卷，依次旧目，总二十九篇，一百一十五方。"从宋臣疏序来看，包含了以下重要信息：①《金匮玉函经》即《伤寒论》，但与《伤寒论》同书异名，是《伤寒论》的另一个古传本。②《金匮玉函经》可与校注本（即宋本《伤寒论》）互相检阅，其目的在于"防后世之亡逸"。③《金匮玉函经》的"前后"（指证在前，方在后的体例）是王叔和整理原书之体例，非为出自六朝或唐人之手。④宋臣对此书采取了审慎态度，虽然"其文理或有与《伤寒论》不同者，然其意义皆通圣贤之法，不敢臆断，故并两存之"，此即说明不改动主本的真实意义。⑤此书"凡八卷，依次旧目，总二十九篇，一百一十五方"，从"依次旧目"说明了《金匮玉函经》条文未加变动，因此也更加接近王叔和撰次之旧貌。所以，宋臣校注的《伤寒论》既有改革了的原来证在前、方在后的版本（即宋本《伤寒论》），又保存了证在前、方在后的原貌（即《金匮玉函经》），这种"故并两存之"的良苦用心跃然纸上。

由于《金匮玉函经》方证分开，不便临证检用，且与宋本《伤寒论》同时颁行，两宋医家大多重视宋本《伤寒论》，因而流传至稀，濒于垂绝。史料证明，宋金医家许叔微、郭雍、成无己等均曾研读过《金匮玉函经》。如十卷本的《注解伤寒论》中有六卷明确引用《金匮玉函经》之文；《宋史·艺文志》目录有记载"金匮玉函八卷"，小注"王叔和集"，可知宋金之际《金匮玉函经》并未失传。但成无己稍后的南宋著名藏书家晁公武在其《郡斋读书志》中却误将《金匮要略》三卷当作《金匮玉函经》八卷，此误承延日久，元代马端临《文献通考》、清代姚际恒《古今伪书考》等均未能予以纠正，致使其与《伤寒论》互相检阅而为表里的重要意义湮没无闻。直到清康熙五十一年（1712）壬辰，上海陈世杰（字怀三）得到何焯先生手抄宋本《金匮玉函经》。陈世杰序云："惜其讹脱者多，甚或不能以句，既无他本可校，乃博考众籍以相证佐，补亡灭误，十得八九。"可知该本状况不佳，陈氏对其做了研读校理，于康熙五十五年（1716）雕版刊刻，次年刊成行世，这是自北宋治平三年（1066）以后的第一次正式刊行，也是《金匮玉函经》现存最早版本，现藏于中国中医科学院图书馆。由于成无己的《注解伤寒论》在清朝盛行，即便是宋本《伤寒论》，亦很少见，所以陈世杰刊行的《金匮玉函经》流传并不广泛。

20世纪30年代，徐衡之、章成之搜得陈世杰刊本，经校勘而覆刻，在何焯序言后增刻章太炎先生撰写的《覆刻何本金匮玉函经题辞》，但发行量较少。1955年、1956年、2015年人民卫生出版社先后三次影印康熙年间陈世杰原刻本，影印本第二页印有："汉仲景张先生著，何义门先生鉴定，《金匮玉函经》真本，本衙藏板"字样。著名文献学家钱超尘教授历经30余年校注考证，著成《影印〈金匮玉函经〉校注考证》，对清代陈世杰所校定之《金匮玉函经》讹字写有简要校语，为开展研究提供了宝贵的文献资料。

《金匮玉函经》与《伤寒论》"同体而别名"，被视为《伤寒论》的另一古传本，北宋校正医书局曾加校定，其与《伤寒论》分卷大异，保留《伤寒论》两晋面貌，在《伤寒论》文献研究史上意义重大。在《伤寒论》的校勘、训诂、版本流传、方证对比研究等方面，较《备急千金要方》《千金翼方》《外台秘要》和《注解伤寒论》更为直接、重要，学术价值不可低估，兹举几例说明如下：

如宋本《伤寒论》第141条作："……寒实结胸，无热证者，与三物小陷胸汤。白散亦可服""一云与三物小白散"。《医宗金鉴》云："无热证之下，与三物小陷胸汤，当是'三物白散'，'小陷胸汤'四字，必是传写之误。桔梗、贝母、巴豆三物，其色皆白，有三物白散之义，温而能攻，与寒实之理相属；小陷胸汤，乃栝楼、黄连，皆性寒之品，岂可以治寒实结胸之证乎？'亦可服'三字，亦衍文也。"分析了"与三物小陷胸汤，白散亦可服"文字之误，认为"小陷胸汤""亦可服"七字当为衍文。对比《金匮玉函经》，则作："……若寒实结胸，无热证者，与三物小白散。"相应条文在《备急千金翼方》中与《金匮玉函经》同，为校勘本条提供了有力佐证。

如宋本《伤寒论》第6条作："太阳病，发热而渴，不恶寒者为温病。……若火熏之。一逆尚引日，再逆促命期。"对文中"若火熏之"目前有两种解释，一是作为症状，形容肤色晦暗如火熏；二是作为治疗方法，如火熏法。相应条文在《金匮玉函经》作："太阳病，发热而渴，不恶寒者为温病。……复以火熏之，一逆尚引日，再逆促命期"，文中"复以火熏之"，无疑当理解为治疗方法，即再次误用火熏的方法。

再如宋本《伤寒论》第70条云："发汗后恶寒者，虚故也。不恶寒，但热者，实也，当和胃气，与调胃承气汤。"《金匮玉函经》中本条作"发其汗不解，而反恶寒者，虚故也，芍药甘草附子汤主之。不恶寒，但热者，实也，当和胃气，宜小承气汤。"不但补充了发汗后阴阳两虚证治用芍药甘草附子汤，并且指出实证可选用小承气汤治疗。诸如以上，可证《金匮玉函经》在《伤寒论》研究中具有重要的学术价值和文献价值。

读书应选珍本善本，读经典医书尤当精选珍本善本。现今存世的《伤寒论》传本主要有赵开美翻刻宋本《伤寒论》、成无己《注解伤寒论》和《金匮玉函经》，然世人多重视宋本、成注本，而忽视《金匮玉函经》。学习和研究《伤寒论》，不应将视野局限于宋本，而应从《伤寒论》各个传本中发掘其学术思想，对"与《伤寒论》同体而别名，欲人互相检阅而为表里"的《金匮玉函经》尤其应当重视。有鉴于此，本书的编写以钱超尘教授编写的《影印〈金匮玉函经〉校注考证》为蓝本，对照刘渡舟教授主编的《伤寒论校注》，除必要的校注外，重点对《金匮玉函经》逐条释义，故名《〈金匮玉函经〉校释》。

本书在整理过程中，得到著名文献学家钱超尘教授精心指导并作序，谨向先生表示崇高的敬意和感谢！

本书的出版得到了"2022年北京中医药大学学术专著出版基金"（No.BUCM-XSZZ2022WX-02）的资助，特此致谢！

本书虽经反复修改，但仍难免有不足或疏漏之处，竭诚欢迎读者提出宝贵意见，以便再版时修订完善。

郑丰杰

2024 年 9 月 30 日于北京

1. 以钱超尘教授编写的《影印〈金匮玉函经〉校注考证》为蓝本，以赵开美本《伤寒论》作为主校本，以刘渡舟教授主编的《伤寒论校注》作为参校本，对《金匮玉函经》全书八卷（包括第一卷《证治总例》、正文二十九篇、方药炮制、附遗），逐篇逐条校注释义。

2. 凡《金匮玉函经》、宋本《伤寒论》原文均采用繁体字，因将原文由竖排改为横排，故方剂中"右×味"改为"上×味"。原文下按【校注】【释义】【按语】行文，【校注】包括必要的校勘和注释；【释义】包括提要、原文阐释和方药解析。【按语】则据"当按则按"原则，旨在评述得失、训释歧义、解析疑难。

3. 将《金匮玉函经》八卷三十篇分为"前三篇"（即证治总例、辨痉湿暍第一、辨脉第二）、"中十篇"（即"辨太阳病形证治第三"至"辨阴阳易差后劳复病形证治第十二"）、"后十七篇"（即诸可与不可、热病阴阳交等），在原文前标注序号，以方便检索。

4. "中十篇"论六经病证、霍乱病及差后劳复病，系《伤寒论》的主体内容。为便于比较《金匮玉函经》与宋本《伤寒论》之异同，将两书原文对应列出，分别以"J00×""S00×"独立编号。《金匮玉函经》"证治总例"篇以"ZL-条文序号"编号；其余各篇均以"篇序号–条文序号"编号，如"辨痉湿暍第一"篇第 1 条原文，编号为"J01–01"。

5. 每篇篇首列"内容提要"，钩玄全篇宏旨大意，并附条文和所载方剂总数。附"《金匮玉函经》考证""章太炎先生论《伤寒论》版本"3 篇（即《伤寒论单论本题辞》《金匮玉函经校录》《覆刻何本金匮玉函经题辞》）及主要参考书目于后。

6. 原书异体字、俗体字，如"胷""脇""劯""豬"等，一般改为现在通行的繁体字。卷七、卷八所载方剂，若药物顺序、用量用法及炮制等差异无碍方义者，从底本，一般不作特别校注。

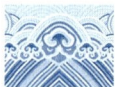

《金匮玉函经》八卷,汉张仲景论著,晋王叔和所撰次也,其标题盖亦后人所加,取珍秘之意。仲景当汉季年[1],笃好方术,以拯夭横,其用心仁矣!故自《素》《难》《本草》《汤液》诸书,咸抉[2]根得髓,其为《伤寒杂病论》,实为万世群方之祖。自叔和尊尚以后,年岁久远,错乱放失者屡矣。宋治平初,命诸臣校定,其目有三:曰《伤寒论》《金匮方论》一名《金匮玉函要略》,以及此经是也。虽未必尽复仲景本书之旧,然一家之学粗完。余幼读二论,精微简要,务令上口,以通思索。遍求是经,独不可得。后检鄱阳马氏[3]《经籍考》,虽列其目,而所引晁序[4],则实《金匮玉函要略》也。则此经盖自元时,而不行于世矣。

岁壬辰[5],义门何内翰[6]以予粗习张书句读,手抄宋本见授,拜受卒业[7],喜忘寝食,惜其讹脱者多,甚或不能以句。既无他本可校,乃博考众籍,以相证佐,补亡减误,十得八九,稿凡数易,而始可读,则掩卷而欢曰:是可报命于内翰矣!内翰尝以古明医多以医案示人,见爱过实,嘱刻其平生医药病状之验者,予瞿然[8]不敢当。语云:"三折肱为良医[9]"。予虽老是[10],然处方设剂,吾斯未信。因念是经,世久未见,而内翰既得禁方,不自秘匿,虽古人尤难之。开以传后,其弘济岂但一师之说哉!

夫岐黄之书,经也。仲景之经,律也。临证疗疾,引经案[11]律,十不失一二,论所述略具矣。是书则兼综两者,而整齐形证,附类方药,各有门部,次第不可淆乱,则知经又论之自出,尤医门之金科玉条也。八卷之中,上顺天和,以疗人患,非通三才之道[12],而得往圣之心者不能。观者苟能潜心玩索,而知其所以,则因病发药,应如桴鼓。顺之则能起死,畔[13]之则立杀人。

先儒以孫思邈尚爲粗曉其旨，得其書者，未可謂不過與《傷寒論》及《要略》^[14]相出入，而鹵莽治之也。不揆淺陋，願與同志者熟讀而精思之。

時康熙丙申^[15]陽月^[16]上海陳世傑書

【校注】

[1] 季年：即末年。

[2] 抉（jué）：挑选。

[3] 鄱阳马氏：即马端临（约 1254—1323），字贵与，号竹州。饶州乐平（今江西乐平，近鄱阳湖）人。宋元史学家、目录学家，著《文献通考》。《经籍考》为《文献通考》中第十九考。

[4] 晁序：晁，指晁公武（1105—1180），南宋著名目录学家、藏书家。字子止，人称"昭德先生"，济州巨野（今山东菏泽巨野）人。

[5] 岁壬辰：清康熙五十一年（1712）。

[6] 义门何内翰：即何焯（约 1661—1722），初字润千，号义门，江苏长洲（今江苏苏州吴中区）人。著名学者、书法家，以通经史百家之学，长于考订而有盛名。其与笪重光、姜宸英、汪士鋐并称为康熙年间"帖学四大家"。

[7] 卒业：即毕业，此处引申为完成未竟的事业或工作。

[8] 瞿然：畅厉貌、惊视貌。

[9] 三折肱为良医：出自《左传·定公十三年》。本义指多次断臂就成了治疗断臂的良医，后比喻对某事阅历多，富有经验，自能造诣精深。

[10] 老是：老于是。指医疗经验丰富。

[11] 案：同"按"。

[12] 三才之道：出自《易传》。三才，指天、地、人。

[13] 畔：通"叛"，违背之意。

[14]《要略》：即《金匮玉函要略》，传承过程中有《金匮方论》《新编金匮方论》《新编金匮要略方论》《金匮要略方论》等书名，现通称为《金匮要略》。

[15]康熙丙申：清康熙五十五年（1716）。

[16]阳月：农历十月的别名。

吾宗懷三[1]先生，自幼學儒，以多病廢[2]，遂篤嗜方書，壯年由上海流寓吳門[3]，坐臥一閣，近十年所，手不釋卷帙，精通諸禁方。然未嘗以醫自誇，所治輒效，益務實，不近名，名久大震，性高亮疏豁，無軟熟態。兩游京師，貴人爭迎之，皆翩然謝歸。出入里中，乘壞肩與[4]，有謁[5]必往。切脉診病，其可藥與否，常直言以對，不爲挾要欺幸。富貴人或爲藥所誤，垂死乃相招；或投藥有起勢，遽以庸醫間[6]之。先生益厭苦，常謾語來者，曰：“吾不能醫富貴人也。”儒門單戶，有急相告，即毒熱嚴凍，隨早晚必赴。愈，不計其所酬薄厚。其學長于仲景，嘗謂綱要精微，實軒岐之繼別。而自晋唐以還，名家撰論，悉衍其緒，故讀《傷寒論》及《要略》，不但誦數，悉能心知其意，惟恨未見《金匱玉函經》。市中見杜光庭[7]所撰書，標題恰同，喜極購歸，既啟，乃知非是，于是求之益亟。義門何先生知先生最深，得宋抄本授之，窮日夜校閱，即有脱誤，以他書是正，歷三四寒温，而後可句。尋考本序，爲宋館閣秘本。元明以來，相沿以《要略》爲此經，雖丹溪[8]之精通、安道[9]之淹貫，蓋皆未見，先生於是刻而傳之。間嘗語余：“黃岐之經義深以遠，仲景之書理切而要。不深其書，而求以通經，如討源而末有楫也。然年久散失，晦蝕于諸家之説多矣。故吾讀是書，自成無己外，注凡七十有二家，皆庋[10]而不觀，懼文多而益昧其經爾。今吾刻是，幸其久未見，不爲注所厖[11]。學者潛心刻意，庶幾得之。雖然其間條緒同于《傷寒論》者幾什之七，懼或者之又略而弗觀。不知發凡起例，仲景別有精義存焉，讀《論》與《略》者不可闕也。”

余曰：經籍之顯晦，存乎其人[12]。仲景憫宗人之彫喪[13]，拯後世之夭横，其利溥[14]矣！是經不絕如綫，而今章^[15]之，其用心既與古密契，來者難詆其寶，而傳之決也！則仲景一家之書，自此大昭矣。

丙申長至^[16]後長洲^[17]弟汝楫^[18]書

【校注】

[1] 怀三：陈世杰，字怀三，生卒年不详，清初医生，长洲人氏。因病废儒从医，潜心学医，精通仲景之学，擅长治疗内妇儿男科疾病。

[2] 以多病废：废，停止。即因为多病停止学儒。

[3] 吴门：今江苏省苏州市吴中区。

[4] 肩舆：用人力抬扛的代步工具。

[5] 谒（yè）：邀请。

[6] 间（jiàn）：挑拨使人不和。

[7] 杜光庭：字圣宾，号东瀛子，处州缙云（今属浙江）人，唐末五代时期高道。著有《道德真经广圣义》《道门科范大全集》《广成集》《洞天福地岳渎名山记》《青城山记》等。

[8] 丹溪：即朱丹溪（1281—1358），名震亨，字彦修，元代著名医学家，倡导"阳常有余，阴常不足"说，善用滋阴降火方药，为"滋阴派"的创始人。著有《格致余论》《局方发挥》《丹溪心法》等。

[9] 安道：即王履（1332—？），字安道，号畸叟，又号抱独山人，曾学医于朱丹溪，著《医经溯洄集》，提出"感天气恶毒异气"病因观，主张以除热为主治疗温病，对其后温病学派具有很大影响。

[10] 庪（guǐ）：置放，收藏。

[11] 厖（máng）：杂乱。

[12] 存乎其人：指在于善用之人。出《易·系辞下》："神而明之，存乎其人。"

[13] 彫丧：同"凋丧"，死亡。

[14] 溥（pǔ）：广大。

[15] 章：同"彰"。彰显。

[16] 长至：夏至日之别名。

[17] 长洲：今江苏省苏州市吴中区的别称。

[18] 汝楫：陈汝楫，字奇方，清初常熟人，世居吴县（今属江苏苏州）。康熙年间学者，师从李光地，通经史，工诗。

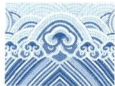

《漢書·藝文志》載，成帝[2]之世，詔李柱國[3]校方技。劉氏《七略》[4]，有醫經七家[5]、二百一十六卷，經方十一家[6]、二百七十四卷。其存於今，獨《黃帝內經》而已。《素問》《難經》《本草》之屬，皆見於鄭荀經簿[7]、王阮志録[8]。要之最爲古，書比于六經。繼出者，東漢張仲景《傷寒論》、西晉王叔和撰次《玉函經》。二書寔[9]相表裏，評病處方，具有條理，各詣其極，乃方技中之《論語》《孟子》書，不得其門者，末由語於生生[10]也。《隋書·經籍志》與唐宋《藝文志》卷目時有不同，然行於世者，猶出宋治平間，三館校定，可以据信。吾友陳先生懷三，研精覃思，於張王二書有年所矣。遇疾危急，群疑共却[11]，必予全濟，於是同術驚詫，目爲神奇。不知惟能熟復古賢方劑，視證所宜，不肯妄行胸臆，以人之寄命爲戲劇爾。以書考之，一一可覆也。先生深閔其道之晻昧[12]，務思援古正今，謂《傷寒論》世多有，而《金匱玉函經》幾無傳，乃從藏書家訪求善本，與篋[13]中本再三勘校，重開以通流之。蓋仁人之用心也博與愛，其禁而戒勿洩者殊絶矣。昔東垣李明之著《傷寒會要》[14]書，遺山元裕之[15]爲之作序。余無遺山之文辭，而此書爲醫學之《論語》《孟子》，其已試之效，亦不假予言而始張。特重先生之用心，可與進於孔孟之道也。輒書其後，蓋先生本儒者云。

康熙丁酉[16]正月義門何焯[17]

【校注】

[1]何焯序：此三字底本无。为方便阅读，今增。

[2]成帝：即汉成帝刘骜（公元前51—公元前7），西汉第十二位皇帝。河平三年（公元前26），鉴于秘府之书多有亡散残缺，汉成帝下诏全国范围内采访编校图书文献，对后世目录学、校雠学、藏书学有深远影响。

[3] 李柱国：西汉成帝刘骜的侍医，对汉前医籍的校订和保存有贡献。

[4] 刘氏《七略》：刘氏，即刘歆，字子骏，江苏沛县人，刘向之子，西汉末年古文经学派的开创者，目录学家。撰《七略》，分为七类书目，方技类为其中一类。

[5] 医经七家：即《黄帝内经》《黄帝外经》《扁鹊内经》《扁鹊外经》《白氏内经》《白氏外经》和《白氏旁篇》共7部汉以前医书，为主要论述解剖、生理、病理和治疗原则的基础医学著作，称为医经。

[6] 经方十一家：即《五藏六府痹十二病方》《五藏六府疝十六病方》《五藏六府瘅十二病方》《风寒热十六病方》《泰始黄帝扁鹊俞跗方》《五藏伤中十一病方》《客疾五藏狂颠病方》《金创疭瘈方》《妇人婴儿方》《汤液经法》《神农黄帝食禁》共11部汉以前临床医学著作，原书今俱已失传。

[7] 郑荀经簿：三国魏秘书郎郑默以宫廷所藏经籍整理编目，名《中经》。晋秘书郎荀勖又因《中经》著《新簿》，将经籍分为甲乙丙丁四部，总括群书，见《隋书·经籍志》。

[8] 王阮志录：王俭（452—489），南朝宋明帝任秘书丞，依刘欣《七略》《七志》撰《七录》，全书分内外篇，为图书分类专著，已佚。见《隋书·经籍志》。

[9] 寔（shí）：通"实"。

[10] 生生：使生命复生。语出《汉书·艺文志》："方技者，皆生生之具。"

[11] 却：退却、退走。

[12] 晻昧：指义理幽晦不明。

[13] 箧（qiè）：指小箱子，藏物之具。大曰箱，小曰箧。

[14]《伤寒会要》：李东垣著，原书已佚。

[15] 遗山元裕之：元好问（1190—1257），金代太原秀容人，字裕之，号遗山，任尚书省左司员外郎，著《遗山文集》四十卷。工诗文，兼通医学。

[16] 康熙丁酉：1717年。

[17] 义门何焯：何焯（1661—1722），清代长洲人，字屺瞻，号茶仙，藏书数卷，多宋元旧刻，著有《义门读书记》五十八卷。《清史稿·文苑传》有传。

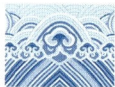

《金匱玉函經》與《傷寒論》同體而別名，欲人互相檢閱而爲表裏，以防後世之亡逸。其濟人之心，不已深乎！細考前後，乃王叔和撰次之書。緣仲景有《金匱錄》[1]，故以《金匱玉函》名，取寶而藏之之義也。王叔和，西晋人，爲太醫令，雖博好經方，其學專于仲景，是以獨出於諸家之右。仲景之書及今八百餘年不墜於地者，皆其力也。但此經自晋以來，傳之既久，方證訛謬，辨論不倫，歷代名醫雖學之，皆不得彷彿[2]。惟孫思邈麤曉其旨，亦不能修正之，況其下者乎？

國家詔儒臣校正醫書，臣等先校定《傷寒論》，次校成此經，其文理或有與《傷寒論》不同者，然其意義皆通。聖賢之法，不敢臆斷，故并兩存之。凡八卷，依次舊目，總二十九篇，一百一十五方。

恭惟主上，大明撫運[3]，視民如傷[4]，廣頒其書，爲天下生生之具，直欲躋斯民於壽域者矣。

治平[5]三年正月十八日

太子右贊善大夫臣高保衡

尚書員外郎臣孫奇

尚書司封郎中秘閣校理臣林億

等謹上

【校注】

[1]《金匮录》：已散佚。藏书目中亦无。据考证或为《金匮玉函经》在未经王叔和整理编撰前的书名。

[2]仿佛：梗概，大略。

[3]抚运：谓顺应天命。

[4]视民如伤：形容在位者关爱百姓，视为伤病者照看。《左传·哀公元年》："臣闻，国之兴也，视民如伤，是其福也；其亡也，以民为土芥，是其祸也。"

[5]治平：北宋英宗赵曙年号。治平三年即1066年。

目　录

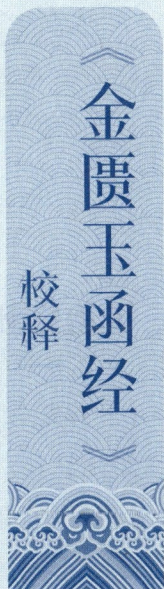

《金匮玉函经》

校释

《金匮玉函经》卷第一

漢仲景張機著[1]　　晋王叔和撰次　　宋林億等校正

上海陳世傑懷三重校　　門人張邵煥有文参

平江余謙牧心恭重校　　門人張嵩峻天関

【校注】

[1] 著："著"字当为陈世杰妄改。张仲景"勤求古训,博采众方",为"述",不为著。宋本为"述",是。

证治总例

本篇共 17 条,凡 3434 字。首先强调中医学整体观念,认为人体五脏、六腑、四肢、骨节与天地之日月、九州、四时、年月等相应。在疾病认识方面,强调外在的病理表现为脏腑病变之反映;在诊法上注重相色、听声、诊脉,四诊合参,强调诊病应于"平旦,阴气未动,阳气未散,饮食未进,经脉未盛,络脉调匀,气血未乱"时,并"精取其脉"。治则上注重五行乘侮;治法上重视针灸疗法,对补泻之法及穴位选取亦非常讲究;对汤剂、散剂、丸剂等剂型不同作用及临证使用宜忌亦有详细说明;强调药物的修剪炮制,如"凡草木有根有茎枝叶皮毛花实,诸石有软硬消走,诸虫有毛羽甲骨角头尾骨足之属,有须烧炼炮炙"等。据钱超尘先生考证,《证治总例》为王叔和所撰,然文中"地水火风,合和成人"等佛语有关内容系南朝医师所增。本篇虽疑非仲景原文,但所论人体生理、病理、诊病、治则治法、剂型与药物炮制、针灸宜忌等,对于学习理解《金匮玉函经》及指导临床具有重要意义。

ZL-01 夫二儀 [1] 之内，惟人最靈，稟天地精英之氣，故與天地相參。天一生水，剛柔漸形，是以人之始生，先成其精；腦髓既足，筋骨斯成；皮堅 [2] 毛長，神舍於心；頭圓法天，足方象地；兩目應日月，九竅 [3] 應九州 [4]；四肢應四時，十二節 [5] 應十二月；五藏應五音 [6]，六府應六律 [7]；手十指應十干，足十指莖垂應十二支，三百六十節，以應一歲。天有風雨，人有喜怒；天有雷電，人有音聲；天有陰陽，人有男女；月有大小，人有虛實；萬物皆備，乃名爲人。服食五味，以養其生，味有所偏，藏有所勝，氣增而久，疾病乃成。諸經藏中，金木水火土，自相剋賊，地水火風，復加相乘，水行滅火，土救其母，迭爲勝負，藏氣不精，此爲害道。不知經脉，妄治諸經，使氣血錯亂，正氣受刑，陰陽不和，十死一生。經 [8] 云：地水火風 [9]，合和成人。凡人火氣不調，舉身蒸熱；風氣不調，全身強直，諸毛孔閉塞；水氣不調，身體浮腫，脹滿喘麤；土氣不調，四肢不舉，言無音聲。火去則身冷，風止則氣絕，水竭則無血，土敗則身裂。愚醫不思脉道，反治其病，使藏中金木水火土，互相攻剋，如火熾然，重加以油，不可不慎，又使經脉者如流水迅急，能斷其源者，此爲上也。

ZL-02 凡四氣 [10] 合德，四神安和，人一氣不調，百一病生，四神動作，四百四病，同時俱起。其有一百一病，不治自愈；一百一病，須治而愈；一百一病，難治難愈；一百一病，真死不治 [11]。

ZL-03 問曰：人隨土地，得合陰陽，稟食五穀，隨時相將，冬得溫室，夏遂清涼，消汾 [12] 調寒暑，四季不遭傷，恐懼畏無時，忽然致不祥，肺魄不能靜，肝魂欲飛揚，心神失所養，脾腎亦乖方，六府彷徨亂，何以致安康，非針藥不定，盍自究精詳。答曰：肝虛則目暗，其魂自飛揚；肺衰則氣上，其魄自掩藏；心虛則不定，諸藏受迍徙；脾腎虛衰至，內結作癥瘕；六府病蝟集，諸脉失經常；及時加針藥，勿使及淪亡。

【校注】

[1] 二仪：此处指天、地。如三国魏曹植《惟汉行》："太极定二仪，清浊始以形。"《周书·武帝纪上》："二仪创辟，玄象著明。"

[2] 坚：宋本“坚”字多作“硬”。《金匮玉函经》不避隋文帝杨坚名讳。

[3] 九窍：指人体有上七窍（两目、两鼻孔、两耳、一口），下有两窍（尿道、肛门），合为九窍。

[4] 九州：“地有九州”之说，源于《易》有九宫，九宫图以5为中心，其他8个数字环绕分布于四面八方，基本规律是纵、横、斜三数相加皆为15。九州即以中原地区（豫州）为中心，冀州、兖州、青州、徐州、扬州、荆州、梁州和雍州环绕分布，反映居中而视天下的蕴义。

[5] 十二节：即双侧腕、肘、肩、踝、膝、髋共12个大关节。

[6] 五音：指五声音阶上的五个级，相当于现行简谱上的1、2、3、5、6。古代叫宫、商、角（jué）、徵（zhǐ）、羽。

[7] 六律：古代乐音标准名。相传黄帝时伶伦截竹为管，以管之长短分别声音的高低清浊，乐器的音调皆以此为准。乐律有十二，阴阳各六，阳为律，阴为吕。六律即黄钟、大蔟、姑洗、蕤宾、夷则、无射。

[8] 经：指佛经《金光明经》。

[9] 地水火风：佛教语。指四种基本物质，又代表四种性质，合称“四大”。

[10] 四气：即上文所论“地水火风”。《佛说佛医经》中说：“人身中本有四病，一者地，二者水，三者火，四者风。风增气起，火增热起，水增寒起，土增力盛。本从四病，起四百四病。”

[11] 凡四气……真死不治：出自佛经《大智度论》。

[12] 沴（lì）：天地四时之气反常所致的灾害。

【释义】

以上3条主要强调了人与自然相通应的整体观，其主旨精神与《素问·生气通天论》所云“夫自古通天者，生之本，本于阴阳。天地之间，六合之内，其气九州、九窍、五脏、十二节，皆通乎天气，其生五，其气三，数犯此者，则邪气伤人，此寿命之本也。苍天之气，清净则志意治，顺之则阳气固，虽有贼邪，弗能害也，此因时之序”相一致，主要包括以下三方面内容：

其一，人与自然密切相关，是“天人相应”整体观的主要内容之一。人的生命活动本源于自然界阴阳二气，从自然界不断获取赖以生存的物质，如食物、空气等，维持正常生命活动。人的脏腑组织及其生理活动皆与自然界阴阳变化规律相通应，从而说明人的精神、气血、津液、脏腑、经络等运动与活动，与自然界阴阳四时变化规律密切相关。

其二，人体须适应自然界阴阳五行的变化，并及时进行适应性调整，才能更好地维持生命活动。强调人作为自然界高级动物，不能只是消极地适应自然界阴阳四时五行的变化规律，更应该积极地抵御自然界的影响，从饮食起居、精神情志和形体锻炼等方面主动地调养身体，避免疾病的发生。

其三，以五脏为中心，按照五行理论加以归纳，将人体的五体、五志分别归入五脏，并与五行相对应，使得五体与五脏、神志意识思维活动生理上存在内在联系，病理上相互影响；若五脏功能失调，五体亦受其影响，如"肝虚则目暗"；若五脏功能失常可出现情志病变，如"肺魄不能静，肝魂欲飞扬，心神失所养"；同时强调预防疾病及早期治疗等治未病理念，若人能谨慎养生，未病先防，则邪气勿犯经络；如外邪适中经络，应在未传入脏腑之时，及早施治，避免病深难除。

ZL-04 古者上醫相色，中醫聽聲，下醫診脉。診候之法，固是不易。又云：問而知之，別病深淺，命日巧焉。上醫相色知病者，色脉與身形不得相失，黑乘赤者死，赤乘青者生之類。中醫聽聲知病者，聲合五音，火聞水聲，煩悶驚悸，木得金聲，恐畏相刑。脾者土也，生育萬物，回助四傍，善者不見，惡則歸之，太過則四肢不舉，不及則九竅不通，六識[1]閉塞，猶如醉人，四季運轉，終而復始。下醫診脉知病者，源流移轉，四時逆順，相害相生，審知藏府之微，此爲妙也。

【校注】

[1] 六识：佛教名词，即眼、耳、鼻、舌、身、意六识，指由色、声、香、味、触、法六境而生的见、闻、嗅、味、觉、知六种认识作用。

【释义】

论诊病应注重相色、听声、诊脉，四诊合参，诊脉应于"气血未乱"时"精取其脉"，重点强调以下三点：

其一，强调诊病应四诊合参。上医、中医、下医，又称上工、中工、下工，原指医生水平高下不同。《难经·十三难》云："知一为下工，知二为中工，知三为上工。上工者十全九，中工者十全七，下工者十全六，此之谓也。"知一、知二、知三，指掌握色诊、脉诊、尺肤诊三种诊法其中的一种、二种、三种，引申为治疗疾病关键在于"知病"，全面诊查、四诊合参方能准确把握病情，故以能否全面、正确掌握诊法技能、区别医生水平的高低。对此，《灵枢·邪气脏腑病形》篇亦指出"能参合而行之者，可以为上工"。

其二，强调医者应精于诊法。《难经·六十一难》曰："望而知之谓之神，闻而知之谓之圣，问而知之谓之工，切脉而知之谓之巧。"四诊各自构成单独诊法系统，在诊病中具有重要意义，以"神、圣、工、巧"名之，其实质亦是强调医者应全面、熟练掌握四诊，合参以诊病，并达到"神、圣、工、巧"的境界，并非厚此薄彼之义。

其三，强调色脉形合参辨预后。《难经·二十一难》云："经言人形病脉不病曰生，脉病形不病曰死。"盖云人形体虽有病态，而脉来安和，自气血自调，必非沉困之候；若其脉不循常度，其脏腑阴阳必有乖牾，纵使尚无病态可见，然亦可测知将病，《伤寒论·平脉法》谓："脉病人不病，名曰行尸。"

ZL-05 夫診法，常以平旦[1]，陰氣未動，陽氣未散，飲食未進，經脈未盛，絡脈調勻，氣血未亂，精取其脉，知其逆順，必察四難[2]而明告之。然愚醫不能如斯，逆四難而生亂階者，此屬誤也。

【校注】

[1] 平旦：古人将一昼夜分为十二个时辰，平旦在寅时（3—5 时），此时夜尽昼始，是自然界阴阳二气相交，相对均平之时。

[2] 四难：指形气相失、色夭不泽、脉实以坚、脉逆四时这四种难治之症。

《素问·玉机真脏论》云："形气相失，谓之难治；色夭不泽，谓之难已；脉实以坚，谓之益甚；脉逆四时，为不可治。"

【释义】

论诊法常以平旦，气血未乱时精取其脉。

《素问·金匮真言论》云："平旦至日中，天之阳，阳中之阳也；日中至黄昏，天之阳，阳中之阴也；合夜至鸡鸣，天之阴，阴中之阴也；鸡鸣之平旦，天之阴，阴中之阳也。故人亦应之。"将一日分四个时段，平旦夜尽昼始，为自然界阴阳二气相交，相对均平之时，此时人体内环境气血未发生明显盛衰变化，无论是有病无病均处于相对稳定状态。"饮食未进"则提示诊病应排除诸如饮食、情绪、劳动等非致病因素的干扰。现今临床不必拘泥，但应领会要旨，重视切脉环境，尽量使病人处于清静安适的状态，减少影响脉气搏动的因素，以利于察其有病之脉。本节同时强调医者要"精取其脉"，判断是否有形气相失、色夭不泽、脉实以坚、脉逆四时等"四难"，而明确告诉患者。

ZL-06 肝病治肺，心病折肾，其次取俞募[1]，不令流轉藏府。見肝之病，當瀉肺金補肝木，木子火爲父報仇，故火剋金，子病以母補之，母病以子瀉之。蓋云王[2]者不受其邪，而爲邪傳，以得奸賊之侵病，及於一藏之中，五賊相害，於彼前路，當先斷之一藏，不可再傷，精神不中數勞，次取俞募，其令五邪氣當散去之。

【校注】

[1] 俞募：指俞募配穴法。具体而言，五脏病多取背部的俞穴、六腑病多取胸腹部的募穴，此乃《难经·六十七难》所云"阴病行阳，阳病行阴。故令募在阴，俞在阳"之意。

[2] 王：《广韵·漾第四十一》"盛也"，与"旺"通。

【释义】

论五行生克乘侮的治法治则。

五行学说是中医学应用事物属性的五行分类方法和生克乘侮的变化规律，可解释人体生理、病理现象，并指导临床诊断和治疗。具体到治则治法有以下两种：其一，根据相生规律确定的治则治法，包括补母或泻子两个方面，即"虚则补其母，实则泻其子"。主要有滋水涵木法、培土生金法、金水相生法、益火补土法等。其二，根据相克关系确定的治则治法，包括抑强或扶弱，即泻其乘侮太过，补其乘侮之不及。主要有抑木扶土法、培土制水法、佐金平木法、泻南补北法等。本节以"肝病治肺，心病折肾""子病以母补之，母病以子泻之"为例，强调治疗五脏病证时，既要注意治疗病变脏腑本身病变，又要根据生克关系，泻太过、补不及、补母泻子，同时合理采用俞募配穴针法，实现"于彼前路，当先断之一脏，不可再伤"，这也是上工治未病思想的具体体现。

ZL-07 凡婦人之病，比之男子，十倍難治。考諸經言，病本一體，所以難治者，婦人衆陰所集，常與濕居。十五[1] 以上，陰氣浮溢，百想經心[2]，内傷五臟，外損姿容，月水去留，前後交互，瘀血停凝，中路斷絕，其中傷隳[3]，不可具論。生熟二藏[4]，虛實交錯，惡血内漏，氣脉損竭。或飲食無度，損傷非一；或胎瘡未愈，而合陰陽[5]；或出行風來便利穴厠之上，風從下入，便成十二痼疾。男子病者，衆陽所歸，常居于燥，陽氣遊動，強力施泄，便成勞損，損傷之病，亦衆多矣。食草者力，食穀者智，食肉者勇[6]，以金治金，真得其真，以人治人，真得入神。

【校注】

[1] 十五：《备急千金要方·求子第一》作"十四"。当是。

[2] 经心：即烦心。《抱朴子·崇敬》："忧惧之劳，未常经心。"

[3] 隳（huī）：毁坏。

[4] 生熟二脏：佛教用语。《天台四教仪集注》谓："生熟二脏者，谓初受饮食为生，饮食变坏为熟也。"即胃为生脏、肠为熟脏。

[5] 合阴阳: 即男女交合。

[6] 食草者力, 食谷者智, 食肉者勇: 《备急千金要方·食治·序论第一》作 "食谷者则有智而劳神, 食草者则愚痴而多力, 食肉者则勇猛而多嗔"。

【释义】

论妇人因经带胎产等因素较男子难治, 强调临证应因人而异。

女子以血为本, 为众阴所集, 因阳虚运化不及而湿邪停聚。《素问·上古天真论》曰: "女子二七而天癸至, 任脉通, 太冲脉盛, 月事以时下。" 即云女子十四岁天癸成熟泌至, 任脉通畅, 冲脉旺盛运行, 血海满盈, 盈于胞宫, 月经按时来潮, 故云 "阴气浮溢"。若思虑过度或所思不遂, 气机不畅可致脏腑功能失常, 进而影响容貌和月经来潮; 二者互为因果, 气机窒塞、血脉瘀滞; 脾胃耗伤, 化源不足, 则经血不下, 故曰 "中路断绝"; 诸如此类的损伤, 不一而足。若内伤饮食, 脾胃虚弱, 运化失司而气血亏虚, 或痰食停滞, 或瘀血内留, 形成虚实夹杂诸证; 或新产调养不当, 强和阴阳; 或如厕之时, 风寒乘虚而入; 以上种种, 皆可形成痼疾。男子为众阳所聚, 二八而肾气盛, 天癸至, 精气满溢而能外泄。若不知节制, 纵欲过度则易导致虚劳诸病。综上, 本节不仅强调女子因七情所伤、饮食不节、经带胎产、风寒外袭等诸多因素, 为病则较男子难治; 同时强调男子应固护精气, 避免 "强力施泄"。至于 "食草者力, 食谷者智, 食肉者勇, 以金治金, 真得其真, 以人治人, 真得入神" 句, 意在强调个人体质有差异, 即便 "妇人众阴所集" "男子众阳所归", 临证不可一概而论, 而应因人制宜。

ZL-08 凡欲和湯合藥灸刺之法, 宜應精思, 必通十二經脉, 三百六十孔穴, 營衛氣行, 知病所在。宜治之法, 不可不通。湯散丸藥, 針灸膏摩, 一如其法。然愚醫不通十二經脉, 不知四時之經, 或用湯藥倒錯, 針灸失度, 順方 [1] 治病, 更增他疾, 惟致滅亡。故張仲景曰: 哀哉烝民 [2], 枉死者半, 可謂世無良醫, 爲其解釋。

【校注】

[1] 顺方：按照惯常的方法。

[2] 烝民：意即庶民，泛指百姓，为春秋战国时代及之前对"百姓"的称谓。

【释义】

论为医者应精思，且须精通经脉、孔穴、营卫气血等，避免误治。

医者凡处方用药，或以针刺艾灸等治疗疾病，理应深思熟虑，且精于十二经脉、三百六十孔穴、营卫气血运行等医学知识。不尔，极易出现处方用药或针灸治疗，失去法度，不唯难以奏效，更因失治误治而变证丛生，甚或导致病情危重而死亡。对此，张仲景《伤寒杂病论集》云："观今之医，不念思求经旨，以演其所知，各承家技，终始顺旧，省疾问病，务在口给。相对斯须，便处汤药。按寸不及尺，握手不及足；人迎趺阳，三部不参；动数发息，不满五十。短期未知决诊，九候曾无仿佛，明堂阙庭，尽不见察，所谓窥管而已。"百姓因医者之过而枉死者众多，故而感慨世无良医。

ZL-09 吾常見愚人疾病，有三不治，重財輕命一不治，服食不節二不治，信邪賊藥三不治。若主候[1]常存，形色未病，未入腠理，針藥及時，服將調節，委以良醫，病無不愈，咸共思之。又自非究明醫術、素識明堂流注[2]者，則身中榮俞[3]，尚不能知其所在，安能用針藥以治疾哉。今列次第，以示後賢，使得傳之萬世。

【校注】

[1] 主候：指常脉。

[2] 明堂流注：书籍名。即《黄帝明堂经》，又称《明堂孔穴针灸治要》简称《明堂经》。原书已佚，后辑录于《针灸甲乙经》及《黄帝内经明堂类成》，系继《黄帝内经》之后一部针灸学专著。作者不详，成书年代约在战国后期或秦代前后。

[3] 荣俞：泛指穴位。《难经·七十八难》："必先以左手厌按所针荣俞之处。"

【释义】

论病有三不治及治病务必要早。

上节强调为医者，当精于医道；本段强调患者若"重财轻命""服食不节""信邪贼药"，属于三不治。与此相类，《史记·扁鹊仓公列传》有"六不治"说，即"骄恣不论于理，一不治也；轻身重财，二不治也；衣食不能适，三不治也；阴阳并，脏气不定，四不治也；形羸不能服药，五不治也；信巫不信医，六不治也。有此一者，则重难治也"。

此外，本节还强调，若发生疾病当及早诊治，浅者易疗，深者难治。对此，《素问·阴阳应象大论》云："善治者治皮毛，其次治肌肤，其次治筋脉，其次治六腑，其次治五脏。治五脏者，半死半生也。""主候常存，形色未病，未入腠理"系病情轻浅，若能得良医诊治，针药及时，服药调养，疾病自然会很快痊愈。若医者术业不精，学识浅薄，病邪已侵袭经穴，尚不能诊治其所在，自然不能尽早用针药治病。故而列出，以启发后贤，并传于后世。

ZL-10 張仲景曰：若欲治疾，當先以湯洗滌五藏六府，開通經脉，理導陰陽，破散邪氣，潤澤枯槁，悅人皮膚，益人氣血。水能淨萬物，故用湯也。若四肢病久，風冷發動，次當用散，散能逐邪風濕痹，表裏移走，居無常處者，散當平之。次當用丸，丸能逐沉冷，破積聚，消諸堅癥，進飲食，調營衛。能參合而行之者，可謂上工。醫者，意也。聖道非不妙，愚醫不能尋聖意之要妙，怨嗟藥石不治者，此爲謬也，非聖人之過也。又能尋膏煎摩之者，亦古之例也。虛則補之，實則瀉之，寒則散之，熱則去之，不虛不實，以經取之。虛者十補，勿一瀉之，實者瀉之，虛實等者，瀉勿太泄，膏煎摩之，勿使復也。若虛者重瀉真氣絕，實者補之重其疾，大熱之氣，寒以取之，盛熱之氣，以寒發之，又不須汗下而與汗下之者，此爲逆也。仲景曰：不須汗而強與汗之者，奪其津液，令人枯竭而死。又須汗而不與汗之者，使諸毛孔閉塞，令人悶絕而死。又不須下而強與下之者，令人開腸洞泄，便溺不禁而死。又須下而不與下之者，令人心內懊憹，脹滿煩亂，浮腫而死。又不須灸而強與灸之者，令人火邪入腹，干錯五藏，重加其煩而死。又須灸而不與灸之者，使冷結重冰，久而彌固，氣上衝心，無地消散，病篤而死。又須珍貴之藥，非貧家野居所能立辦，由是怨嗟以爲藥石無驗者，此弗之思也。

【释义】

论汤剂、散剂、丸剂等适应的病证，及攻补、汗下、火法的治疗宜忌。

汤剂是中医治疗急症的首选剂型。《汤液本草·东垣先生用药心法》云："汤者，荡也，去大病用之。"《备急千金要方·凡例》亦云："卒病贼邪，须汤以荡涤。"古人取象比类，因"水能净万物"，汤剂需水煎煮，内服可直接吸收，有利于祛除病邪。所谓"洗涤五脏六腑，开通经脉，理导阴阳，破散邪气，润泽枯槁，悦人皮肤，益人气血"，旨在强调汤剂处方灵活，可充分照顾患者病情，针对病位之浅深、邪正盛衰、气血阴阳虚实，随证加减。对此《汉书·艺文志》谓："经方者，本草石之寒温，量疾病之浅深，假药味之滋，因气感之宜，辩五苦六辛，致水火之齐，以通闭解结，反之于平。"明确指出制方之宗旨，根据药物的寒凉温热，对应疾病的表里虚实，假借药物之性味，结合五运六气机宜，辨别药物的性味归经，组成与病情之寒热虚实等相契合的方剂，通闭解结，最终实现阴平阳秘。

散剂是将药材细粉均匀混合而成的干燥粉状剂型，《圣济经》云："散者，取其渐渍而散解，其治在中。"散剂制作方便，便于存储和长期服用，也方便增减药量药味。如感受风寒湿邪气之四肢痹证，病变日久，邪气变动不居，患者亦居无常所，宜用散剂祛邪。丸剂则是将中药粉末与赋形剂混合制成的固体制剂，其在胃肠道崩解缓慢，作用持久。李东垣曰："丸者，缓也。"丹波元坚谓："丸之为物，其体也结，势不外达，而以渐溶化，故其力最缓，而补则取此收效，泻则羁下藏癖。"强调丸剂具有奏效缓慢，药效持久，服用方便，利于久服缓治，适用于癥瘕积聚等病位在里的慢性病，亦可用于脾胃病调理等。汤、丸、散剂各有优点，高明的医生懂得针对病情具体情况而恰当选择方药剂型，充分发挥其优势；低劣的医生则不懂其奥妙，反而怪罪方药无效。此外，尚有膏煎摩等治法，为医者不可不知。

医者治病重在根据病证虚实寒热，或补其不足、或泻其有余、或攻补兼施，或辛温发汗以散其寒、或苦寒泻下以去实热；若邪气既不太盛，正气也不甚虚，则从其本经取穴治疗。需要指出的是，"以经取之"作为治疗原则，除针灸外、饮药、导引等治法亦可取用，正如《素问·异法方宜论》所云："故圣人杂合以治，各得其所宜。"强调医生应据病情，针对性选择一种或多种治疗方法，或补虚、或泻实、或攻补兼施，勿令太过或不及。若本属虚证，反用泻法，则劫伤正气而有真气亡绝之虞；若本实反补，必加重病情。治热以寒，但应遵循"火郁发之"，避免苦寒太过，闭郁气机，故云"盛热之气，以寒发之"。

祛邪之法，汗、下最为常用，尤其是治疗外感病，但要先辨别表里，当汗即汗，当下即下。然汗法使用亦有法度，凡患表证，如太阳中风或伤寒证，可据证应用汗法，使邪从汗而解。若病虽在表，但属温热、或湿热、或阳气血弱、或阴血亏虚、或气血两亏，皆禁辛温峻汗，论中强调咽喉干燥者、疮家、衄家、亡血家、汗家、有寒、尺中迟、尺中微者等，不可发汗，即是明证。若当汗而失治误治，亦可致变证丛生，如误用苦寒或发汗不彻，以致腠理闭塞，郁热内生，可令人闷绝而亡。下法适宜于胃肠实热积滞，燥屎内结，以及蓄水、冷积、瘀血内蓄等邪实而正气未虚者。下法易耗伤正气，应得效即止，慎无过剂。若年老体弱或正虚之人，误用攻下，以致二便失禁，恐有阳亡阴竭等死证。若当下不下，火热、燥屎、水饮、痰实、瘀血等实邪内蓄，可加重病情。此外，若误用灸法，火热炽盛，内扰脏腑，令人烦乱而死；当用灸法而失治误治者，则阴寒凝结，弥久更盛，或迫阳上逆冲心，亡阳而死。尚有因病情须用参、茸等珍贵药材救逆，但家境贫寒、居处偏远等不可得者，导致救治无效者，以上种种，皆可影响疗效，不可不知。

ZL-11 问曰：凡和合湯藥，治諸草石蟲獸，用水升合，消減之法則云何？答曰：凡草木有根莖枝葉，皮毛花實，諸石有軟鞕消走，諸蟲有毛羽甲角、頭尾骨足之屬，有須燒煉炮炙，生熟有定，一如後法。順方是福，逆之者殃，又或須皮去肉，或去皮須肉，或須根去莖，又須花須實，依方揀采，治削極令淨潔，然後升合秤兩，勿令參差。藥有相生相殺，相惡相反，相畏相得，氣力有強有弱，有君臣相理，佐使相持，若不廣通諸經，焉知草木好惡，或醫自以意加減，更不依方分配，使諸草石，強弱相欺，勝負不順，入人腹內，不能治病，自相鬥爭，使人逆亂，力勝刀劍，若調和得宜，雖未去病，猶得利安五藏，令病無至增劇。若合治湯藥，當取井花水^[1]，極令潔淨，升斗勿令多少，煑之調和，一如其法。若合蜜圓，當須看第七卷，令童子杵之，極令細熟，杵數千百下，可至千萬，過多益佳，依經文和合調勻。當以四時王相日^[2]造合，則所求者皆得，禳^[3]災滅惡，病者得瘥，死者更生，表針內藥，與之令服，可謂千金之藥，內消無價之病。

【校注】

[1] 井花水：亦作"井華水"。指清晨初汲的水。明代李時珍《本草綱目·水二》："《集解》引汪穎曰：井水新汲，療病利人。平旦第一汲，為井華水，其功極廣，又與諸水不同。"

[2] 王相日：陰陽家所稱的一些吉日。《備急千金要方》卷二十七第八："王相日，春甲乙、夏丙丁、秋庚辛、冬壬癸。"

[3] 禳（rǎng）：通"攘"，祭禱消災。

【釋義】

論藥材的炮製與配伍、湯劑煎煮及丸藥制備方法等。

中藥材有草木、金石、動物等不同，植物藥材的根、莖、葉、花、實等不同部位所含有效成分不同，藥性強弱有較大差異，採集過程中常帶有非藥用部位，因此需要炮製，使藥材純淨，或去皮，或去根鬚等，以利於准確稱量用量和服用，而礦物類藥材則需要搗碎便於煎煮。藥物炮製後生、熟藥性不同，如大黃苦寒沉降，以酒製則善上行清上焦之火，而瀉下之力緩和；故而本條首先強調藥材應合理炮製，然後稱重，可准確衡定用藥量，有助於針對病情，更好發揮療效。

面對複雜病情，臨床常需將藥物配伍應用。前人把藥物之間的配伍關係總結為七個方面，稱為"七情"，臨床應充分利用藥物間相須、相使關係，使其協同增效，同時注意相畏、相殺關係，減輕或消除藥物的毒副作用，避免相惡、相反造成的功效降低或产生毒副作用。药物功效有强弱之分,制方应遵循君臣佐使原则,使药物更好治疗疾病而不诛伐无过。医生若不精通中医药学理论,不熟知药物功效特长,或肆意加减,不按原则组方,导致药物之间相互掣肘,非但影响疗效,甚或导致变证、坏证;若调和得当,辨证审因,决定治法,选择合适的药物,酌定用量,按照组成原则,妥善配伍,纵然未能祛除病邪,亦可安和脏腑,改善病情。

汤剂是临床常用剂型,历代医家对煎煮方法,颇为重视,如徐灵胎《医学源流论》谓:"煎药之法,最宜深讲,药之效不效,全在乎此。"煎煮用水,宜用井花水,水质纯净,并视药量大小酌定用水量。若制蜜丸,当参第七卷"方药炮制"中丸药制备注意事项,尤其是药物充分捣碎,用蜂蜜将药物调匀后合治为丸。

ZL-12 夫用針刺者,先明其孔穴。補虚瀉實,送堅付濡[1],以急隨緩,營衛常行,勿失其理。行其針者,不亂乎心,口如銜索[2],目欲內視[3],消息[4]氣血,不得妄行。針入一分,知天地之氣;針入二分,知呼吸之氣;針入三分,知順逆之氣。針皮毛者,勿傷血脉;針血脉者,勿傷肌肉;針肌肉者,勿傷筋膜;針筋膜者,勿傷骨髓。經曰:東方甲乙木,主人筋膜魂。南方丙丁火,主人血脉神。西方庚辛金,主人皮毛魄。北方壬癸水,主人骨髓志。中央戊己土,主人肌肉智。針傷筋膜者,令人愕視失魂。針傷血脉者,令人煩亂失神。針傷皮毛者,令人上氣失魄。針傷骨髓者,令人呻吟失志。針傷肌肉者,令人四肢不舉失智。針能殺生人,亦能起死人。

【校注】

[1] 付濡:"付"同"敷"。敷濡,即敷布濡润。

[2] 銜索:指口中銜物,肃穆噤声。

[3] 目欲内视:指一种敛神内视的"入静"方法。《备急千金要方》云:"常当习黄帝内视法,存想思念,令见五脏如悬盘,五色了了分明,勿辍也。"又云:"心眼观气,上入顶,下达涌泉。"

[4] 消息：斟酌之义。

【释义】

论针刺治疗的基本原则和下针分寸。

本条可分三节理解：

第一节，"夫用针刺者……勿失其理"。《素问·刺禁论》曰："脏有要害，不可不察。"《素问·诊要经终论》云："凡刺胸腹者，必避五脏。"均指出机体内脏各有要害之处。针刺施术的腧穴均有确切位置和特点，尤其是胸腹、后项、头面等特殊部位的腧穴针刺尤应严格掌握针刺的深浅、进针的角度等，故本条首先提出"用针刺者，先明其孔穴"。针刺补泻是治疗的重要环节，施治前须四诊合参对病证做出准确的判断，辨明虚实，有的放矢，补泻有法，缓急适度，以逐其实邪，补其濡弱。以针刺手法力度的轻重进行提插补泻，即"送坚付濡"；以针刺缓急进行徐疾补泻，即"以急随缓"；按照营卫流行和经脉往来进行迎随补泻。

第二节，"行其针者……不得妄行"，强调针刺过程医患双方均须安神定志，即"守神"。《灵枢·九针十二原》云："小针之要，易陈而难入，粗守形，上守神。"衔索，即口穿绳索，《孔子家语·致思》云"枯鱼衔索，几何不蠹"，医生和患者在针刺过程中要心无杂念，静默少言如口穿绳索，神莹内藏目无外视以收敛心神。消息，即斟酌。医者全神贯注以审视病人气血状态，随患者血气盛衰虚实及形神变化行针，避免在心神未定情况下随意针刺。"针入一分……知逆顺之气"则不仅说明了针刺的深度，同时强调进针过程中医生要关注天地之气的时空变化，同时要关注患者的呼吸节律和气血运行状态。关于"逆顺"，《灵枢·九针十二原》言"往者为逆，来者为顺"，《灵枢·小针解》解释为"往者为逆者，言气之虚而小，小者逆也。来者为顺者，言形气之平，平者顺也"，即言人体之血气虚实状态。

第三节，"针皮毛者……亦能起死人"，以皮毛、血脉、肌肉、筋膜、骨髓依次重申了针刺分寸的具体要求，并强调五方、五行、五脏、五体、五志之间的通应关系。病在皮毛，针入过深则伤血脉；病在血脉，针入过深则伤肌肉；病在肌肉，针入过深则伤筋膜；病在筋膜，针入过深则伤骨髓。引用《黄帝内经》五脏藏神（魂、神、意、魄、志）及其所对应五个方位（东、南、中、西、北）和五体（筋膜、血脉、肌肉、皮毛、骨髓）、五行（木、火、土、金、水）的配属关系，认为五脏之气充养五体，且五脏藏神；针刺肢体损伤五体，会伤及五脏之气，而使所藏之五神受损。故针刺得法则能治病救命，针刺不得法则会害人性命。

ZL-13 凡用針之法，補瀉爲先。呼吸應江漢，補瀉應星斗。經緯有法則，陰陽不相干[1]。震[2]爲陽氣始，兌[3]爲陰氣終，坎[4]爲太玄華，坤[5]爲太陰精。欲補從卯南，欲瀉從酉北[6]。針入因日明，針出隨月光。夫治陰陽風邪，身熱脈大者，以烽針[7]刺之。治諸邪風鬼疰[8]痛處少氣，以毛針[9]去之。凡用烽針者，除疾速也，先補五呼，刺入五分，留入十呼，刺入一寸，留二十呼，隨師而將息之。刺急者，深内[10]而久留之；刺緩者，淺内而疾發針；刺大者，微出其血；刺滑者，淺内而久留之；刺澀者，必得其脈，隨其逆順，久留之，疾出之，攎穴勿出其血。刺諸小弱者，勿用大針[11]。然氣不足，宜調以甘藥。餘三針[12]者，止中破癥堅痛結息肉也，非治人疾也。

【校注】

[1] 不相干：即不相干扰。"干"，干扰，冒犯。《说文解字》："干，犯也。"

[2] 震：《易》卦名。雷之象，东方之卦，五行应木。

[3] 兌：《易》卦名。泽之象，西方之卦，五行应金。

[4] 坎：《易》卦名。水之象，北方之卦，五行应水。

[5] 坤：《易》卦名。地之象，西南之卦，五行应土。

[6] 欲补从卯南，欲泻从酉北：指捻转补泻手法，即左转为补，右转为泻。

[7] 烽针："烽"当作"锋"。《灵枢·九针十二原》："四曰锋针，长一寸六分。锋针者，刃三隅，以发痼疾。"

[8] 鬼疰：指流窜无定随处可生的多发性深部脓疡。

[9] 毛针："九针"中未见其名。据主治病证，与鍉针相类。鍉针，长3.5寸，针身粗大而尖圆如黍粟状。主病在脉，气少，当补者，按脉勿陷，以泄邪气。

[10] 内：同"纳"。此处指进针。

[11] 大针：非"九针"之中的"大针"，而是指烽针、铍针、长针等较大的一类针具。

[12] 三针：据所主"破痈坚痛结息肉"及《黄帝内经》载九针的形状功能，当指铍针、员针和镵针。

【释义】

论针刺补泻之法及烽针、毛针等针具的使用宜忌。

本条可分三节理解：

第一节，"凡用针之法……针出随月光"，论补虚泻实是针刺治疗的总则。《灵枢·九针十二原》："虚实之要，九针最妙，补泻之时，以针为之。"故本条首先指出"凡用针治法，补泻为先"。迎随是针刺实现补泻的指导原则，即各种具体的针刺补泻法均要根据机体经气的盛衰、大小、逆顺、阴阳脏腑受气的部位而采取"实者，迎而夺之"，逆其气，折其势，将气向外引申，使邪气有所散逸。"虚者，随而济之"，顺其气，或将气向内推送，使正气有所补益；从而实现补虚泻实之目的。"呼吸应江汉，补泻应星斗"言针刺补泻当调匀呼吸，据北斗七星的指向及星宿方位可推知其季节变化，针刺补泻应考虑季节变化引起的人体气血阴阳的盛衰变化。以震、兑、坎、坤、日明、月光等强调针刺时应通过迎随人体阴阳消长、脏腑机能和气机升降等实现补泻治疗。如以先天八卦及其所对应时令阳气之盛衰论补泻手法：震卦为雷，代表阳气始生，为少阳；兑卦代表阳气旺盛，阴气即将减到最少，为太阳；坎卦为水，代表北方玄武位，阳气封藏为少阴；坤卦为土，代表太阴。继而运用十二地支配属方位以言针刺补泻手法：卯是东方，午是南方，酉是西方，子是北方。卯南指的是午，酉北指的是子。后世补泻法中以左转从午，属补；右转从子，属泻。此言根据针体在穴位中捻转方向进行捻转补泻，即左转为补，右转为泻。同时针刺手法也应考虑一昼夜阳气盛衰，即"针入因日明，针出随月光"。

第二节，"夫治阴阳风邪……随师而将息之"，以烽针、毛针为例，论不同针具的特点与补泻方法。九针之说，见于《黄帝内经》，即镵针、员针、鍉针、锋针、铍针、员利针、毫针、长针和大针，九种针具。《灵枢·官针》云："九针之宜，各有所为；长短大小，各有所施也，不得其用，病弗能移。"指出九针的形状、用途各异，据情选用，方可去病。烽针，长1.6寸，针身为圆柱形，针头锐利，三面有锋棱，与现今三棱针相似，刺之可泄热出血，故宜于风邪外袭，身热脉大之热证，医者亦可根据病证严重程度，通过调整进针徐疾、刺入深度、留针时长等行补泻之法，正所谓"刺急者深入而久留之，刺缓者浅内而疾发针"。若感受邪风，病流窜无定随处可生的多发性深部脓疡，痛处少气者，可用毛针刺之，流通气血，致正气充实，以助排出邪气。

第三节，"刺急者……宜调以甘药"，论根据脉象判断疾病气血阴阳偏颇之性，决定针刺的深度、补泻手法及留针时长。急、缓、小、大、滑、涩六种脉象反映了机体阴阳、寒热、虚实、气血的状态。脉急者多见于外感寒邪，针刺需深刺而久留针；脉缓者主气盛或实热，针刺需浅刺而不留针，但需要快速发针；脉大者主阳盛阴虚，略微泻其血，以泻阳气，除热邪；脉滑多为阳盛有热之象，针刺需快进快出而久留针。脉涩者多阴盛寒象，一定要刺中经脉，随着气行的逆顺方向行针，长时留针，快速出针，并迅速按住针孔，不使其出血；脉小者主阴阳气血俱虚，不适合烽针、铍针、长针等较大的一类针具，而应用甘味药调治。"余三针者，止中破痈坚痛结息肉也，非治人疾也"句，则强调铍针、员针和镵针主痈肿结节、脓肿外证，用来切开排脓等，不可刺入治病。

ZL-14 夫用灸之法，頭身腹背、肩臂手足，偃仰側其上中諸部，皆是陰陽榮衛、經絡俞募孔穴，各有所主。相病正形，隨五藏之脉，當取四時相害之脉，如浮沉滑涩。與灸之人，身有大小長短，骨節豐狹，不可以情取之，宜各以其部分尺寸量之，乃必得其正。諸度[1]孔穴，取病人手大拇指第一節，橫度爲一寸；四指爲一部，亦言一夫，又以文理縫縱會[2]言者，亦宜審詳。

【校注】

[1]度(duó)：测量、量取。

[2]缝纵会:"缝会"为常语,指关节处肌肉的褶皱。"纵"字疑为衍文。

【释义】

论施灸针对病、形、脉辨证及同身寸取穴法。

灸法指利用艾叶等易燃材料或药物,点燃后在穴位上或患处烧灼或熏熨,借其温热性刺激及药物作用,防病治病的一种外治法,常用于寒证、虚证及预防保健。灸法同针法一样,均建立在脏腑、经络、腧穴等理论基础上,通过刺激腧穴来调整经络与脏腑功能而起防病治病作用,故施灸前亦需要根据病形、脉症进行辨证,据证取穴论治。因身高不同的人,骨节长短、身体比例各异,故取穴应采用"同身寸"法,即以患者本人体表的某些部位折定分寸,作为量取穴位的长度单位。拇指同身寸是以患者拇指指关节的宽度作为一寸,主要适用于四肢部的直寸取穴。将食指、中指、无名指和小指这四指并拢,以中指中节横纹处作三寸,为四指横量同身寸法,也叫"一夫法"。

ZL-15 凡點灸法,皆取平正身體,不得傾側寬縱縮狹也。若坐點則坐灸之,臥點則臥灸之,立點則立灸之,反此者,不得其穴。

【释义】

论点灸法应注意体位。

点灸法,是将燃烧的艾灸指向腧穴的方法。凡点灸,须应令身体平正安舒,不可使身体倾侧、局部松弛或紧张,以利于精准取穴或定位患处。此外,点灸可根据需要采用坐位、卧位或立位,不仅可准确取穴,亦有利于病人能够在较长时间里保持体位。

ZL-16 凡諸言壯[1]數者,皆以中平[2]論也。若其人丁壯、病重者可復一倍;其人老弱、病微者可復減半。然灸數可至二三百也,可復倍加火治也,不然則氣不下沉,雖焦而病不愈。又新生小兒,滿一朞[3]以還者,不過一七止,其壯數多少,隨病大小也。

[1] 壮：艾灸量词。古法将艾绒搓成小球或圆锥体的艾炷，置于体表烧灸。每灸一个艾炷为一壮。

[2] 中平：指身高、胖瘦中等状态的人。

[3] 朞(jī)：同"期"。周年。

【释义】

论施灸时应根据病情轻重、体质、年龄等调整壮数。

宋代沈括《梦溪笔谈·技艺》云："医用艾一灼谓之一壮者，以壮人为法，其言若干壮，壮人当以此数，老幼羸弱，量力减之。"本条提出壮数"皆以中平论"，即以体格中等的健康人为标准，若体格高大、病重者，壮数可增一倍；年老体弱、病情轻微者，又当减半。有时灸量可高达二三百壮，同时辅以火法，不然达不到气下沉的治疗目标，虽焦灼而病不愈。但新生小儿，施灸壮数不过七壮，同时还要注意应随病情程度，调少用量。《备急千金要方·灸例第六》载："凡言壮数者，若丁壮遇病，病根深笃者，可倍多于方数。其人老小羸弱者，可复减半。依扁鹊灸法，有至五百壮千壮，皆临时消息之。……《小品》诸方，亦皆有此，仍须准病情轻重以行之，不可胶柱守株。凡新生儿七日以上，周岁以还，不过七壮，炷如雀屎大。"与本段所论大致相同，可互参。

ZL-17 凡灸須合陰陽九部諸府，各有孔穴，而有多少，故頭背爲陽部，參陰而少；臂脚爲陽部，亦參陰而少。胸爲陰部，參陽而少；腹爲陰部，亦參陽而少，此爲陰陽營衛經脉事也。行壯多少在數，人病隨陰陽而灼灸之。若不知孔穴，勿妄灸之，使病增重。又人體腰以上爲上部，腰以下爲下部，外爲陽部，内爲陰部，營衛藏府周流，名曰經絡，是故丈夫四十以上氣在腰，婦人四十以上氣在乳，以丈夫先衰於下，婦人先衰於上。灸之生熟[1]，亦宜撙[2]節之，法當隨病遷轉，大法外氣務生，内氣務熟，其餘隨宜耳。頭者，身之元首，人神之所注，氣血精明，三百六十五絡，皆歸于頭。頭者，諸陽之會也，故頭病必宜審之。灸其穴，不得亂灸，過多傷神，或陽精玄精陰魄再卒，是以灸頭止得滿百。背者，是體之橫梁，五藏之繫著，太陽之會合，陰陽動發，冷熱成病。灸大過熟，大害人也。臂腳手足者，人之枝乾，其神繫於五藏六府，隨血脉出，能遠近採物，臨深履薄，養於諸經，其地狹淺，故灸宜少，過多則神不得入，精神閉塞，否滯不仁，即手臂不舉，故四肢之灸，不宜太熟也。然腹藏之內，性貪五味，無厭成疾，風寒固結，水穀不消，灸當宜熟。若大杼、脊中、腎俞、膀胱、八髎，可至二百壯。心主手足太陰，可至六七十壯；三里、太谿、太衝、陰陽二泉、上下二廉，可至百壯；腹上上管、下管、太倉、關元，可至一百壯；若病重者，三復之乃愈耳。若治諸沉結寒冷，必灸之宜熟，量病輕重而攻治之。表針內藥，隨宜用之，消息將之，與天同心，百年永安，終無橫殀[3]。此要略說之，非賢勿傳，請秘而用之。今以察色診脉、辨病救疾，可行合宜之法，并方藥共成八卷，號爲《金匱玉函經》，其篇目次第，列于卷首。

【校注】

[1] 生熟：生熟指施灸的剂量。生，即少灸；熟，即多灸。

[2] 撙（zǔn）：限制，节省。

[3] 殀：同"夭"。横夭，因疾病未过足寿数。

【释义】

论施灸有量，应据孔穴、阴阳、营卫、经脉、体质、病情等酌情而定。

灸量，即施灸的剂量，指施灸时灸火在皮肤上燃烧所产生的刺激强度。灸量的多少，有"生熟"之说。生，即少灸；熟，即多灸。灸量的掌握，应根据孔穴、阴阳、营卫、经脉、病情等综合因素来确定。本条以头背臂脚、胸腹、上下、内外为例，指出机体各部位、经脉、孔穴、经络均有阴阳之分，施灸壮数多少，应据其阴阳之偏而酌定；若医者不明，妄施火灸，恐将加重病情。"丈夫四十以上气在腰，妇人四十以上气在乳，以丈夫先衰于下，妇人先衰于上"，则强调男女有别。盖男子为众阳所集，以精为本，若肾精亏虚，则衰于下；女子为众阴所集，以血为源，常因经带胎产，而血亏于上。灸法具有温阳散寒之功，用之得当，邪消正复；误用亦可灼伤阴津，令人枯槁。故以男、女为例，强调施灸亦应考虑体质差异。当然，施灸之量，更应据病情而酌定，故云"随病迁转"。

头为诸阳之会，精明之府，故头病施灸又当审慎，过灸恐有伤神、耗伤精气之弊，故头部施灸量不宜过百。背为人体横梁，脏腑所系，足太阳膀胱经循行之处，易感受外袭，而出现发热恶寒等病证，其病程短、病位浅，不宜过灸，否则反有助热之害。臂脚手足，为人体之枝干，其运动与五脏六腑生理功能、经脉运行、血脉密切相关，因其形状多狭长、皮薄肌少，灸炷不宜大而多；否则容易导致神不守舍、精神闭塞，四肢不用。然胃、肠等腹部脏腑，因贪食五味，或风寒痼结，以致水谷不消，则又宜大炷多壮。具体到腧穴，像大杼、脊中、肾俞、膀胱、八髎等穴可灸至二百壮，心、肺、脾经腧穴可灸至六七十壮，足三里、太溪、太冲、阴陵泉、阳陵泉、上廉、下廉，可灸至百壮；腹上上脘、下脘、太仓、关元，可至一百壮；若病情深重者，灸量可加至三倍。若治沉寒痼冷，灸量自宜增大，总之应权衡病证轻重而酌定灸量，或可外用针灸、内服汤药，要在祛除病邪，匡扶正气，以求延年益寿。

"此要略说之……列于卷首"句，意在说明作者撰写"证治总例"之目的，并指出本篇与察色诊脉、辨病救疾、方药等内容，共八卷，书名《金匮玉函经》，以及将篇目逐次列于卷首，以便检索。据著名文献学家钱超尘先生考证，《证治总例》为王叔和所撰，然其中"地水火风，合和成人"等佛语有关内容乃南朝医师所增。孙思邈在编纂《备急千金要方》时曾亲见《证治总例》，并在其所撰《备急千金要方》卷一《治病略例》《诊候》《处方》《用药》《合和》及卷二十九《用针略例》《灸例》等篇中，引用达 2 527 字，占《证治总例》内容的 70% 以上；若再将《备急千金要方》全书与《证治总例》详加对比，从《备急千金要方》中还会找出引用《证治总例》的条文。本篇虽非仲景原文，但其所论包括人体生理、病理、诊病、治则治法、剂型与药物炮制、针灸宜忌等，置于全书之首，对于学习理解《金匮玉函经》及指导临床实践，均具有重要意义。

《金匮玉函經》卷第一終

《金匮玉函经》卷第二

辨痉湿暍第一

　　本篇原文共 28 条, 载方 7 首。所论痉、湿、暍三病, 皆与外邪有关, 其证候与太阳病相似, 故合为一篇讨论, 以互相鉴别。痉病, 外感内伤均可引起, 以项背强急, 口噤不开, 甚至角弓反张为主症; 本篇主要论述了外邪所致刚痉之葛根汤证、柔痉之栝楼桂枝汤证、里实热痉之大承气汤证。湿病, 有内湿与外湿之分, 本篇主要论述了湿着关节或湿留肌腠的外湿为患, 即风湿证和湿痹证, 有寒湿在表之麻黄加术汤证、表虚之防己黄芪汤证。暍即伤暑病, 以发热汗出、烦渴、小便赤、少气、脉弱为主症, 每易夹湿而成虚实夹杂之证。本篇论述了暑病夹虚、夹湿及暑热盛实三种, 概括了暑病的主要证候, 如热盛者治用白虎汤(《金匮要略》作白虎加人参汤)、暑病夹湿则用瓜蒂汤治之。

　　J01-01 太陽病 [1], 痙 [2] 濕暍三種, 宜應別論, 以爲與傷寒相似, 故此見之。

【校注】

[1] 太阳病: 宋本为 "伤寒所致太阳病"。

[2] 痉: 本篇 "痉" 字, 宋本《伤寒论》《注解伤寒论》均讹作 "痓"。疑为陈世杰所正误。

【释义】

论列入痉湿暍病篇的目的和意义。

痉、湿、暍三病, 因其发病与感受风、寒、暑、湿等外邪有关, 证候与太阳病相似，但其病机和证候变化又各具特点，不可混同，故云"宜应别论"。本条举出痉湿暍病，旨在与伤寒相鉴别。明代方中行谓："此篇相传为叔和述仲景《金匮》之文，虽远不可考，观其揭首之辞，信有之也。然既曰以为与伤寒相似而致辨焉，则亦述所当述者，是故后人称之为仲景之徒云。"

J01-02 太陽病，發熱無汗，而反惡寒，是爲剛痙。

【释义】

论刚痉的证候。

本条以"太阳病"冠首，是说痉病初起，因外感风寒之邪，病在太阳。足太阳膀胱经脉，除"上额交巅入络脑，还出别下项"，还"循肩膊，夹脊抵腰中，入循膂"，其"支治从腰中，下夹脊，贯臀，入腘中""下贯踹内，出外踝之后，循胫骨至小趾外侧"，故而痉病常见项背强急，或口噤、背反张等，病因感受风寒之邪，太阳经脉被郁遏，气血凝滞，筋脉拘急所致。感受风寒，卫阳郁闭，故而恶寒、发热、无汗，本文用"反"字提示痉病不应有恶寒，用以分清其与太阳伤寒的界线。又因表实邪闭，强直拘急较重，故名"刚痉"。

J01-03 太陽病，發熱汗出，而不惡寒，是爲柔痙。

【释义】

论柔痉的证候。

丹波元简《金匮要略辑义》云："盖刚柔乃阴阳之义，阴阳乃虚实之谓，表实故称以刚，表虚故称以柔。"上条发热、无汗、恶寒，与太阳伤寒表实证相类似，名为刚痉；若发热、汗出，不恶寒，与太阳病中风证相类，且因汗出而邪由此外泄，强直相对缓和，故名柔痉。以上两条，强调痉病与太阳病相似，据证可分刚柔，但诊断痉病当见项背强急、口噤不开、背反张等特征。至于刚痉、柔痉恶寒与否，则不必拘泥。

J01-04 太陽病，發熱，其脉沉細，是爲痙。

【释义】

论痙病的脉象特点。

太阳病，病位在表，其脉多浮，如太阳伤寒见脉浮紧、太阳中风见脉浮缓。痙病其脉当紧而弦，已是津液亏虚。若脉见沉细，沉主里，细主津血两亏，筋脉因而失养，故发痙病。亦有医家据《黄帝内经》"诸痙项强，皆属于湿"，认为痙病见沉细脉，责之于湿伏，如尤怡云："太阳脉本浮，今反沉者，风得湿而伏，故为痙。"徐彬谓："沉细者，寒湿用事，邪欲侵阴之象也。于是项背强直，故名痙。"

J01-05 太陽病，發其汗[1]，因致痙。

【校注】

[1] 发其汗：《脉经》同。宋本《伤寒论》、邓珍本《金匮要略》均作"发汗太多"。

【释义】

论发汗过多致痙。

太阳病表证，治宜汗解，但以遍身漐漐微似有汗出为佳，切不可令如水流漓。《素问·生气通天论》云："阳气者，精则养神，柔则养筋。"《难经》亦云："气主煦之，血主濡之。"均强调阳气、阴液与筋脉的关系。若发汗太过，耗气伤津，筋脉失去温煦和濡养，轻则四肢挛急如桂枝加附子汤证见"四肢拘急，难以屈伸"，重则发成痙病。

以上五条合看，第1～3条强调痙病其因与感受外邪有关；第4、5两条则突出津血亏虚致使筋脉失养是痙病的核心病机。这也是痙病与太阳病伤寒、中风所不同之处，为治疗痙病时应当顾护津血奠定了理论基础。

J01-06 病者身熱足寒，頭項強[1]，惡寒，時頭熱，面赤，目脉赤[2]，獨頭動搖，卒口噤[3]，背反張[4]者，爲痙。

[1] 强(jiàng)：拘急不柔和。

[2] 目脉赤：指两眼脉络发红，即目赤。

[3] 口噤：症状名。指口闭不开，牙关紧闭或口唇收缩，状如鱼口。又称"撮口"。《医碥》卷一："口噤即牙关不开也。由气血凝结于牙关筋脉，不能活动，以苏合丸或生南星为末擦牙或以郁金、藜芦末搐鼻或针人中颊车。"

[4] 背反张：指人体中部前突，头、足向后弯曲，如弓状。

【释义】

论表寒里热、内外合邪而成痉病。

本条诸症大致可分三组：其一，身热、恶寒，是为外感风寒所致。其二，时头热、面赤、目脉赤，为素有内伏郁热或风寒郁滞、郁而化热；"足寒"乃热郁于里，阴阳不相顺接之故，此属热厥。其三，头项强、独头动摇、卒口噤、背反张，为痉病的特征性表现。外寒郁遏，邪热内炽，必耗阴耗津，筋脉失养，以致痉病。以上诸症一方面强调了内外合邪致痉的病理特点，同时提示热盛津伤亦是痉病的病因，为用大承气汤急下存阴治疗因里热实所致的痉病奠定了基础。《医宗金鉴》将此条列为痉病首条，谓"盖刚柔之辨，俱从此条分出，痉病之最备者，宜冠诸首。"

J01-07 脊强者，五痉[1]之總名。其證卒口噤，背反張而瘈瘲[2]，諸藥不已，可灸身柱[3]、大椎[4]、陶道[5]。

【校注】

[1] 五痉：指风、寒、暑、湿、燥引起的痉病。

[2] 瘈瘲：指手足痉挛，亦称"抽风"。清代叶桂述吴金寿校《医效秘传》云："瘈者，筋脉急也。瘲者，筋脉缓也。急则引而缩，缓则纵而伸，或伸动而不止，名曰瘈瘲，俗谓之搐是也。"

[3] 身柱：经穴名。出《针灸甲乙经》，属督脉，在背部正中第三胸椎棘突下

凹陷中。主身热、咳嗽、气喘、惊厥、癫痫、脊背强痛、疔疮等。

[4] 大椎：经穴名。出《素问·气府论》，别名百劳、上杼。属督脉，在后背正中第七颈椎棘突下凹陷中。主发热、疟疾、中暑、感冒、癫狂、癫痫、骨蒸潮热、盗汗、咳喘、脊背强急、项强等。

[5] 陶道：经穴名。出《针灸甲乙经》，属督脉，在背部正中第一胸椎棘突下凹陷中。主发热、疟疾、头痛、项背强痛等。

【释义】

论痉病主症和治用灸法。

《灵枢·经脉》云："膀胱足太阳之脉，起于目内眦，上额，交巅。……其支者：从巅入络脑，还出别下项，循肩髆内，夹脊抵腰中，入循膂，络肾，属膀胱。其支者：从腰中，下夹脊，贯臀，入腘中……"风、寒、暑、湿、燥诸邪外袭，或痹阻太阳经脉，或邪热伤津耗液，导致筋脉失养而脊背拘挛。此外，还可见牙关紧闭、脚背反张、手足痉挛而成痉病。尤怡《金匮要略心典》云："然痉者，强也，其病在筋。"其治疗除辨证处方外，还可灸身柱、大椎、陶道等督脉经穴，通阳散寒除湿止痉。

宋本《伤寒论》、元邓珍本《金匮要略》、唐本《伤寒论》、王叔和《脉经》、成无己《注解伤寒论》均无此条，见于李时珍《奇经八脉考·督脉为病》："张仲景《金匮》云，脊强者……陶道穴。"

J01-08 太陽病，無汗而小便反少，氣上沖胸，口噤不得語，欲作剛痙，葛根湯主之。

【释义】

·论欲作刚痉的证治。

刚痉属风寒表实，当无汗而恶寒。一般而言，无汗当小便多，有汗而小便少；若"无汗而小便反少"提示风寒痹阻，肺失宣降，膀胱气化不利，水液代谢失常；或兼津液亏虚，化源不足。风寒等外邪与正气相搏，既不能向外透达，又不得下行, 势必上冲, 故气上冲胸, 口噤不语。此时虽未见颈项强急、背反张等痉病典型特征, 但已有发痉之兆, 故云"欲作刚痉"。治用葛根汤, 开泄表邪, 疏通经筋。以桂枝汤解肌祛风、调和营卫; 因表实无汗, 故加麻黄辛温发汗, 以解太阳表邪; 加葛根升津舒筋, 兼以通络解表。现今临床其加减治疗结肠炎、三叉神经痛、肩背痛、风湿病、荨麻疹、血管神经性头痛、颞颌关节症、颈性眩晕、肩关节周围炎、面神经麻痹、周围性面瘫等病证, 以发热恶寒、无汗、身痛、项背强痛, 舌淡苔薄白, 脉浮紧等为主症, 并可根据病情酌加威灵仙、秦艽、羌活、伸筋草、木瓜等。

J01-09 剛痙 [1] 爲病, 胸滿, 口噤, 臥不著席 [2], 脚攣急, 其人必齘齒 [3], 可與大承氣湯。

【校注】

[1] 刚痉:《脉经》卷八同。宋本《伤寒论》、元邓珍本《金匮要略》无"刚"字。

[2] 卧不着席: 指手足向后伸仰, 卧时腰背不能着席, 形容背反张的状态。

[3] 齘(xiè)齿: 即磨牙, 形容牙齿切锉有声。

【释义】

论热实致痉的证治。

本条所论痉病, 据治用大承气汤, 以方测证, 当属阳明实热, 灼伤阴津, 筋脉失养。治用大承气汤, 通腑泻热、釜底抽薪、燥热得除, 阴津得复, 痉病可解。痉病本应忌下, 但里热邪实, 不可坐视其灼伤阴津, 故不得已用大承气汤急下存阴。"可与", 含斟酌之意, 提示临床不可孟浪从事, 而宜随证加减为治。徐彬《金匮要略论注》谓:"前用葛根汤, 正防其寒邪内入, 转而为阳明也。若不早图, 至项背强直, 外攻不已, 内入而胸满, 太阳之邪仍不解, 气闭而口噤, 角弓反张而卧不着席。于是邪入内必热, 阳热内攻而脚挛急。"强调痉病治应早图, 避免里热内攻, 具有启发意义。

J01-10　痙病，發其汗已，其脉浛浛[1]如蛇，暴腹脹大者，爲欲解。脉如故，反復[2]弦者，必痙。

【校注】

[1] 浛浛(hán hán)：广大貌。

[2] 复：《脉经》卷八第二篇、《金匮要略》第二篇均作"伏"，义胜。

【释义】

论凭脉辨痙病的预后。

痙病证属内热津亏者，法当清热养阴，舒筋和脉；外感风寒湿等痙病，治可发汗，但不宜大发汗，以防过汗耗伤津血。若发汗得法，脉象由弦劲强直（如后2条所言"直上下"）变为浮大柔滑，如蛇行蜿蜒曲折，其症也由背反张变为腹胀大之象，提示津血渐复，阴来阳和，痙病欲解。汗后若脉仍然紧而弦，甚或变为伏弦者，其痙不解。

J01-11　痙脉來，按之[1]築築而弦[2]，直上下行[3]。
J01-12　痙家，其脉伏堅，直上下。

【校注】

[1] 按之：指沉取切脉之法，与第10条所言"伏"相呼应。

[2] 筑筑而弦：《说文解字》"筑，捣也"，即捣土使坚实。此处用以喻指脉来弦劲有力。

[3] 直上下行：上指寸脉、下指尺脉；直上下行，谓寸部至尺部皆弦而有力。

【释义】

论痙病的主脉。

痙病由于津液亏虚，筋脉失柔而强直拘急。脉与之相应，即自寸至尺部均强直劲急。"按之筑筑而弦"中"按之"，乃"举按寻"之"按"，提示其脉沉，与下条"伏"意类同。"筑筑而弦"喻指脉象如捣土般坚实,弦劲有力;"直上下"则强调寸关尺三部皆呈紧张弦直之象。概而言之,痉病的主脉为沉弦劲。第6、7两条,论痉病的症状,此二条论痉病的脉象,脉证合参,以阐明其病因病机。

J01-13 夫風病,下之則痙,復發其汗,必拘急。

【释义】

论风病误下成痉病。

"夫风病"指外风、内风为病,其治不外疏风解表、养阴息风、养血祛风等。若误用攻下,伤津耗液,则筋脉失养。若再发其汗,津液重伤,必致筋脉拘挛紧急。正如《医宗金鉴》所云:"风邪为病,不应下而下之则伤液,不应汗而汗之伤津,以致津液枯燥,筋失所养而病痉者……当以专养津液为务也。"

J01-14 太陽病,其症備,身體强,几几[1]然,脉沉遲,此爲痙,栝蔞桂枝湯主之。

栝蔞桂枝湯方[2]

栝蔞根二兩　桂枝三兩　芍藥三兩　甘草二兩　生薑三兩　大棗十二枚

上六味,以水九升,煮取三升,分溫二服,取微汗。汗不出,食頃[3],啜熱粥發之。

【校注】

[1] 几几:紧固拘牵不柔和貌。"几"读音同"窨"(jǐn),与"紧"(jǐn)音近而通假。

[2] 栝蒌桂枝汤方:本方《金匮玉函经》未载,据《金匮要略》补。

[3] 食顷:顷,斯须也,少顷也。食顷指大约吃一顿饭的时间,用于形容时间短促。

论柔痓的证治。

太阳病,其证备,指头项强痛而恶寒、恶风、汗出等太阳中风证俱备。身体强,几几然,俯仰不能自如,是痓病的特征,较桂枝汤证的"项强"为重,乃外邪痹阻太阳筋脉,筋脉挛急所致。太阳中风脉当浮缓,若反沉迟,提示内在津液不足而营卫运行不利,与桂枝加芍药生姜各一两人参三两新加汤证见"脉沉迟"其理相同。治用栝蒌桂枝汤,解肌祛邪,生津滋液。本方系桂枝汤加栝蒌根而成,方名栝蒌桂枝汤,意在突出栝蒌根(即天花粉)清热生津、滋养筋脉,合桂枝汤调和营卫、解肌祛风。

【按语】

以上诸条合参,本篇既论发汗太多因致痓、风病下之因致痓,又论以葛根汤、栝蒌桂枝汤及大承气汤,通过汗下之法治疗痓病,旨在强调治痓病汗下攻邪时,定当注意顾护津血、荣和筋脉。

J01-15 痓病有灸疮[1],難療[2]。

【校注】

[1] 灸疮:因火灸破溃所致之疮。

[2] 疗:《金匮要略》作"治"。

【释义】

论痓病有灸疮者难治。

灸疮病人,脓液灸溃,津血已亏,若再患痓病,势必津血枯竭,病情较一般痓病为重,所以难以治疗。亦有医家认为先有痓病、再患灸疮,提示痓病不能用火灸治疗。如明代赵以德《金匮玉函经二注》云:"痓病由风热燥急其筋骨,不当复灸以火,且助火深入,风热得之愈固而不散,所以难治。"

J01-16 瘡家,雖身疼痛,不可發其汗,汗出則痓。

【釋義】

论灸家误汗可致痓病。

瘡家,指久患瘡瘍之人,其病之早期,多热毒内蕴,久则气血暗耗。此类患者虽然出现身疼痛等表证,亦不可径用发汗。因汗血同源,误汗必更伤营血,以致血虚不能濡养筋脉而肢体强直拘急,甚或口噤不开、角弓反张。对于瘡家兼有表证者,可酌情使用扶正托里兼以解表之法,微汗祛邪,避免伤正。

J01-17 太陽病,而關節疼煩[1],其脉沉緩,爲中濕[2]。

【校注】

[1] 烦:此处指"剧烈",用于形容关节疼痛的程度。如《周礼·秋官·司隶》"邦有祭祀宾客丧纪之事,则役其烦褥之事。"唐代郑玄注:"烦,犹剧也。"

[2] 中湿:《金匮要略》作"湿痹",指湿流关节,郁遏阳气不通而疼痛的一种病证。

【釋義】

论中湿的脉症。

外感湿邪,太阳首当其冲,与风寒之邪侵袭机体相类,亦可出现太阳表证,故曰"太阳病"。《金匮要略·脏腑经络先后病脉证第一》云:"雾伤皮腠,湿留关节",指出湿邪为患,易于流注关节,阻遏阳气,气血不利,故而以关节沉重而疼痛。外感寒湿,脉应浮缓或浮紧,何以其脉沉而细?盖因湿为阴邪,其性濡滞重浊,遏郁经脉,故脉象沉细。

J01-18 病者一身盡疼煩,日晡[1]即劇,此爲風濕,汗出當風所致也。

[1] 日晡（bū）：即申时（下午三时至五时）。

【释义】

论风湿的成因与脉症。

风湿袭表，经络痹阻，故一身尽疼。风为阳邪，与湿相合，易郁而化热。阳明旺于申时，湿土当令，邪正相争，故发热而日晡增剧。病因汗出腠理疏松，风邪乘虚而入，未尽之汗蕴而成湿，风与湿合留于肌腠而成风湿。据《金匮要略》风湿为病，亦可因久伤取冷，湿阻阳郁而成，治用麻黄杏仁薏苡甘草汤（麻黄、炙甘草、薏苡仁、杏仁），疏风除湿。

J01-19 濕家之爲病，一身盡疼，發熱而身色似熏黃也。

【释义】

论湿郁发黄的证候。

湿家指久患湿病之人。素患湿病者，湿邪内盛，外湿侵袭，痹着不通，则全身疼痛。湿阻阳郁，则易化热。热与湿合，交蒸互郁，症见黄而晦暗如烟熏，此属湿气沉滞，湿重于热。与阳明病篇的瘀热发黄，其色鲜明如橘子色不同。

J01-20 濕家之爲病，其人但頭汗出而背强，欲得被覆向火。若下之蚤[1]則噦[2]，或胸滿，小便不利，舌上如胎[3]，此爲丹田[4]有熱，胸上有寒，渴欲飮而不能飮，則口燥煩也。

【校注】

[1] 蚤（zǎo）：通"早"。

[2] 噦（yuě）：胃气上逆，呃逆或干呕。

[3] 舌上如胎：胎同苔。舌上如苔指舌上湿润白滑，似苔非苔。

[4] 丹田：穴位名，位于脐下三寸。此处与胸中相对，指下焦。

【释义】

论湿郁于表的证候及误下的变证。

湿邪外郁肌表，卫阳被遏，温煦失司，则身冷欲盖被或向火取暖。太阳之经脉，夹脊抵腰。寒湿阻滞太阳经脉，经气不利故背部强急。寒湿郁遏，阳气不能外达而上冒，故但头汗出而身无汗。治当温经除湿，宣展卫阳。若早用攻下治法，不仅湿邪未除，反伤阳气，导致上、中、下三焦病证。若胃气上逆则呃逆；表湿内陷，气化不行，在上而为胸满，在下则小便不利；胸阳不振，寒湿郁阻，壅聚于上，故舌苔白滑。误下之后，湿邪郁遏下焦之阳气而渐化热，寒湿仍聚于胸中，则不能饮。湿阻阳气，郁而不达，津液不得输布，故"口燥烦"。

J01-21 濕家下之，額上汗出，微喘，小便利者，死。若下利不止者，亦死。

【释义】

论湿家误下后的危证。

湿邪在表，宜用汗解；湿邪在里，当运化水湿。若非湿热蕴结之里实证，切不可妄用攻下。久患湿病，脾气本虚，湿盛阳微，误下则中土更衰而致逆乱，阳气浮越于上则额上汗出；气脱于上则微喘；阳衰于下，肾气不固则小便清长而频数；若下利不止，则为脾肾衰败。以上皆属阳气衰亡，阴津将竭，阴阳离决，故为危候。与上条合看，可知湿病若非蕴结成实，切不可苦寒攻下，因湿邪易伤阳气，清代叶天士谓"湿盛则阳微"，故治湿使用汗法或利小便法时，也应注意顾护阳气。

J01-22 問曰：病風濕相搏[1]，身體疼痛，法當汗出而解，值天陰雨溜不止，師云此可發汗，汗之而其病不愈者，何故？答曰：發其汗，汗大出者，但風氣去，濕氣仍在，是故不愈。若治風濕者，發其汗，微微似欲出汗者，則風濕俱去也。

[1] 抟:繁体作"摶",与"搏"形近。后世传本讹作"搏"。宋本《伤寒论》、1856年日本堀川济本及元刻本《注解伤寒论》皆作"搏"。作"搏"是。今悉予改正,下同。

【释义】

论外感风湿病的治则及注意事项。

风湿之邪相互搏结于肌肉筋骨之间,以致体表、肌腠、关节等酸楚疼痛,其病位在表,治宜发汗。风湿病,每因环境潮湿,加重病情;通过发汗,可祛除风湿邪气而缓急疼痛,但应缓取微汗,且避开阴雨天气,择风和日丽天气行之,使风、湿邪气俱去。盖湿为阴邪,性黏滞而宜渐解,且易伤阳气;若汗出太多,风邪虽可除,但湿邪留滞,且耗伤阳气。论中麻黄汤、大青龙汤、桂枝汤、葛根汤等方后注均强调覆取微汗,可见凡以汗法治病,均不可大汗,以避免亡阳竭津。

J01-23 病[1]身上疼痛,發熱面黃而喘,頭痛鼻塞而煩,其脈大,自能飲食,腹中和無病。病在頭中[2]寒濕,故鼻塞,內[3]藥鼻中即愈。

【校注】

[1]病:宋本为"湿家病"。

[2]中(zhòng):遭受。

[3]内(nà):即"纳",塞入。

【释义】

论湿家头重寒湿的治法。

素有寒湿,感受湿邪为病,表气壅遏不宣,故身痛发热;肺主皮毛而开窍于鼻,湿邪郁闭皮毛及肺气,故头痛鼻塞,面黄而喘,烦闷不安。脉大、饮食如常、腹中和无病,是腹中无病,湿郁在表,病位在鼻部,故取药纳鼻中,宣通肺气,俾大气一转,肌腠开而寒湿得解。纳药于鼻中,乃因势利导之法,然究属何药,未曾交代,尤在泾谓"如瓜蒂散之属",但瓜蒂散是否有效,现今临床还缺少例证。《证治准绳》载辛夷散(辛夷、细辛、藁本、白芷、川芎、升麻、防风、甘草、木通、苍耳子),《备急千金要方》载有治鼻塞气息不通八张方剂、其中五方为纳药鼻中,可资参考。

【按语】

本条所论湿病见"发热面黄而喘,头痛鼻塞而烦,其脉大",证属湿热郁闭。纳药鼻中,乃因势利导之法,注家多主张用瓜蒂散。瓜蒂苦寒,乃阳明经除湿热之药,可引去胸脘痰涎,头目湿气,皮肤水气,黄疸湿热诸证。故"病在头中寒湿"之"寒"之,应作"邪"解。太阳病下篇有"病如桂枝证……气上冲喉咽不得息者,此为胸有寒也,当吐之,宜瓜蒂散",其"寒"字亦为"邪"之义。

J01-24 濕家身煩疼,可與麻黄湯加术四兩發其汗為宜,慎不可以火攻[1]之。

麻黄加术湯方[2]

麻黄三兩,去節　桂枝二兩,去皮　甘草一兩,炙　杏仁七十個,去皮尖　白术四兩

上五味,以水九升,先煮麻黄,减二升,去上沫,内諸藥,煮取二升半,去滓,温取八合,覆取微似汗。

【校注】

[1] 火攻:指温针、艾灸、热熨、熏蒸等外治火疗逐邪之法。

[2] 麻黄加术汤方:本方《金匮玉函经》未载,据《金匮要略》补。

【释义】

论寒湿在表的证治与治禁。

湿病之人,寒湿留滞筋骨关节,湿阻阳遏,营卫运行不利,故而身体疼痛剧烈。本条仅凭"身烦疼"一症,而治用麻黄加术汤,以方测证可知其病因除湿邪

外,当有寒邪。寒邪困表,宜有恶寒、发热、无汗、脉浮紧等表实诸症。表寒应发汗,而湿邪又不宜过汗,因此用麻黄加术汤。麻黄得白术,虽发汗而不致过汗;白术得麻黄,能并行表里之湿邪,如此配伍,使微微似欲汗出而解,此乃湿病微汗法的具体体现。如用艾灸、温针等火攻,逼迫发汗,势必大汗淋漓,风寒或可去,但湿邪犹存,病必不除。且火热内攻,恐湿化热,可引起发黄或衄血等病变,故曰"不可以火攻之",此即湿病之治禁。麻黄加术汤加减可治疗风寒湿痹阻所致的痹证、荨麻疹、类风湿性关节炎等。风湿重者可加白芷、藁本、羌活等,寒邪偏胜酌加细辛、附子,气虚加黄芪,血虚加当归、川芎等;现代中医临床家许公岩(1903—1994)据此创苍麻丸,以苍术、麻黄相伍,重用苍术,配伍莱菔子、桔梗等,恢复脾肺气机升降,运化水湿,适用于湿痰中阻及湿痰蕴郁所致咳喘病证,疗效确切。

J01-25 風濕,脉浮,身汗出 [1],惡風者,防己湯 [2] 主之。

防己黃芪湯方

防己一兩　甘草半兩,炒　白术七錢半　黃芪一兩一分,去蘆

上銼麻豆大,每抄五錢匕,生薑四片,大棗一枚,水盏半,煎八分,去滓,温服,良久再服。喘者加麻黄半兩;胃中不和者加芍藥三分;氣上冲者加桂枝三分;下有陳寒 [3] 者加細辛三分。服後當如蟲行皮中 [4],從腰下如冰,後坐被上,又以一被繞腰以下,温令微汗,差 [5]。

【校注】

[1] 身汗出:《金匮要略》作"身重汗出"。

[2] 防己湯:《脉经》卷八同。《金匮要略》作"防己黄芪汤"。《备急千金要方》卷八风痹载"治风湿脉浮身重,汗出恶风方"为"汉防己四两,甘草二两,黄芪五两,生姜、白术各三两,大枣十二枚。上六味,㕮咀,以水六升,煮三升,分三服,服了,坐被中,欲解,如虫行皮中,卧取汗。"唯方后无加减法,当是《金匮要略》原方。

[3] 下有陈寒:指病人下焦寒伤已久。

[4] 虫行皮中：指服药后病人皮肤出现痒如有虫爬一样的感觉。

[5] 差：通"瘥"，即病愈。

【释义】

论风湿表虚的证治。

"脉浮"主表，"身重"为湿盛；脉浮与身重并见，说明"风湿"伤于肌表。兼见"汗出恶风"，属表虚不固，腠理疏松。因风性疏泄，风易行而湿性黏滞，故虽汗出湿邪未解。证属风湿在表，表虚不固，治用防己黄芪汤益气固表除湿。药用黄芪温分肉、实腠理，益气固表；伍以防己通行经络、祛风利湿，白术健脾运湿；甘草和中、加生姜、大枣以调营卫；诸药共奏益气扶表、祛风逐湿之效，药后卫阳振奋，风湿外达，则出现"如虫行皮中"的感觉；若"从腰下如冰"，是湿欲下行，故令患者"坐被上，又以一被绕腰以下"，意在温暖助阳，驱除湿邪。

若兼喘者，加麻黄以宣肺平喘，兼以宣肺利湿；湿困脾胃，脘腹疼痛者，加芍药以行痹缓急止痛；若阳虚而气上冲者，加桂枝温阳化气、降逆平冲；若腰冷肢凉而下有陈寒者，加细辛以散寒通阳。防己黄芪汤加减可治疗特发性水肿、急性肾小球肾炎、类风湿性关节炎等属风湿表虚者，可据证酌加党参、苍术、茯苓等健脾运湿，桑寄生、菟丝子、仙灵脾等补肾助阳，当归尾、益母草、牛膝等活血利水。

J01-26 太陽中熱，暍[1]是也。其人汗出，惡寒，身熱而渴也，白虎湯[2]主之。

【校注】

[1] 暍（yē）：即中暑。

[1] 白虎汤：《脉经》卷八同。宋本《伤寒论》未载治疗方药，但宋本《伤寒论》所附《伤寒论后序》（注：疑为北宋校正医书局孙奇所撰）云："别论云，太阳中热，暍是也，其人汗出，恶寒，身热而渴，白虎主之。"《金匮要略》则作"白虎加人参汤"，于理更合。

【释义】

论太阳中暍的证治。

"暍"者,暑也。暑为热邪。所谓"中暍""中暑""伤暑"其义相同,均为感受暑热之邪。暑热熏蒸,迫津外泄则"汗出",如《素问·生气通天论》云"因于暑,汗,烦而喘暍"。暑热伤气,气泄而汗出,继而卫表不固,温煦失职则恶寒。此以汗出在先,恶寒在后为特点,故曰"其人汗出,恶寒"。此与白虎加人参汤证见"时时恶风""背微恶寒"之机制相同。暑热耗津,故口渴。证属热邪炽盛,津气两亏,治用白虎加人参汤,清热解暑,益气生津。方中以石膏之辛寒,清内蕴之热;知母之苦寒,清热兼滋内耗之阴;加人参益气生津;甘草、粳米补中和胃,兼防知母滑肠;五药相合,共奏清热祛暑,生津益气之功。

J01-27 太陽中暍,身熱疼重,而脈微弱,此以夏月傷冷水,水行膚中所致也,瓜蒂湯主之。

一物瓜蒂湯方[1]

瓜蒂二七個

上銼,以水一升,煮取五合,去滓,頓服。

【校注】

[1] 一物瓜蒂汤方:宋本《伤寒论》不载,《金匮要略》作"一物瓜蒂汤主之",据补。

【释义】

论暑病夹湿的证治。

身热得之伤暑,疼重责于夹湿;湿盛遏阳,故脉微弱。病因炎暑季节,饮冷或冷浴以解其暑热,水湿浸渍肌腠,郁遏阳气。治用一物瓜蒂汤祛湿散水清热。瓜蒂性苦寒,《神农本草经》载其"主大水,身面四肢浮肿,下水……皆吐下之"。本证以水湿偏盛身体疼重为主,故用瓜蒂逐散皮肤水气。关于瓜蒂是否能除暑湿之中暍,陆渊雷、丹波元简等认为"药不对证,恐是错出"。《医宗金鉴》

指出"此时即以香薷饮(香薷、厚朴、扁豆)、大顺散(甘草、干姜、杏仁、肉桂)汗之,可立愈也。"可参。

J01-28 太陽中暍,發熱惡寒,身重而疼痛,其脉弦細芤遲,小便已灑灑然毛聳[1],手足逆冷,小有勞,身即熱,口開,前板齒[2]燥。若發其汗,惡寒則甚;加溫針,發熱益甚;數下之,則淋[3]甚。

【校注】
[1] 洒洒(xiǎn xiǎn)然毛聳:洒洒然,寒栗貌。毛聳,形容毫毛竖起。
[2] 前板齿:即门牙。
[3] 淋:指小便不利。

【释义】
论太阳中暍兼湿的脉证与治禁。

中暍即中热,为夏季伤暑病。暑湿伤人,困阻气机,故发热恶寒。暑多夹湿,湿盛故身重而痛。暑热迫津外泄,伤气伤津,故脉弦细芤迟,小便后毫毛聳立,洒淅形寒,手足逆冷,劳则发热、口开、前板齿燥。证属暑热兼湿,气阴两虚,治当清暑祛湿,益气生津。若误用发汗,益虚其表则恶寒加甚;误用温针而热愈炽;误用攻下,阴液伤则小便淋涩更甚。本条暑热伤气,虽未立方,但提出禁用发汗、温针、攻下治疗。《脾胃论》载东垣清暑益气汤(黄芪、苍术、升麻、人参、炒神曲、橘皮、白术、麦冬、当归身、炙甘草、青皮、黄柏)偏在升阳益气除湿,《温热经纬》载王氏清暑益气汤(西洋参、石斛、麦冬、黄连、竹叶、荷梗、知母、甘草、粳米、西瓜翠衣)偏于凉润,重在养阴生津;临床可据证参酌选用。

辨脉第二

本篇共46条。首先阐述脉分阴阳,大、浮、数、动、滑为阳脉,沉、涩、弱、弦、微为阴脉，以此提出辨脉之纲。进而辨别阴结脉、阳结脉、浮脉、沉脉、促脉、结脉、动脉、弦脉、芤脉、革脉等诸多病脉之象及其所主之病，并与寸口脉、趺阳脉和少阴脉相互对比，体现了"握手必及足"的诊脉方法，阐释了诊脉的原则、纲纪与大法，强调了临证当脉证合参与凭脉决死生等。本篇虽未载证治方药，但所论浮沉迟数弦紧等诸脉象病机，对理解六经病篇相关病证的诊断与治疗具有重要的理论和临床价值。

J02-01 問曰：脈有陰陽，何謂也？ 答曰：脈大爲陽，浮爲陽，數爲陽，動爲陽，滑爲陽；沉爲陰，澀爲陰，弱爲陰，弦爲陰，微爲陰；陰病見陽脉者生，陽病見陰脉者死。

【释义】

论阴阳是辨脉的总纲，并凭脉决定疾病预后。

《素问·阴阳应象大论》："善诊者，察色按脉，先别阴阳。""先"字重点突出了面对纷繁脉象时首辨阴阳的重要意义。本条承《黄帝内经》之旨，论辨脉以阴阳为纲。阳脉与阴脉相对而言，故而张景岳云："必知阳脉之体，而后能察阴脉；必知阴脉之体，而后能察阳脉。"大、浮、数、动、滑脉，比之平脉有余，故谓之阳；沉、涩、弱、弦、微脉，比之平脉不及，故谓之阴。按阴阳属性对脉象分类，亦见于《难经·四难》："浮者阳也，滑者阳也，长者阳也；沉者阴也，短者阴也，涩者阴也。"

"阴病见阳脉者生，阳病见阴脉者死"，为据脉之阴阳以判断邪正盛衰，从而预测疾病预后之法。病情到"生""死"的阶段，已属重证危候。据阴阳消长，可判断邪正盛衰，从而决定疾病的发展趋势及预后。若阴病见阳脉，是正能胜邪，病有转愈之机，故谓之生，如"厥阴中风，脉微浮为欲愈"。阳病见阴脉，是正虚邪盛，疾病恶化；如阳明病篇第212条云："伤寒六七日，若吐若下后不解，不大便五六日……发则不识人，循衣摸床，惕而不安，微喘直视，脉弦者生，涩者死。"此属阳明里热实俱盛，热极阴竭危候，脉弦为阴中有阳，生气尚存；脉见涩象，则为阴阳俱竭，精枯血竭，病至危笃。

需要指出的是，以脉之阴阳决生死，重在有"生气"，若虽见"阳脉"，恐属暴脱，亦非佳候。如少阴病篇白通加猪胆汁汤证云："少阴病，下利脉微，与白通汤。利不止，厥逆无脉，干呕烦者，白通加猪胆汁汤主之。服之，脉暴出者死，微续者生。"此脉暴出，貌似阳脉，实则虚阳暴脱，故曰"死"；若脉来和缓，此为阳回，生机渐复，预后较好，故曰"生"。故《素问·脉要精微论》言："微妙在脉，不可不察，察之有纪，从阴阳始。"

J02-02 問曰：脉有陽結、陰結者，何以别之？答曰：其脉自浮而數，能食，不大便，名曰陽結，期十七日當劇；其脉自沉而遲，不能食，身體重，大便反堅[1]，名曰陰結，期十四日當劇。

【校注】

[1] 坚：《敦煌残卷》亦作"坚"。宋本作"鞕"，"鞕"同"硬"，坚也。高继冲进献本传自隋，因避隋文帝杨坚名讳，故代以"硬"。

【释义】

论阳结、阴结的脉症与预后。

"阳结"与"阴结"，既指脉，又指病证。脉之阳结，即浮而数，阳气外达与邪抗争则脉浮；阳郁生热而脉数。浮数相兼，则热壅气结。脉之阴结，即沉而迟。沉寒痼冷，阻遏阳气则脉沉；阴寒凝滞，气道不利则脉迟；沉迟相兼，则寒凝气结。就病证而言，"能食"属阳，"不大便"乃肠中结滞，二者并见，为阳实而乏阴液相和；肠胃燥结，气机阻滞，大便不通，此为阳结，治宜通下泻热，兼以滋阴润燥。"不能食，身体重"属阴，阴盛本应便溏，不溏而坚，故谓之"反"。此属阴盛寒滞，脾气不得转输，不能食而大便反硬，此为阴结，治宜温阳散寒开结。至于对预后日期的推断，为当时医家观察所得的经验，临证应根据病情具体分析，从病机上寻证结，而不必拘泥于日数。

J02-03 問曰：病有灑淅[1]惡寒而復[2]發熱者，何也？答曰：陰脉不足，陽往從[3]之；陽脉不足，陰往乘[4]之。何謂陽不足？答曰：假令寸口脉微，爲陽不足，陰氣上入陽中，則灑淅惡寒。何謂陰不足？答曰：尺脉弱，爲陰不足，陽氣下陷入陰中，則發熱。

【校注】

[1] 洒淅（xiǎn xī）：寒栗貌。《素问·调经论》："邪客于形，洒淅起于毫毛。"王冰注："洒淅，寒貌也。"即如同凉水洒在肌肤上一样，用于形容恶寒的样子。

[2] 复：反也。

[3] 从：随。阳在上，阴在下，阴不足，阳气下陷入阴中，以上就下，故曰从。

[4] 乘：凌也。阳在上，阴在下，阳不足，阴气上入阳中，以下凌上，故曰乘。

【释义】

论阴乘弱阳与阴虚阳陷的脉证。

《难经·二难》云："从关至鱼际是寸口内，阳之所治也。"《难经·三难》又云："关之前者，阳之动也。"故关前寸口属阳，寸口是阳气搏动之处。"脉微"为指下无力，意指阳虚。阳虚则阴盛，阴寒之气上凌弱阳，故其人寒栗。《难经·二难》云："从关至尺是尺内，阴之所治也。"《难经·三难》"关以后者，阴之动也。"关后尺内属阴，为阴气搏动之处。"尺脉弱"，即尺内按之无力，主阴津不足。阴虚者阳无根，阴虚阳怯，阳气下陷于阴中，郁而为热，故见发热。发热恶寒若与脉浮紧并见，在《伤寒论》中主太阳表证。本条所论虽恶寒发热，但"寸口脉微""尺脉弱"，故非外感，而是内伤不足，阴阳俱虚，阴阳之间动态关系的反映。《医宗金鉴》注云："寸脉微，洒淅恶寒者，是阳不足，阴气上乘入于阳中也。尺脉弱，发热者，是阴不足，阳气下陷于阴中也。此内伤不足，阴阳相乘有休止之恶寒发热，非外感有余风寒中伤营卫无休止之恶寒发热。"指出内伤与外感表证的恶寒发热，以有休止与无休止为辨证关键，中肯扼要。

J02-04 陽脉浮，陰脉弱者，則血虚，血虚則筋急。

J02-05 其脉沉者，營氣微也；其脉浮而汗出如流珠者，衛氣衰也；營氣微，加燒針，血留不行，更發熱而燥[1]煩也。

【校注】

[1]燥：宋本作"躁"。

【释义】

上两条论寸浮尺沉、卫衰营微的辨证及营气微而误用烧针的变证。

寸为阳，尺为阴。阳脉浮，阴脉弱，即寸脉浮、尺脉弱。此脉"浮"非表证之脉浮，而是浮虚无力，此属阳气弱，即"卫气衰"。《素问·生气通天论》云："阳者，卫外而为固。"卫阳不足，营阴不能内守而外泄，故汗出如流珠。如桂枝加附子汤证，症见"漏汗不止，其人恶风，小便难，四肢微急，难以屈伸"。尺脉沉弱，主营血亏虚，筋脉失于濡养而挛急，如桂枝加芍药生姜各一两人参三两新加汤证，脉见沉迟，营血不足、筋脉失养而身疼痛；芍药甘草汤证之血虚筋急而"脚挛急"等。营血亏虚之证，治当养阴和营；若误用火法，火邪虽微，内攻有力，追虚逐实，焦骨伤筋，血散脉中，则更发热而烦躁不安。

J02-06 脉蔼蔼[1]如车盖[2]者，名曰阳结也。

【校注】

[1]蔼蔼(ǎi ǎi)：盛大貌。此指脉来应指饱满。
[2]车盖：古代车舆上遮日避雨的篷子，形圆如伞，下有柄。

【释义】

论阳结之脉象。

蔼蔼，盛大之意；一说同"霭"，云雾貌，若云之浮在空中，寓意脉之轻浮。车盖悬于车舆之上，寓意脉浮而大。二者合看，意指脉浮大有力，脉势宽洪，为热盛之象，与本篇第2条所述"浮而数"相类，均主热壅气结，故云"阳结"。

J02-07 脉累累如循长竿者，名曰阴结也。

【释义】

论阴结之脉象。

累累，强直而连续不断之意；循，通"揗"，抚摸也。长竿，即挺长有节之竹竿。"脉累累如循长竿"，指脉象犹如竹竿般挺直坚长而滞涩，这种脉象多主沉寒痼冷，气结凝滞之证，故云"阴结"。

J02-08 脉聂聂如吹榆荚者，名曰散也。

【释义】

论散脉之象。

聂聂，轻虚平和貌。榆荚，即榆树的果实，又称榆钱儿。脉象轻虚，如春风吹榆荚之象，喻指脉象浮散无根，轻按有分散零落之感，中按渐空，重按则无，此为散脉，主元气离散、胃气衰败，气血消亡，精气将绝之危候。

J02-09 脉瞥瞥^[1]如羹上肥^[2]者，阳气脱^[3]也。

【校注】

[1] 瞥瞥："瞥"通"潎"（pì）。潎潎，虚浮貌。

[2] 羹上肥：肉汁上漂浮的脂沫。《尔雅·释器》："肉谓之羹"。

[3] 脱：宋本《伤寒论》、成无己《注解伤寒论》均作"微"。

【释义】

论阳气亡脱之脉象。

"脉瞥瞥如羹上肥"，意喻脉象虚浮无根无力，犹如羹汤之油膜闪烁漂浮，此为阳气衰微而欲亡脱之象。

J02-10 脉縈縈如蜘蛛絲者，陽氣衰也。

【释义】

论阳气衰微之脉象。

縈縈，纤细貌。"脉縈縈如蜘蛛丝"，喻指脉象犹如蜘蛛丝之至轻至细，纤细软弱之象，主阳气衰顿、阴血亏虚。按仲景脉法，微主阳虚、细主血少，如少阴病脉微细，厥阴病篇血虚寒厥的当归四逆汤证，其脉细欲绝。

J02-11 脉綿綿如瀉漆之絕者，亡其血也。

【释义】

论阴结之脉。

绵绵，连绵柔软貌。泻漆之绝，指脉来如漆汁下落之状，前大而后细，连绵柔软之貌。意喻脉之欲绝，主亡血之证。

【按语】

以上六条，借助实物描述脉象，属类比思维，有助于辨别体会各种脉象的特征。

J02-12 脉來緩，時一止復來，名曰結；脉來數，時一止復來，名曰促；脉陽盛則促，陰盛則結，此皆病脉。

【释义】

论结脉、促脉及其病机。

《素问·平人气象论》曰："人一呼脉再动，一吸脉亦再动，呼吸定息脉五动，闰以太息，命曰平人。"呼吸定息，脉来五至，此属平人。脉来四至曰缓。《脉经》卷第一云："缓脉，去来亦迟，小駃于迟。"脉来缓，指下瞬停，旋即复动，停无定数，此为结脉，主阴盛阳虚，不能与之相续，气血运行滞涩，凝结不通。《脉经》卷第一云:"促脉,来去数,时一止复来。"数以候阳,若阳气偏胜而阴不能与之相续,则脉来数而时有歇止,为促脉。结、促两脉,均属病脉。杂病见结、促脉,多有痰饮瘀血阻滞脉道使然;但若脉来中止,不能自还,且歇止有定数,为代脉危候。

J02-13 陰陽相搏,名曰動。陽^[1]動則汗出,陰^[2]動則發熱。形冷惡寒者,此三焦傷也。若數脉見與關上,上下無頭尾,如豆大,厥厥動搖^[3]者,名曰動也。

【校注】

[1] 阳:指寸脉。

[2] 阴:指尺脉。

[3] 厥厥动摇:厥厥,动摇不定貌。

【释义】

论动脉的形象和病理机转。

动脉乃阳气与阴气互相搏击所致。寸口为阳,动脉见于寸口者,为阳先动而搏阴,阳虚不能固外故汗出;尺部为阴,动脉见于尺中者,为阴先动而搏阳,阳陷于阴,阴虚则发热。若既不汗出又不发热,反见形冷恶寒者,此三焦阳气不能通达于外以温分肉之故。因三焦为元气之别使,主行气于阳。三焦既上,阳气不通,故见身冷恶寒。动脉与数脉相类,但数脉三部俱见,动脉则单见一部(或关、或寸、或尺)、上下无头尾,如豆大。动脉又与滑脉相似,但滑脉脉来圆滑流利而不居,动脉则动而不移,以此为辨。

J02-14 陽脉浮大而濡,陰脉浮大而濡,陰與陽同等者,名曰緩也。

【释义】

论平人缓脉之象。

浮大为阳,濡软为阴。寸为阳,尺为阴。脉浮大而濡软,当是阳中有阴,阴中有阳之象,无偏胜之虞,故为平人和缓之脉,而且寸口、尺中上下同等,更为缓脉的确据。张隐庵云:"缓者,和缓舒徐,不数不动,不结不促,非不及四至之谓也。"指出缓脉浮大而和缓从容,非迟慢之缓,亦非松弛之缓,提示气血充沛,阴阳调和。

J02-15 脉浮而緊者,名曰弦也。弦者,狀如弓弦,按之不移也。脉緊者,如轉索無常也。

【释义】

论弦脉与紧脉之象及鉴别。

"脉浮而紧者,名曰弦也",指出弦脉与紧脉类似,但弦脉脉位表浅、举之有余,同时又应指有力、指下有绷紧感。"状如弓弦,按之不移"喻指弦脉如弓弦般挺劲、端长平直。《脉经·脉形状指下秘诀第一》:"紧脉,数如切绳状。"《说文解字》:"绳,索也。"可见,索、绳相类,用其比拟紧脉,其意象一致。"转索"即"转动的索",用以表述其紧"象";但转动的索具有摆动不定的特征,即文中所言"无常"。以旋转摆动的绳索所产生的绷紧、弹搏张力来意象紧脉之指感,与前一句弦脉之"按之不移"相对比,突出紧脉与弦脉的区别,有助于形象、意缊中感悟、领会脉"象"。方有执《伤寒论条辨》云:"此明弦紧之辨。按之不移,言如弦之张如弓,一定而不可动移也。转索无常,言左右旋转而不可拘也。"

J02-16 脉弦而大,弦即爲減,大即爲芤 [1],減即爲寒,芤即爲虛,寒虛相搏,脉即爲革 [2],婦人即半產漏下,男子即亡血失精。

【校注】

[1] 芤:指芤脉。《本草纲目》:"芤者,草中有孔也,故字从孔,芤脉象之。"即言芤脉浮沉有力,中取无力,状如葱管。

[2] 革:脉浮且大而劲急有力,按之不足,如按鼓皮,外坚而内空,为革脉。

【释义】

论革脉的特征及其所主病证。

革脉弦大而芤，与弦脉、芤脉相类。脉有弦象而中取无力，为阳气虚损，阳虚则生内寒。芤脉大而中取无力，提示血虚不充；"寒虚相抟"，言革脉兼弦、芤之病机，举之有力，按之不足，状如鼓皮，外直中空，主阳气亏虚、精血不足，临床可凭革脉推知妇人多半产之后或崩漏下血疾患，男子多亡血之后或久患滑精病证。本条不仅论脉形，而且谈脉理、揭示病理机转与临床主病，具有指导意义，《金匮要略》血痹虚劳病、惊悸吐衄下血胸满瘀血病、妇人杂病三篇均引用本条。

J02-17 问曰：病有戰而汗出自得解者，何也？答曰：其脉浮而緊，按之反芤，此爲本虚，故當戰而汗出也。其人本虚，是以發戰。以脉浮，故當汗出而解。若脉浮而數，按之不芤，此本不虚，若欲自解，但汗出耳，即不發戰也。

【释义】

论病战汗而解与不战而汗出自解的机制。

战汗，指汗出之前，先发生寒栗振战，继而汗出，多见于外感热病的过程中。为什么病有战汗而解？举例而言，脉浮而紧，为伤寒表实之脉，但按之反芤，提示此有本虚，属伤寒表实兼正气内虚。脉浮者，病在表，法当汗出而解。若正气内虚，待正气充旺之时，正邪交争，一鼓作汗，此时病人可有蒸蒸而振，战汗作解之机。若脉浮数，按之不芤，为正气不虚，则表证得汗出而愈，不会出现战汗。可见正气是否亏虚，为战汗与否的关键。如《辨太阳病脉证并治篇》第149条"伤寒五六日，呕而发热者，柴胡汤证具，而以他药下之，柴胡证仍在者，复与柴胡汤。此虽已下之，不为逆，必蒸蒸而振，却发热汗出而解"，即是例证。

战汗而病解，是邪正相持、正盛邪却的病理机转，但亦有邪正相持，须再次战汗方解者，更有正不胜邪，战汗后邪气乘虚内陷者，故临证遇见战汗，应该细致观察患者脉症,明辨病机转归,切不可认为战汗即是病解的先兆。受本条启发,《叶香岩外感温热篇》第6条:"若其邪始终在气分流连者,可冀其战汗透邪,法当益胃,令邪与汗并,热达腠开,邪从汗出。……更有邪盛正虚,不能一战而解,停一二日再战汗而愈者,不可不知。"论温热邪气留恋气分而出现战汗的病机与预后,与本条互参,其意更明。

J02-18 问曰:病有不戰而汗出解者,何也? 答曰:其脉大而浮數,故不戰汗出而解也。

【释义】

论不战而汗出病解的机理。

上条言"脉浮而数,按之芤""但汗出""不发战",本条谓脉大而浮数,表明正邪交争于肌表,正气足以祛邪外出,故而不战而汗出病解。两条合看,使不战汗出而病解的机理进一步明确。

J02-19 问曰:病有不戰,復不汗而解者,何也? 答曰:其脉自微,此以曾發汗,若吐,若下,若亡血,内無 [1] 津液,陰陽自和,必自愈,故不戰不汗而解也。

【校注】

[1] 无:通"亡"。伤也。

【释义】

论病不战不汗出而解的机理。

"战而汗出"得解者,属正不胜邪,正邪交争,汗解前必作战汗,正胜邪却,故病解。"不战而汗出"得解者,是正盛邪馁,可长驱荡邪,不作振战而汗出病解。本条"不战不汗出而解",通过"其脉自微",知经过发汗、吐、下,或失血、伤津,以致"内无津液",出现津气亏虚、邪微轻浅之态势。此时正邪交争并不剧烈,属于邪正俱衰,待正气恢复,阴阳自和,可不战不汗出而解也,正如太阳病篇第 58 条云:"凡病,若发汗、若吐、若下、若亡血、亡津液,阴阳自和者,必自愈。"

J02-20 问曰:傷寒三日,其脉浮數而微,病人身自凉和者,何也?答曰:此爲欲解也,解以夜半 [1]。脉浮而解者,濈然 [2] 汗出也;脉數而解者,必能食也;脉微而解者,必大汗出也。

【校注】

[1] 夜半:夜半属子时,正值阴尽阳生之际。

[2] 濈(jí)然:濈,水外流。形容汗出连绵的样子。方有执《伤寒论条辨》:"和而汗出貌。"

【释义】

论表病欲解的脉证。

伤寒三日,脉浮数而微,浮为邪在表,数为胃气盛,微为正虚邪衰。浮、数、微三脉综合分析,提示病势向外,正胜邪衰,且病人身体凉和,故为欲解的征兆。夜半乃阴尽阳生之时,正气得天时之助,故解当此时,但仍宜积极医治为妥。"濈然汗出"或"大汗出"而"能食",张令韶谓之"此种汗皆阳明水谷之汗,故无大汗而致亡阳之虞",确为经验之谈。

J02-21 问曰:脉病 [1],欲知愈未愈,何以别之?答曰:寸口關上尺中三處,大小浮沉遲數同等,雖有寒熱不解者,此脉陰陽爲和平,雖劇當愈。

【校注】

[1] 脉病:即诊察疾病。

【释义】

论脉症合参,凭脉判断疾病预后。

判断疾病预后，当脉症合参。一般来讲，脉症相符者预后较佳。若脉诊寸口、关上、尺中三部浮沉、大小、迟数相等，反映阴阳趋于和平，虽有"寒热不解"，但有向愈之转机，故曰"虽剧当愈"。

J02-22 師曰：立夏得洪大脉，是其本位[1]。其人病身體苦疼重者，須發其汗。若明日身不疼不重者，不須發汗。若汗濈濈然自出者，明日便解矣。何以言之？立夏脉洪大—本作浮大，是其時脉，故使然也，四時仿此。

【校注】

[1] 本位：弦洪毛石之脉分别在春夏秋冬出现，即是本位脉象，因其为四时所见的应时之脉，故其下亦称"时脉"。

【释义】

论脉得四时之顺，预后良好。

人体脉象顺应四时而呈现春弦、夏洪、秋毛、冬石的特点，《难经》称之为"四时之脉"。立夏得洪大脉，为脉与时相应。此时感受外邪，出现身体疼重等表证，治当发汗。若明日身不疼不重，虽脉仍洪大，此为时脉，病已解，因非邪气所致，故不须再汗。若本日濈濈然汗出，此为机体正气充盛，又得时令旺气之助，正胜邪却，病当自愈，也不需汗法治疗。一年四季，春夏秋冬道理相同，故曰"四时仿此"。正如《素问·平人气象论》"脉得四时之顺，曰病无他"之义。病得"时脉"，谓时旺之候，正气得助，故其病易解。本条强调，诊脉时除观察机体阴阳气血、邪正盛衰外，还要注意四时季节气候的变换对脉象的影响，反映了人与天地相应的整体观。

J02-23 問曰：凡病欲知何時得何時愈？答曰：假令夜半得病者，日中愈；日中得病者，夜半愈。何以言之？日中得病夜半愈者，以陽得陰則解也；夜半得病日中愈者，以陰得陽則解也。

论阴阳和而病可自解。

凡病之起,不外阴阳失衡;凡病向愈,不外乎阴阳趋于平和。《素问·金匮真言论》言:"合夜至鸡鸣,天之阴,阴中之阴也。"夜半子时,乃阴极阳生之际,此时如感受风寒之邪,随阳气逐渐升发,可在日中天阳隆盛之时,机体阳气得天阳之助,驱除外邪而病得解。"平旦至日中,天之阳,阳中之阳也。"日中阳气隆盛之时罢邪,易郁而化热,待夜半阴气布长之际,阳得阴济而病解。当然,影响疾病痊愈与否的因素甚多,本条所云得阴得阳而病解,非坐而待其自解,而是提示治病当假药之气味合和,从阴引阳、从阳引阴,如辛甘化阳、酸甘化阴之法,此即用阳和阴,用阴和阳之理。

J02-24 夫寸口脉浮在表,沉在裏,數在府,遲在藏。假令脉遲,此爲在藏。

论凭脉判断病变部位。

寸口指寸关尺三部脉。从脉象阴阳属性分析,浮象属阳,表之病位亦属阳,应病亦为在表;沉象在里,应病亦为在里;脉数主热属阳,六腑为阳,阳脉应其腑,故数脉应病在腑;脉迟主寒属阴,五脏为阴,阴脉应其脏,故迟脉应病在脏。以浮沉迟数四脉,以审察表里,测知脏腑,是脉诊常法,然临证之际,又当脉症合参,方不致误。

J02-25 跌陽脉[1]浮而濇,少陰脉[2]如經[3],其病在脾,法當下利,何以知之?脉浮而大者,氣實血虚也。今跌陽脉浮而濇,故知脾氣不足,胃氣虚也。以少陰脉弦而浮,纔見[4]此爲調脉,故稱如經,而反滑數者,故知當溺膿[5]也。

[1] 跌阳脉：指足背部动脉，位于第二、第三跖骨之间，相当于冲阳穴部位，属足阳明胃。

[2] 少阴脉：在足内踝后根骨上陷中，太溪之分。

[3] 如经：如常。

[4] 才见：略见。

[5] 溺脓：敦煌残卷 S.202、《太平圣惠方》均作"溺"。"溺"有两音两意，一音 nì，意为沉溺、淹没；一音 niào，为"尿"的异体字。宋本为"屎"，乃"尿"之形讹也。

【释义】

论以跌阳脉和少阴脉合参，判断疾病部位和机转。

跌阳脉候中焦脾胃病证，少阴脉候下焦肝肾之病证，此乃仲景握手必及足诊法，可补"独取寸口"之不足。本篇第 27 条云："跌阳脉迟而缓，胃气如经也。"指出跌阳脉以迟而缓为常。若"跌阳脉浮而涩"，主"脾气不足，胃气虚"，推知其浮必无力，涩主阳虚寒凝，与主气实血虚之浮大脉不同。浮涩并见，反映中焦脾胃气虚寒盛，故有下利之病。"少阴脉如经"，则其病不在下焦少阴肾脏。少阴脉弦而浮，为得春生上达之象，故称如经之调脉。若少阴脉见滑数，则少阴君火留滞于内，不能循经出入，火热灼伤血络，则有便脓血之患。

J02-26 寸口脉浮而緊，浮即爲風，緊即爲寒，風即傷衛，寒即傷營，營衛俱病，骨節反^[1]疼，當發其汗也。

【校注】

[1] 反：宋本《伤寒论》作"烦"，下有"当发起汗也"五字。

【释义】

论太阳病伤寒表实证的病机和治法。

"寸口脉浮而紧,浮即为风,紧即为寒,风即伤卫,寒即伤营"乃互文见义写作手法,意指风寒外束,营卫受病。太阳主筋所生病,诸筋者,皆属于节,故骨节疼痛。邪在太阳之表,当然应用发汗方法治疗。自北宋朱肱《类证活人书》首提风寒两伤营卫主以大青龙之说,部分注家陈陈相因,将风伤卫、寒伤营、风寒两伤营卫,绝对化起来,逐渐形成太阳病三纲鼎立之说,与临床实际不符。对此,柯琴云:"冬月风寒,本同一体,故中风伤寒,皆恶风恶寒,营病卫必病。中风之重者,便是伤寒;伤寒之浅者,便是中风,不必在风寒上细分,须当在有汗无汗上着眼耳。"其求实精神,难能可贵。

J02-27 跌陽脉遲而緩,胃氣如經也。跌陽脉浮而數,浮則傷胃,數則動[1]脾,此非本病,醫特下之所爲也。營衛內陷,其數先微,脉反但浮,其人必大便堅,氣噫而除,何以言之?脾脉本緩,今數脉動脾,其數先微,故知脾氣不治[2],大便堅,氣噫而除[3]。今脉反浮,其數改微,邪氣獨留,心中則饑,邪熱不殺穀[4],潮熱發渴,數脉當遲緩,脉因前後度數如法,病者則饑,數脉不時[5],則生惡瘡也。

【校注】

[1] 动:"伤"与"动"对举,是"动"犹"伤"也。

[2] 治:旺也。《素问·逆调论》:"少水不能灭盛火,而阳独治。"王冰注:"治者,王也。""王"通"旺"。

[3] 气噫而除:即嗳气后感觉舒适些。

[4] 杀谷:即消谷,即消化饮食。

[5] 数脉不时:数脉始终不退。

【释义】

论凭跌阳脉的变化来辨析误下后的转归。

文中所言"其数先微""其数改微"的两个"微"字,均是对描述数脉程度的副词。理解本条,当着眼于跌阳脉"迟而缓"之常,以衡其变。

"趺阳脉迟而缓……医特下之所为也",论误下致脾胃受损时脉象的变化。足背趺阳脉,主中焦候胃脾,以"迟而缓"即和缓不数为常。若反"浮而数",此为脾胃两伤之脉,究其原因,乃误用下所致。"荣卫内陷……气噫而除"论误下后荣卫内陷的病理转归。误下伤中,荣卫之气内陷,数脉先不太甚,但浮脉显著,症见大便硬结,噫气方感舒适。为什么会出现这样的情况呢?因为数脉为误下伤脾胃所致,据脉微可知脾伤运化失司,转输不利而大便硬。"今脉反浮……则生恶疮也",论误下后邪气独留的病理转归。若浮数明显,为邪气独留,既有饥饿感,邪热又不能消化水谷,里热津亏,潮热口渴。此时,可据脉法描述的病前生理度数及病后病理度数,判断其转归:假如数脉变为迟缓,这是"胃气如经"之象,提示疾病向愈;若数脉持续不变,消谷善饥,此属邪热经久不退,郁滞肌腠经脉,则有生恶疮之变。本条强调,医者应掌握正常的脉象与病脉的鉴别,以通过脉症变化,辨证知机。

J02-28 師曰:病人脉微而濇者,此爲醫所病也。大發其汗,又數大下之,其人亡血,病當惡寒而發熱無休止。時夏月盛熱而欲著復[1]衣,冬月盛寒而欲裸[2]其體,所以然者,陽微即惡寒,陰弱即發熱,醫發其汗,使陽氣微,又大下之,令陰氣弱,五月之時,陽氣在表,胃中虛冷,內以陽微不能勝冷,故欲著復衣;十一月之時,陽氣在裏,胃中煩熱,內以陰弱不能勝熱,故欲裸其體;又陰脉遲濇,故知亡血也。

【校注】

[1] 复:赵开美原刻本误作"複",字书无"複"字,当作"复"。《释名·释衣服》:"有里曰复,无里曰单"。复衣,有衣里,内可装入棉絮的衣服。

[2] 裸:露也。赵开美原刻本误作"裸"(guàn 贯)。《注解伤寒论》卷一作"裸"。二者不可通假。

【释义】

论阳微阴弱的脉证与病理机转。

本条从"脉微而涩"作为阳微阴弱之标志，推知恶寒发热无休止非外感所致，而是属于误治后阴阳两虚证。据《伤寒论》，发汗易伤阳气，攻下则竭阴津。病证若不宜汗而误发其汗则耗伤阳气，阳虚则恶寒；不应下而下则耗伤阴津，阴虚血亏则发热；阴阳俱虚，故恶寒发热无休止时。夏季阳气浮于表，胃中虚冷，不胜阴寒，故欲着复衣。冬季阳气潜藏在里，胃中烦热，加重内热，故欲裸其身。"所以然者"至"不能胜热，故欲裸其身"为自注句，用于解释上述脉证的机理。尺脉为阴，阴脉迟涩，为阴血不足的特征，"故知亡血也。"

J02-29 脈浮而大，心下反堅，有熱，屬藏者，攻之，不令發汗。屬府者，不令溲數。溲數則便堅，汗多則熱愈，汗少即便難，脈遲尚未可攻。

【释义】

论发汗、利小便、攻下法的禁忌。

浮大脉一般主病在表，但表证不应见心下坚。若心下反坚、有热，提示此处脉浮大主阳热之邪结于胃脘，其脉必盛实浮数，指下有力，其热当呈蒸蒸貌。所谓"属脏"，指病位悉在里，故不可治以汗法；当用下法，清泄里热，荡涤里实。故曰"攻之，不可发汗"。所谓属腑，指相对于"属脏"而言，病位虽已涉里，但仍兼表，其治当先解表。因里热炽盛，灼伤阴津，故不可渗利小便。误用则小便过多，津液外泄则大便燥硬。脉浮、身热，提示表邪未尽，故仍当发其汗，汗出透彻，则热退身凉而愈，故曰"汗多则热愈"。"若汗出不彻"（参阳明病篇第185条），则里热实更剧，必大便硬，故云"汗少则便硬"。便坚当下，设脉迟则未可攻，以迟为不足，里气未实故也。

J02-30 趺陽脉數微濇，少陰反堅，微即下逆，濇即躁煩。少陰堅者，便即爲難，汗出在頭，穀氣爲下，便難者令微溏，不令汗出，甚者遂不得便，煩逆鼻鳴，上竭下虚，不得復還。

【释义】

论少阴坚脉所主病及治禁。本条采用的是假宾定主的写作手法，即以趺阳脉作为引入，重点论少阴坚脉所主病，以及误用汗下的转归。

趺阳脉候脾胃，以迟而缓为常，今反"数微涩"，如前第 28 条所言，微主阳虚，温煦不足，故下肢逆冷。涩为津亏，阴虚则内热，故而躁烦。微涩并见，则阴阳两虚。文中"数"亦当主虚，即数而无力。少阴脉指足少阴肾脉而言，位于太溪穴处。少阴为阴阳气血之本。若阴阳气血不足，少阴脉一般亦当见虚象，今见"坚"脉，坚者，硬也，其脉梗然而动，主癥积、痰凝、结块等有形病理产物停聚。少阴脉坚，主癥积在下，故见大便难而溏稀。阴寒盛于下，格阳于上，故头汗出。此时切不可见汗出而误辨为表证，继而治用发汗。误汗则伤其微阳，虚阳亡越则烦逆鼻鸣，形成下虚上竭之证，难以复还。

J02-31 脉浮而洪，軀汗如油，喘而不休，水漿不下，形體不仁 [1]，乍静乍亂，此爲命絕，未知何藏先受其災。若汗出髮潤，喘而不休，此爲肺絕。陽反獨留 [2]，形體如煙熏，直視搖頭，此爲心絕。唇吻 [3] 反青，四肢漐習 [4]，此爲肝絕。環口黧黑，柔汗 [5] 發黃，此爲脾絕。溲便遺失 [6]，狂語，目反 [7] 直視，此爲腎絕。又未知何藏陰陽先絕，若陽氣先絕，陰氣後竭，其人死，身色必青，肉必冷；陰氣先絕，陽氣後竭，其人死，身必赤，腋下溫，心下熱也。

【校注】

[1] 形体不仁：指身体不知痛痒。

[2] 阳反独留：即阳热独盛。

[3] 吻：此处指嘴。

[4] 四肢漐习：形容手足震颤摇动的状态如小鸟学习飞腾，振奋不已的样子。

[5] 柔汗：即冷汗。

[6] 失：当作"矢"，后世作"屎"。

[7] 目反：指眼睛上视，不能转动。

【释义】

论性命将绝与脏气绝之脉证。

脉来浮洪涌盛,为气不归根,阳从外越;身汗如油,谓汗出身黏,腻而不流,为津液外脱,《素问·诊要经终论》谓之"绝汗乃出,出则死矣。"肾不纳气,精气上脱则喘而不休,是为气脱;水浆不下,为脾胃之气败绝;形体不仁,即肤表、机体感觉不敏,属精虚衰竭、营卫失荣之象;精衰血枯,脑髓失充,心不敛神,故乍静乍乱,是为神明不用。以上脉证,实即《黄帝内经》"阴阳离决,精气乃绝"之候,为生命将绝之征象,故云"此为命绝也"。肺主气司呼吸,肺气脱绝,则绝汗漏汗,大汗淋漓;肺气竭则鼻扇气促,张口引肩,气不得息,此为肺绝。心主火而属阳,心之脏气败绝,则虚阳外越,身热不退或面有浮热,此为"阳反独留";血枯失荣,则形体晦暗如烟熏。心不藏神则直视无神,头摇不能自持。脾其华在唇,肝色青,肝绝则真脏色见于所胜之部,故唇吻反青。四肢属脾所主,肝主筋,肝绝则四肢筋脉振动,伴四肢时时引缩,发生于所胜之部,故为肝绝。脾主口唇。黑,肾之色。水反侮土,故为环口黧黑。柔汗,即冷汗。张令韶谓"柔汗者,为柔软而腻,为脾之真液"。黄为脾之色,脾之精气外溃,真脏色见,故发黄,为脾绝。肾司开阖,下主二便。肾气绝则不能制约二阴,故溲便出而不知也。肾藏志,狂言是失志。肾藏精,目之瞳子属肾。五脏精气皆上注于目,目反直视者,是精气不能上荣而目系不转也,此为肾绝。寒病多阳气先绝,阴气后竭,故其人将死,呈一派阴寒痼冷之象,必心身凉而肤色青;热病多阴气先绝,阳气后竭,故病人多呈一派虚阳浮越之象,可见身肤色赤,腋下、心下留有余热。

J02-32 寸口脉浮大,醫反下之,此爲大逆。浮即無血,大即爲寒,寒氣相搏,即爲腸鳴,醫乃不知,而反飲之水,令汗大出,水得寒氣,冷必相搏,其人即饐[1]。

【校注】

[1] 饐:同"噎"。是气逆而噎塞。

【释义】

论脉浮大主里虚的见症与治禁。

临床辨证应脉症合参，而非单凭脉而论治。如浮大之脉，并非一定见于表证、热证、实证，亦可主里虚寒证，但应为浮而无力，似有余而实不足，此乃血虚中寒，阳气浮越于外所致。阳浮中寒，寒邪下趋肠间，则为肠鸣。设医者不知此属虚寒，误将浮大诊为表热，反饮以冷水，水寒相抟，饮邪上逆，则咽喉噎塞。

J02-33 趺陽脉浮，浮即爲虚，浮虚相搏，故令氣餒，言胃氣虚竭也。脉滑則爲噦，此爲醫咎，責虚取實[1]，守空[2]迫血。脉浮鼻口燥者，必衄。

【校注】

[1]责虚取实：把虚证作实证治疗。

[2]守空：荣在内为守。守空，即内守的荣血空虚。

【释义】

论趺阳脉浮，证属里虚，误治后的变证。

上条讨论了寸口脉浮而大主里虚寒，本条提出据趺阳脉诊断里虚证，手足并论，示人以免误治。趺阳脉浮，浮则为虚，此浮脉当浮而无力，若医者不察，把虚证当作实证治疗，可致胃气更虚。趺阳脉滑乃"责虚取实"，误治后胃气搏击所致，故见哕逆。若脉浮而血虚，反更"迫血"劫阴，阴虚火旺，则可出现鼻燥衄血等变证。

【按语】

以上两条论寸口脉浮大与趺阳脉浮，证属里虚者，若用攻下或发汗，皆属误治，引发哕、噎、衄等辨证，强调审脉辨证的正确诊断与治疗的重要性。

J02-34 諸脉浮數，當發熱，而灑淅惡寒；若有痛處，食飲如常者，畜[1]積有膿也。

[1] 畜：同"蓄"。

【释义】

论痈肿初起的脉症。

脉浮数，若见于外感表证，当有发热、洒淅恶寒等症。但是痈疡外科病证也会出现脉浮数，发热恶寒，因此需要鉴别。痈疡初起，除脉浮数、发热恶寒外，必伴有热壅所致局部疼痛，甚或肉腐成脓，可结合触诊加以辨别，如《金匮要略·疮痈肠痈浸淫病脉证并治第十八》篇首条所论"诸浮数脉，应当发热，而反洒淅恶寒，若有痛处，当发其痈。师曰：诸痈肿，欲知有脓无脓，以手掩肿上，热者为有脓，不热者为无脓"。

J02-35 脉浮而遲，面熱赤而戰惕[1]者，六七日當汗出而解。反發熱者，差遲[2]，遲爲無陽[3]，不能作汗，其身必癢也。

【校注】

[1] 惕：赵开美本《伤寒论》、日本安政翻刻宋本《伤寒论》《仲景全书·注解伤寒论》均作"惕"（dàng）。惕，动也。战惕，即震颤发抖。敦煌卷子S.202"战惕"作"戴阳"，义胜。

[2] 差（chài）迟："差"同"瘥"。《方言》卷三："南楚病愈者谓之差。"差迟，即病愈的日期延迟。

[3] 无阳：犹言正气虚。

【释义】

论阳虚邪微表郁的脉症和病理机转。

病在表，其脉当浮。里阳素虚，是以脉迟。邪气怫郁于肌表，则面热赤。因里阳素虚，正气奋起抗邪，正邪相争故而战惕。因表病里虚，故迁延至六七日之久，待正气渐盛，正胜邪却，则可汗出而解，此亦属战汗而解。如阳虚较甚，不战汗而反发热，则病程更为延长。正气虽能一时振奋，奋起与邪争而发热，但因阳虚不能蒸动津液以作汗也，使邪气怫郁肌表而发热身痒。这与太阳病篇第23条桂枝麻黄各半汤证"面色反有热色者，未欲解也，以其不能得小汗出，身必痒"相类似，但本条重在阳虚。

J02-36 脉虚者，不可吐下、發汗，其面反有热色爲欲解，不能汗出，其身必癢。

【释义】

再论里虚邪微表郁的脉证。

吐、下、发汗均为祛邪之法，一般适用于邪实正不虚的病证；若脉虚，提示正气不足，治当扶正祛邪。"面色反有热色"，即正气奋力抗邪，怫郁在表不得外越之候，为表病不解，日久邪微之证，因外邪郁闭，阳气怫郁，难以宣发所致，欲汗而不能，故身必痒。如阳明病篇第196条"阳明病，法多汗，反无汗，其身如虫行皮中状者，此以久虚故也。"论阳明病津气两伤，不能作汗透邪，而有皮中如虫行作痒之感。

J02-37 寸口脉陰陽俱緊，法當清邪[1]中上，濁邪[2]中下。清邪中上，名曰潔。濁邪中下，名曰渾。陰中于邪，必内慄[3]。表氣微虛，裏氣失守，故使邪中於陰也。陽中於邪，必發熱，頭痛項强，腰痛脛酸，所謂陽中霧露之氣，故曰清邪中上，濁邪中下。陰氣爲慄，足膝逆冷，溲便妄出，表氣微虛，裏氣微急，三焦相溷[4]，内外不通。若上焦怫鬱，藏氣相熏，口爛食齗[5]。若中焦不治，胃氣上衝，脾氣不轉，胃中爲濁，營衛不通，血凝不流。衛氣前通，小便赤黄，與熱相搏[6]，因熱作使，游于經絡，出入藏府，熱氣所過，即爲癰膿。陰氣前通，陽氣厥[7]微，陰無所使，客氣内入，嚏而出之，聲嗢[8]咽塞，寒厥相追，爲熱所擁，血凝自下，狀如豚肝。陰陽俱厥[9]，脾氣孤弱，五液[10]注下。若下焦不闔，清便下重[11]，令便數難，臍築[12]湫痛[13]，命將難全。

【校注】

[1] 清邪：指雾露之邪。

[2] 浊邪：指水湿之邪。

[3] 内栗：心中自觉寒栗。

[4] 溷（hùn）：混乱不分。

[5] 食龂（shí yín）：“食”通“蚀”；“龂”同“龈”。食龂，即齿龈糜烂。

[6] 抟：宋版作“抟”，后世讹为“搏”，今正。

[7] 厥：乃。《史记·太史公自序》：“左丘失明，厥有《国语》。”

[8] 声嗢：嗢（wā），指声混浊而难出。

[9] 厥：尽也，竭也。

[10] 五液：即五脏的津液。《素问·宣明五气》：“五脏化液，心为汗，肺为涕，肝为泪，脾为涎，肾为唾，是为五液。”

[11] 清便下重：大便有后重感。“清”即“圊”，用如动词。本论“清血”“清脓血”之“清”，义皆同此。

[12] 脐筑：筑，捣也。脐筑，形容脐部悸动如捣。

[13] 湫（jiǎo）痛：后世作“绞痛”。

【释义】

论清邪、浊邪的致病特点，及与上中下三焦的病理转归。本条可分两节理解。

“寸口脉阴阳俱紧者……便溺妄出”论清邪中于上，浊邪中于下之脉证。寸口脉阴阳俱紧，寸口脉指腕部脉，阴指尺，阳指寸。寸脉紧，主清邪中于上焦；尺脉紧，主浊邪中于下焦。所谓清邪，是雾露之邪，易中于上焦，名曰洁。所谓浊邪，是水湿之邪，易中于下焦，名曰浑。所谓“阴中于邪”，阴指下，即浊邪中于下。表气虚微，里气不守而见内栗等证，故使邪中于阴也。所谓“阳中于邪”，阳指上，即清邪中于上。可见发热头痛，项强颈挛，腰痛胫酸等证，系“阳中雾露之气”为患也。此即“清邪中上，浊邪中下”。并补述“阴中于邪”，除“内栗”之证外，还见足膝逆冷，便溺妄出等症。

"表气微虚……命将难全"，辨表里不通三焦为病之证。若"表气微虚，里气微急"则内外不通，三焦混沌失司：若邪在上焦，阳气怫郁，里热熏灼，可出现口腔和牙龈溃烂。若邪在中焦，胃气上逆，脾气不运，浊气不降，气血生化无源，导致营卫不通，血凝不流。此时，可有三种转归：一是卫气先通，即邪气从阳化热，邪热游于经络，出入脏腑，故见小便黄赤，发为痈脓。二是阴气先通者，为阳虚从阴寒化，阳微阴竭，若外邪来犯，肺胃之气逆塞，则见嚏嚏、声音混浊难出、咽部噎塞等。寒热相搏，热壅血凝，化腐成脓，故大便下血如豚肝。三是阴阳俱虚，中焦衰败，五液尽泄于下。若下焦不盍，为肾阳虚衰，关门不固，症见大便清谷而下重，小便频急而涩难，脐腹拘急而绞痛，此病重而危殆矣。

本条论清邪中上，浊邪中下之脉证，以及三焦之邪相混而使表里不通之病变，不仅强调了中焦脾胃之气对疾病传变及预后的重要意义，也启发后世温病学三焦辨证及卫气营血辨证的创立，如喻嘉言强调本条："乃论疫邪从入之门，变病之总"，并提出治疫"急以逐秽为第一义"，与三焦分治的原则，即"上焦如雾，升而逐之，兼以解毒；中焦如沤，疏而逐之，兼以解毒；下焦如渎，决而逐之，兼以解毒。营卫既通，乘势追拔，勿使潜滋"，对温病学理论的发展，具有启发意义。

J02-38 脉陰陽俱緊，口中氣出，唇口乾燥，踡臥足冷，鼻中涕出，舌上胎滑，勿妄治也。到七日以來，其人微發熱，手足溫，此爲欲解。或到八日以上，反大發熱，此爲難治。設惡寒者，必欲嘔，腹痛者，必欲利也。

【释义】

论表里寒热疑似的脉症及预后判断。

寸关尺三部脉俱紧、蜷卧足冷、鼻塞清涕、舌上苔滑为阳气不足、寒邪闭郁之象；唇口干燥又疑是热盛津伤；此时证情复杂，寒热虚实难辨，切勿乱投药饵，以免误治，故云"勿妄治也"。七、八天以后，若热微而手足温和，表明邪退正复，病情向愈；若反高热，为阴寒盛于内、格阳于外，病势转剧而难治。如仍恶寒者，为表寒外束，病势向上，胃中不和，因而气逆欲呕；若腹部疼痛，知寒邪从表入里,脾肾阳虚,里寒下迫,故欲作下利。由此可见,中焦寒邪并非一成不变,而是有上逆和下溜之势,与理中丸证方后加减合参,其理自明。

J02-39 脉陰陽俱緊,至於吐利,其脉獨不解,緊去人[1]安,此爲欲解。若脉遲,至六七日不欲食,此爲晚發[2]。水停故也,爲未解;食自可者,爲欲解。

【校注】

[1] 人:《敦煌残卷》亦作"人",宋本为"人",属形近而误。

[2] 晚发:即以后续发的病。

【释义】

以紧脉为例,论脉症合参辨疾病之转归。

脉阴阳俱紧并见吐利为阴盛里寒,其预后与寒邪的盛衰密切相关,辨证的关键是紧脉的变化。紧脉未变,为寒邪仍盛;若脉不紧,则表明寒邪已退,为病欲解。此与少阴病篇第287条"少阴病,脉紧,其七八日,自下利,脉暴微,手足反温,脉紧反去者,为欲解也,虽烦下利,必自愈"相类。若紧脉去而复迟,此属寒虽去而中土虚不能制水,故六七日不欲食,此谓之晚发。若饮食自可,表明中阳振奋,脾胃已和,寒邪已散,故为欲解。

J02-40 病六七日,手足三部脉[1]皆至,大煩口噤[2]不能言,其人躁擾,此爲欲解,若脉和,其人大煩,目重[3]瞼[4]内際黄,亦爲欲解。

【校注】

[1] 手足三部脉:即寸口、跌阳、少阴三部脉。

[2] 口噤:即口不能张开。

[3] 目重:目胞微肿。

[4] 瞼:敦煌卷子 S.202 作"睑"。"睑"字讹。

【释义】

承上条再论病欲解之脉症。

若病六七日，寸口、趺阳、少阴三部脉皆盛至，并出现大烦、口噤不能言，手足躁扰者，此为正邪交争之象。若正胜邪却，其病必除，即"紧去人安"；若脉象平和，其人大烦，眼胞沉重下垂，眼睑中部色黄，为土气胜，水气退，此属中土复运，胃气有权，亦为病将解除的征兆。

J02-41 脉浮而數，浮即爲風，數即爲虚，風即發熱，虚即惡寒，風虚相搏，則灑淅惡寒而發熱也。

【释义】

论风寒袭表的脉症与机理。

风寒外袭，正气浮盛于表抗邪，症见脉浮、发热，故云"浮即为风""风即为热"；卫阳浮盛于外，不能与营阴内守而外泄，肌腠疏松而恶风寒，症见脉数、恶寒，故云"数即为虚""虚即为寒"。"风虚相搏"是对风寒外袭，卫阳浮盛、营阴外泄，营卫不和这一病机的概括，"洒淅恶寒"是其代表性的体征，意在提示脉证合参。可参桂枝汤证"太阳中风，阳浮而阴濡弱，阳浮者热自发，阴弱者汗自出，啬啬恶寒，淅淅恶风，翕翕发热"。

J02-42 趺陽脉浮而微，浮即爲虚，微即汗出。

【释义】

论趺阳脉浮微的病理机制。

同一脉象，因出现的部位不同，主病也有不同。就浮脉而言并非尽主表证，亦主虚证，如《金匮要略·脏腑经络先后病脉证第一》云："病人脉浮者在前，其病在表；浮者在后，其病在里，腰痛背强不能行，必短气而极也。"趺阳脉候中焦脾胃，以迟而缓为常。若"浮而微"，浮主虚，必浮而无力；微主阳虚，应见恶寒；浮微并见，为虚阳外越，表虚不固，故而汗出。

J02-43 脉浮而滑，浮即爲陽，滑即爲實，陽實相搏，其脉數疾，衛氣失度[1]。浮滑之脉數疾，發熱汗出者，此爲不治。

【校注】

[1]卫气失度：卫气失去循行的常度。

【释义】

论凭脉辨阳热亢盛阴液耗竭的危候。

脉浮而滑，浮为病在阳，滑为邪气实；浮滑并见，主阳热亢盛，但并非危候。若脉由浮滑转为数急，发热汗出不解，不仅卫气失其常度，而且邪热不为汗衰，此乃邪热炽盛，阴津有耗竭之势，故断为不治。《黄帝内经》云："脉阴阳俱盛，大汗出，不解者死。"

J02-44 脉散[1]，其人形損，傷寒而欬，上氣[2]者死。

【校注】

[1]脉散：举之浮散，按之即无，来去不明而散漫无根之脉。
[2]上气：气壅于上，不得下行。

【释义】

论伤寒咳逆上气的危候。宋本本条作"伤寒咳逆上气，其脉散者死，谓其形损故也。"

脉散者举之浮散，按之如无，来去不明而散漫无根，是元气将散，真脏脉见。所谓形损，指消瘦肉脱之象；脉症合参，证属精枯阴竭阳脱。若复感风寒而咳，并见上气者，提示阴阳有离散之虞，危在旋踵，故谓之"死"。

J02-45 脉微而弱，微即爲寒，弱即發熱，當骨節疼痛煩而極出汗。

【释义】

论微弱脉的病理机制。

微弱之脉，均为阴脉，微主阳虚，温煦不足而畏寒。弱主气血亏虚，卫表不固，阳浮于外而发热。微弱并见，主阳虚阴盛，筋脉痹阻而骨节疼痛；甚或阴寒盛于内，格阳于外，故而躁烦而汗出。

J02-46 寸口脉濡[1]而弱[2]，濡即惡寒，弱即發熱，濡弱相搏，藏氣衰微，胸中苦煩，此非結熱，而反刼之，居[3]水漬布，冷銚[4]貼之，陽氣遂微，諸府無所依，陰脉凝聚，結在心下，而不肯移。胃中虛冷，水穀不化，小便縱通，復不能多。微則可救，聚寒在心下，當奈何。

【校注】

[1] 濡（ruǎn）：同"软"。濡脉，脉象浮而细软，轻按可得，重按反不明显。多见于亡血伤阴或湿邪留滞之证。

[2] 弱：脉象沉而细软，重按可得，轻按反不明显。多见于气血不足的虚证。

[3] 居：积储。居水渍布，即以冷水湿衣（劫热）。

[4] 铫（diáo）：一种带柄的小锅，如药铫儿。

【释义】

论濡弱脉所主病证及误治后的转归。

濡脉浮而细软，轻按可得，重按反不明显，主亡血伤津或湿邪留滞；津血亏虚，湿邪困阻，阳气不得宣通，温煦失职故恶寒；弱脉沉而细软，重按方可得，轻按反不明显，主气血亏虚；阴虚而阳浮生热，故见发热。濡弱并见，旨在强调脉之细软，示人气血亏虚，故云"脏气衰微"。虚热上扰胸膈则"胸中苦烦"，此非实热阻滞，故治宜补益气血。如外用冷水渍布或冷铫祛其虚热，遏其虚阳，使阳气更虚，阴寒凝滞于心下胃脘，固定不移。胃中虚冷，腐熟无力，故水谷不化；阳虚气化不利，本当小便不利，纵然得通，必小便难而量少。证属阳虚痼冷凝聚心下，因阳虚不耐攻伐，若证情轻微，施以温阳散寒除滞之品或可救治，重则难疗,故有"当奈何"之感慨。

辨太阳病形证治上第三

本篇原文共137条,载方49首。首条以阴阳统论"伤寒"与"杂病",冠于六经病之首;继而论太阳病纲要、分类、传经与预后;然后阐述了桂枝汤及其加减证治和禁忌证,并举若干误治救逆之法;麻黄汤及其加减证和禁忌证,兼述太阳阳明合病之葛根汤证,补述桂枝汤治疗杂病之营卫不和的自汗出证。在太阳病表证之后,论述五苓散证、栀子豉汤及其加减方证、真武汤证、小建中汤、小柴胡汤证、柴胡加芒硝汤证、大柴胡汤证、桃核承气汤证、抵当汤(丸)证、柴胡加龙骨牡蛎汤证、桂枝加桂汤证、桂枝甘草龙骨牡蛎汤证、桂枝甘草汤证、苓桂术甘汤证、麻杏甘石汤证、真武汤证等,既有实热证,又有虚寒证,病涉心、脾、肾、肺、三焦、胃肠等脏腑,作为太阳病误治后的变证,所赅甚广,充分体现了中医学辨证论治精神。

J001 夫病有發熱而惡寒者,發於陽也。不熱而惡寒者,發於陰也。發于陽者七日愈,發於陰者六日愈,以陽數七、陰數六故也。

S007 病有發熱惡寒者,發于陽也;無熱惡寒者,發于陰也。發于陽七日愈;發于陰六日愈。以陽數七、陰數六故也。

【释义】

论病发阳、病发于阴及其预后。

本条的关键在于对"发于阳""发于阴"的理解,历代医家对其认识不一:如钱潢、张璐、程郊倩、尤在泾等认为,"发于阳"是发于阳经,"发于阴"是发于阴经;张隐庵认为发于阴阳分别指少阴、太阳;喻嘉言、吴谦等认为发于阴阳为伤寒、中风;柯韵伯认为阴阳指寒热而言,不必凿分营卫经络。诸家从病位或病性等角度对发于阴阳进行了阐释,均有一定道理。《灵枢·百病始生》云:"夫百病之始生也，皆生于风雨寒暑，清湿喜怒。喜怒不节则伤脏，风雨则伤上，清湿则伤下……脏伤则病起于阴也。"《素问·调经论》云："夫邪之所生，或生于阴，或生于阳。其生于阳者，得之风雨寒暑；其生于阴者，得之饮食居处，阴阳喜怒。"文中"发""生""得"义近，故"发于阳"者，即外感风寒暑湿燥火等六淫邪气；"发于阴"者，为饮食、居住环境、房劳、情绪等内伤病因。"发于阳"者，多见发热恶寒，病位多在肌表、四肢等，多为阳病，如《金匮要略·脏腑经络先后病脉证第一》第13条言"头痛、项、腰、脊、臂、脚掣痛"；发于阴者，多无热恶寒，病位多在脏腑，多为阴病，如"咳、上气、喘、哕、咽、肠鸣、胀满、心痛、拘急"。

《玉函》将本条置六经病辨治之首，意在以"阴阳"统"伤寒"与"杂病"，运用朴素辩证法思想，通过寒热判断病发于阴和病发于阳，可作为临床诊疗准则。正如清代钱潢所云："此一节提挈纲领，统论阴阳，当冠于六经之首。自叔和无己诸家，错简于太阳脉证之后，致喻氏以未热注无热，悖于立言之旨矣。"至于"发于阳者七日愈，发于阴者六日愈""阳数七，阴数六"，历代注家均以伏羲氏河图水火成数（水生数一，成数六；火生数二，成数七）和象数奇偶的阴阳来解释，蕴意临床诊治疾病，应重视调和脾胃之气，但疾病的预期，每因感邪的轻重、正气的强弱、治疗是否得当而有所不同，临床不可拘泥。

J002 太陽之為病，頭項强[1]痛而惡寒。
J003 太陽病，其脉浮。
S001 太陽之為病，脉浮，頭項强痛而惡寒。

【校注】

[1] 强（jiàng）：僵直不舒感。

【释义】

上两条论太阳表证的脉症提纲。

《伤寒论》六经是在《黄帝内经》所述六经学说基础上发展而来的。解释六经，应将脏腑、经络、气化三者有机结合，其中脏腑、经络是物质基础，气化是脏腑、经络生理功能和病理变化的概括。因此,六经是经络、脏腑、气化的统一体。六经病证是十二经脉及其络属脏腑功能异常,出现的病理改变,可从病因、病位、病性、病势角度概括其病机特点,进而制定治则治法,依法遣方用药。

《灵枢·经脉》云:"膀胱足太阳之脉,起于目内眦,上额交巅……从巅入络脑,还出别下项,循肩髆内,夹脊抵腰中,入循膂,络肾属膀胱……循京骨至小趾外侧。"风寒外袭,太阳经气不利,故头项强痛;头为诸阳之会,且太阳之脉上额交巅,为触冒邪气,正气抗邪的突出部位,以"头项强痛"为辨证太阳病之首要症状,突出两层意思:一是从"头"到"项"示病位在太阳经脉,且有循经传变之意,即随病证加重,病位可从头项到背、脊、腰,甚至腘中;如葛根汤证、桂枝加葛根汤证见"项背强几几",麻黄汤证见"腰痛"等。二是从"强"到"痛",病情由轻到重,亦有量变之义。

《灵枢·本脏》曰:"卫者,所以温分肉,充皮肤,肥腠理,司开合者也。"风寒袭表,肺气不利,卫阳壅遏不得宣展于外,温煦不及故症见恶寒。《难经·第十八难》:"浮者,脉在肉上行也。"太阳主一身之表,为六经之藩篱,感邪则首当其冲。外邪侵袭,正气抗邪于表,故脉浮。清代王卜庄云:"浮者,表也。寒伤太阳,必由皮毛,俟其气内应于脉显浮象,知其始之不遽也,又知其浮必已发热也。"

与宋本相比,《金匮玉函经》将太阳病的主症、主脉分而论之,强调太阳为病,不仅有"头项强痛而恶寒"之形证,将"脉浮"单列一条,强调凭脉辨证的重要性。脉浮、头项强痛、恶寒三症,从病位、病因、病性、病势的角度概述了太阳病表证的共有脉症特点,在诊断太阳病中具有关键作用,被后世称为"太阳病提纲"。如柯韵伯云:"仲景作论大法,六经各立病机一条以提揭一经纲领,必择至当之脉证而表彰之……后凡言太阳病者必据此脉证……看诸总纲,各立门户,其意可知。"需要指出的是,发热与恶寒并见是太阳表证特征之一,本条未言发热,是为省文笔法。

J004 太陽病,發熱汗出而惡風,其脉緩[1],爲中風。
J005 太陽中風,發熱而惡寒。
S002 太陽病,發熱,汗出,惡風,脉緩者,名爲中風。

[1]脉缓：脉象柔弛和缓，与"脉紧"相对，非迟缓也。

【释义】

以上两条，论太阳中风的脉症特点。

风寒外袭，卫阳外浮与邪相争则发热，其司职开合功能失调，腠理疏松则汗出，汗出肌疏不胜风寒则恶；两条合看，"恶风"即"恶风寒"也，不可作"恶风"解。汗液外泄，故脉道松弛而呈缓象；浮为太阳病脉，缓是中风证脉，故文中"脉缓"，当作"浮缓"看。结合临床，脉缓不仅反映局部皮肤弛缓，全身肤表肌腠疏松，亦当呈缓纵之象。"发热汗出""发热"与"恶风""恶寒"以"而"字连接，不仅提示其间存在因果关系，而且强调中风为太阳病一种证型，当必见恶风寒，与阳明病"身热，汗自出，不恶寒反恶热"相鉴别。两条所列举的太阳病中风证的脉症，以汗出最为重要，因为其反映了营卫不和，腠理疏松的病理特点，并与"恶风""脉缓"两症具有内在联系，故为太阳中风表虚证的辨证关键。

J006 太陽病，或已發熱，或未發熱，必惡寒，體痛，嘔逆，其脉陰陽[1]俱緊，爲傷寒。

S003 太陽病，或已發熱，或未發熱，必惡寒，體痛，嘔逆，脉陰陽俱緊者，名爲傷寒。

【校注】

[1]阴阳：关前寸部为阳、关后尺部为阴。此处泛指寸关尺三部。

【释义】

论太阳伤寒的脉症特点。

太阳伤寒以身痛、脉浮紧、恶寒为主症。与太阳中风相比，伤寒突出体痛，乃风寒外袭，营卫郁滞不通所致，反映在脉象和肌肤上，则为"紧"象，故《灵枢·邪气脏腑病形》云："脉急者，尺之皮肤亦急。"风寒外袭，机体正气趋外、趋上抗邪,气机失调,胃气不和则呕逆。以上诸症,反映出太阳伤寒以卫阳郁闭,营阴郁滞为病理特点,与太阳中风的卫外不固、营阴外泄不同。"或已发热,或未发热"强调必然发热,只是存在"发"与"未发",其发热之迟速,与人所禀阳气之多寡、感风寒邪气之轻重有关。

中风与伤寒是机体感受风寒之邪,正邪相争而脉症不同的两种类型;发热、恶寒、脉浮是其共有表现,汗出、脉浮缓者为中风,无汗、脉浮紧者为伤寒。后世注家有谓中风即中于风邪、伤寒是伤于寒邪者,又云风伤卫、寒伤营者。其实风寒、营卫均难以截然分开。同是感受风寒外邪,之所以出现中风、伤寒甚至其他证型,其决定因素是机体的阴阳、气血、虚实、脏腑功能状态与感邪之轻重。

J007 傷寒一日,太陽脉弱,至四日,太陰脉大。

J008 傷寒一日,太陽受之,脉若静者爲不傳[1]。頗[2] 欲吐,躁煩脉數急者,乃爲傳。

J009 傷寒,其二陽證不見者,此爲不傳。

J010 傷寒三日,陽明脉大者,爲欲傳。

J011 傷寒三日,少陽脉小者,爲欲已。

S004 傷寒一日,太陽受之,脉若静者,爲不傳;頗欲吐,若躁煩,脉數急者,爲傳也。

S005 傷寒二三日,陽明、少陽證不見者,爲不傳也。

S186 傷寒三日,陽明脉大。

S271 傷寒三日,少陽脉小者,欲已也。

【校注】

[1] 传:变化之意。《素问•水热穴论》:"人之伤于寒,传而为热。"由"寒"变为"热",在此称之传。

[2] 颇:程度副词。此处指"很""甚"。

【释义】

以上五条，论凭脉症判断疾病的传变与预后。

关于六经分证，《素问·热论》云："伤寒一日，巨阳受之……二阳阳明受之……六日厥阴受之，厥阴脉循阴器而络于肝，故烦满而囊缩。"对此，宋本《伤寒论·伤寒例》云："尺寸俱浮者，太阳受病也，当一二日发……尺寸俱长者，阳明受病也，当二三日发……尺寸俱微缓者，厥阴受病也，当六七日发……故口燥舌干而渴。"所不同者，主要在于"受""发"。钱潢《伤寒溯源集》云："盖仲景以外邪之感，受本难知，发则可辨，因发知受。"可见，在"发"病之前，属于前驱期阶段。后世有注家遵《素问·热论》提出"日传一经"之说，与临床不符。

关于病证之"传"，一般有两种情况，其一为在某一经之内的"传"，有注家谓之"经传"，如从经表至脏腑，《伤寒论》原文称其为"随经"；其二是从一经传递到另一经，变成他经病证，《伤寒论》原文谓之"传""过经""转属""转系"。"传经""经传"与否的关键是邪气与正气对比以及治疗措施是否得当。所以伤寒发病日期的多少，有着大致的临床指导价值，如原文曰"一二日""二三日""五六日""七八日""十三日"等，意在提示随病程长短，阴阳气血、正邪力量等的变化，对辨证和制定治法均有参考意义，虽然不能过于拘泥，但也不是无的放矢。

那么，如何判断传经呢？仲景反复强调通过"脉""证"来判断。如伤寒一日，病在太阳，脉当浮紧或浮缓，若"脉弱"提示正气不足，抗邪无力，邪有内传之机转；至四日若"太阴脉大"，此处当为大而无力，主虚损、气不内守之证，故《素问·三部九候论》云："形瘦脉大，胸中多气者死。"若大而有力，主邪热实证，提示邪已去表入里，从阳化热，气血鼓动于外而脉应之，此属阳明气分热证，故云"伤寒三日，阳明脉大者，为欲传。""伤寒三日"也未必一定传至阳明，如亦可传少阳，少阳为病，脉当弦细。若"脉小"者，非谓"小脉"，乃是与原来脉势相比为小，主邪气微而欲已也。故《素问·离合真邪论》："夫脉者，大则邪至，小则平"。除了脉象，还可据"证"而辨是否传经，大论中六经病之辨证提纲条，即是辨证眼目，如"颇欲吐""躁烦""脉数急"分别为少阳病、阳明病之主症，据此可判断是否传变为阳明或少阳病，故第9条谓"二阳证不见者，此为不传"。

J010、J011 两条，在宋本中分载于阳明病篇、少阳病篇，《玉函》将其与其余3 条并列，通过综合分析，一则强化了凭脉症辨别六经病的传变与预后的主旨；二则对比发明，指出"伤寒"的传变既有阴证（太阴病），也有阳证（阳明病、少阳证）。文曰"阳明、少阳证"，可见《伤寒论》并非只讲方证（如桂枝证、柴胡证），六经病亦有与其相应的治法方证，故而第317 条云"病皆与方相应者，乃服之"。

J012 太陽病，發熱而渴，不惡寒，爲溫病。若發汗已，身體灼熱者，爲風溫。風溫之爲病，脉陰陽俱浮，汗出體重，多眠，鼻息必鼾，語聲難出。若下之，小便不利，直視失溲[1]；若被火，微發黄，劇則如驚癇，時瘈瘲[2]發作。復以火熏之，一逆尚引日，再逆促命期。

S006 太陽病，發熱而渴，不惡寒者爲溫病。若發汗已，身灼熱者，名風溫。風溫爲病，脉陰陽俱浮，自汗出，身重，多眠睡，鼻息必鼾，語言難出。若被下者，小便不利，直視失溲。若被火者，微發黄色，劇則如驚癇，時瘈瘲，若火熏之。一逆尚引日，再逆促命期。

【校注】

[1] 溲：一般指大小便，特指小便。

[2] 时瘈瘲：瘈，有抽瘈之意。瘲（疭），指筋脉弛纵。时瘈瘲，指肢体阵发性出现抽瘈、痉挛，时伸时缩的症状。

【释义】

论温病的脉症特点及误治后的变证。

《素问·热论》云："今夫热病者，皆伤寒之类也。"《难经·五十八难》载："伤寒有五，有中风，有伤寒，有湿温，有热病，有温病，其所苦各不同……"可见，温病亦属于广义伤寒范畴。《灵枢·论疾诊尺》曰："尺肤热甚，脉盛躁者，病温也。"温病因感受温热邪气所发，邪热最易伤津耗液，故发热而渴，不恶寒。治当辛凉轻解，清代温病学家吴鞠通创有银翘散等，可据证选用。

若误用辛温发汗，邪热鼓荡，热势熏蒸，故由"身热"变为"身灼热"，谓之"风温"。风为天之阳气，温乃化热之邪，较前之"温病"，邪热更甚，属温病误治后的坏病，名之"风温"者，寓指邪热炽盛之意。两阳相灼，邪热充斥，气血奔腾与邪抗争，故脉见寸关尺均浮数有力；热迫津液外邪，则汗出；热壅气机兼气阴两虚，故而身重；上扰神明，清窍不利而多眠睡、鼻鼾、语言不利。治宜辛寒清热，方如白虎汤或白虎加人参汤，甚或清宫汤（元参心、莲子心、竹叶卷心、连翘心、犀角、连心麦冬）等。

邪热虽炽，然尚未成实，故未可攻下。误下则津伤水枯，化源不足而小便不利；重则肝肾之精被劫夺，不能上注而目光呆滞，反应淡漠；在下肾关不固而失溲遗尿。误用灸、熏、熨、温针等火疗之法，轻则其害如第111条（注：释义中凡言"××条"者，若未标明则皆为宋本《伤寒论》中10篇条文编号，下同）所言："血气流溢，失其常度，两阳相熏灼，其甚发黄"；重则心神浮越，躁扰如惊痫；阴虚津竭，筋脉失养，则手脚痉挛、抽搐。凡此皆误治所致，一次误治尚可苟延时日；若一误再误，如复以火熏之，则危重不治。

因中风、伤寒、温病、风温，虽皆症见发热，唯汗出而恶风寒者为中风、无汗而恶寒者为伤寒、不恶寒而口渴者为温病、汗出与口渴并见而一身灼热者名风温，其因机证治截然不同，清代医家叶天士《温热论》云："温邪上受，首先犯肺，逆传心包。肺主气属卫，心主血属营，辨营卫气血虽与伤寒同，若论治法则与伤寒大异。盖伤寒之邪，留恋在表，然后化热入里；温邪则化热最速。"本篇在太阳伤寒、中风之后，单列一条，论温病与风温病证显而易见，是作为伤寒、中风的类证而设，旨在强调鉴别，以防误治。当然对后世温病学派的发展，也有重要启发意义。

J013 太陽病，三四日不吐下，見芤[1]乃汗之。

【校注】

[1] 芤：即芤脉，脉象浮大而软，按之中空如葱管，主阴血暴亏。

论太阳病三四日，仍有可汗之机。

太阳病三四日，有内传太阴之机转，而吐、利正是太阴病的辨证要点，如太阴病篇提纲证云："太阴之为病，腹满而吐，食不下，自利益甚，时腹自痛。若下之，必胸下结硬。"若"不吐下"，提示未传太阴。芤脉，其象浮大而软，按之中空边硬如葱管，一般主失血、伤血等虚损证。本条提出"见芤乃汗之"，旨在突出其脉有浮象，病位在表，故可汗而解。但芤脉究属虚脉，发汗时当扶正解表，方如桂枝加芍药生姜各一两人参三两新加汤等，或先用小建中汤等补益气血，待气血已复，再行发汗，方为稳妥。

J014 太陽病，頭痛至七日有當愈[1]者，其經竟[2]故也。若欲作再經[3]者，當針足陽明，使經不傳則愈。

S008 太陽病，頭痛至七日以上自愈者，以行其經盡故也。若欲作再經者，針足陽明，使經不傳則愈。

【校注】

[1] 当愈：宋本为"自愈"。"当愈"有预测之意，告诫医生疾病虽然有自愈的机转仍需细心观察，针对传经之迹象，针刺足阳明经以预防。

[2] 竟：尽也。《说文解字》："乐曲尽为竟。"段玉裁注："曲之所止也，引申之凡事之所止，土地之所止皆曰竟。"

[3] 再经：即除太阳经之外的其他经。

【释义】

论太阳病有自愈之机及防止传经的针法。

《伤寒例》引《素问·热论》云："七日巨阳病衰，头痛少愈。"本条冠以太阳病，但言头痛，一方面是举一症为代表，寓指太阳病表证。另一方面以"头痛"与"其经竟故也"对举，提示感邪轻微，故虽七日，仍在太阳经，且未至项背、腰等诸痛皆见的程度。若过经不解，邪气欲传他经，可针刺足阳明经穴位。《灵枢·经水》云："足阳明，五脏六腑之海也，其脉大血多。"针刺阳明经穴，可调气血，使正盛而邪衰，截断传经之路，这是"治未病"思想的具体体现。"其经"即邪在太阳本经，"欲作再经"谓欲传他经，以上明确指出伤寒病，有经可居，亦有经可传，正可谓"经者，界也"，据经则知病有范围，彼此不相混淆；"经者，径也"，据经则知邪气来去之路。

J015 太陽病欲解時，從巳盡未。

S009 太陽病欲解時，從巳至未上。

【释义】

论太阳病欲解时。

《素问·生气通天论》云："夫自古通天者，生之本，本于阴阳……五脏十二节，皆通乎天气。"《素问·宝命全形论》曰："人以天地之气生，四时之法成。"反映人的生长壮老已及疾病的发生、发展、预后，皆与自然界息息相关，这也是中医学整体观的一部分。自然界的阳气在巳、午、未三个时辰（上午 9 时至下午 3 时）最为旺盛，人体的阳气亦充盛于外，故云"平旦人气生，日中而阳气隆，日西而阳气已虚，气门乃闭。"机体得天时之助，正气盛则有助于祛邪而病欲解，此即《黄帝内经》"自得其位而起"之义。当然病解与否，主要取决于邪正进退，故临床宜灵活看待。此外，"欲解时"亦可为"欲剧时"，如干姜附子汤证见"昼日烦躁不得眠，夜而安静"，盖弱阳得天阳资助，与邪抗争，故而昼日反剧也。

J016 風家 [1]，表解而不了了 [2] 者，十二日愈。

S010 風家，表解而不了了者，十二日愈。

【校注】

[1] 风家：泛指感受风寒之邪而患有表证的病人。

[2] 不了了：《方言》："南楚疾愈谓之差，或谓之间，或谓之知，通语也。或谓

之慧,或谓之了,或谓之瘥,或谓之除。"不了了,指病证缓解但未彻底痊愈,仍觉身体不爽。

【释义】

论太阳表解后精神未爽慧,可待正复自愈。

风家,即感受风寒之邪患表证之人。发汗表解,大邪已去,尚有不爽快之感,此为邪已去而正气渐复,此时不必服药,休息调养一段时间便可痊愈。十二日乃约略之词,临床要视病人的具体情况而定,不必拘泥。本条提示,临证之时应该尽可能避免过度医治,清代医家吴人驹有云:"经中凡勿药而俟其自愈之条甚多,今人凡有诊视,无不与药,致自愈之证反多不愈矣。"大凡治病,仅注重祛邪尚嫌不足,还应注意正气恢复。而正气之复,不仅需要药物扶持,也依赖于机体的自愈机能,故《素问•五常政大论》谓"化不可代,时不可违"。"毒药攻邪"之后,必以"五谷为养,五果为助,五畜为益,五菜为充,气味合而服之,以补益精气"。仲景深谙《黄帝内经》之旨,提出勿药而俟机体自愈之处甚多,如"凡病,若发汗、若吐、若下、若亡血、亡津液,阴阳自和者必自愈""津液自合,便自汗出愈"等。

J017 夫病身大热,反欲得衣者,寒在骨髓,热在皮肤;身大寒,反不欲近衣者,热在骨髓,寒在皮肤也。

S011 病人身大热,反欲得衣者,热在皮肤,寒在骨髓也;身大寒,反不欲近衣者,寒在皮肤,热在骨髓也。

【释义】

论审视患者所欲与所恶,可辨寒热真假。

寒热之证,真者易明,假者难辨,本条以皮肤和骨髓分表里,提出可据病人喜恶进行辨证。《灵枢•师传》云:"临病人问所便……夫中热消瘅,则便寒;寒中之属则便热……胃中热,肠中寒,则疾饮,小腹痛胀。"身大热,若属真热,当不恶寒、反恶热,病人却喜加衣盖被,提示为真寒假热证;如通脉四逆汤证,阴寒盛于内、格阳于外，症见"身反不恶寒，其人面色赤"。身大寒，若是真寒，当喜温而添加衣被；病人却不欲近衣，故为真热假寒；如白虎汤证所主治之"伤寒，脉滑而厥者，里有热"。诚然，病人的"欲"与"不欲"，常常是疾病本质之反应，辨证时必须重视。《金匮要略·脏腑经络先后病脉证第一》云："五脏病各有得者愈，五脏病各有所恶，各随其所不喜者为。病者素不应食，而反暴思之，必发热也。"可见，"欲"与"不欲"也是病人的主观愿望，临证还应综合全面情况，四诊合参，切实做到去伪存真，方不致误。

J018 太陽中風，陽浮而陰濡弱，陽浮者熱自發，濡弱者汗自出，嗇嗇[1]惡寒，淅淅[2]惡風，翕翕[3]發熱，鼻鳴乾嘔，桂枝湯主之。

S012 太陽中風，陽浮而陰弱。陽浮者，熱自發；陰弱者，汗自出。嗇嗇惡寒，淅淅惡風，翕翕發熱，鼻鳴乾嘔者，桂枝湯主之。

【校注】

[1] 嗇嗇(sè sè)：蜷缩不展貌。

[2] 淅淅(xī xī)：淅，洒也，寒冷貌。

[3] 翕翕(xī xī)：翕，合羽之状。引申为鸟类羽毛覆盖下的发热轻浅貌。

【释义】

论太阳中风的脉症与治疗。

首提"太阳中风"，寓指本条见症应包括太阳病、中风证之脉症，即头项强痛、发热恶寒、汗出、脉浮缓等。"阳浮者"，太阳统摄营卫，风寒外袭，卫阳浮越于外与邪抗争，郁而发热如鸟羽覆身；卫阳浮越于外，不能固守营阴，故而汗自出而营弱。"阳浮而阴濡弱"，既言脉来浮缓而细弱之脉象，更寓卫强营弱之病机。"嗇嗇恶寒"与"淅淅恶风"并列，言病人怕冷而肢体蜷缩、肤粟毛耸，恶风寒之状，此乃卫阳气被郁失于温煦所致。肺应皮毛而上通于鼻，邪客于表，肺气不利则鼻鸣，胃气上逆而干呕。脉症合参，证属风寒外袭，卫阳浮盛，卫外不固，营阴外泄，治当解肌祛风，调和营卫，方用桂枝汤。

桂枝汤由桂枝、芍药、生姜、甘草、大枣五味组成。方中桂枝、生姜、甘草，辛甘发散，祛风寒之邪，兼以止呕；芍药、甘草、大枣，敛阴和营。桂枝与芍药等量配伍，调和营卫；生姜、甘草、大枣相伍，和中益气养血。诸药相伍，于发汗之中寓敛汗之义，祛邪之中兼有扶正之功，外能解肌祛风、和谐荣卫，内能燮理阴阳、调和脾胃气血，为群方之冠。临床主治外感中风表虚证或伤寒汗后表证仍在、不宜峻汗者，营卫不和之汗自出证，营卫气血不和的身痛、妊娠恶阻等，其方证特点是：身汗自出，皮肤潮润，汗出时形寒，无汗时微热，脉来迟缓，口中和而不渴，舌苔白润等，常与玉屏风、升陷汤等合用，奏效更捷。服用桂枝汤，当注意以下事项：①药后啜热粥，以助药力，并加衣被温覆使遍身微汗出为佳，不可过汗。②一服汗出病解，即可停后服；③若不汗，可适当缩短服药时间间隔，半天左右将一剂药服完。若仍不汗出者，可服至二三剂。④药后忌口，如生冷、粘滑、肉面、五辛、酒酪、臭恶等均应禁食。以上煮药、服药、药后调理及发汗要求、饮食禁忌等，乃为"药法"，论中诸方后注凡有"如前法""禁如药法"等语，皆指此而言。

桂枝汤为以汗止汗之法，太阳中风症见"汗出"乃病理性汗出，通过服用桂枝汤、啜热稀粥、温覆而遍身漐漐汗出，此为"药汗"，尤其强调根据病情连续用药之法，有重要临床意义，被后世誉为"汗法"原则。《辨可发汗病脉证并治》云"凡发汗，欲令手足俱周，时出似漐漐然，一时间许益佳，不可令如水流漓。若病不解，当重发汗。汗多者必亡阳，阳虚不得重发汗也。"可与本条互参。若不分病情轻重缓解，尤其是解表方药，概以一日一剂，分2~3次服用，属服药不当之咎也，故《伤寒例》云："凡作汤药，不可避晨夜，觉病须臾，即宜便治，不等早晚，则易愈矣。"《金匮要略·脏腑经络先后病脉证第一》亦云："若人能养慎，不令邪风干忤经络；适中经络，未流传脏腑，即医治之；四肢才觉重滞，即导引、吐纳、针灸、膏摩，勿令九窍闭塞。"与《素问·阴阳应象大论》所云"邪风之至，疾如风雨。故善治者治皮毛，其次治肌肤，其次治筋脉，其次治六腑，其次治五脏。治五脏者，半死半生也。"皆强调发生疾病当及早诊治，祛邪务必要早，盖浅者易疗，深者难治也。

J019 太陽病，發熱汗出，此爲營弱衛強，故使汗出，欲解邪風，桂枝湯主之。

S095 太陽病，發熱汗出者，此爲榮弱衛強，故使汗出，欲救邪風者，宜桂枝湯。

【释义】

补述太阳中风桂枝汤证的病机。宋本将此条置于第94条调胃承气汤证与第96条小柴胡证之间。《金匮玉函经》将其置桂枝汤证正治后，以补述桂枝汤证的病机。

生理情况下，营行脉中，卫行脉外，营卫和谐。风寒外袭，卫气浮盛于外，与邪相争而发热，此为病理性卫强。卫外不固，营阴不能内守外泄而亏虚，谓之营弱。营弱咎于汗出，汗出责于卫阳浮越，卫气浮盛又因风寒外袭，文曰"欲解邪风"，强调解除肌表风寒之邪以调和营卫，故用桂枝汤解肌祛风、调和营卫，邪风去则卫气和，卫气和则汗出止而营自复，此即后世祛邪以扶正之谓，同时也凸显治病必求其本之义也。从中也可体会桂枝汤的配伍，虽桂枝、芍药用量比例相当，但临证理应重视扶助并振奋卫气以祛邪，更有利于营卫之调和。对此，民国名医张锡纯认为"桂枝汤所主之证，乃卫气虚弱，不能护卫其营分，外感之风直透卫入营，其营卫风邪所伤，又乏卫之保护，是以易于出汗。"并提出临床应用桂枝汤时，当加黄芪以补胸中大气，加薄荷以助其速于出汗，天花粉助芍药退热、兼制黄芪之热，取效更为迅捷。

J020 太陽病，頭痛，發熱，汗出，惡風，桂枝湯主之。
S013 太陽病，頭痛，發熱，汗出，惡風，桂枝湯主之。

【释义】

再论桂枝汤证治。

上条言"太阳中风"，此处仅曰"太阳病"，可见并不局限于中风证。本条重点突出了桂枝汤的应用指征，即头痛，发热、汗出、恶风，反映出腠理疏松、营卫不和的核心病机，为临床抓主症、辨病机、用经方、汤证辨证之范例。柯韵伯谓："此条是桂枝本证，辨证为主，合此证即用此汤，不必问其为伤寒、中风、杂病也。今人凿分风寒，不知辨证，故仲景佳方置之疑窟。四症中头痛是太阳本症，头痛、发热、恶风，与麻黄证同，本方重在汗出，汗不出者，便非桂枝证。"

J021 太陽病，項背強几几 [1]，而反汗出惡風，桂枝湯主之。《論》云，桂枝加葛根湯主之 [2]。

S014 太陽病，項背強几几，反汗出惡風者，桂枝加葛根湯主之。

【校注】

[1] 几几：河南方言，程度副词，如"疼几几""酸几几""麻几几"等，表达似疼非疼、似痒非痒，紧固拘紧不柔和的感觉。

[2]《论》云，桂枝加葛根汤主之："论"指《伤寒论》。此句似为林亿等人校语。

【释义】

论太阳中风兼经输不利的证治。

太阳病，何以会出现项背拘紧不舒，俯仰不能自如？一则因太阳经脉循项背而行，风寒外袭，经气不利，《黄帝内经》："邪入于输，腰背乃强。"二则津液失于上达，经脉失于濡养所致。太阳病以"头项强痛而恶寒"为主症。"项背强几几"，从病位来看其范围广于太阳病提纲证，提示风寒外袭，邪阻较重，经气郁滞更甚，理应不汗出而恶寒，故以"反"字强调局部的经输不利与全身性营弱卫强错杂的病理特点。体现在治法与遣方用药上，则用桂枝汤从整体上解肌祛风、调和营卫，加葛根针对项背部拘紧。葛根为豆科植物野葛的根，《神农本草经》谓其"主消渴，身大热，呕吐，诸痹，起阴气，解诸毒。"《名医别录》云葛根："疗伤寒中风头痛，解肌，发表，出汗，开腠理。"解释《伤寒论》中药物功效，当遵《神农本草经》《名医别录》，故葛根在此意在解肌开腠理、发表通经脉、起阴气升津液（输送津液上达）。方后注云"先煮葛根减二升"，旨在减少其发表之功，加强通经络升津液之效。

J022 太陽病，下之，其氣上沖者，可與桂枝湯；不沖者，不可與之。

S015 太陽病，下之後，其氣上沖者，可與桂枝湯，方用前法。若不上沖者，不可與之。

【释义】

论太阳病误下后，其气上冲的证治。

太阳表证，正气趋表抗邪，病势向上向外，应当因势利导，发汗解表。若误用下法，正气受损，表邪易乘虚内陷，引发结胸、痞证等变证。若虽误下，病人仍自觉有气上冲，提示机体仍能调节正气，趋上向外抗邪。然毕竟已先行攻下之法，正气当有所损伤，发汗宜缓不宜峻，故用桂枝汤，并言"可与"，寓斟酌之意，提示用桂枝汤时，亦可随证加减。误下后，若不上冲，恐是表邪内陷，故不可与桂枝汤。关于"其气上冲"，历代注家未明言其义，丹波元简认为，"此谓太阳经气上冲""非谓气上冲心"。其实，理解"其气上冲"的重点不在于"什么气"，而是在于"上冲"所蕴含的病势，进而提示治法方药，这也是《伤寒论》强调在辨病辨证中重视辨病因、病位、病性、病势要素的具体体现。

J023 太陽病三日，已發汗，若吐、若下、若溫針而不解，此爲壞病，桂枝不復中與也。觀其脉證，知犯何逆，隨證而治之。

S016 太陽病三日，已發汗，若吐、若下、若溫針，仍不解者，此爲壞病，桂枝不中與之也。觀其脉證，知犯何逆，隨證治之。桂枝本爲解肌，若其人脉浮緊，發熱汗不出者，不可與之也。常須識此，勿令誤也。

【释义】

论太阳病误治所导致坏病的治疗原则。

《黄帝内经》云："未满三日者，可汗而已。"汗不解者，还可再汗；吐下温针非太阳病所宜，治之失当，故病仍不解。坏病者，因误治病情已脱离原本的脉症，如误汗有漏汗不止、心下悸、脐下悸等变证；妄吐，有饥而不欲食、朝食暮吐、不欲近衣等；妄下，则有结胸痞硬、协热下利、胀满清谷等；火逆则有发黄、清血、亡阳奔豚等。以上种种，病情均脱离原本脉证，桂枝证已不复存在，故不可更行桂枝汤。

"观其脉证"指四诊合参，重新审察患者当前脉症，这是辨证分析、诊断用药的基础。"知犯何逆"，是运用中医学基本理论和辨证方法，去伪存真，分析病因病机，病位病性，再确立病证诊断。"随证治之"是指在正确诊断基础上，确立治法，依法选方遣药。可见，"观其脉证，知犯何逆，随证治之"，实际上是中医诊治疾病的法则，不唯"坏病"如此，三阴三阳的各种病证皆同此理，是中医临床贯彻始终的诊疗原则。

J024 桂枝湯本爲解肌，其人脉浮緊，發熱無汗，不可與也。常須識此，勿令誤也。

【释义】

论桂枝汤的禁忌。

仲景既详解桂枝汤之用，复申明其禁忌。《说文解字》："肌，肉也。"肌肉与腠理相比，肌深腠浅。桂枝汤具有解肌祛风，调和营卫之功，适用于太阳病中风证，见发热、汗出、恶风寒、脉浮缓等；脉浮紧，发热，汗不出，为太阳病伤寒证，此时风寒郁遏腠理，治宜麻黄汤，发汗解表。桂枝汤发汗之力弱，非但不能开腠理，反有辛温助热之弊，可引发不汗出而烦躁，甚至斑疹、发黄、狂乱等变证，故谆谆告诫"常须识此，勿令误也"。

J025 酒客不可與桂枝湯，得之則嘔，酒客不喜甘故也。
S017 若酒客病，不可與桂枝湯，得之則嘔，以酒客不喜甘故也。

【释义】

论酒客及湿热内蕴者禁用桂枝汤。

酒客，即平素嗜酒之人，多湿热内蕴。如患太阳中风，虽见桂枝汤证，亦当慎用。盖桂枝汤乃辛甘温之剂，辛能助热，甘令人满，反增素有之湿热，中焦壅滞，胃气上逆而呕。喻嘉言谓，"辛甘不可用，则用辛凉彻其热，辛苦以消其满"。本条提示临床不仅要方证相应，尚需因人而异。

J026 喘家，作桂枝汤，加厚朴杏仁佳。
S018 喘家，作桂枝汤，加厚朴杏子佳。

【释义】

论素有喘疾患太阳中风的治法。

喘家，治素有喘疾之人，多肺、脾、肾诸脏气虚，兼痰饮内停。即言"作桂枝汤"，当有桂枝汤证。肺外合皮毛，风寒外袭，引动宿疾，可诱发哮喘发作。此属痼疾（喘家）加卒病（太阳中风），方用桂枝汤解肌祛风、调和营卫，以治新感；针对"喘家"痼疾，加厚朴、杏仁利肺降气平喘，较之单用桂枝汤更为适宜，故曰"佳"。

J027 服桂枝湯吐者，其後必吐膿血。
S019 凡服桂枝湯吐者，其後必吐膿血也。

【释义】

论里有蕴热者，误用桂枝汤的变证。

《金匮要略·肺痿肺痈咳嗽上气病脉证治第七》载风邪之邪侵袭肺卫，肺痈早期见恶寒发热，汗出，咳嗽，脉浮数等症，与太阳中风之桂枝汤证相类；但感邪有寒、热之别，其治宜有辛温与辛凉之分。风温肺卫证，若误用桂枝汤，更益其热，肉腐成脓，灼伤血络，故有吐脓血之变。故而柯韵伯有"桂枝下咽，阳盛则毙"之戒。

J028 太陽病，發其汗，遂漏[1]而不止，其人惡風，小便難[2]，四肢微急，難以屈伸，桂枝加附子湯主之。
S020 太陽病，發汗，遂漏不止，其人惡風，小便難，四肢微急，難以屈伸者，桂枝加附子湯主之。

【释义】

论太阳病过汗致阳虚液脱的证治。

汗乃人体阴液与阳气所化生,故《素问·阴阳别论》云:"阳加于阴谓之汗"。第12条桂枝汤证提出,服桂枝汤后当"温覆令一时许,遍身絷絷微似有汗者益佳,不可令如水流漓,病必不除"。发汗太过,不但伤阳,同时也耗伤阴津,导致阳虚液脱。阳虚卫外不固则恶风寒,汗出耗伤阴津则化源不足,阳气虚弱而气化不利,故小便量少、排出困难而不畅。阳虚津亏,筋脉失去温煦和濡养,故四肢拘急、难以屈伸。文中用"汗漏不止""小便难"相对比,形象地反映了太阳表证误汗后,阳虚液脱的病理特征。治用桂枝汤解肌祛风,调和营卫,加附子温经扶阳以固表。此乃固阳摄阴之法,以扶阳为先,阳复则汗止,汗止则阴复。需要指出的是,发汗太过,以致大汗淋漓,若四肢厥冷、脉微弱者,则非本方所能胜任,可急用四逆汤回阳救逆或芍药甘草附子汤阴阳双补。与少阴病篇麻黄细辛附子汤证相对比分析,可见太阳中风漏汗而见阳虚者,与桂枝汤中加附子,温经以止汗;对太阳伤寒无汗而少阴阳虚者,用麻黄、细辛加附子,温经以解表;两条遥相呼应,相得益彰。

J029 太陽病,下之,其脉促[1],胸满[2],桂枝去芍藥湯主之。若微恶寒[3]者,桂枝去芍藥加附子湯主之。

S021 太陽病,下之後,脉促胸满者,桂枝去芍藥湯主之。

S022 若微寒者,桂枝去芍藥加附子湯主之。

[2]满：通"懑"，即烦闷。如《素问·热论》："六日厥阴受之，厥阴脉循阴器而络于肝，故烦满而囊缩。"

[3]微恶寒：宋本为"微寒"。

【释义】

论太阳病误下胸阳不振的证治。

太阳病表证，治宜汗法解表。误下挫伤正气，重则导致表邪内陷，引发变证，故仲景反复强调，病在表不可下。本条误下后，出现"脉促胸满"。《素问·平人气象论》云："寸口脉中手促上击者。"张介宾注："脉来急促而上部击手者。"促脉，指脉来急促、上壅寸口之象，非后世所说的"脉数动而时一止"之象。第34条云"太阳病，桂枝证，医反下之，利遂不止。脉促者，表未解也。"第140条"太阳病下之，其脉促，不结胸者，此为欲解也。"可见，本条"脉促"反映出太阳表证虽经误下，但仍有郁而求申之势。

误下之后，表邪虽未至内陷，但正气必有所耗损，机体向上、向外抗邪之势受挫。古人云"邪气入里必先胸"，盖肺主气属卫、心主血属营，误下之后，营卫气血受损，邪气乘虚内陷，胸阳因受遏制，阳气不能畅达而烦闷。此时邪从表传，有渐入之机，当仍在阳分，治宜鼓舞心胸阳气，拒邪仍从表解。芍药，《神农本草经》谓其苦平，主邪气腹痛，除血痹，破坚积；《名医别录》谓其酸平微寒，通顺血脉，散恶血，逐贼血。可见芍药虽有开破之性，但其性阴柔，其功在营血分，不利于胸阳，故去而不用。以桂枝配甘草，辛甘化阳，温通阳气；生姜合桂枝辛温发散，祛风解表；大枣佐甘草甘温补中和营。全方共奏温通胸阳，祛风散寒之功，伤寒大家刘渡舟教授称之为"治阳以远阴"法。

太阳表证，误下之后，不仅脉促胸满，更见"微恶寒"，提示阳虚较前为著，反映出阳气不足的苗头已见，本着"见微知著"，防患于未然的原则，于上方再加附子一枚以温经扶阳。宋本为"若微寒"，张隐庵、张令韶、陈修园等认为是"脉微"而恶寒。脉微之象，极细而软、似有似无、按之欲绝、至数不明，多主阳气暴脱，论中多见于少阴病，如少阴病提纲证，"少阴之为病，脉微细，但欲寐也。"本条所见症，较之少阴阳虚证显然要轻，故不宜作"脉微"解。仲景补心阳用桂枝、补肾阳用附子，心肾两虚而胸闷不解，则用桂枝去芍药加附子，医圣药法，垂范临床。现今临床用本方加减用于心肾阳虚，症见心悸气短、胸腹胀满、水肿、唇指青紫，四肢不温，舌淡苔白水滑，脉沉弱者，可酌加黄芪、人参益气活血，白术、茯苓健脾利水。

J030 太陽病，得之八九日，如瘧狀[1]，發熱而惡寒，熱多而寒少，其人不嘔，清便自調[2]，日二三發。脉微緩者爲欲愈；脉微而惡寒，此陰陽俱虛[3]，不可復吐下發汗也；面反有熱色[4]者，爲未欲解；以其不能得小汗出，身必當癢，桂枝麻黄各半湯主之。

S023 太陽病，得之八九日，如瘧狀，發熱惡寒，熱多寒少，其人不嘔，清便欲自可，一日二三度發。脉微緩者，爲欲愈也；脉微而惡寒者，此陰陽俱虛，不可更發汗、更下、更吐也；面色反有熱色者，未欲解也，以其不能得小汗出，身必癢，宜桂枝麻黄各半湯。

【校注】

[1] 如疟状：疟疾寒热往来，休作有定时，但不是一日发作二三次，"如疟"者，非疟疾也。

[2] 清便自调：清同圊。清，厕也。古代称"路厕"为"行清"。此处名词用作动词，即"排便"。论中有清血、清脓血，即便血、便脓血。清便自调，即大小便正常。

[3] 阴阳俱虚：即表里皆虚。

[4] 热色：即红色。

【释义】

论太阳病日久不解的三种转归、治疗与禁忌。

第8条云："太阳病，头痛至七日以上自愈者，以行其经尽故也。"本条太阳病已八九日，病虽未愈，但病久邪微。邪郁肌表，虽发热恶寒，但未能持续，而是变化为间断的发热恶寒。且热多寒少，提示阳气进而邪气退，但也可能郁而化热，传至少阳或阳明，故以"不呕""清便自调"，通过否定辨证，从而得出诊断，病仍在太阳之表。随后，列举三种转归，旨在提醒当审脉证而施治，切勿猛浪行事。若脉由浮紧趋于和缓。脉微缓者，提示邪气已衰，正气将复，故病趋向愈；《黄帝内经》云："大则邪至，小则平。"若"脉微而恶寒"，脉微为阳虚，恶寒为阳虚失温，证属表里俱虚，故禁用汗吐下，勿犯虚虚之戒。

若面部呈现红色，为阳气蒸发欲从外解，而表寒郁迫，未得解也。若能得汗出，则阳气通达，而热色自除。以其正气略虚，不得小汗出，阳郁皮腠，莫之能通，故而身痒。尤在泾谓之"邪盛而攻走经筋则痛，邪微而游行皮肤则痒也。"既不得汗出，则非桂枝汤所能解；正气又弱，亦非麻黄汤之所宜，故合二方为一方，变大制为小制，小发其汗，不使药过病而伤其正。桂枝麻黄各半汤为桂枝汤与麻黄汤各取 1/3 量或将两方各三合煎液合并而成，如此可实现麻黄汤发汗解表而不伤正，桂枝汤调和营卫而不留邪，为太阳表郁轻证而设，以补麻黄汤、桂枝汤治疗之不逮。现今临床拓展用治虚人外感，若咽痛者可加牛蒡子、桔梗、锦灯笼等，咳嗽痰多者加桔梗、贝母、紫菀等；治风疹、结节性痒疹等证属风寒束表，营卫不和者，可加防风、蝉衣、蜂房等。

J031 太陽病，初服[1]桂枝湯，反煩[2]不解者，當先刺風池[3]、風府[4]，卻與桂枝湯即愈。

S024 太陽病，初服桂枝湯，反煩不解者，先刺風池、風府，卻與桂枝湯則愈。

【校注】

[1] 初服：按桂枝汤方后注，桂枝汤一剂煮取三升，分温三服，药后啜热稀粥、温覆发汗，若不汗更服如前法。此处所云"初服"，即桂枝汤"分温三服"中的"第一次服用"。

[2] 烦：《说文解字》："烦，热头痛也。"此处引申为烦热、发热。

[3] 风池：足少阳经穴，在枕骨粗隆直下凹陷与乳突连线之中点，两筋凹陷处。

[4] 风府：督脉经穴，在项后入发际一寸，枕骨与第一颈椎之间。

论太阳病服桂枝汤不解，可针药并用。

太阳病中风证，治用桂枝汤，依法煮取三升，分三服，若初服桂枝汤一升，反烦不解者，此非误治，因风寒之邪郁闭太阳经脉，药力不能通达而胜邪之故。此时仍宜解表，可针药并用，先刺风池、风府，疏通经络以泄外邪，继服桂枝汤取汗，则病可痊愈。此条所论邪盛于经，而取先针后药之法，启迪医者当度量病邪之微甚，采取针药并用等综合治疗手段，对临床具有启发意义。当然，若不加针刺，仅服解表汤药祛邪，则又当适当加量，以药后"遍身漐漐微似有汗出者"为佳。

J032 服桂枝湯，大汗出，若脉但洪大，與桂枝湯；若其形如瘧，一日再發，汗出便解，宜桂枝二麻黄一湯。

S025 服桂枝湯，大汗出，脉洪大者，與桂枝湯，如前法。若形似瘧，一日再發者，汗出必解，宜桂枝二麻黄一湯。

【释义】

论服桂枝汤汗不如法，两种不同的转归与证治。

服桂枝汤作汗解表，仲景反复告诫，必取遍身漐漐微似汗出者为佳，若令如水流漓病必不除。服桂枝汤大汗出，"脉但洪大"之"但"字，突出仅见洪大之脉，而无大烦、大渴、大汗出等阳明热症，提示病位犹在表，故更与桂枝汤取汗。宋本言"如前法"者，即啜热稀粥、温覆取汗之法也。桂枝汤，可以发汗，汗生于谷也。发汗即可以止汗，精胜而邪却也。

若症见"形似疟，一日再发者"，为邪气减而未尽，正气又不足，故需用桂枝汤与麻黄汤合方为轻剂，取微汗而解，可免邪去正衰之变。桂枝二麻黄一汤为桂枝汤剂量的 5/12 与麻黄汤剂量的 2/9 相合而成，因二者比例近似 2∶1 而得名。本证与上条桂枝麻黄各半汤证相比，均为小汗法，但本证邪更微正偏弱，仲景这种细致入微而精准辨治理念，足资后学师法。

J033 服桂枝湯,大汗出後,大煩渴不解,若脉洪大者,白虎加人參湯主之。

S026 服桂枝湯,大汗出後,大煩渴不解,脉洪大者,白虎加人參湯主之。

【释义】

论服桂枝汤后转属阳明的证治。

上条论服桂枝汤,大汗出,脉但洪大而不烦渴,邪气犹在表,可更与桂枝汤。本条言大汗出后,大烦渴不解而脉洪大,是转属阳明,里热炽盛,津气两伤,故用白虎汤加人参汤,辛寒清热,益气生津。方中知母质润性苦寒,入肺、胃、肾经,苦寒清热泻火,滋阴生津润燥;生石膏质重,味辛甘微寒,功善清热泻火,除烦止渴。石膏性重、知母性滑,恐其急趋于下,故另设煎法,以米熟汤成,俾辛寒重滑之性,得甘草粳米稠润之汁载之,可逗留中宫,成清化之功。更加人参,以补中益气而生津,协和甘草、粳米之补,承制石膏、知母之寒,清热而不伤中,方为万全。

J034 太陽病,發熱而惡寒,熱多寒少。脉微弱者,此無陽[1]也,不可復發其汗。宜桂枝二越婢一湯。

S027 太陽病,發熱惡寒,熱多寒少。脉微弱者,此無陽也,不可發汗。宜桂枝二越婢一湯。

【校注】

[1] 无阳:指阳气虚衰。

【释义】

论太阳病表证未解,郁而化热的证治。

章虚谷曰:"此条经文,宜作两截看,宜桂枝二越婢一汤句,是接热多寒少句来,今为煞句,是汉文兜转法也。"太阳病,见发热恶寒,热多寒少,是表证仍在。"热多"之因,既有邪在表之发热,亦有在里之热;治以桂枝二越婢一汤,于疏解风寒之中,佐生石膏以辛寒清热。本条所言桂枝二越婢一汤证与太阳病中篇的大青龙汤证,同为外有表寒而内有郁热,但此轻而彼重。"脉微弱者,此无阳也,不可发汗",当与大青龙汤证中"若脉微弱,汗出恶风者,不可服之"之句相参,皆有正虚禁汗之意。

【按语】

在白虎加人参汤证后,设桂枝二越婢一汤证,反映了太阳表证向阳明里热证转化的动态变化进程,其与桂枝麻黄各半汤、桂枝二麻黄一汤,均属小汗法代表方剂,可补麻黄汤、桂枝汤治疗所不逮。凡邪气有减但正气亦弱或郁而化热者,宜于此三方中求之。三方均以桂枝汤贯方名之首,又蕴含扶正祛邪之义。

J035 服桂枝湯,或下之,仍頭項强痛,翕翕發热,無汗,心下滿而微痛,小便不利者,桂枝去桂加茯苓白术湯主之。

S028 服桂枝湯,或下之,仍頭項强痛,翕翕發热,無汗,心下滿微痛,小便不利者,桂枝去桂加茯苓白术湯主之。

【释义】

论水遏太阳经腑的证治。

"服桂枝汤,或下之"而"头项强痛,翕翕发热,无汗,心下满微痛"等症"仍"在,可知上述诸症在汗、下之前即已存在。因"头项强痛,翕翕发热"颇似太阳中风证,"心下满微痛"又与阳明里实证相类似,故误投以桂枝汤或攻下。然药后病未除且未生变,此时诊查发现尚有"小便不利"。"小便不利"是本证的辨证关键。盖由邪陷入脾,失其转属,以致膀胱气化失司,三焦不行决渎而下出。《黄帝内经》云:"三焦膀胱者,腠理毫毛其应。"小便不利则里邪无下出之路,无汗则表邪无外出之径。水饮壅滞太阳经表,经脉不畅故头项强痛,翕翕发热;水饮内停,气血不利则心下满微痛。此乃汗、下误治后水气内停,太阳经腑不利之证。以桂枝去桂加茯苓白术汤,助脾之转输,令小便得利,而诸病霍然矣。

此时须知利水法中，大有旋转之妙用，而发汗亦在其中。

《金匮要略·水气病脉证并治第十四》"血不利则为水"，《神农本草经》载芍药能"除血痹，止痛，利小便"，桂枝去桂枝加茯苓白术汤用芍药、大枣和血脉以利水；茯苓、白术，健脾利水；生姜宣散水邪，化气行水；甘草调和诸药并和中州。药后水饮当从下出，故方后注云："小便利则愈。"陈修园曰："此治太阳里证，俾膀胱水利而表里之邪悉除。五苓散末云，多服暖水出汗愈，意重在发汗，故用桂枝；本方末云，小便利则愈，重在利水，故去桂枝。但既去桂枝，仍以桂枝名汤者，以头痛发热桂枝证仍在，但不在太阳之经，而在太阳之腑，因变其解肌之法而为利水，利水则满减热除，而头项强痛亦愈矣。仲景心下满加白术，今人谓白术壅满，大悖圣训矣。"详论本方与五苓散之异，并纠正世俗谓白术壅补之论，甚为得当。

J036 傷寒脉浮，自汗，小便數，頗微惡寒。《論》曰：心煩，微惡寒。兩脚攣急[1]，反與桂枝湯，欲攻其表，得之便厥[2]。咽乾、煩躁、吐逆，當作甘草乾薑湯，以復其陽；厥愈足溫，更作芍藥甘草湯與之，其脚即伸；若胃氣不和，讝語，少與調胃承氣湯；若重發汗，復加燒針者，四逆湯主之。

S029 傷寒脉浮，自汗出，小便數，心煩，微惡寒，脚攣急，反與桂枝，欲攻其表，此誤也。得之便厥，咽中乾，煩燥吐逆者，作甘草乾薑湯與之，以復其陽；若厥愈足溫者，更作芍藥甘草湯與之，其脚即伸；若胃氣不和，讝語者，少與調胃承氣湯；若重發汗，復加燒針者，四逆湯主之。

【校注】

[1] 脚挛急：脚，指小腿。脚挛急，即小腿拘急疼痛，屈伸不利。

[2] 厥：指手足冷。

【释义】

论伤寒里虚服桂枝汤的变局及救治。

脉浮、自汗出、微恶寒，为太阳中风证；然小便数、心烦、脚挛急则非独表证，是里虚也。盖阳虚不能制水而小便数；阴虚筋脉失养兼表寒收引则小腿拘挛；虚阳上浮，阴虚邪扰则心烦。此阴阳两虚，虽有表证，亦不可径汗。桂枝汤为解肌祛风、调和阴阳而设，其发汗力缓，"反""攻"二字凸显证属阴阳两虚不耐攻伐，当与桂枝汤加附子以温经止汗为宜。

误用桂枝汤后，症见两端：一则误汗伤阳，阳虚不温四末则厥冷；虚阳上浮则心烦；中阳不足，胃寒气逆则吐逆；治用甘草干姜汤温里以复阳。方以炙甘草四两、干姜二两，为理中汤之半剂，甘草倍干姜者，缓其急迫也，使其温热而不燥烈，温阳而不伤阴，重在复中焦之阳气。待阳回厥愈足温，再投芍药甘草汤，以酸甘化阴，养血柔筋，补中缓急，其脚即伸。二是误汗伤阴，化燥成实而转属阳明，症见胃气不和，谵语；选用调胃承气汤，泄热和胃。曰"少与"者，提示宜中病即止，谨防攻下太过，盖本证乃阴虚化燥而成，非大热大燥之证也。

"若重发汗，复加烧针"是一逆再逆，其厥逆必更甚于前，则非甘草干姜汤所能为，治用四逆汤回阳救逆。与甘草干姜汤相比，四逆汤加生附子一枚，干姜用量增至一两半，姜附同用，脾肾同补。此处补述四逆汤证治，意在提示中焦虚寒，失治、误治有转属下焦肾阳虚衰之机，与太阴病篇提纲证云"自利益甚"、太阴脏寒治宜"四逆辈"遥相呼应。

【按语】

本条论治阴阳两虚之证，仲景立先复阳后养阴之法则，乃《黄帝内经》重阳气思想的体现。然对此等病证，亦可采用阴阳双补之法，方如芍药甘草附子汤、四逆加人参汤等。

J037 问曰：證象陽旦[1]，按法治之而增劇，厥逆，咽中乾，兩脛拘急而讝語。師言夜半手足當溫，兩脚當伸，後如師言，何以知之？答曰：寸口脉浮而大，浮即爲風，大即爲虛，風則生微熱，虛則兩脛攣，其形象桂枝，因加附子於其間，增桂令汗出，附子溫經，亡陽故也。厥逆咽中乾，煩躁，陽明內結，讝語煩亂，更飲甘草乾薑湯，夜半陽氣還，兩足當熱，脛尚微拘急，與芍藥甘草湯，爾乃脛伸，與承氣湯微溏，止其讝語，故知病可愈。

S030 问曰：證象陽旦，按法治之而增劇，厥逆，咽中乾，兩脛拘急而讝語。師曰：言夜半手足當溫，兩脚當伸，後如師言，何以知此？答曰：寸口脉浮而大，浮爲風，大爲虛，風則生微熱，虛則兩脛攣，病形象桂枝，因加附子參其間，增桂令汗出，附子溫經，亡陽故也。厥逆咽中乾，煩燥，陽明内結，讝語煩亂，更飲甘草乾薑湯，夜半陽氣還，兩足當熱，脛尚微拘急，重與芍藥甘草湯，爾乃脛伸，以承氣湯微溏，則止其讝語，故知病可愈。

【校注】

[1] 阳旦：指阳旦汤。《金匮要略·妇人产后病脉证治第二十一》"阳旦汤"下，宋林亿等注："即桂枝汤"。《备急千金要方》《外台秘要》载阳旦汤，乃桂枝汤加黄芩，名同而实异。

【释义】

借问答以申明上条证治机理。

"证象阳旦"句应前条"伤寒脉浮，自汗，小便数，颇微恶寒，两脚挛急"一段。"按法治之"即前条"反与桂枝汤，欲攻其表"一段。"而增剧，厥逆，咽中干，两胫拘急而谵语"句，应前条"此误也，得之便厥，咽中干，烦躁吐逆"段。"师言夜半手足当温，两脚当伸，后如师言，何以知之"句，应前条已用甘草干姜汤，并调胃承气汤一段。"答曰寸口脉浮而大，浮即为风，大即为虚，风则生微热，虚则两胫挛，其形象桂枝，因加附子于其间，增桂令汗出，附子温经，亡阳故也"数句，发明一补出前证病源及用桂枝之误，见证象桂枝汤而实非桂枝汤证，将成亡阳也。"厥逆咽中干，烦躁，阳明内结，谵语烦乱"申叙前证，以著亡阳之实。"更饮甘草干姜汤，夜半阳气还，两足当热"重应前条甘草干姜汤一段。"胫尚微拘急，与芍药甘草汤，尔乃胫伸"，重应前条芍药甘草汤一段。"与承气汤微溏，止其谵语"，重应前条调胃承气汤一段。"故知病可愈"乃全文总结，意在申明救之得法，方可获愈。

J038 太陽病，項背强几几，無汗惡風者，葛根湯主之。

S031 太陽病,項背強几几,無汗惡風,葛根湯主之。

【释义】

论太阳病兼经输不利的证治。

首言"太阳病",但其见症由"头项强痛"变为"项背强几几",提示病变范围更广,风寒郁闭太阳经脉更重,气血运行不畅,经输为之不利。关于"项背强几几"之意,日本医家汤本求真提出:"项背强几几者,乃自腰部沿脊柱两侧向后头结节处上走肌肉群强直性痉挛之意。故病者若自云肩凝或腰背挛痛,可照余说问诊。尚有疑义时,则于右肌肉群,以指头沿其横径强力按压,而触知有凝结挛急,同时病者诉疼痛,则断为项背强几几,百不一失矣。"其指诊方法,来自临床实践,具有参考价值。

风寒袭表,玄府不通,卫阳郁闭故无汗、恶风寒。葛根汤乃桂枝汤加葛根、麻黄组成,取其发汗解表,而不至于损伤津液,方用芍药、甘草、大枣相配,益阴缓急、疏解拘挛。柯琴云:"葛根味甘气凉,能起阴气而升津液,滋筋脉而舒其牵引,故以为君;麻黄、生姜能开玄府腠理之闭塞,祛风而出汗,故以为臣;寒热俱轻,故少佐桂芍,同甘枣以和里。此于麻桂二汤之间,衡其轻重,而为调和表里之剂也。葛根与桂枝,同为解肌和里之剂,故有汗无汗,下利不下利皆可用,与麻黄专于治表者不同。"指出葛根汤药力介于桂枝汤、麻黄汤之间,并详论三者方义之异同。可见,本条论葛根汤证,以桂枝汤加葛根、麻黄成方,为下文论麻黄汤及其加减方证,牵针引线而循序渐进。

J039 太陽與陽明合病 [1],必 [2] 自利,葛根湯主之。不下利但嘔者,葛根加半夏湯主之。

S032 太陽與陽明合病者,必自下利,葛根湯主之。

S033 太陽與陽明合病,不下利,但嘔者,葛根加半夏湯主之。

【校注】

[1] 合病:即两经或三经同时发病。

[2] 必: 倘若、假如。如《史记·廉颇蔺相如列传》: "王必无人, 臣愿奉璧往使。"

【释义】

论太阳与阳明合病下利或兼呕的证治。

太阳与阳明合病, 是指经证而言, 即太阳表闭邪不外泄而内迫阳明, 下迫于肠则下利, 上逆于胃则为呕; 因其非误下所致, 故曰"自"。既为风寒表证下利, 故多见水粪杂下。本证虽为表里同病, 但里证为表病引发, 故治法重在解表, 用葛根汤外解太阳之邪, 内调阳明气机, 起阴气、升津液以止利; 若呕者, 加半夏降逆下气以止呕。清代医家喻嘉言据此, 用败毒散疏风除湿, 寓散于通, 治表邪内陷痢疾初起, 使表解而里滞得除, 即所谓从表陷者仍当由里出表, 如逆水挽船上行之意, 谓之"逆流挽舟", 拓展用于治疗脾虚湿盛便溏下利病证, 于健脾运脾中佐以风药, 有祛风胜湿, 升阳止泻之功, 疗效倍增。著名中医学家刘渡舟教授, 据荆防败毒散加减而创荆防肾炎汤(荆芥、防风、柴胡、前胡、羌活、独活、枳壳、桔梗、半枝莲、白花蛇舌草、生地榆、炒槐花、川芎、赤芍、茜草、茯苓), 疏利三焦、通达表里、升降上下, 用治慢性肾炎、肾病综合征、尿毒症属湿热毒邪壅滞者, 屡奏效验。

J040 太陽病, 桂枝證, 醫反下之, 遂利不止。其脉促, 表未解。喘而汗出, 葛根黄連黄芩湯主之。

S034 太陽病, 桂枝證, 醫反下之, 利遂不止。脉促者, 表未解也; 喘而汗出者, 葛根黄芩黄連湯主之。

【释义】

论太阳病误下, 协热下利的证治。

"太阳病, 桂枝汤证, 医反下之", 言外之意, 除太阳中风见症外, 还有腹满、不大便等可攻下之征, 提示存在从风寒袭表、营卫不和, 到肺失宣降、气机不利, 继而殃及大肠、传导失司之机转; 病位虽已涉皮毛、肺与大肠, 但以表证为主, 治当发汗解表。若误用攻下, "利遂不止", 一则反证原发病非实热结于大肠，二则说明表邪已然内陷、下迫大肠，故以自注句"脉促者，表未解也"重申表邪尚未尽陷于里，正气趋表抗邪。"喘"则病位在肺，责之于表邪外束、肠热上迫，致使肺气不利；太阳病桂枝汤证，营卫不和而"汗出"，今误下后复"汗出"者，一则强调"汗出"之甚；二则提示内陷之里热从肠、肺外泄不及，进而迫津外越之病势。喻嘉言谓之"其脉促急，其汗外越，因其邪上侵则喘，下奔则泄"。

合而观之，"利遂不止""脉促""喘而汗出"共同组成完整的证据链，不仅反映了里（肠、肺）热夹表邪为病的特点，而且以主症"下利"强调邪热重点在"肠"，以兼症"喘而汗出"提示邪热在"肺""皮毛"之间的攻冲串扰；故治用葛根芩连汤，表里双解，给邪气以出路。本方重用辛凉之葛根至半斤，既可解肌热，又可清肠热，还可升胃肠津气，缪遵义谓其"引其内陷者而使之出，亦即提其下陷者而使之升，此通彻表里上下之要药也"。黄芩、黄连苦寒专清里热，坚阴以止利；加甘草扶中，调补下利之虚，助正祛邪，如此则表里双解，利止喘平，是为治协热利的祖方。

J041 太陽病，頭痛發熱，身體疼，腰痛，骨節疼痛，惡風，無汗而喘，麻黃湯主之。

S035 太陽病，頭痛發熱，身疼腰痛，骨節疼痛，惡風，無汗而喘者，麻黃湯主之。

【释义】

论太阳伤寒的典型证治。

太阳主一身之表，风寒外束，卫阳被郁，故一身尽疼而恶寒。太阳膀胱经脉抵腰中，风寒外袭，经脉不利故腰痛；风寒外束，卫气奋起抗邪，正邪交争剧烈，故见发热。太阳主筋所生病，诸筋者，皆属于节，故骨节疼痛。寒性收引，毛窍腠理为风寒闭塞，故无汗。肺合皮毛，表闭无汗，肺失宣降故喘。与第1条、3条互看可知，太阳伤寒还应见寸关尺三部皆浮紧之脉。发热、恶寒、头痛、身疼、腰痛、恶风、无汗而喘、脉浮紧，后世谓之"麻黄八症"，反映了风寒束表，卫阳被遏，营阴郁滞的病理特点。治用麻黄汤，辛温发汗，调和营卫。

柯韵伯谓麻黄汤"为开表逐邪之峻剂也。古人用药,用法象之义。麻黄中空外直,宛如毛窍骨节,故能去骨节之风寒,从毛窍而出,为卫分发散风寒之品。桂枝之条纵横,宛如经脉系统,能入心化液,通经络而出汗,为营分散解风寒之品。杏仁为心果,温能助心散寒,苦能清肺下气,为上焦逐邪定喘之品。甘草甘平,外拒风寒,内和气血,为中宫安内攘外之品。此汤入胃,行气于玄府,输精于皮毛,斯毛脉合精而溱溱汗出。在表之邪,其尽去而不留,痛止喘平,寒热顿解,不烦啜粥而藉汗于谷也"。阐发麻黄汤组方配伍精微至深。应用本方,方中药物用量以麻黄:桂枝:杏仁:甘草 = 3:2:2:1 为宜,可与苍耳子散(辛夷、苍耳子、白芷、薄荷)合方宣散肺经风寒,兼能开窍利气,治过敏性鼻炎证属风寒者;与六味地黄汤或金匮肾气丸合方,温阳于水下,摄水于肺上,治疗小儿遗尿。

J042 太陽與陽明合病,喘而胸滿者,不可下,宜麻黄湯主之。
S036 太陽與陽明合病,喘而胸滿者,不可下,宜麻黄湯。

【释义】

论太阳阳明合病,喘而胸满的证治。

太阳阳明合病,即具有太阳病与阳明病并发的病程。第48条云:"若太阳病证不罢者,不可下,下之为逆。"可见太阳与阳明合病,其表不解,不可下。即便是"腹大满不通",若"微发热恶寒者",也只能"微和胃气",而"勿令至大泄下"(第208条),可见仲景对下法应用,特别强调若有表证,则慎用攻下。本条症见喘而胸满,未言腹满,测知邪气偏在太阳之表,其喘乃风寒束表,肺气不得宣降所致。故治用麻黄汤,发汗解表,宣肺平喘。

J043 病十日已去,其脉浮細,嗜臥[1],此爲外解。設胸滿脅痛,與小柴胡湯。脈浮者,與麻黄湯。

S037 太陽病,十日以去,脈浮細而嗜臥者,外已解也。設胸滿脅痛者,與小柴胡湯。脈但浮者,與麻黄湯。

[1] 嗜卧：神疲、周身违和之象。

【释义】

论太阳病日久的三种转归及证治。

太阳病已过十日，脉浮而细，见嗜卧，而无寒热、头项强痛等症，属表邪已去，正气渐复，故云"外已解也"。此时虽略有不适，亦无需服药，只要静养即可，此即第 10 条所论"风家，表解而不了了者，十二日愈。""设"字一贯到底，分承并举论其他两种转归。一则胸满胁痛，据 101 条所言："伤寒中风，有柴胡证，但见一证便是，不必悉俱。"诊为邪入少阳，枢机不利，故用小柴胡汤和解少阳，以利枢机。二则仍见脉浮，用"但"字强调"脉浮"而否定其他里证，故可再用麻黄汤发汗解表。但因时间日久，应斟酌谨慎使用，故不曰"主之"，而言"与"，以示区别。本条例举脉证，论太阳病日久的三种转归，再次强调判断疾病传变与否，当以脉证为凭，不可拘泥于病程长短。

J044 太陽中風，脉浮緊，發熱惡寒，身體疼痛，不汗出而煩躁，頭痛[1]，大青龍湯主之。若脉微弱，汗出惡風不可服，服則厥，筋惕肉瞤[2]，此爲逆也。

S038 太陽中風，脉浮緊，發熱惡寒，身疼痛，不汗出而煩躁者，大青龍湯主之。若脉微弱，汗出惡風者，不可服之。服之則厥逆，筋惕肉瞤，此爲逆也。

【校注】

[1] 头痛：宋本第 38 条未见"头痛"二字。桂枝汤、麻黄汤、大青龙汤三方，系主治太阳病表证的代表方剂，三方证当共见"头痛"；所异者，有汗脉缓、无汗脉紧、无汗脉紧而烦躁也。第 12 条桂枝汤证、第 35 条麻黄汤证，均有"头痛"。

[2] 筋惕肉瞤：《仲景全书·注解伤寒论》"瞤"（tì）作"惕"（dàng）。"瞤"，敬也。"惕"，动也。作"惕"是。筋惕肉瞤，即筋肉跳动。

【释义】

论太阳伤寒兼内热烦躁的证治。

脉浮紧、发热恶寒、身疼痛,不汗出,头痛,太阳伤寒证悉具。"不汗出而烦躁"之"而"字,一则表因果关系,即外寒外束,服麻黄汤而不得汗出,郁而化热故而烦躁;二则突出与太阳伤寒相比,复增"烦躁"。故在麻黄汤基础上,倍用麻黄散寒解表,加生石膏辛寒清热。石膏用量"如鸡子大",寓有随里热程度而增加生石膏用量之意;大枣与甘草相伍和中扶正,并能资助汗源。清代程应旄释曰:"烦躁须汗出而解,汗剂无如麻黄汤。然而辛热之性,散寒虽有余,而壮热则愈甚,一用之,则斑黄、狂闷之症随汗势而燎原,奈何?故加石膏于麻黄汤中名曰大青龙汤,使辛热之剂变为辛凉,则寒得麻黄之辛热而外出,热得石膏之甘寒而内解,龙升雨降,郁热顿除矣。"

大青龙汤是表里双解之峻汗剂,药后若汗出多者,可以温粉扑身止汗;若其人脉不浮紧而微弱,又见汗出恶风等症,证属太阳中风,若误投大青龙汤,必过汗而亡阳,症见四肢厥逆、肌肉跳动、恶风、烦躁不得眠等。关于温粉,有谓之浮小麦、糯米、龙骨、牡蛎粉、麻黄根者;有说川芎、白芷、藁本、米粉者;以上敛汗止汗药物打粉外涂,经皮吸收,起止汗作用恐力不能及。按河南风俗,炒面粉为家常所备之物,开水冲烫即可食用。因其取用方便,以其扑身可吸汗止汗,符合临床实际。

J045 傷寒,脉浮緩,其身不疼,但重,乍有輕時,無少陰證者,可與大青龍湯發之。

S039 傷寒,脉浮緩,身不疼,但重,乍有輕時,無少陰證者,大青龍湯發之。

【释义】

再论大青龙汤的证治及其禁忌。

清代尤在泾《伤寒贯珠集》云:"伤寒脉浮缓者,脉紧去而成缓,为寒欲变热之证。经曰,脉缓者多热是也,伤寒邪在表则身疼,邪入里则身重,寒已变热而脉缓，经脉不为拘急，故身不疼但重，而其脉犹浮，则邪气在或进或退之时，故身体有乍重乍轻之候也。"尤氏所言合理详尽，阐明此条属不典型大青龙汤证，是从表寒渐至里热动态发展过程中病位仍偏在表寒的阶段。云"大青龙汤发之"者，盖言里之郁热，非"发之"不能宣散于外，即《黄帝内经》"火郁发之"之谓，同时提示切不可误用白虎汤等辛寒清热，故而以"无少阴证者"否定病在少阴阳虚阴盛。《金匮要略》云："饮水流行，归于四肢，当汗出不汗出，身体疼重，谓之溢饮。""病溢饮者，当发其汗，大青龙汤主之。"因水湿困阻，亦可见身重，脉缓，故亦有医家将本条与《金匮要略》之溢饮证相参，认为大青龙汤是发越溢饮之邪，其理亦通。

关于"太阳中风，脉浮紧""伤寒，脉浮缓"，宋代朱肱、明代方有执等以麻黄汤治太阳伤寒、脉见浮紧，桂枝汤治太阳中风、脉见浮缓，大青龙汤则两者兼而有之，并援引《辨脉法》篇"寸口脉浮而紧，浮即为风，紧即为寒，风即伤卫，寒即伤营，营卫俱病，骨节反疼，当发其汗也。"提出"风伤卫""寒伤营""营卫两伤大青龙"之"三纲鼎立"学说。实际上，本篇大青龙汤两条与《辨脉法》篇条，皆采用了互文见义之写作手法，意指风寒袭表，营卫受邪而为病，将风伤卫、寒伤营、风寒两伤营卫，绝对化起来，未免脱离实际。柯韵伯指出："冬月风寒，本同一体，故中风伤寒，皆恶风寒。营病卫必病，中风之重者，便是伤寒；伤寒之轻者，便是中风，不必在风寒上细分，须当在有汗无汗上着眼耳。"其求实精神，难能可贵。

J046 伤寒表不解，心下有水气，欬而发热，或渴，或利，或噎[1]，或小便不利、小腹满，或微喘，小青龙汤主之。

S040 伤寒表不解，心下有水气，乾呕，发热而欬，或渴，或利，或噎，或小便不利、少腹满，或喘者，小青龙汤主之。

【校注】

[1] 噎（yē）：指咽喉部有气逆阻塞感。

【释义】

论太阳伤寒兼心下有水气的证治。

"伤寒表不解，心下有水气"，简明扼要，申明病机，属表里同病。心下有水气，指胃脘部素有水饮停聚。《灵枢·经脉》云："肺手太阴之脉，起于中焦，下络大肠，还循胃口，上膈属肺。"《灵枢·邪气脏腑病形》云："形寒寒饮则伤肺，以其两寒相感，中外皆伤，故气逆而上行。"《素问·咳论》亦云："皮毛者，肺之合也，皮毛先受邪气，邪气亦从其合也。其寒饮食入胃，从肺脉上至肺则肺寒，肺寒则内外合邪，因而客之，则胃肺咳。"从生理、病理角度阐释了外寒侵袭皮毛或水饮阻滞下心下胃脘，邪气循经传于肺而咳的发生机制。《金匮玉函经》本条，以"咳而发热"言，把"咳"作为小青龙证的主症具有临床意义。水气虽属阴寒凝滞之邪，但受外邪引动，常变动不居，故小青龙汤证可见诸多或然证。水饮内停，气不化津则口渴；水饮下趋肠道则下利；水寒上冲，壅滞咽嗌则噎；蓄于膀胱，气化失职，则小便不利、少腹满；寒饮迫肺，肺失宣肃，则可见喘。

小青龙汤由麻黄汤去杏仁加干姜、细辛、五味子、芍药、半夏组成。麻黄发汗解表，宣肺平喘，兼以利水；桂枝辛温助麻黄宣散寒邪，通畅阳气，又可下气止咳；干姜、细辛、半夏，温化水饮；芍药和营利水，与五味子、甘草相伍，酸收扶正，以防辛散太过，如此则散中有收，共奏外散表寒，内消寒饮之功。本方集麻黄、桂枝、细辛、干姜、半夏于一方，温散之力较峻，易伐阴动阳，因而临床应用本方须掌握其方证要点。刘渡舟教授提出临床应用小青龙汤，其辨证要点有：①辨气色，面部黧黑、黑斑等水色。②辨脉，弦主饮病，寒饮为患，故脉见弦，或浮弦或沉弦；凡尺脉迟、微或两寸濡弱无力者慎用。③辨舌，水饮凝滞不化、肺寒津凝，舌苔多呈水滑，舌质淡嫩。④辨痰涎，清稀形如泡沫或明亮晶彻，形如鸡蛋清状，并指出一旦病情缓解，即改投苓桂剂温化寒饮，疗效理想且无流弊。

小青龙汤方后加减法颇具特点，或有难以理解之处，故为后人所诘难。其一，渴者去半夏加栝楼根。因半夏化痰涤饮，本证之口渴属水饮内停，气不化津，故多云去半夏不可理解。其实仲景用半夏重在治呕，如《金匮要略·痰饮咳嗽病脉证并治第十二》："支饮者，法当冒，冒者必呕，呕者复内半夏，以去其水。"加栝楼根者，取其生津止渴，兼有清热之用。去燥烈之半夏、加寒润之栝楼根，旨在养阴护津，提示小青龙汤证除水饮内停外，兼有阴津不足。其二，微利去麻黄加芫花。《神农本草经》载芫花，主伤寒、温疟、下十二水、荡涤肠胃中留癖、利水道。水液偏渗肠道之下利，用芫花攻逐水饮，乃通因通用之法。其三，噎者去麻黄加附子。《辨脉法》云："水得寒气，冷必相抟，其人即饐。""饐"即噎。《金匮要略·水气病脉证并治第十四》云："病者苦水，面目身体四肢皆肿，小便不利，脉之不言水，反言胸中痛，气上冲咽，状如炙脔，当微咳喘。""寸口脉沉而紧，沉为水，紧为寒，沉紧相抟，结在关元……阳损阴盛，结寒微动，肾气上冲，喉咽塞噎……。"指出此为下焦阳虚，水寒之气上逆所致，故加附子温阳制水，实蕴真武汤扶阳镇水之意，同时也提示本证有上盛下虚之势。其四，小便不利，少腹满，乃水饮停聚下焦，阳虚气化不利，故加茯苓健脾利水。

小青龙汤证五个或然证，即或渴、或利、或噎、或小便不利、少腹满、或喘，有四个加减法均去麻黄。麻黄为小青龙汤关键药物之一，尤其是麻黄本身治咳喘，见喘反去之，令人深思。盖肺之气机，主宣发肃降，宣发不及或肃降不利皆可咳喘。小青龙汤喘之病机，乃外寒引动内饮，水寒上逆，重在肺失肃降，治当避免辛散动水，故去麻黄加杏仁以利肺气肃降；此外，寒饮内停，多素体阳虚。仲景云"麻黄发其阳"，去麻黄以免更伤阳气，导致虚阳冲逆，《金匮要略·痰饮咳嗽病脉证并治第十二》载小青龙汤使用禁忌和误服的变证及救治方法，可与本条合参。

J047 傷寒，心下有水氣，欬而微喘，發熱不渴。服湯已，而渴者，此爲寒去欲解。小青龍湯主之。

S041 傷寒，心下有水氣，欬而微喘，發熱不渴。服湯已，渴者，此寒去欲解也。小青龍湯主之。

【释义】

论太阳伤寒兼水饮内停证治及服药后的转归。

本条"小青龙汤主之"应接在"发热不渴"之后，此为倒装文法。伤寒心下有水气，咳而微喘，发热不渴，此为外伤寒邪，兼水饮内停，宜用小青龙汤两解表里。服汤汗解以后渴者，寓指外之风寒得解，心下所停水饮得以温化，津液暂时性不足所致，故曰"寒去欲解"。此虽渴，当稍稍与水饮之，以滋其燥，令胃气和可愈；切不可饮水太多，以致水饮复聚。

小青龙汤以其外散风寒，内蠲水饮，被广泛应用呼吸系统疾病，如慢性气管炎、肺气肿、肺心病、支气管哮喘、变应性鼻炎等。临床以咳嗽、喘息、痰多呈白色泡沫样或咳吐冷痰、痰色似蛋清样半透明、连绵不断、面青或黧黑、舌苔水滑为主症，常冬季寒冷时发作或加重；若遇夹热而烦躁者，可酌加生石膏；虚性咳喘、久病不愈者，宜重用五味子，或加蛤蚧；痰盛者加白芥子、苏子；喘甚者去麻黄加杏仁、款冬花等。

J048 太陽病，外證未解，其脉浮弱，當以汗解，宜桂枝湯主之。
S042 太陽病，外證未解，脉浮弱者，當以汗解，宜桂枝湯。

【释义】

论太阳病表未解而脉浮弱，仍可治以桂枝汤。

"外证未解者"，谓头痛项强、恶风寒等表证犹在；"脉浮弱者"，即荣弱卫强也。脉证合参，诊为太阳表证，营卫不和，故治用桂枝汤，解肌祛风，调和营卫。

J049 太陽病，下之微喘者，表未解故也，桂枝加厚朴杏仁[1]湯主之。

桂枝加厚朴杏子湯方[2]

桂枝三兩　甘草二兩，炙　生薑三兩，切　芍藥三兩　大棗十二枚，擘　厚朴二兩，炙，去皮　杏仁五十枚，去皮尖

上七味，以水七升，微火煮取三升，去滓，温服一升，覆取微似汗。

S043 太陽病，下之微喘者，表未解故也，桂枝加厚朴杏子湯主之。

【校注】

[1] 杏仁：段注《说文解字》卷八"人部"曰："果人之字，自宋元以前，本草、

方书、诗歌记载无不作'人'字,自明成化后重刻本草,乃尽改为'仁'字"。

[2]桂枝加厚朴杏子汤方:《金匮玉函经》卷七、卷八未载,据宋本《伤寒论》补。

【释义】

论太阳病误下致喘的证治。

成无己云:"下后大喘,则为里气大虚,邪气传里,正气将脱也。下后微喘,则为里气上逆,邪不能传里,犹在表也,与桂枝汤以解外,加厚朴、杏仁以下逆气。"究其所以喘者,一则因误下而正气受挫,然正气仍有向上向外之势,与第15条"太阳病,下之后,其气上冲者"虽表现不同,但病机却相似。其二,恐心下微有水气,肺失宣降。故于桂枝汤方中加厚朴、杏仁,蠲微饮而利肺气平喘。仲景在继小青龙汤之后,论桂枝加厚朴杏子汤证,对比互参,可识两方证所治咳喘有无汗与有汗之别;小青龙汤散寒蠲饮以治寒喘,为历代医家所重视;但桂枝加厚朴杏子汤治风寒袭表,肺气不利之咳喘,不为医家所熟知,用之得当,可收桴鼓之效。

J050 太陽病,外證未解者,不可下,下之爲逆。解外者,宜桂枝湯主之。

S044 太陽病,外證未解,不可下也,下之爲逆,欲解外者,宜桂枝湯。

【释义】

论太阳表证未解的宜忌。

太阳病表证未解,当先解表,此为固定不易的治法。若误用下法,易致外邪内陷,引发变证,所以称"下之为逆"。至于解表,考虑到误下后正气不足,不可峻汗,故用桂枝汤。"欲解外者,宜桂枝汤"是举例而言,具体方法如桂枝汤加减方剂,亦可据证选用。

J051 太陽病,先發汗不解,而下之,其脈浮不愈。浮爲在外,而反下之,故令不愈。今脈浮,故知在外,當解外則愈,宜桂枝湯。

S045 太陽病，先發汗不解，而復下之，脉浮者不愈。浮爲在外，而反下之，故令不愈。今脉浮，故在外，當須解外則愈，宜桂枝湯。

【释义】

重申太阳病汗下后，表证仍在，治宜解表。

太阳病，汗之后脉仍浮，可知表证未解，只宜桂枝汤解外，勿以脉浮而用麻黄汤。下后仍可用桂枝汤，足证桂枝汤乃扶正解表，调和营卫之方。本条强调以下两点：其一，外感病发病过程中，脉浮是诊断病位在表的主要依据，即使在汗、下之后，脉浮仍有汗解之机，强调了脉浮在表证辨证中的重要意义，故后世有"有一分脉浮，就有一分表证"之说。其二，太阳病汗、下之后，正气有所亏虚，桂枝汤可调和气血、调和营卫，可据证加减施治，进一步明确了桂枝汤的临证要点。

J052 太陽病，脉浮緊，無汗而發熱，其身疼痛，八九日不解，其表候仍在，此當發其汗。服藥已微除，其人發煩目瞑[1]，劇者必衄，衄乃解。所以然者，陽氣重故也[2]。麻黄湯主之。

S046 太陽病，脉浮緊，無汗，發熱，身疼痛，八九日不解，表證仍在，此當發其汗。服藥已微除，其人發煩目瞑，劇者必衄，衄乃解。所以然者，陽氣重故也。麻黄湯主之。

【校注】

[1] 目瞑：《集韵》："瞑，目不明也。"目瞑，即目视不明，视物昏花。

[2] 阳气重故也：即阳气被风寒之邪郁闭不得外泄。邪热内闭，迫血上行而衄，邪热因从衄解而病愈。

【释义】

论太阳伤寒邪郁日久，服麻黄汤后可见发烦目瞑。文中"麻黄汤主之"应接在"此当发其汗"后。

太阳病,脉浮紧、无汗发热、身疼痛,为伤寒表实证无疑。至八九日而不解,表证仍在,仍宜麻黄汤发汗解表为正治。所谓治伤寒不拘于日数,但见表证脉浮者,虽数日犹可宜汗。药后"微除"者,乃汗出不彻之意。"其人"以下句,即所谓药瞑眩也。瞑,瞑眩之瞑也,即目眩,乃邪气与药相搏而发烦闷;目瞑,是邪将得汗而解之兆。太阳膀胱经,自目内眦络阳明脉于鼻。伤寒日久不解,易郁而化热,若得辛温之麻黄汤鼓荡,郁热上冲、迫血上行而鼻衄。血之与汗,异名同类,不从汗解,而从衄解,这种现象又称"衄以代汗",或谓"出红汗"。此与第106条桃核承气汤证所云"太阳病不解,热结膀胱,其人如狂,血自下,下者愈"同一局也。

J053 太陽病,脉浮緊,發熱,其身無汗,自衄者,愈。
S047 太陽病,脉浮緊,發熱,身無汗,自衄者,愈。

【释义】

承上条再论太阳伤寒得自衄者病愈。

太阳病,脉浮紧,发热无汗,为伤寒表实麻黄汤证也。风寒束表,玄府郁闭,郁而化热,不得汗解,邪无出路,势必逼血而出于鼻,故而衄。周禹载谓"衄血成流,则阳邪随解,夺血无汗,此之谓也。"强调了邪热迫血上行鼻衄应有一定出量,方可实现热随衄解,切不可鼻衄而孟浪施以凉血止血之法。仲景恐医者衄后复用解表药物,故曰"愈"字。

J054 二陽并病[1],太陽初得病時,發其汗,汗先出不徹,因轉屬陽明,續自微汗出,不惡寒。若太陽病證不罷,不可下,下之爲逆,如此者,可小發其汗。設面色緣緣正赤[2]者,陽氣怫鬱[3]不得越,當解之、熏之[4]。當汗而不汗,其人躁煩[5],不知痛處,乍在腹中,乍在四肢,按之不可得,其人短氣但坐[6],以汗出不徹故也,更發其汗即愈。何以知汗出不徹?以脉澀故知之。

S048 二陽并病,太陽初得病時,發其汗,汗先出不徹,因轉屬陽明,續自微汗出，不惡寒。若太陽病證不罷者，不可下，下之爲逆，如此可小發汗。設面色緣緣正赤者，陽氣怫鬱在表，當解之、熏之。若發汗不徹，不足言，陽氣怫鬱不得越，當汗不汗，其人躁煩，不知痛處，乍在腹中，乍在四肢，按之不可得，其人短氣但坐，以汗出不徹故也，更發汗則愈。何以知汗出不徹？以脉濇故知也。

【校注】

[1] 二阳并病："二阳"指太阳、阳明；"并病"指一经病证未罢，另一经病证又起，二者有先后次第之分。

[2] 面色缘缘正赤：缘缘，连绵不断。正赤，大红色。面色缘缘正赤，即满面持续发红。

[3] 怫郁：悒郁、忧郁、郁闷。此引申为阳气被外邪所抑郁。

[4] 熏之：一种外治法，以热气熏蒸达到发汗解表的目的。

[5] 躁烦：烦为心胸烦闷，躁为躁扰不宁。成无己云"烦者，躁也，有阴阳之别焉。烦，阳也；躁，阴也。烦为热之轻者，躁为热之甚者"。本条躁烦，当作烦躁解。

[6] 但坐：只能坐着。吴迁本《金匮要略方》第七篇："咳逆，气上冲，唾浊，但坐不得卧，皂荚丸主之。"验之临床，咳喘重证往往需要坐姿呼吸，不能半卧。

【释义】

论二阳并病，太阳转属阳明的过程、病机与证治。

初得太阳病，以发汗解表为正治，若用之不当，或病重药轻，或服药不如法，汗出不彻，太阳表证已罢，而阳明病又起，出现不恶寒、身热、汗自出的阳明病。二阳并病，若太阳表证未罢，虽有阳明证，亦不可先行攻下，否则会导致表邪内陷，故云"下之为逆"。那么怎么知道太阳表证未罢呢？若满面持续发红，是太阳经气被风寒怫郁不解，阳气不得发越所致，如桂枝麻黄各半汤证之"面色反有热色者"之类也，故云"当解之熏之"。太阳病若发汗不彻，不足以解表散邪，且肤表郁阳不得发越，攻走无常。郁热扰动心神则烦躁不安；经气涩滞不利则痛无定处,忽而腹中,忽而四肢;邪气外闭,肺失宣降,则短气而只能保持坐姿呼吸。如何判断汗出不彻呢?因其脉涩。此处脉涩指脉象涩滞不畅,反映了邪气凝滞未散、营卫郁遏不畅,与血少精亏、瘀血阻滞的涩脉不同。关于本条所论二阳并病的治法,文云"更发汗则愈",但未及具体方药。从仲景遣方用药规律来看,针对外寒内热之病机,绝不可纯用麻桂辛温之剂,而以麻黄、石膏合用之剂较为合适,如桂枝二越婢一汤等。

J055 脉浮數,法當汗出而愈。若下之,身體重心悸者,不可發汗,當自汗出而解。所以然者,尺中脉微,此裏虛,須表裏實,津液自和,即自汗出愈。

S049 脉浮數者,法當汗出而愈。若下之,身重心悸者,不可發汗,當自汗出乃解。所以然者,尺中脉微,此裏虛,須表裏實,津液自和,便自汗出愈。

【释义】

论太阳病误下致里虚者禁汗,可待其自汗而解。

脉浮主表,反映气血向上向外抗邪之机;脉数主热,反映肤表阳郁化热之势;治宜发汗,如第 52 条言:"脉浮而数者,可发汗,宜麻黄汤。"若用下法,损伤正气,气内虚而身重心悸。表虽未解,但正气已伤,故不可再以药发汗,可待其自汗出而病解。这是因为,尺中脉微,为里虚不足,若误发虚人之汗,则并虚其表,里无护卫,而阳气将散亡矣。此时可借助饮食调养,待正气恢复,阴阳自和,便自汗出而愈。当然,若确属里气大虚,或其人素体亏虚,不妨使用补益气血之品,促其里气早复,以免坐失良机,延误病情。

J056 脉浮而緊,法當身疼頭痛,宜以汗解之。假令尺中脉遲者,不可發其汗,何以故?此爲營氣不足,血氣微少故也。

S050 脉浮緊者,法當身疼痛,宜以汗解之。假令尺中遲者,不可發汗。何以知然?以榮氣不足,血少故也。

【释义】

论尺脉迟主营血不足，虽有表证，不可发汗。

脉浮紧者，寒邪在表，于法当身疼头痛，治宜麻黄汤辛温发汗。若尺脉迟，知其营虚而血不足。因血汗同源，《灵枢·营卫生会》言："夺血者无汗。"营血衰少，汗源乏资，若强发汗，汗出则筋惕肉瞤。具体治法，可参第62条桂枝加芍药生姜各一两人参三两新加汤和第102条小建中汤证，或补益气血兼以发汗，或先建中气，后以桂枝汤调和营卫。

J057 脉浮者，病在表，可發汗，宜麻黄湯，一云桂枝湯。

S051 脉浮者，病在表，可發汗，宜麻黄湯。

【释义】

论脉浮主表病，治可发汗。

正气抗邪于表，故脉应之而浮。邪气在表，治当发汗解表。然云"宜麻黄汤"，且非"主之"，"宜"字已现斟酌审慎之意，复云"一云桂枝汤"，提示临证当脉证合参，合理选用麻黄剂、桂枝剂。清代医家程郊倩云："麻黄汤为寒伤营之主剂，而所禁多端。乃尔，将令后人安所措手乎？曰，亦于脉与证之间互参酌之，不必泥定紧之一字始为合法也。"主张学习理解《伤寒论》当前后条文会通、脉证治合参，不可拘泥于一字一句，望文生义，以偏概全。

J058 脉浮而數者，可發汗，宜麻黄湯。

S052 脉浮而數者，可發汗，宜麻黄湯。

【释义】

论浮数者，可用麻黄汤发汗。

对"脉浮而数"的理解，注家有以下两种解读：一种认为浮数即浮紧之意。如柯韵伯云："数者，急也，即紧也。紧则为寒，指受寒而言。数则为热，指发热而言。词虽异而意则同，故脉浮紧者，即是麻黄汤证。"一种认数为化热欲传里之象。如方有执云:"浮与上同,而此多数,数者,伤寒之欲传也。可发汗而宜麻黄汤者,言乘寒邪有向表之浮,当散其热而不令其至于传也。"以上两种认识,其内涵其实是一致的。

太阳伤寒发病早期,风寒郁闭肤表,腠理闭塞,见恶寒、身痛、腰疼、脉浮紧,无汗而喘等。随着阳气趋表与邪抗争,郁闭不得泄越,自然会形成肤表阳郁、发热之势,此时反映在脉象上,必然是浮紧而数。本条以"脉浮而数"反映的是太阳伤寒转属为阳明里热过程中的一个动态变化,同时提示欲散郁热,当开腠理,宜麻黄汤加减,不可见"数"而径用寒凉之品,以免闭郁气机。

J059 病常自汗出者,此爲营氣和,衛氣不和故也。营行脉中,爲陰主内;衛行脉外,爲陽主外;復發其汗,衛和則愈,宜桂枝湯。

S053 病常自汗出者,此爲榮氣和。榮氣和者,外不諧,以衛氣不共榮氣諧和故爾。以榮行脉中,衛行脉外,復發其汗,榮衛和則愈。宜桂枝湯。

【释义】

论卫气弱所致自汗出的证治。

生理情况下,营属阴行于脉中,卫属阳行于脉外。卫气温分肉,肥腠理,司开阖;营气和调于五脏,洒陈于六腑,二者功能协调,内外相贯,相随于周身运行不止,此为营卫调和。即本文所云"营行脉中,为阴主内;卫行脉外,为阳主外"。

本条泛言"病常自汗出",而非太阳病常自汗出,知非指太阳表证一端,而是总括以经常自汗为病证之主诉者,指出桂枝汤适用于一切营卫不和之证,而不拘于太阳中风表虚证。症见自汗出者,而不发热者,是卫气虚弱,不能卫外为固,营阴难以自守,故云"荣气和"。但此"荣气和"只是相对于"卫气弱"的病态而言,并不是营卫调和之意。治当乘其汗出时,用桂枝汤啜热稀粥,是阳不足者,温之以气,食入于阴,气长于阳也。阳气得复,便能卫外而为固,汗出遂止。

J060 病人藏無他病，時發熱，自汗出而不愈，此衛氣不和也，先其時發汗即愈，宜桂枝湯。

S054 病人藏無他病，時發熱，自汗出而不愈者，此衛氣不和也，先其時發汗則愈，宜桂枝湯。

【释义】

论卫气不和，时发热自汗出的证治。

"病人脏无他病"，指脏腑无病，亦指里气和。发热、自汗出，时作时止，缠绵日久不休，与太阳中风证治发无止时不同。所异者，本条所论无风寒外袭，则卫阳不必浮越于外，与邪相争，营阴自然不必弱。只是卫气运行不畅而发热，开阖失司、营阴不能内守则汗自出。治用桂枝汤者，以其能助卫气升腾，使正气得宣而汗出。以上两条，皆论桂枝汤可治杂病之营卫不和的自汗出证。现今临床之多汗症凡用滋阴、清热、敛汗、扶阳等治法难以奏效时，可从桂枝汤调和营卫为法加减治疗。

J061 傷寒，脉浮緊，不發汗，因致衄者，宜麻黄湯。

S055 傷寒，脉浮緊，不發汗，因致衄者，麻黄湯主之。

【释义】

论伤寒阳郁致衄不解，治宜麻黄汤。

太阳伤寒，除脉浮紧外，当有恶寒发热、头痛、体痛、无汗等证，本当用麻黄汤发汗解表。"不发汗"既言病人无汗，又寓有因失治误治而不得汗出之义。太阳表邪不解，阳气郁遏较甚，不得泄越，势必上冲，损伤鼻窍血络而为鼻衄。虽衄而表仍未解，恐是衄而不畅，尤在泾谓之"欲衄而血不流"、陈修园亦云"其衄点滴不成流"，犹如"汗出不彻"，仍需用麻黄汤开腠发汗，解太阳郁闭之邪，使汗出邪散而鼻衄自止，此所谓"汗以代衄"，究其本质，仍属治病必求于本。

J062 傷寒，不大便六七日，頭痛有熱，未可與承氣湯。其小便反清，此爲不在裏而在表也，當發其汗。頭痛者必衄。宜桂枝湯。

S056 傷寒，不大便六七日，頭痛有熱者，與承氣湯。其小便清者，知不在裏，仍在表也，當須發汗。若頭痛者，必衄。宜桂枝湯。

【释义】

论表里疑似的辨证与治禁。本条属倒装文法，"宜桂枝汤"当接续"当发其汗"之后。

伤寒不大便六七日，头痛、发热一般为表证见症，不大便五六日疑为阳明腑实证。但表邪不解，肺气不利，亦可影响大肠传导功能而不大便，疑似之间，需要进一步辨证，故云"未可与承气汤"。验之于小便，所谓"清"者，即小便未发生明显改变，无黄赤之热象，故云"知不在里，仍在表也"。病即在表，治当发汗，方宜桂枝汤。若太阳经邪不解，头痛日久，阳郁较重者，亦可因热伤阳络而衄血。本条旨在示人不可一见大便多日未下，便断为里证，妄施攻下；也不可一见头痛发热，便径认为表证而妄发汗解表，而应综合四诊信息，辨证施治，谨防误治。

J063 傷寒，發汗已解，半日許復煩，其脈浮數，可與復發汗，宜桂枝湯。

S057 傷寒，發汗已解，半日許復煩，脈浮數者，可更發汗，宜桂枝湯。

【释义】

论伤寒汗后复烦的证治

伤寒发汗后病证已解，半日许见烦躁，脉非浮紧而为浮数，邪气已缓自不待言，营卫受损也在其中，故不可再用麻黄汤峻汗，尤在泾谓"以已汗复汗，故不宜麻黄之峻剂，而宜桂枝之缓法，此仲景随时变易之妙也。"虽见烦躁，亦不可误认为里证，因脉浮数病仍在表，故治疗大法仍需解表发汗。曰"宜桂枝汤"，一则表明麻黄剂断不可用，二则示人可在桂枝汤基础上斟酌加减，祛邪而勿伤正。

J064 凡病，若發汗、若吐、若下、若亡血、無津液，而陰陽自和者必自愈。

S058 凡病，若發汗、若吐、若下、若亡血、亡津液，陰陽自和者必自愈。

【释义】

论凡病阴阳自和者能自愈。

"凡病"，泛指一切病证，非独指伤寒、中风而言。"若"，假设之意。诸病若用发汗、或吐、或下治疗，施治得当，自然痊愈。既或未得宜，病不见愈，也不致变成坏证、逆证者，则其邪正皆衰，可不必施治，通过静养实现阴阳恢复平衡，亦可自愈，此即"于不治中治之"之法。仲景从病之本在于阴阳不和，推及病之愈由于阴阳自和，可谓善于发扬《黄帝内经》治病必求于本之义。对此，刘渡舟教授指出："《伤寒论》的治疗法则，以阴阳自和为根本，而以保胃气存津为前提。"

J065 大下後，發汗，其人小便不利，此亡津液，勿治之，其小便利必自愈。

S059 大下之後，復發汗，小便不利者，亡津液故也。勿治之，得小便利，必自愈。

【释义】

论误治伤津，津复可自愈。

大下本有伤津耗液之虞，复发其汗，是重伤阴津，故见小便不利。曰"勿治之"，意在告诫切不可见小便不利而用渗利之法，否则势必更伤津液。如津伤不重，小便暂时不利，并无其他不适，可通过饮食、水谷调养，待津液恢复，化源充沛，阴阳自和，则小便自可通利。若津伤太过，亦可补益津液。本条可视为上条"阴阳自和者，必自愈"例证。再如阳明病之大便硬，"当问小便日几行，若小便日三四行，今再行，故知大便不久出……津液当还胃中，故知不久必大便也"，亦是阴阳自和之例证。提示治病不但要以阴阳自和为前提，亦应重视阴阳自和的表现及因势利导。

J066 下之後，發其汗，必振寒，脉微細，所以然者，内外俱虚故也。

S060 下之後，復發汗，必振寒，脉微細。所以然者，以内外俱虚故也。

【释义】

论下后复汗致阴阳俱虚的脉证。

汗下不仅损阴，且气随液脱，渐耗其阳。振寒者，振栗而寒也，责之于阳虚失煦。脉微为阳气虚衰，无力鼓动脉道。脉细为阴血亏虚，血脉失充。下后复汗，阴阳两虚，治当甘温和养，方如芍药甘草附子汤等。

J067 下之後，復發其汗，晝日煩躁不得眠[1]，夜而安靜，不嘔不渴，而無表證，脉沉微，身無大熱者，乾薑附子湯主之。

S061 下之後，復發汗，晝日煩躁不得眠，夜而安靜，不嘔不渴，無表證，脉沉微，身無大熱者，乾薑附子湯主之。

【校注】

[1] 不得眠：眠，通"瞑"，闭目静息之义。不得眠，即不得安卧、不得安宁。

【释义】

论阳虚阴盛烦躁的证治。

《素问•生气通天论》云："平旦人气生，日中而阳气隆，日西而阳气已虚，气门乃闭。"本条下之虚其里，汗之虚其表，汗下之后，则表里阴阳俱虚。阳虚阴寒，虚阳得天阳之助，勉强与盛阴相争，争而不胜，故昼日烦躁不得眠。夜则阴主事，盛阴独治，弱阳与盛阴相争而不显，故而安静。但此"安静"非生理意义上的精神爽慧，而是呈现出少阴虚寒证之"但欲寐"貌。烦躁之症，三阳多见，故以"不呕，不渴，无表证"，否定病不在三阳。脉沉主里，微主阳虚，进一步判定病属少阴阳气虚衰，阴寒内盛；继而以"无大热"否则未至阴盛格阳之"身反不恶寒，其人面色赤"，但已反映了阳虚阴盛，有"格阳"之兆，证情危重，当急救回阳。综上，仲景通过正、反两方面思维，层层剖析，精准辨证，一副肾阳虚衰、虚阳被阴寒郁遏的病理特征形象跃然纸上。

《黄帝内经》云："阳气者，若天与日，失其所则折寿而不彰。"阴伤而阳不亡者，阴可再生；阳亡而阴不伤者，阴无后继，病不怕阴伤而虑亡阳。此肾阳暴虚，阴寒极盛之势，亟待辛温散寒扶阳，否则有阴盛格阳之变。故治用干姜附子汤，以附子生用破阴回阳，干姜温补脾阳；与四逆汤相比，本方无甘草之缓，有单刀直入之力，煎汤顿服，集中药力，速破阴寒，匡扶欲脱之真阳。刘渡舟教授指出："本方治疗寒盛之'阴躁'证甚效，阴燥证的特点是每见手足厥冷，脉沉而微，坐立不安，而四肢躁动。此证如不急温，则有亡阳之危。""干姜附子汤为纯阳刚剂，凡阳气大虚，阴寒内盛的各种急证皆可施用。"

J068 發汗後，身體疼痛，其脉沉遲，桂枝加芍藥生薑人參湯主之。

S062 發汗後，身疼痛，脉沉遲者，桂枝加芍藥生薑各一兩人參三兩新加湯主之。

【释义】

论汗后气营不足而身痛的证治。

太阳表证，汗后表解，身体疼痛当除。若身疼未解，脉由浮转沉迟。沉脉候里，迟主血虚，即第50条所云"荣气不足，血少故也"。证属气血亏虚，经脉失养，治用桂枝汤解肌祛风、调和营卫；因汗多荣血亏虚，故加芍药、人参补荣卫气血之虚，增生姜至四两，补中有行，而使药力直达病所发挥补荣止痛的作用，适用于营卫气血不足之身疼痛。《金匮要略》载黄芪桂枝五物汤治荣卫虚损之血痹，方中生姜用量为黄芪一倍（黄芪三两、生姜六两），重用生姜载黄芪补卫气于体表，为其配伍特色。当然，临床也不必拘泥于生姜一药，更应师其法，或以少量麻黄代生姜，或加鸡血藤、伸筋草等亦可取得满意疗效。需要指出的是，后世注家如成无己认为汗后身疼痛，亦可因"邪气未尽"，同时营阴已伤，正伤无力祛邪外出，治用桂枝汤散未尽之邪，加芍药、人参补其营阴，加生姜助散表邪，其理亦通。

J069 發汗後，不可更行桂枝湯。汗出而喘，無大熱者，可與麻黄杏子甘草石膏湯。

S063 發汗後，不可更行桂枝湯。汗出而喘，無大熱者，可與麻黄杏仁甘草石膏湯。

【释义】

论邪热壅肺作喘的证治。

"发汗后，不可更行桂枝汤"，言外之意，言"发汗"前原发病证为太阳表证。太阳表证，伤寒表实证无汗用麻黄、中风表虚证有汗用桂枝，此乃仲景谆谆告诫之规。从《伤寒论》桂枝汤的应用规律可知，太阳病汗、下后，若表证仍在，又有"更"行桂枝汤之可能，如论中第15条、44条、45条、57条所言即是，明言"不可更行"者，意在强调汗下之后，病已不在太阳之表，故不可循常规而治。

太阳伤寒表实证，因风寒袭表，肺合皮毛，肺失宣降而见"无汗而喘"。汗下之后，见"汗出而喘"，病位既然已不在表，自然责之于里。"汗出"者，里热也，乃气津为肺热所迫外泄所致；"而"字连接"汗出"与"喘"，不仅指出发汗之后，其邪热从表汗出不及、进而内并于肺的因果关系，又强调了"喘"为其主症，邪热壅肺为其病理核心。"无大热者"，一则提示病变未转属为阳明热证；二则强调邪热壅滞于肺的病理特点。

麻黄杏仁甘草石膏汤，即于麻黄汤中将麻黄加至四两以开肺闭，去桂枝之辛热，加辛寒之生石膏半斤以清热，一加一减，温解之方转为凉散之剂；杏仁佐麻黄，利肺气以平喘；甘草调和诸药。尤在泾注云："盖肺中之邪，非麻黄、杏仁不能发；而寒热之郁，非石膏不能除；甘草不特救肺气之困，拟以缓石膏之悍也。"甚为得当。本方用治肺热壅盛之喘，疗效甚佳，据临床经验，喘甚者可加桑白皮、枇杷叶、葶苈子等；肺热盛者，可加鱼腥草、桑白皮等；痰浊涌盛者，加贝母、栝楼、竹沥等；大便秘结不通者，可酌加大黄、瓜蒌仁等。

J070 發汗過多，其人叉手自冒心[1]，心下悸[2]，欲得按者，桂枝甘草湯主之。

S064 發汗過多，其人叉手自冒心，心下悸，欲得按者，桂枝甘草湯主之。

【校注】

[1] 叉手自冒心：冒，《说文解字》"冢而前也"，即头、眼被蒙上，抹黑前行。此处引申为覆盖、按压。叉手自冒心，即双手交叉扪按于心胸。

[2] 心下悸：指心动筑筑然不宁，欲得按而止。

【释义】

论过汗致心阳虚心悸的证治。

汗为心之液。发汗过多，心阳随汗外泄，以致心阳虚损。心阳虚则心无所主，惕惕然无所依，恍恍然空虚，故悸动不安。虚则欲得外护，故病人欲双手交叉覆盖于心胸，以求稍安。据临床观察，此类患者常常症见心前区憋闷不适，心慌无主或愠愠欲吐等症。证属心阳虚损，治用桂枝甘草汤，温复心阳。药用桂枝辛温以补心阳定悸，炙甘草甘温以补虚益气，桂枝倍甘草，重在温通以复阳，阳生阴化以奉于心，更用"顿服"之法以急复心阳。

【按语】

《太平圣惠方·治伤寒心悸诸方》载："治伤寒发汗过多，其人以手扪心，心下悸，欲得按者，宜服桂心散方：桂心、甘草炙微赤，锉、人参去芦头、白术、赤茯苓以上各一两、枳实半两，麸炒令微黄；右件药捣粗罗为散，每服四钱，以水一中盏，煎至六分，去滓，不计时候温服。"

J071 發汗後，其人臍下悸者，欲作奔豚，茯苓桂枝甘草大棗湯主之。
S065 發汗後，其人臍下悸者，欲作奔豚，茯苓桂枝甘草大棗湯主之。

【释义】

论汗后心阳虚，欲作奔豚的证治。

心主火,肾主水。生理情况下,心火下暖肾水,使其行而不泛;肾水上济心火,使其不亢。汗为心之液,发汗后脐下悸者,乃过汗伤导致心阳虚衰,而肾水之阴邪欲乘虚上凌于心。奔豚,古病名。《难经·五十九难》:"肾之积,名曰奔豚,发于少腹,上至心下,若豚状。"豚,小猪,为水畜。奔豚,意象下焦水寒之气从少腹上冲心胸,宛若豚之奔。

茯苓桂枝甘草大枣汤,重用茯苓至半斤且先煎,以健脾安神、淡渗利水。桂枝甘草辛甘合化以补心阳之虚,更能通太阳经腑之气,则水寒之邪,随茯苓从膀胱而下泄;大枣健脾补中,甘缓急迫,合炙甘草培土制水。四药合用,共奏温通心阳,健脾安神、化气利水之功。煎以甘澜水,意在增强轻清灵动、行而不滞之性。

J072 發汗後,腹脹滿,厚朴生薑甘草半夏人參湯主之。

S066 發汗後,腹脹滿者,厚朴生薑半夏甘草人參湯主之。

【释义】

论发汗后脾虚气滞腹胀的证治。

脾主大腹,故腹满为太阴主病。发汗而腹胀满,则知其人脾气素虚,汗后加重脾虚,转输不利,浊气不降,清气不升,而胀满时作。厚朴生姜半夏甘草人参汤,重用厚朴苦温宽中、下气消胀,生姜辛温宣散,配半夏燥湿化痰,降逆和胃,佐以炙甘草、人参甘温健脾益气,复其运化,共成三补七消之剂,主治虚(脾气虚)少实多(气滞痰阻)之腹胀症,堪称虚中夹实证治之典范,但临证又当据虚实之比例灵活变通。若如气虚较甚,可加黄芪、白术;夹湿者,可加苍术、陈皮、砂仁、豆蔻等;胃虚呃逆,可加旋覆花、神曲、陈皮、砂仁等。

J073 傷寒,若吐、若下、若發汗後,心下逆滿,氣上冲胸,起則頭眩,其脉沉緊。發汗即動經,身爲振振搖。茯苓桂枝白术甘草湯主之。

S067 傷寒若吐、若下後,心下逆滿,氣上冲胸,起則頭眩,脉沉緊。發汗則動經,身爲振振搖者,茯苓桂枝白术甘草湯主之。

【释义】

论伤寒兼水饮内停，误用吐、下、发汗，心脾阳虚，水气上冲的证治。

伤寒本应汗解，从误用吐、下法、发汗后的出现诸多变证，推测此病证并非单独表证。一则必有使医者误施吐、下之征，如心下痞满等；二则必有不可迳用汗法之宿疾。文中"伤寒，若吐、若下、若发汗后"句为总论，进而分承并举逐列出误治后的变证及救逆。

吐、下之后，出现"心下逆满，气上冲胸，起则头眩"，用"逆""冲""起则"反复说明邪气因误治而上逆、上冲，并随体位而变动不羁，这恰恰是水气为病的特点。故而此条所论原发病是为外有表寒、心下有水饮之证，其正治当选用茯苓甘草汤或五苓散等加减，表里双解为宜。若误施汗、吐、下，成心脾阳虚失运，水气上冲之证。运化失施，水停心下而冲逆则心下逆满，甚或气上冲胸。水寒之气既上冲于胸，必有其相应的证候出现，据临床观察，患者多自觉胸中满闷，或兼憋气、疼痛；若水寒凌肺，则金寒津凝，又可出现咳嗽、气喘、痰涎清稀、面部浮肿等。水饮阻滞、清阳不升，水气上冲，阴来搏阳，清阳既虚且抑，故见头晕目眩，甚或目见黑花、耳聋、鼻塞不闻香臭等症。脉紧颇似伤寒表实证，但伤寒表实脉应"浮紧"而非"沉紧"。《金匮要略·水气病脉证并治第十四》云："脉得诸沉，当责有水"。沉脉主里主水，紧脉主寒。误施辛温发汗，扰动水气，泛溢经脉则肢体震颤不能自持。

茯苓桂枝白术甘草汤是苓桂剂群的代表方，具有通阳化气行水之功。方用茯苓淡渗，与白术配伍，功在健运脾气，散精以化水。配桂枝通阳化气行水；桂枝配甘草温补心阳，且桂枝又善降冲逆；诸药相配，温补心阳，健脾布津，主治心脾阳虚而水气上冲证。《金匮要略·痰饮咳嗽病脉证并治第十二》云："夫短气有微饮，当从小便去之，苓桂术甘汤主之。""心下有痰饮，胸胁支满，目眩，苓桂术甘汤主之。"以上两条也证明仲景运用苓桂术甘汤的主旨是温化水饮，和而散之，使水饮从下而渗泄；痰饮病，治当"以温药和之"，汗吐下均非所宜。

刘渡舟教授提出苓桂术甘汤为用治"水心病"的代表方剂，"水心病"取"水气凌心"之意。盖心为火脏，为阳中之阳，上居于胸，震慑水寒之邪于下。若发汗、吐、上，心阳虚衰，坐镇阴寒无权，水寒之气得以乘虚上冲心胸而发为"水心病"。当然，"水心病"虽重在心阳虚衰，与脾虚不能制水、肾虚不能主水亦有密切关系。用苓桂术甘汤治水气上冲证，若兼见胸中刺痛、控及后背，可去甘草加茜草、红花活血利水；兼血压高者，再加牛膝、益母草；若兼湿浊之邪蒙蔽，症见头重如裹、胸满似塞者，可去甘草、白术，加杏仁、薏苡仁；若水寒蒙蔽清阳，除心胸满闷外，更以头目眩晕为甚，可去甘草加泽泻、天麻等。

J074 發其汗不解，而反惡寒者，虛故也，芍藥甘草附子湯主之。不惡寒但熱者，實也，當和胃氣，宜小承氣湯。

S068 發汗，病不解，反惡寒者，虛故也，芍藥甘草附子湯主之。

S070 發汗後，惡寒者，虛故也。不惡寒，但熱者，實也，當和胃氣，與調胃承氣湯。《玉函》云，與小承氣湯。

【释义】

论发汗后，虚实两种不同的转归与证治。

太阳病，若汗出病解，恶寒当罢。"发其汗不解"，非指太阳病不解，而是汗后出现变证。"反恶寒"之"反"字，提示此汗后之"恶寒"与表证之"恶寒"机理不同，谓之"虚故也"，乃过汗伤阳，阳虚不能温煦。汗后阳虚，阴津亦必有匮乏，当伴见脚挛急、脉细微等症。阴阳两虚者，治用芍药甘草附子汤，益阴扶阳。以芍药味酸微苦，敛阴和营，炙甘草甘温和中，酸甘化阴；附子辛热，温经扶阳，合甘草则辛甘化阳，三药共奏阴阳双补之功。刘渡舟教授曾治一郭姓老年女性，左腿抽筋，每发于夜晚，疼痛难忍，时常汗出，汗出多时则恶寒，而抽筋反甚，脉沉弦，苔白滑；辨为荣卫俱虚、肝肾两伤之证；用芍药甘草附子汤两剂大减、四剂即痊愈。从本案可以发现"冷冷的抽筋"是芍药甘草附子汤证的辨证眼目。

宋本第182条云："阳明病，外证云何？答曰：身热，汗自出，不恶寒，反恶热也。"发汗后若不恶寒但热，是转属阳明，邪热伤阴，化燥成实，治用小承气汤调和胃气。与宋本将本条分作两条，实者治用"调胃承气汤"，《玉函》将其并作一条，对比求辨，意在说明病变分虚实，示人当辨证施治；按阳明病条文，调胃承气汤重在泄热，治蒸蒸发热、心烦，小承气汤治在腹满、大便硬，更符合"实"的病理特点。

J075 發汗，若下，病仍不解，煩躁，茯苓四逆湯主之。
S069 發汗，若下之，病仍不解，煩躁者，茯苓四逆湯主之。

【释义】

论汗下后，阴阳两虚烦躁的证治。

发汗太过则伤阳，攻下不当易伤阴，若先汗而后下，则阴阳两伤。太阳与少阴互为表里，太阳病误治，可虚其少阴。少阴为水火之脏，汗下之后，阴阳两伤，水火失济，故见昼夜烦躁不安。茯苓四逆汤，以四逆汤温经回阳，加人参益气生津，茯苓宁心安神定魄，诸药共奏扶阳救阴之功。据仲景药法，水停心下、悸动不安常用茯苓，气阴两亏，则用人参；由此观之，本方与四逆汤相比，更兼气阴两亏，水停心下，是其征也。

J076 太陽病，發汗後，大汗出，胃中乾，煩躁不得眠，其人欲引水，當稍飲之，令胃中和則愈。若脉浮，小便不利，微熱消渴者，與五苓散主之。

S071 太陽病，發汗後，大汗出，胃中乾，煩躁不得眠，欲得飲水者，少少與飲之，令胃氣和則愈。若脉浮，小便不利，微熱消渴者，五苓散主之。

【释义】

论太阳病发汗后，胃中津液不足的调护与阳虚蓄水的证治。

太阳病发汗太过，"胃中干"者，乃胃中津液匮乏，这属于病机诊断，其症必见口渴思水，甚至因津亏导致烦躁不得安宁。"当稍饮之"指让病人逐渐地饮水，滋润胃燥，待津液恢复，其病自愈。盖发汗后口渴，虽重在津亏失润，实际上胃阳必然也有所损伤，若图一时之快而暴饮，恐气化不及，以致胃中停饮。

《素问·经脉别论》云："饮入于胃，游溢精气，上输于脾，脾气散精，上归于肺,通调水道,下输膀胱。"《素问·灵兰秘典论》云:"膀胱者,州都之官,津液藏焉,气化则能出矣。"论水液代谢与脾气转输、肺气通调、肾阳温化、膀胱气化等密切相关。若脉浮、发热,为表邪仍在。渴思饮水,饮不得解,小便不利,则非津亏失润,而是膀胱气化失司所致。本证外有太阳表邪未尽,内有水蓄下焦,故用五苓散外疏内利,表里双解。五苓散中以茯苓、猪苓、泽泻淡渗利水;白术助脾气之转输,使水精得以四布。桂枝辛温通阳化气,兼解肌祛风。以白饮和服,多饮暖水,可助药力以行津液而散表邪。本方通阳化气以利水道,水气去而外窍得通,故《可发汗病脉证并治》篇谓其"利小便,发汗"。

五苓散临床应用广泛,除膀胱蓄水外,《金匮要略》以其加茵陈名茵陈五苓散,治寒湿发黄证。现今临床拓展用于气化失司、局部停水的病证,如脑积水、关节腔积水、视网膜或球结膜水肿、内耳迷路水肿导致的眩晕等,以及气化失司的尿崩证。若湿郁兼热,症见小便不利、烦热而渴者,可加寒水石、滑石、生石膏,名桂苓甘露饮;以肉桂易桂枝加人参,名春泽汤,治阳虚水停、正气虚损、心功能不全兼小便不利者。若兼湿浊内蕴,症见胃脘胀满、气痞不行、小便不利、舌苔厚腻者,可与平胃散合用,名胃苓汤,渗湿和胃,消导宽中。若素体阳虚,寒湿困阻或下溜者,症见腰冷沉重、腿脚冷而酸重、小便不利,加苍术、附子成苍附五苓散,温阳逐湿。

J077 發汗後,脉浮而數,煩渴[1]者,五苓散主之。
S072 發汗已,脉浮數,煩渴者,五苓散主之。

【校注】

[1] 烦渴:《周礼·秋官·司隶》:"邦有祭祀宾客丧纪之事,则役其烦辱之事。"《经籍纂诂》释云:"烦,犹剧也。"引申为严重、厉害、剧烈等意。烦渴,即剧烈口渴,与上文"消渴"义近。

【释义】

补述五苓散证的脉症特点。

此条承上文而言，上条脉浮微热，本条脉浮数，自当微热；上条消渴，此言烦渴，烦，犹剧也，其义相近。所不同者，无"小便不利"也。验之临床，五苓散既治小便不利，亦主小便频数，皆因膀胱气化不利所致。故仍用五苓散，温阳化气行水，兼以解表。

J078 傷寒，汗出而渴者，五苓散主之。不渴者，茯苓甘草湯主之。

S073 傷寒汗出而渴者，五苓散主之；不渴者，茯苓甘草湯主之。

【释义】

论伤寒兼里水的不同证治。

上二条言太阳病发汗后，脉浮或脉浮数，汗出，消渴或烦渴，小便不利，治以五苓散；本条但言"汗出而渴"是为省文。而对于茯苓甘草汤证，仅言"不渴"，是与五苓散证相对比，茯苓甘草汤证应具备五苓散证除"不渴"外的其他见症。五苓散证之口渴，是气化不利，水饮内停，气不化津，故用茯苓、猪苓、泽泻、配伍重在利水，配白术助脾运水散精，桂枝通阳化气兼以解表。茯苓甘草汤证见不渴则气不化津病势轻微，水饮内停较轻，故仅用茯苓配桂枝健脾通阳行水，用生姜、桂枝、甘草调和营卫，解表散邪。对此，王晋三注曰："茯苓甘草汤，治汗出不渴，其义行阳以统阴，而有调和营卫之妙。甘草佐茯苓，渗里缓中并用，是留津液以安营；生姜佐桂枝，散外固表并施，是行阳气而实卫，自无汗出亡阳之虞矣。"

J079 中風發熱，六七日不解而煩，有表裏證，渴欲飲水，水入即吐，此爲水逆，五苓散主之。

S074 中風發熱，六七日不解而煩，有表裏證，渴欲飲水，水入則吐者，名曰水逆，五苓散主之。

【释义】

论蓄水重证的证治。

中风发热六七日不解，邪气随经入腑，而成经腑俱病，故云"有表里证"。有表证，当见发热、汗出、脉浮或脉浮数等，本条不言，是为省文。里证者，渴欲饮水，水入则吐，即水逆也。上两条谓小便不利是水蓄于下；本条水入则吐，乃水停心下；综合分析，可见五苓散证非独膀胱蓄水，甚或水停三焦。五苓散以泽泻、猪苓、茯苓渗水于下；茯苓、白术健脾运水于中；桂枝既能温阳化气、兼开表于上；肺、脾、肾三焦同治，辅以多饮暖水，内利外疏，表里双解。

J080 未持脉時，病人叉手自冒心，師因教試令欬而不即欬者，此必兩耳聾無聞也。所以然者，以重發其汗，虛故也。

J081 發汗後，飲水多者必喘，以水灌之亦喘。

S075 未持脉時，病人手叉自冒心，師因教試令欬而不欬者，此必兩耳聾無聞也。所以然者，以重發汗，虛故如此。發汗後，飲水多必喘，以水灌之亦喘。

【释义】

论重发汗，心肾阳虚则心悸耳聋，调护不当可作喘。

"未持脉时，病人手叉自冒心"即病人双手交叉护持心胸，从望诊可知为心阳不足。"师因叫试令咳而不即咳，此必两耳无所闻也"，是从问诊辨证汗后阳虚。盖心寄窍于耳，肾开窍于耳。发汗太过，心肾阳虚，精气不能上注于耳，故云"以重发其汗，虚故也"。本条提出耳聋从心论治，对临床具有启发。

汗后阳虚津亏，口渴而欲饮水自救，但宜稍稍与之饮，谨防暴饮冷水，气化不及，导致心下寒饮停聚。手太阴肺脉起于中焦，下络大肠，还循胃口，上膈属肺。胃中停饮循经上迫于肺，肺失宣降故喘，此即"饮水多必喘"之机。汗后以水洗浴，肤表受寒，从皮毛内舍于肺，肺失宣降，亦可致喘。二者合看，即"形寒饮冷则伤肺"之意。

J082 發汗後，水藥不得入口爲逆。

【释义】

继论阳虚水停证，不可发汗。

"发汗后，水药不得入口为逆"句，是承上两条继论阳虚水停之证。与桂枝去桂加茯苓白术汤证合参可知，水饮内停，阻滞太阳经脉不利，可见"翕翕发热""头项强痛"等类太阳表证，故仲景反复以反汗后"饮水多必喘""水药不得入口为逆"强调表证兼里饮，切不可迳用发汗，否则更虚弱阳，扰动水邪。清代医家程郊倩谓"此属胃阳素虚，夙有寒饮"，治宜理中丸或吴茱萸汤合小半夏汤等。

J083 發汗吐下後，虛煩不得眠，劇者反復顛倒，心中懊憹，梔子豉湯主之。若少氣，梔子甘草豉湯主之。若嘔，梔子生薑豉湯主之。

S076 發汗後，水藥不得入口爲逆，若更發汗，必吐下不止。發汗吐下後，虛煩不得眠，若劇者，必反復顛倒，心中懊憹，梔子豉湯主之；若少氣者，梔子甘草豉湯主之；若嘔者，梔子生薑豉湯主之。

【释义】

论热郁胸膈的栀子豉汤证其加减法。理解本条，关键在于"虚烦"与"懊憹"。

关于虚烦，厥阴病篇第375条云："下利后更烦，按之心下濡者，为虚烦也，宜栀子豉汤。"可见，从病位上讲，既有心胸、胸膈，亦涉及"心下"，即胃脘部；从病性来看，不仅有热邪内扰导致的自觉心烦闷乱感，且具有"按之濡"的特征，即邪热并未与有形病理产物互结成"实"。成无己《伤寒明理论》云："虚烦之状，心中愠愠然欲吐，愦愦然无奈，欲呕不呕，扰扰乱乱，是名烦也，非吐则不能已也。"从"欲吐""欲呕""非吐则不能已"，结合方后"得吐者，止后服"，可见虚烦之状，不仅指心胸烦闷，更指胃脘嘈杂、恶心之感。"不得眠"非指不能睡眠，而是不得安宁、坐卧不宁之状。

关于懊憹，《素问·六元正纪大论》："目赤心热，甚则瞀闷懊憹，善暴死。"宋代朱肱《酒经》卷上："北人不善偷甜，所以饮多令人膈上懊憹。"可见懊憹有烦心热燥，闷乱不宁之意。此外，《伤寒论·辨不可发汗病脉证并治》云："伤寒头痛，翕翕发热，形象中风，常微汗出，自呕者，下之益烦，心懊憹如饥。"《金匮要略·黄疸病脉证并治第十五》篇，酒疸症见"心中如啖蒜齑状"，尤在泾注云"如懊憹之无奈也"；《金匮要略·五脏风寒积聚病脉证并治第十一》云："心中寒者，其人苦病心如啖蒜齑状"，周杨俊释曰："其苦病啖啖蒜状，正形容心中懊憹，不得舒坦，若为辛浊所伤也。"尤在泾注云："心中如啖蒜者，寒束于外，火郁于内，似痛非痛，似热非热，懊憹无奈，甚者心背彻痛也。"懊憹之状，同时亦指严重的胃脘嘈杂，并伴有辛辣灼热之感。

综上，本条所言虚烦、懊憹虽程度有轻重之分，但均既指心胸烦闷不宁，又言胃脘恶心、嘈杂之感，其病机均为汗、吐、下之后，无形邪热内郁所致。火郁当清之、发之，故用栀子豉汤清宣郁热以除烦。方用栀子十四枚，经实测重约12克。《神农本草经》谓其："味苦寒，主五内邪气，胃中热气面赤，酒炮，皶鼻，白癞，赤癞，疮疡。"《名医别录》云其"大寒，无毒。主治目热赤痛，胸心大小肠大热，心中烦闷，胃中热气。"豆豉四合，实测重约48克。《名医别录》谓其："味苦、寒，无毒。主治伤寒，头痛寒热，瘴气恶毒，烦躁满闷，虚劳喘息，两脚疼冷，又杀六畜胎子诸毒。"栀子苦寒下行，豆豉熟而轻浮，二药相伍，清中有宣，宣中有降，为清宣法代表方剂；豆豉用量四倍于栀子，既能载栀子上行以清热，又可清太阳浮游之热，善疗火郁胸膈、胃脘之虚烦、懊憹。方后注云："得吐者，止后服"，非言本方为催吐之剂，实为药后祛邪外出，胸膈之火郁得宣，而呈吐而作解之机转。

若兼见气息不足者，可加甘草益气，即栀子甘草豉汤；因少气属虚，本应以参、芪温补益气，然胸膈郁热，参芪有助热之弊，故用栀子豉汤清宣郁热，加甘草味甘性平，益气而不助热，但临床又宜灵活对待，可佐以太子参、仙鹤草等补气而不助热。若呕者，加生姜以和胃止呕，即栀子生姜豉汤。盖呕者，是火热内郁，迫使水饮上逆，故用栀子豉汤宣泄火郁，加生姜降逆止呕，和胃散饮。以上三方皆用栀子开郁而不用黄连，对后世组方治疗火郁证，颇有启发，如治肝郁血热，用逍遥散加丹皮、栀子，以清宣郁热。又如越鞠丸疗气、血、痰、火、湿、食六种郁证，亦用栀子清火热之郁。

J084 發汗，若下之，煩熱胸中窒者，梔子豉湯主之。

S077 發汗，若下之而煩熱，胸中窒者，梔子豉湯主之。

【释义】

论汗下后烦热而胸中窒的证治。

关于胸中窒，张锡驹曰："窒，窒碍而不通也。热不为汗下而解，故烦热。热不解而留于胸中，故窒塞而不通也。"方有执亦云："窒者，邪热壅滞而窒塞，未至于痛而比痛轻也。"可见，胸中窒即胸脘有堵塞憋闷感。其病机虽比前条有所偏重，仍以火郁胸膈为本，故仍用梔子豉汤，升降上下，清宣郁热。

J085 傷寒五六日，大下之後，身熱不去，心中結痛，此爲未解，梔子豉湯主之。

S078 傷寒五六日，大下之後，身熱不去，心中結痛者，未欲解也，梔子豉湯主之。

【释义】

论热郁胸膈而心中结痛的证治。

伤寒五六日，言"大下之后"，可知当有可下之征；"身热不去"，即外有邪热，则邪热未尽入里成实。"心中结痛"，言病位在胸膈，较之阳明腑实偏上；"身热不去"与"心中结痛"并论，示人与热盛结胸之水热或痰热互结于胸膈之疼痛、甚或从心下至少腹硬满而痛不可近，病情为轻。与上条合看，从"虚烦不得眠""反复颠倒，心中懊憹"到"胸中窒"与"心中结痛"，反映了邪热郁闭胸膈，由气至血、从无形邪热渐至有形实结的动态变化过程。其治均用梔子豉汤者，除病机均属火热内郁外，亦有轻可去实之义。盖豆豉后下，取其气锐，可散浮游之热；栀子苦寒内以清泄郁火，兼有凉血之功；二者相伍，调气以行血，气行则血行。需要指出的是，临证又可据证酌加桔梗、枳壳、丹参等理气活血之品，获效更捷。

J086 傷寒下後，煩而腹滿，臥起不安，梔子厚朴湯主之。

S079 傷寒下後，心煩腹滿，臥起不安者，梔子厚朴湯主之。

【釋義】

论伤寒下后，热郁胸膈兼腹满的证治。

伤寒下后，热郁胸膈而心烦；累及脘腹，气机壅滞则胀满、卧起不安，比无形邪热郁扰胸膈的栀子豉汤证更进一层；不见腹痛拒按、大便不通等，提示邪热尚未与有形实邪相结，病证轻于阳明腑实的承气汤证。栀子厚朴汤即栀子豉汤、小承气汤之合方加减而成，不用豆豉者，盖邪入里较深，故不用香豉之宣透达表；去大黄者，乃虽有腹满而未至阳明腑实。以栀子苦寒清热除烦，厚朴、枳实理气宽中、行气除满，柯韵伯谓其为"两解心腹之妙剂也。热已入胃则不当吐，便未燥硬则不可下，此为小承气之先着"。

J087 傷寒，醫以圓[1]藥大下之，身熱不去，微煩，梔子乾薑湯主之。

S080 傷寒，醫以丸藥大下之，身熱不去，微煩者，梔子乾薑湯主之。

【校注】

[1] 圆：南宋避宋钦宗赵桓讳，改"丸"为"圆"。

【釋義】

论上焦有热、中焦有寒的证治。

《素问·六元正纪大论》云："发表不远热，攻里不远寒。"太阳伤寒，用丸药大下之，虚寒留中可知。脾阳受损，运化失司，当有腹满、便溏下利诸症。身热不去、微烦者，乃郁热未解。证属邪热郁扰胸膈，兼中阳不足，故用栀子清热除烦，倍干姜以温中散寒，寒因热用，热因寒用，为寒热并用而不悖之法。与上条合参，可见伤寒误下，引发变证，有虚寒和实热之分，正所谓"实则阳明，虚则太阴"，对比发明，强化辨证论治思维。

J088 凡用梔子湯證，其人微溏者，不可與服之。

S081 凡用梔子湯，病人舊微溏者，不可與服之。

【释义】

论栀子诸汤禁例。

"凡用栀子汤证"概括了栀子豉汤、栀子甘草豉汤、栀子生姜豉汤、栀子厚朴汤等诸栀子剂，与宋本相比，《玉函》本条以"汤证"言，突出了《伤寒论》"汤证一体"的辨证思想。"旧微溏"，指平素大便本自溏薄，为里虚而寒湿也。诸栀子剂皆用苦寒之栀子，与之，恐药后乘虚下泄而不能上达，且有伤阳气而滑大肠之弊，故不可妄投。临证可仿栀子干姜汤法，寒热并用。

J089 太陽病，發其汗而不解，其人仍發熱，心下悸，頭眩，身瞤而動，振振欲擗地[1]者，真武[2]湯主之。

S082 太陽病發汗，汗出不解，其人仍發熱，心下悸，頭眩，身瞤動，振振欲擗地者，真武湯主之。

【校注】

[1] 振振欲擗地："擗"同"躄"，仆倒之意。振振欲擗地，即肢体颤动欲仆倒于地。

[2] 真武："真"，《千金翼方》卷十第十二作"玄"。按四神旧名当为"玄武"，宋真宗追尊圣祖赵玄朗，讳"玄"字改为"真武"。

【释义】

论太阳病发汗，成肾阳虚水泛的证治。

太阳与少阴互为表里，若发汗太过，可导致少阴肾阳虚衰。"不解"者，乃病不解，非指太阳病。肾主水，肾阳虚衰，气化不利则水饮内停，制水无权则寒水之气得以上乘而心下悸动不安。水气泛溢，上蒙清窍而头眩，甚或站立不稳，摇动欲倒；水渍筋脉，肌肉失养而振动不安。至于发热，注家纷纭，有表不解、虚阳外越等之说。但从真武汤功效来讲，其既无解表之功，又无回阳之效，故以上两说皆欠公允。

理解本条，可结合桂枝去桂加茯苓白术汤证综合分析。本条所论之原发病，虽云"太阳病"，亦可为太阳病类似证，如桂枝去桂加茯苓白术汤证所述，本属脾虚水饮内停，壅遏太阳经腑之证。发热者，水郁经脉不利也，刘渡舟教授谓之为"水郁发热"。误从表发汗，虽汗出而病不解，更因辛温发汗而虚其阳、动其水而致"心下悸，头眩，身瞑动，振振欲擗地"，这种转归与第67条苓桂术甘汤证，发汗后"身为振振摇"相似。

肾阳虚衰不能制水，水寒之气或上或下，或表或里，甚或充斥周身，其势浩浩荡荡莫之能御，故称为"阳虚水泛证"。治用真武汤，扶阳以镇水。真武汤，亦名玄武汤。玄武为坐镇北方水神，故以之命名。方中附子温肾助阳，以化气利水，兼暖脾土，以温运水湿；白术健脾燥湿利水，术附相伍，脾肾通补以制水，并可温经散寒除湿；茯苓淡渗，协白术以利水渗湿，使水邪从小便去；生姜辛温，配附子扶阳消阴以散水邪；芍药养血和营而利小便，并能敛阴舒筋以解筋肉瞑动，兼制约姜、附之辛热，使之温经散寒而不伤阴。五药相配，具有扶阳祛寒镇水之功，是温阳利水兼和营利水的代表方剂。

J090 咽喉乾燥者，不可發其汗。
S083 咽喉乾燥者，不可發汗

【释义】

论阴津不足，禁用辛温发汗。

咽喉为肺胃之门户，为三阴经脉所循之处，为"诸阴之所聚"。若咽喉干燥，多为精血虚少，不能上滋所致。此时若见表证，亦不可径用辛温发汗。若强发汗，津亏血枯，易致咽痛、吐脓血之变等。《通俗伤寒论》载加减葳蕤汤（玉竹、淡豆豉、大枣、葱白、炙甘草、桔梗、薄荷、白薇），用于阴虚之体感冒风温，以及冬温之咳嗽、咽干、痰结之证，可补《伤寒论》之不足。此外，阳虚气化不利或热盛津亏或痰瘀互阻或气机阻滞等亦可导致津液不能上承而出现咽喉干燥，此属内伤杂病范畴，若外见表证，亦当辨证施治，不可径用发汗。

J091 淋家，不可發汗，發其汗必便血。

S084 淋家，不可發汗，發汗必便血。

【释义】

论下焦湿热阴伤，禁用辛温发汗。

淋病指小便淋沥不尽，尿频、尿急、尿痛的一种病证。巢元方《诸病源候论》谓："诸淋者，由肾虚而膀胱热故也。"指出淋病多属下焦湿热，肾阴亏虚。淋家即久患淋病之人，虽有表证，亦不可辛温发汗。否则不唯外邪不解，反增膀胱蓄热，耗伤肾阴，邪热迫血妄行，从小便出而为尿血，如少阴病篇第 284 条云"少阴病，咳而下利，谵语者，被火气劫故也，小便必难，以强责少阴汗也。"

【按语】

《中医内科学》将淋证分热淋、气淋、石淋、血淋、膏淋、劳淋等，有膀胱湿热、肝失疏泄、脾肾亏虚等证候类型，现代医学的泌尿系感染、泌尿系结石、乳糜尿等可参考辨治。需要指出的是，急性肾盂肾炎除出现尿频、尿急、尿痛等膀胱刺激征，及腰痛或下腹部疼痛等泌尿系统症状外，因感染常见寒战、发热、头痛、恶心、呕吐、食欲不振等，切不可误作外感表证而妄行发汗解表。

J092 瘡家，雖身疼痛，不可攻其表，汗出則痓 [1]。

S085 瘡家，雖身疼痛，不可發汗，汗出則痓。

【校注】

[1] 痓：宋本为"痙"。误。

【释义】

论疮家禁汗，及误汗的变证。

疮家指久患疮痛溃疡者，其营卫气血不足可知。身疼痛，代指表证。此类患者虽有外感，亦不可直接辛温发汗。盖汗血同源，疮家营血本虚，误汗必更虚，筋脉失养而肢体强直拘急，甚或口噤不开，角弓反张。

J093 衄家，不可攻其表，汗出必额上促急而紧[1]，直视不能眴[2]，不得眠。

S086 衄家，不可發汗，汗出必額上陷脉急緊，直視不能眴，不得眠。

【校注】

[1] 促急而紧：宋本、成无己《注解伤寒论》作"陷脉急紧"。

[2] 直视不能眴：即目睛呆滞，转动不灵活。"眴"同"瞬"，即眨眼。

【释义】

论阴血亏虚，禁用发汗。

衄家，指经常鼻衄之人，多因阳经有热动血所致，久则必致阴血亏虚。故衄家虽有表证，亦不可直接发汗。足太阳膀胱之脉，起自目内眦，上额交巅。已脱血而复汗之，津液枯竭，筋脉失养而额上脉络紧急；阴精不能上注于目则血不养目则目睛呆滞，转动不灵活；血不奉心，神不守舍则寐不得安。

J094 亡血家，不可攻其表，汗出則寒栗而振。

S087 亡血家，不可發汗，發汗則寒栗而振。

【释义】

以亡血家为例，再论血虚者禁汗。

亡血家，泛指平素经常失血之人。汗血同源，夺血者无汗，夺汗者无血。亡血家多气血两亏，汗源不充，阳气亦不充沛。若误用辛温发汗，必致阴阳更虚，筋脉失却温养，故寒栗振战。

J095 汗家，重發其汗，必恍惚心亂，小便已，陰疼，與禹餘糧圓。

S088 汗家，重發汗，必恍惚心亂，小便已，陰疼，與禹餘糧丸。

【释义】

以汗家为例，论气血两虚者禁汗。

汗家，指平素体虚，容易出汗之人，无论自汗、盗汗，其人必阴阳失衡。心主血，汗为心之液。若误用辛温发汗，必致气血更亏，遂至心失所主，神恍惚而多心慌之象。心与小肠相表里，心液虚而小肠之水亦竭，虚火下注，热灼尿道则小便已而尿道涩痛。禹余粮丸，原方未见。禹余粮，性寒味甘咸而涩，可止血、涩肠，推知本方应有敛阴清热、固涩止血之效。

J096 病人有寒，復發其汗，胃中冷，必吐蚘。

S089 病人有寒，復發汗，胃中冷，必吐蚘。

【释义】

论脏有寒者，不可发汗。

病人有寒，即素体阴寒痼冷者。虽有表证，亦不可单纯发汗。感受外邪，治当温中解表，如桂枝人参汤、小建中汤、理中汤、四逆辈等皆可施用。若误发其汗，阳气外泄，肠胃更虚，阴寒内盛，若肠道素有蛔虫，因脏寒而动，可见吐蛔。

J097 本發汗而復下之，爲逆；先發汗者，治不爲逆；本先下之，而反汗之，爲逆；先下之者，治不爲逆。

S090 本發汗，而復下之，此爲逆也；若先發汗，治不爲逆。本先下之，而反汗之，爲逆；若先下之，治不爲逆。

【释义】

论表里先后的治法。

先表后里，仲景定法。如第 106 条桃核承气汤证云"其外不解者，尚未可攻，当先解其外，外解已，但少腹急结者，乃可攻之。"但里急者，又当先行攻下，故此条有"本先下之"之谓，如第 124 抵当汤证云："太阳病六七日，表证仍在，脉微而沉，反不结胸，其人发狂者，以热在下焦，少腹当硬满，小便自利者，下血乃愈，抵当汤主之。"程郊倩注曰："大凡治伤寒之法，表证急者即宜汗，里证急者即宜下，不可拘于先汗而后下。汗下得宜，治不为逆。"甚合仲景本意。

J098 傷寒，醫下之，續得下利，清穀 [1] 不止，身體疼痛，急當救裏，後身疼痛，清便自調 [2]，急當救表，救裏宜四逆湯，救表宜桂枝湯。

S091 傷寒，醫下之，續得下利，清穀不止，身疼痛者，急當救裏；後身疼痛，清便自調者，急當救表。救裏宜四逆湯，救表宜桂枝湯。

【校注】

[1] 清谷：清，同"圊"，即厕所。引申为动词，即入厕。清谷即泻下不消化食物。

[2] 清便自调：指大便正常。

【释义】

论表证误下，表未解、下利清谷的治法。

伤寒下后，若从阳化热，乘虚入里，可致协热下利；若其人脏虚寒，则为下利清谷。身疼痛者，邪仍在表也。然脏气未充，无以为发汗散邪，故当先以温药舍表而救里，方如四逆汤，药后大便正常，里气已固而表未除，则又以桂枝汤辛甘发散为急，以防表邪入里而变生他证。上条论先表后里为治法之常，本条则言里虚之人又当先里后表，示人当知常达变。

J099 病發熱頭痛，脉反沉，若不瘥 [1]，身體更疼痛，當救其裏，宜四逆湯。

S092 病發熱頭痛，脉反沉。若不差，身體疼痛，當救其裏。

[1] 瘥:同"差"。《方言》:"南楚疾愈,或谓之差,或谓之间,或谓之知,通语也。或谓之慧,或谓之了,或谓之廖,或谓之除。"

【释义】

论表里同病,先里后表的治法。

发热头痛,为太阳表证,其脉当浮。若见沉脉,沉以候里,脉症不符,故曰"反"。病证属太阳,脉象提示病在少阴,此即太少两感,宜发汗、温经并行,治宜麻黄细辛附子汤或麻黄附子甘草汤。"不差者",谓以汗药发之而不愈,以其里虚寒,无以为发汗散邪。"身体更疼痛"句,以"更"字说明其贯穿发病全过程,经发汗治后,反有突出或加重之势。证以里阳虚衰为急,故先用四逆汤舍其表而救其里。

J100 太陽病,先下之而不愈,因復發其汗,表裏俱虛,其人因致冒,冒家當汗出自愈,所以然者,汗出表和故也。裏未和,然後復下之。

S093 太陽病,先下而不愈,因復發汗,以此表裏俱虛,其人因致冒,冒家汗出自愈。所以然者,汗出表和故也。裏未和,然後復下之。

【释义】

论太阳病汗下失序而致眩冒的证治。

太阳表证,汗下失序,正气受损,表邪未解,阳气拂郁在上,故头目昏冒。汗出,则表邪出,阳气通达,故曰"汗出自愈"。当然,或未能得汗而解,亦可考虑微汗法或扶正解表;此外汗下不当,正气欲脱,时时自冒者,绝不可误作"汗出自愈"。

J101 太陽病未解,脉陰陽俱停[1],必先振汗而解。但陽微者[2]先汗之而解,陰微者[3]先下之而解,汗之宜桂枝湯,下之宜承氣湯。

S094 太陽病未解,脉陰陽俱停─作微,必先振栗汗出而解。但陽脉微者，先汗出而解，但陰脉微—作尺脉實者，下之而解。若欲下之，宜調胃承氣湯。

【释义】

论凭脉判断战汗自愈之机或从汗下而解。

太阳病未解，应见浮脉。若病人平素正气较弱，正与邪争，抗邪外出，营卫之气一时郁聚不得外达，脉象则闭伏不显，此时乃欲汗之机，待正气蓄积，郁极而发，祛邪外出之时，必作振栗汗出而解，脉搏亦随之恢复。阳脉，即寸脉。阴脉，即尺脉。阳脉微，即寸脉微微而见（较关、尺脉隐伏而言），则知病势向外，当汗出而解。尺脉微，即尺脉微微而见（较寸、关脉隐伏而言），知病势向内，当下利作解。若需攻下者，宜于汗后以调胃承气汤轻下里热，以和胃气。

J102 血弱氣盡，腠理開，邪氣因入，與正氣相搏，結於脅下，正邪分爭，往來寒熱，休作有時，嘿嘿不欲食，藏府相連，其痛必下，邪高痛下，故使嘔也，小柴胡湯主之。

J103 服柴胡湯已，渴者，此爲屬陽明，以法治之。

S097 血弱氣盡，腠理開，邪氣因入，與正氣相搏，結於脅下。正邪分爭，往來寒熱，休作有時，嘿嘿不欲飲食。藏府相連，其痛必下，邪高痛下，故使嘔也—云藏府相連，其病必下，脅膈中痛。小柴胡湯主之。服柴胡湯已，渴者屬陽明，以法治之。

以上两条论小柴胡汤证的病机及转属阳脉的证治。

"血弱气尽，腠理开"言气血虚弱之人，肌腠疏松，卫阳不固，邪气易乘虚而入，结于胁下。胁下者，少阳之募也。少阳受邪，正邪交争故往来寒热、休作有时、胸胁苦满、默默不欲饮食。"脏腑相连者"，指肝胆与脾胃生理上相互联系，病理上相互影响。若肝木乘脾，脾络不和，则为腹痛；若胆热犯胃，胃失和降，则为呕逆。从部解剖位置来看，胆与两胁之位高，腹与脾胃位于下；从病机而言，病所来处为"邪高"，病所结处为"痛下"。上述诸证，皆由邪入少阳，枢机不利所致，故治用小柴胡汤为和解少阳。服柴胡汤后，若口渴欲饮，是里热炽盛，病由少阳转属阳明。但阳明病由热证、实证治分，治疗有清、下之别，方如白虎、承气辈，宜据病证施治，故曰"依法治之"。

J104 得病六七日，脉迟浮弱，恶风寒，手足温，醫二三下之，不能食，其人胁下满痛，面目及身黄，颈项强，小便難，與柴胡湯後，必下重。本渴飲水而嘔，柴胡湯不復中與也，食穀者噦。

S098 得病六七日，脉迟浮弱，恶风寒，手足温。醫二三下之，不能食，而胁下满痛，面目及身黄，颈项强，小便難者，與柴胡湯後，必下重。本渴飲水而嘔者，柴胡湯不中與也，食穀者噦。

【释义】

论太阳表证兼太阴虚寒误下、误用柴胡剂的转归。

第 278 条云："伤寒脉浮而缓，手足自温者，系在太阴。"本证"恶风寒"与"脉迟浮弱""手足温"并见，当是太阳表证兼太阴虚寒，治宜温中解表，方如桂枝加人参汤；或先用理中汤温里，再用桂枝汤解表。但屡用攻下，脾阳被伤，而出现一系列变证。脾虚失运，则不能食；水湿停聚，阻滞经脉则胁下满痛、颈项强；寒湿瘀阻，胆汁泛溢周身则面目及身黄；脾阳虚衰，气化失司，水湿不行则小便难。治当温中散寒除湿。以上诸症，不欲饮食、胸胁满痛、颈项强、小便难亦可见于小柴胡汤证，如"伤寒四五日，身热恶风，颈项强，胁下满，手足温而渴者，小柴胡汤主之"。小柴胡汤虽有人参、甘草、大枣健脾益气，但柴、芩苦寒，不利于脾阳，反致中气下陷，而泄利下重。"本渴饮水而呕，柴胡汤不复中与也，食谷者哕"是对前文误"与柴胡汤"的注文，强调太阴寒湿禁用小柴胡汤。盖饮水而呕者，水停心下也。如《金匮要略·呕吐哕下利病脉证治第十七》云："先渴却呕者，为水停心下，此属饮家"。饮在心下，则食谷则哕，正所谓"诸呕吐，谷不得下者，小半夏汤主之"是也，从自非小柴胡汤之所治。

【按语】

本条所论为小柴胡汤证之疑似证，不可用小柴胡汤治疗，故后世多将本条作小柴胡禁例讲。与第101条"伤寒中风，有柴胡证，但见一证便是，不必悉具"合参，此条症见"不能食""胁下满痛""颈项强""小便难"等，与小柴胡汤主治病证颇为相似，但仍不可用小柴胡汤治疗，提示临床应用经方，当据脉症辨病机，绝非据"症状"施治。所谓"方证相应"者，亦指处方与其所主治病证的病机相契合，固非"症状"或"体征"。此外，吴鞠通《温病条辨·下焦篇》第41条云"伏暑、湿温，胁痛，或咳，或不咳，无寒，但潮热，或竟寒热如疟状，不可误认柴胡证，香附旋覆花汤主之；久不解者，间用控涎丹。"论外邪引动内饮胁痛，不可误认为柴胡证。与本条合参，可补小柴胡汤证之不逮。

J105 中風五六日，傷寒，往來寒熱，胸脅苦滿，嘿嘿不欲飲食，心煩喜嘔，或胸中煩而不嘔，或渴，或腹中痛，或脅下痞堅，或心中悸、小便不利，或不渴，外有微熱，或欬，小柴胡湯主之。

S096 傷寒五六日，中風，往來寒熱，胸脅苦滿，嘿嘿不欲飲食，心煩喜嘔，或胸中煩而不嘔，或渴，或腹中痛，或脅下痞鞕，或心下悸、小便不利，或不渴、身有微熱，或欬者，小柴胡湯主之。

【释义】

论小柴胡汤证治及其加减应用。

病始于伤寒或中风，数日之后，太阳证罢，邪传少阳，枢机不利，正邪纷争，正胜则热，邪胜则寒，寒热交作，谓之"往来寒热"。正邪纷争，少阳经脉不利，则胸胁满闷。肝胆气郁，疏泄失职，情志不舒则表情默默而寡言；木郁乘土，脾胃不和则不欲饮食，胃气上逆则呕。胆火内扰则心烦。以上诸症皆由少阳枢机不利所致，治当和解，主以小柴胡汤，以运转枢机，调达内外。

小柴胡汤为和解少阳之主方。柴胡，《神农本草经》谓"苦平，主心腹，去肠胃中结气，饮食积聚，寒热邪气，推陈致新。"《名医别录》载其除伤寒心下烦热，诸痰热结实，胸中邪逆，五脏间游气，大肠停积水胀。仲景用柴胡旨在清热、开结、宣发、祛邪以达外。黄芩，《神农本草经》云其主诸热黄疸、肠澼下利，逐水；《名医别录》疗痰热，胃中热，小腹绞痛，消谷，利小肠。仲景在本方用黄芩意在清泄内热。半夏开结下气，与生姜相伍散饮止呕；人参主补五脏，配炙甘草。大枣健脾益气扶正。全方寒温并用，攻补兼施，不仅和解少阳，而且疏理肝胆脾胃，通利三焦，宣通内外，融祛邪扶正、木土同治为一体。去滓再煎，使其药性合和，以利于和解。

邪犯少阳，枢机不利，可影响表里内外，上中下三焦，方后例举七个或然证，均以小柴胡汤化裁为治。胸中烦而不呕者，邪聚于膈而不上逆也，热聚则不得以甘补，不逆则不必以辛散，故去人参半夏，加栝楼实之寒，除热而荡实。渴者，乃胆火内盛，津伤气燥，故去半夏之温燥，而加人参之甘润，栝楼根之凉苦，以清热生津。若腹中痛，属肝木乘土，脾络不和；黄芩苦寒，不利脾阳；芍药酸寒，能土中泻木，去邪气止腹痛。胁下痞硬者，为邪聚少阳之募；故去甘壅之大枣，加牡蛎咸以软坚，王好古云"牡蛎以柴胡引之，能去胁下痞也"。心中悸，小便不利者，水饮蓄而不行也，故去苦寒之黄芩，加茯苓淡渗利水。不渴，外有微热者，里和而表未解也，故不取人参补里，而用桂枝以解外。咳者，肺寒气逆也。经云"肺苦气上逆，急食酸以收之"，又云"形寒饮冷则伤肺"，故加五味子酸收逆气，干姜温肺化饮；参枣甘壅，不利水；生姜辛散，不利于气逆，故去之。

J106 伤寒四五日，身热恶风，颈项强，胁下满，手足温而渴，小柴胡汤主之。

S099 伤寒四五日，身热恶风，颈项强，胁下满，手足温而渴者，小柴胡汤主之。

论小柴胡汤可治三阳合病。

伤寒四五日，身热恶风，知太阳表证未罢。胁下满，则少阳病证已显。足太阳之脉循头下项行身之后，足少阳之脉循颈行身之侧，足阳明之脉下颈，行身之前，邪在三阳，经气不利，故颈项强。手足温者，在三阴病属阳气已虚衰但不至重笃，故不厥逆而温，如太阴病可见手足自温；今少阳病见手足温，系阳气不达或阳气有所虚衰，病由表入里之象。以上诸症，虽三阳证俱见，但正气已然显现不足，且邪结胁下，故治用小柴胡，和解运转少阳枢机而启太阳、阳明之开阖，上下宣通，希冀邪气从表散而病解，诸证悉解，乃和法之妙用。

J107 傷寒，陽脉澀，陰脉弦，法當腹中急痛，先與小建中湯，不差，即與小柴胡湯主之。

S100 傷寒，陽脉濇，陰脉弦，法當腹中急痛，先與小建中湯，不差者，小柴胡湯主之。

论土虚木乘，少阳病兼虚寒腹痛的证治。

伤寒脉本当浮紧或浮数，现浮取见涩，为气血不足；沉取见弦，主气机郁滞，又主里虚寒凝。腹中急痛，说明其病位在腹，更突出痛之"急"。急，拘急也。与脉象合参，提示病机有气血虚少，中焦虚寒，寒凝脾络，脾络不通之要素。其治分两个层次，先以小建中汤建补中焦，后以小柴胡汤理气散结。第184条云"阳明居中，主土也，万物所归"，言"中"是根本。建中者，不仅建补中焦，更有调整全身气血阴阳，培补根本之意。《金匮要略·脏腑先后病脉证第一》载"问曰：上工治未病，何也？师曰：夫治未病者，见肝之病，知肝传脾，当先实脾"，正此之谓。小建中汤系桂枝汤倍芍药加饴糖而成，无"饴糖"不名"建中"。饴糖，《神农本草经》谓其味甘，主补虚乏，止渴去血。本方重用饴糖一升以温中补虚，倍用芍药益阴缓急、通脾络以止痛。本方虽属桂枝汤加味，但不啜热稀粥、温覆令汗出，故非解外之方，而重在温养中焦气血，使脾胃健运，阴阳调和。若服小建中汤后，病仍不解者，乃本病既有中焦气血亏虚，更兼气滞邪结。小建中汤可补虚散寒、建运中焦、化生气血，但尺脉弦，主气滞、主痛，为邪滞脾络，此属"邪高痛下"，故需用小柴胡汤散邪气、止腹痛。

J108 傷寒中風，有小柴胡證，但見一證便是，不必悉具。

【释义】

论小柴胡汤的运用原则。

"伤寒中风"，即无论伤寒或中风之意，并有泛指之意，强调只要出现能反映小柴胡汤证病机的证候，便可据证选用小柴胡汤。小柴胡汤虽然是少阳病的主治方剂，但并不等于少阳病。《伤寒论》中关于小柴胡汤证的论述，见于太阳病、阳明病、厥阴病和阴阳易差后劳复病篇，《金匮要略》中还用于治疗黄疸、产后郁冒等。自明代方有执把太阳病篇第96条确定为少阳病，至清喻嘉言"将治少阳之法悉归本篇"，此后注家多将小柴胡汤证条文移至少阳病篇，给人以柴胡汤证即是少阳病之感。

小柴胡证，本义指可以用小柴胡汤治疗的病证，以汤证命名，是《伤寒论》汤证辨证思维的体现。不管是汤证辨证还是六经辨证、脏腑辨证，都离不开脉症、体征等临床表现。本条之强调不论伤寒或中风，只要见到几个（如往来寒热、胸胁苦满、默默不欲饮食、心烦喜呕及口苦、咽干、目眩等）足以反映少阳枢机不利的病变特点的脉症，即可以小柴胡汤加减治疗。若必待其悉具而再投方药，恐将延误病情。"不必悉具"指出了应用小柴胡汤的执简驭繁之法，旨在提示临床辨证时要善于抓主症，辨方证。当然，不仅小柴胡汤证如此，也同样适用于其他汤证。

J109 凡柴胡湯證而下之，柴胡證不罷者，復與柴胡湯，必蒸蒸而振[1]，却發熱汗出而解。

S101 傷寒中風，有柴胡證，但見一證便是，不必悉具。凡柴胡湯病證而下之，若柴胡證不罷者，復與柴胡湯，必蒸蒸而振，却復發熱汗出而解。

[1] 蒸蒸而振：蒸蒸，内热之象。蒸蒸而振，即气从内出，邪从外解，周身振栗颤抖。

【释义】

论小柴胡汤证误下后复与柴胡汤的机转。

柴胡汤病证，治宜和解。误下之后，若邪气未陷于内，柴胡证仍在，当复与柴胡汤。经误下则正气抗邪乏力，服药之后，借药力奋起抗邪，欲祛邪外出，正邪交争激烈则恶寒而周身振栗颤抖，正胜邪却则恶寒罢而发热汗出而解，此即正邪交争，战汗作解的一种表现。

J110 傷寒二三日，心中悸而煩，小建中湯主之。
S102 傷寒二三日，心中悸而煩者，小建中湯主之。

【释义】

论伤寒夹里虚心悸而烦的证治。

据第 4 条："伤寒一日，太阳受之，脉若静者为不传；颇欲吐，若躁烦，脉数急者，为传也。"第 5 条："伤寒二三日，阳明少阳证不见者，为不传也。"伤寒二三日，若内传阳明、少阳，均可见"烦"。若"伤寒二三日"，见"心中悸而烦"治用小建中汤。建中者，建补中焦以补养气血阴阳，有培补根本之意。"悸而烦"者，因"悸"而"烦"也。盖血不奉心，气不养神，则心悸不安；心虚神摇，悸动不安，不堪邪扰，则心烦不宁，此所谓"边防告急，震动宫城"。《难经·十四难》云："损其心者，调其营卫。"欲调营卫，宜建中气，治用小建中汤温补气血，燮理阴阳，心神得养则悸烦得除；若里平而表未解，治当用桂枝汤加减调和营卫、解肌祛风。魏念庭所云："建中者，治其本也。与建中后，徐审其在表，则仍当发汗，以中州既建，虽发汗阳以不致亡矣；审其传里，则应下之，以中州既建，虽下阳以不致陷矣。"

J111 太陽病，過經[1]十餘日，及[2]二三下之，後四五日，柴胡證仍在，先與小柴胡湯，嘔止小安[3]，其人鬱鬱微煩者，爲未解，與大柴胡湯下之愈。

S103 太陽病，過經十餘日，反二三下之，後四五日，柴胡證仍在者，先與小柴胡湯。嘔不止，心下急—云嘔止小安。鬱鬱微煩者，爲未解也，與大柴胡湯下之則愈。

【校注】

[1] 过经：病传他经。

[2] 及：作"遭受"解，如及难、及祸、及身等。宋本作"反"。

[3] 呕止小安：宋本作"呕不止，心下急"。

【释义】

论小柴胡汤证误治后两种转归及证治。

李时珍《本草纲目》谓："女子，阴类也，以血为主。其血上应太阴，下应海潮。月有盈亏，潮有朝夕，月事一月一行，与之相符，故谓之月水、月信、月经。经者，常也，有常轨也。"徐灵胎云："伤寒六日，经为一经。"宋本第8条有云"太阳病，头痛至七日以上自愈者，以行其经尽故也。""太阳病，过经十余日"，提示太阳病病程较长，经过第一个阶段（6天）仍未解除。正邪交争，气血耗损，正所谓"血弱气尽，腠理开，邪气因入，与正气相抟，结于胁下"，而形成小柴胡汤证。其治当以小柴胡汤以解外，医者不识，虽历经多次攻下，所幸柴胡证仍在，故仍宜小柴胡汤。从"柴胡证仍在""及二三下之"来看，也反证本证确有可下之征，但病势侧重在外，此时若正确使用小柴胡汤，可实现"上焦得通，津液得下，胃气因和，身濈然汗出而解"。

小柴胡汤证，症见"心烦喜呕"，乃胆热上迫，胃气不和使然。本证服小柴胡汤汤后，"呕止小安"提示经小柴胡汤治疗后，邪热上扰之病势得以缓解；"郁郁微烦"，相较于原有之"心烦"，看似病情减轻，实则邪热内陷、郁结偏里。大柴胡汤由小柴胡汤加减而成，因邪热内郁，故去人参、炙甘草之甘补，加枳实、芍药"除寒热、热结开结""除邪气腹痛""破坚积",甚或加大黄"下瘀血、血闭寒热,破癥瘕积聚、留饮宿实,荡涤肠胃,推陈致新";又倍用生姜,使之协同半夏以治呕,同时发汗辛散之性,引大黄上行以清瘀热。由此可见,大、小柴胡汤,虽均可枢转气机,两解表里;但小柴胡汤重在调气,其势偏外;大柴胡汤重在开结,更为偏里,旨在宣降通下。现今临床常用本方加减治疗急性胰腺炎、胆囊炎、胆石症等,常可获满意疗效。

J112 傷寒十三日不解,胸脅滿而嘔,日晡所發潮熱而微利,此本柴胡證,下之不得利,今反利者,知醫以圓藥下之,非其治也。潮熱者,實也,先再服小柴胡湯解其外,後以柴胡加芒硝湯主之。

S104 傷寒十三日不解,胸脅滿而嘔,日晡所發潮熱,已而微利。此本柴胡證,下之以不得利,今反利者,知醫以丸藥下之,此非其治也。潮熱者,實也,先宜服小柴胡湯以解外,後以柴胡加芒消湯主之。

【释义】

再论小柴胡汤证误治后的转归及证治。

伤寒迁延十三日不解,邪结胁下,气机不利则胸胁满;枢机不利,胆气犯胃,胃气不和则呕逆。热邪深入,郁结阳明则日晡所潮热。所谓潮热,乃持续发热之时,间有如潮水上涌般之烘热感,反映了里热向外蒸腾之病势。盖阳明经气旺于申时,正邪斗争剧烈,故而此时热势加重。此时仍有用小柴胡汤,和解表里得解的机会。如第 229 条"阳明病,发潮热,大便溏,小便自可,胸胁满不去者,与小柴胡汤。"第 230 条"阳明病,胁下硬满,不大便而呕,舌上白胎者,可与小柴胡汤。上焦得通,津液得下,胃气因和,身濈然汗出而解。"当然,若里热炽盛,灼伤阴津,大便干结不解者,舌上非"白胎"者,又宜用大柴胡汤枢外清内。

里热灼津,按理不当下利。若反利者,仲景推测为前医误用"丸药"攻下所致。"丸药"另见于第 80 条、105 条,关于其组成,已不可考,王肯堂云:"丸药,所谓神丹、甘遂也,或作巴豆。"考神丹即神丹丸,见于《太平圣惠方》《备急千金要方》《外台秘要》，由朱砂、附子、川乌、半夏、赤茯苓、人参组成；甘遂即甘遂散（一名水导散），见于《太平圣惠方》《备急千金要方》，由甘遂、白芷组成。"潮热者，实也"，提示虽经误下，但未致里虚。因"胸胁满而呕"等症仍在，故云"先再服小柴胡汤解其外"；若不解者，可继用柴胡加芒硝汤和解兼以清热润燥。柴胡加芒硝汤取小柴胡汤原方三分之一，枢转气机，加芒硝，意在咸寒清热润下。不取大黄、枳实等苦重之药峻攻者，乃前已用"丸药"攻下，恐其里虚之故。

以上两条，均属太阳病小柴胡汤证向阳明病转属过程中，里热渐盛的动态辨证。合而观之，提示以下两点：其一，小柴胡证，虽见不大便，仍有使用小柴胡汤和解表里之机会，切不可孟浪攻下；其二，小柴胡汤证兼阳明里热时，其治疗可据里热实之程度，灵活选用小柴胡汤、柴胡加芒硝汤、大柴胡汤。可见仲景处方选药，极有分寸，也充分反映出其动态辨证的精细程度，堪称典范。

J113 傷寒十三日，過經而讝語，內有熱也，當以湯下之。小便利者，大便當堅。而反下利，其脈調和[1]者，知醫以圓藥下之，非其治也。自利者，其脈當微厥[2]。今反和者，此爲内實也，調胃承氣湯主之。

S105 傷寒十三日，過經讝語者，以有熱也，當以湯下之。若小便利者，大便當鞕，而反下利，脈調和者，知醫以丸藥下之，非其治也。若自下利者，脈當微厥，今反和者，此爲内實也，調胃承氣湯主之。

【校注】

[1] 脉调和：与"脉当微厥"及阳明里热实所见脉相对而言。若为里热实，脉当沉迟有力或滑而疾；若为虚寒下利，当脉微厥。

[2] 脉当微厥：《伤寒论·辨不可下病脉证并治》："厥者，脉初来大，渐渐小，更来渐渐大，是其候也。"钱潢注曰："微厥者，忽见微细也。微厥则正气虚衰，真阳欲亡，乃虚寒之脉证也。"

【释义】

论太阳病转入阳明，误用丸药攻下，里热实仍在的证治。

伤寒六日为一经,病十三日,故云"过经"。王冰云:"谵言,谓妄谬而不次也。"谵语,即神志不清、声高妄言,或语无伦次,多属邪热扰心,如第230条云:"夫实则谵语,虚则郑声"。据《伤寒论》阳明病,谵语,小便自利,大便硬,为里热伤津,化燥成实,故云"内有热也",治宜小承气汤。如第213条云:"阳明病,其人多汗,以津液外出,胃中燥,大便必硬,硬则谵语,小承气汤主之。"

阳明里热实证,当大便坚,其脉当沉迟有力或滑而疾。若反见下利,"脉调和",非指无病之正常脉,乃是指与里热实证之"滑而疾"或脉沉迟有力、抑或虚寒下利之"微厥"脉相对而言,有调和之象。推测曾被丸药攻下,热实得减,但未能尽除。据仲景法,下利谵语者,有燥屎也,宜小承气汤。改用调胃承气汤者,内实未去,胃气被伤也,故于小承气汤去枳实、厚朴,加甘草以调和之。刘渡舟教授指出:"调胃承气汤证是阳明腑实证的开始阶段,病理变化是胃中燥热,阳气有余,热邪敛结成实。但其热尚盛于胃,而对肠的燥热程度还是不够的。因此,此时不能说大便硬,只是大便秘结。"综合第29、30、70、94、207、248条分析,凡阳明病,邪热在胃者,皆可以调胃承气汤治之,故此条所云"下利"亦非热结旁流之证。

J114 太陽病不解,熱結膀胱[1],其人如狂[2],血自下,下者即愈,其外不解,尚未可攻,當先解其外,外解小腹[3]急結者,乃可攻之,宜桃核承氣湯。

S106 太陽病不解,熱結膀胱,其人如狂,血自下,下者愈。其外不解者,尚未可攻,當先解其外;外解已,但少腹急結者,乃可攻之,宜桃核承氣湯。

【校注】

[1] 膀胱:泛指下焦,包括膀胱、小肠、胞宫等。

[2] 如狂:神志异常而不甚,较发狂为轻。

[3] 小腹:宋本为"少腹"。

【释义】

论太阳病不解热结膀胱的蓄血证治。

太阳表邪化热,随经入里,结聚于太阳膀胱或小肠之腑。瘀热互结于下焦,气血凝滞不通,故"小腹急结"。急结者,疼痛、胀满、痞硬而急迫难耐,甚至痛苦不可名状。手太阳小肠与手少阴心互为表里,在下之热上扰心神,故"其人如狂",表现为视听言动时慧时昧。然热与血结之初,若热重而瘀轻,病势尚属轻浅,热邪可随瘀血从二便而下,故可有"血自下,下者愈"之机转。若不能自下者,可用桃核承气汤泄热逐瘀。

桃核承气汤系调胃承气汤加桃仁、桂枝而成。方中大黄苦寒、芒硝咸寒,功能泄热破结。大黄本可去瘀生新,但力尚不足,故加桃仁活血化瘀以破蓄血。桂枝辛温通阳化气,用于本方不在解表,而在理气通阳,通阳即可行阴,理气则能行血,血行而结散。炙甘草甘平补中缓急,调和诸药,使全方祛邪而不伤正。由于本证病位在下焦,且桃核承气汤又系下瘀血之剂,故需空腹服药,方能更好发挥药效,故宋本方后注云"先食温服"。

桃核承气汤现今临床运用并不局限于"热结膀胱"之蓄血证,除用于瘀血所致的精神分裂症与神经官能症外,还可拓展用于跌打损伤、留瘀作痛,妇女痛经、闭经、恶露不下或不尽等。临床实践表明本方与桂枝茯苓丸交替服用,可治疗子宫肌瘤;与大柴胡汤合用,凡是痛在两胁或胸腹两侧属气血凝滞之实证,无论其部位在上在下,皆能获效,甚至冠心病、阑尾炎等皆可治疗,足见本方适应范围之广。

J115 傷寒八九日,下之,胸滿煩驚,小便不利,讝語,一身盡重,不可轉側,柴胡加龍骨牡蠣湯主之。

S107 傷寒八九日,下之,胸滿煩驚,小便不利,讝語,一身盡重,不可轉側者,柴胡加龍骨牡蠣湯主之。

【释义】

论伤寒误下,邪入少阳,邪气弥漫,烦惊谵语的证治。

伤寒八九日，表邪未尽，不可攻下。若下之，外邪乘虚内陷。在上者，轻则胸满，重则结胸；胸满者，热壅气滞也。在中者，轻则烦惊，重则昏狂。烦惊谵语者，热邪扰心，神志不宁也。在下者，轻则小便不利，重则少腹满痛；小便不利者，热客下焦，水道不利也。热壅三焦，则荣卫不行；水无去路，则外渍肌肤，故而一身尽重，不可转侧。证属枢机不利，水火邪气弥漫。治用柴胡加龙骨牡蛎汤，和解枢机，通阳泄热，重镇安神。

柴胡加龙骨牡蛎汤是取小柴胡汤之半量，去炙甘草，以宣达郁阳，和解枢机；加桂枝、茯苓通阳化气行水；加大黄泄热和胃；加龙骨、牡蛎、铅丹、重镇安神、定悸除烦。临床用本方加胆南星、菖蒲、远志、竹茹等，主治肝胆气郁、痰火内结之神经系统疾病，如癫痫、癔症、精神分裂症等，常获良效。唯方中铅丹有毒，用量切勿过大，须用纱布包裹入煎，且不可长期服用，以免蓄积中毒，现今临床可用生铁落、灵磁石、珍珠粉等代之。

J116 傷寒，腹滿而讝語，寸口脉浮而緊者，此爲肝乘脾，名曰縱，當刺期門。

S108 傷寒，腹滿讝語，寸口脉浮而緊，此肝乘脾也，名曰縱，刺期門。

【释义】

论肝旺乘脾，腹满谵语的证治。

伤寒，腹满与谵语并见，多为阳明里热实证，其脉理当沉实。若脉反"浮而紧"，故知非阳明病也。伤寒，脉浮而紧，亦可为太阳表证，但未见发热、恶寒、头项强痛等，是以非太阳表证。《辨脉法》云："脉浮而紧者，名曰弦也"，即言弦脉与浮紧脉相似，主肝木乘脾土，仲景名之"纵"。纵，顺也，即循五行相克之序。肝气乘脾，脾失健运则腹满；肝旺化火，火扰心神则谵语；期门，乃肝经募穴，刺之可疏泄肝火实热治其本，使脾胃之围得解。

J117 傷寒發熱，嗇嗇惡寒，其人大渴，欲飲酢漿[1]者，其腹必滿而自汗出，小便利，其病欲解，此爲肝乘肺，名曰橫，當刺期門。

S109 傷寒發熱，嗇嗇惡寒，大渴欲飲水，其腹必滿。自汗出，小便利，其病欲解。此肝乘肺也，名曰横，刺期門。

【校注】

[1] 酢浆：草药名。为多年生草本植物，全草可入药。《神农本草经》载："酸浆，味酸平。主热烦满，定志益气，利水道，产难，吞其实立产。一名醋浆。生川泽。"

【释义】

论肝乘肺的证治。

从"自汗出，小便利，其病欲解"可知，本证尚有无汗、小便不利。横者，按五行相克顺序，某脏之气横逆，反侮其所不胜。"肝乘肺"即肝气过盛，反侮其所不胜。肺主皮毛，主治节，通调水道。肝木反侮肺金，毛窍开阖失司则发热恶寒；治节之令不行，水道不通、津液输布失常则小便不利、渴欲饮水。治病求本，自当治肝为首务，故亦用刺期门之法，泻肝平肺，其病可解。

J118 太陽病二日，而反燒瓦熨[1]其背，而大汗出，火熱入胃，胃中水竭，躁煩，必當讝語。十餘日，振而反汗出者，此爲欲解也。其汗從腰以下不得汗，欲小便不得，反嘔，欲失溲[2]，足下惡風，大便堅者，小便當數，而反不數，及不多，大便已，頭卓然而痛[3]，其人足心必熱，穀氣[4]下流故也。

S110 太陽病，二日反躁，凡熨其背而大汗出，大熱入胃，一作二日内，燒瓦熨背，大汗出，火氣入胃。胃中水竭躁煩，必發讝語。十余日振慄自下利者，此爲欲解也。故其汗從腰以下不得汗，欲小便不得，反嘔，欲失溲，足下惡風，大便鞕，小便當數，而反不數，及不多，大便已，頭卓然而痛，其人足心必熱，穀氣下流故也。

[1] 熨：火疗法的一种。将药物灸热或砖瓦烧热，外用布包裹以熨体表，取暖、发汗、止痛之法。

[2] 失溲：小便失禁。

[3] 头卓然而痛：突然发生头痛。

[4] 谷气：饮食入胃所产生的精气。

【释义】

论太阳病兼里热，误用火法造成的两种变证及转归。

太阳病二日，反烦躁不安，证属表寒里热，治当解表清里，方如桂枝二越婢一汤、大青龙汤等。若用火法熨背迫汗，表虽解而火热灼津，里热亢盛，上扰心神则躁烦、谵语。治宜釜底抽薪、泄热存阴，方如调胃承气汤。十余日后，若火热渐减，津液来复，里气渐和，正气祛邪外达则振栗，正胜邪却则大便自通，阴阳将和，病趋向愈。误用火法熨背，故出汗范围限于腰上。腰以下未得汗出，故足下仍恶风。膀胱开合不利则欲小便不得，或小便失禁。火热入里，汗出过多，津伤胃燥则大便硬。津液偏渗膀胱，小便应多。若小便不数不多，表明此大便硬非因燥热伤津，而是阳虚不通。若阳气下达，大便方可通利。但阳气骤然下趋，清阳乍虚，头目失养，故而突然头痛。阳气下行，水谷之气温煦下焦，则足心必热。

J119 太陽中風，以火劫發其汗[1]，邪風被火熱，血氣流溢，失其常度，兩陽[2]相熏灼，其身發黃，陽盛即欲衄，陰虛小便難，陰陽俱虛竭，身體則枯燥，但頭汗出，劑[3]頸而還，腹滿微喘，口乾咽爛，或不大便，久則讝語，甚者至噦，手足躁擾，尋衣摸床[4]，小便利者，其人可治。

S111 太陽病，中風，以火劫發汗，邪風被火熱，血氣流溢，失其常度。兩陽相熏灼，其身發黃。陽盛則欲衄，陰虛小便難。陰陽俱虛竭，身體則枯燥，但頭汗出，劑頸而還，腹滿微喘，口乾咽爛，或不大便，久則讝語，甚者至噦手足躁擾，捻衣摸床，小便利者，其人可治。

[1] 火劫发其汗：指用火取热，以助汗出的治疗方法，如熨背、烧针、灸、熏，以及桃叶烧地炕，去火后卧热炕中取汗等。

[2] 两阳：风为阳邪，火亦属阳，既中风，而又用火劫，故称两阳。

[3] 剂：通"齐"。

[4] 寻衣摸床：神志昏乱时，手指不由自主地摸弄衣被或床。

【释义】

论太阳中风误用火劫发汗的坏证及预后。

太阳病中风证，当以桂枝汤解肌祛风，误用火劫发汗，而致诸多坏证。风为阳邪，火亦为阳邪。太阳中风，被火益逆，故曰两阳熏灼，血气流溢，失其常也。热蒸血瘀，肝胆疏泄失常，胆汁外溢，达于肌表，故其身发黄。血为热迫，故上逆欲衄。阴虚液竭，故小便难。阴阳俱竭，则身体枯燥。阳热熏灼，阴液上越，故但头汗出、齐颈而还。燥热内结，腑气不通，肺气不降，则腹满微喘；火热炎上，灼伤咽喉，则口干咽烂。愈久则热益深，故喘逆谵语、神明昏乱、手足躁扰、捻衣摸床等证候迭见。病延至此，若症见小便通利，为津液尚未虚竭、膀胱气化犹在，故曰可治。

J120 伤寒脉浮，医以火迫劫之，亡阳，惊狂，卧起不安，桂枝去芍药加蜀漆牡蛎龙骨救逆汤主之。

S112 伤寒脉浮，医以火迫劫之，亡阳，必惊狂，卧起不安者，桂枝去芍药加蜀漆牡蛎龙骨救逆汤主之。

【释义】

论伤寒火劫，致心阳亡失，心神浮越的证治。

伤寒脉浮，证属太阳表证，可发汗解表而愈。若反以温针、火熨等火疗法强行发汗，非但表邪不解，反致心液耗伤，心阳受损。表证仍在，自当解表。然因已有大汗出，正气已虚，故不用麻黄汤，代之以桂枝汤调和营卫，此与《伤寒论》第44、45、57等条所述同理。其不同者，去芍药也，其理可参第21条桂枝去芍药汤证。盖因火劫发汗，心阴阳两伤，芍药酸苦，非心阳虚之所宜，故去之，如此则桂枝配甘草，辛甘而温复心阳；桂枝配生姜、大枣，解肌祛风、调和营卫，兼有散火邪之功。

蜀漆，《神农本草经》谓之气味辛平，主治疟疾咳逆，寒热，腹中症坚，痞结，积聚邪气，蛊毒，鬼疰。钱潢《伤寒溯源集》谓："蜀漆乃常山幼苗，味辛有毒，与常山功用相同，但有劫痰截疟之功……，仲景用之，不过因痰随气逆，饮逐火升，故使人迷乱惊狂耳。……况人身之津液，皆随气以流行，有形之痰饮，犹水湿之就下，水性无常，激之可使过颡，痰虽重浊，随气可以逆行。……痰气弥漫而惊狂不安也。故亦以蜀漆劫截之药，邀而夺之，破其痰饮。"尤在泾《伤寒贯珠集》云："蜀漆……能去胸中邪结气，此证火气内迫心包，故须之以逐邪而安正耳。"以上二注指出救逆汤证之所以惊狂、卧起不安者，乃因误用火法，心阴阳两伤，火邪内迫心包，更兼痰饮随火气上逆弥漫，扰乱心神所致，蜀漆用于本方既能散火邪，又能涤痰开窍，如此则能镇惊安神。

陈修园云："痰，水液，随火而升。龙属阳而潜于海，能引逆上之火、泛滥之水而归其宅。若与牡蛎同用，为治痰之神品。"据陈修园之见，龙骨、牡蛎不仅能镇惊安神，而且亦有化痰行水之功，这种解释则使本方方义更臻完善。只不过因本条之见症"惊狂、卧起不安"远较桂枝甘草龙骨牡蛎汤之"烦躁"为严重，故必须加大桂枝、龙骨与牡蛎之用量，方能胜任。综上，桂枝去芍药加蜀漆牡蛎龙骨救逆汤证，其病因病机为表证误用火法，表邪未解，反致心阴阳两伤，火邪内迫，痰饮上逆，心神浮越。救逆汤具有解肌祛风、温复心阳、消痰化水、潜镇安神之功。刘渡舟《伤寒论诠解》云："本方蜀漆现今常用量为3~5g，注意水抄先煎，以减少其对胃的刺激而消除涌吐等副作用，无蜀漆者也可用常山代替。若以蜀漆与大黄黄连泻心汤及远志、菖蒲合用，治疗精神分裂症辨证属痰热上扰者。服药后或吐或吐泻俱作，吐则多为痰涎，泻之多为黏液，其后皆觉精神爽快而人即安定。"

【按语】

（1）本条论火法劫汗，损伤心阳的证治；J118、J119两条描述了火热伤阴动血的病理变化。合而观之，提示《伤寒论》不仅重视扶阳气，同时重视救阴血，对后世温病学家忌用辛温发汗温病、时刻注意固护阴津具有启发意义。

（2）《太平圣惠方》载："治伤寒脉浮，医以火劫，汗出太过必亡阳，心生狂热，起卧不安，宜服龙骨救逆汤方：龙骨二两、桂心一两、甘草一两，炙微赤，锉、茯神一两、人参一两，去芦头、麦门冬二两，去心，焙、牡蛎二两，烧为粉、蜀漆 一两；右件药捣粗罗为散，每服四钱，以水一中盏，入生姜半分，枣三枚，煎至六分，去滓，不计时候温服。"

J121 傷寒，其脉不弦緊而弱者，必渴。被火必讝語。弱者發熱，脉浮，解之，當汗出愈。

S113 形作傷寒，其脉不弦緊而弱。弱者必渴，被火必讝語。弱者發熱脉浮，解之當汗出愈。

【释义】

论温病不可用火劫汗。

伤寒，其脉当弦紧。弦者，浮而紧也。浮紧为表寒，今"脉不弦劲而弱"，其无表寒可知。脉弱者，是与弦劲相对而言，而非脉弱。下文言"弱者发热"，复言"必渴"，参宋本第6条"太阳病，发热而渴，不恶寒者，为温病。"可知本条所论病证，乃感受温热之邪所致。温病因温热之邪为患，误用火法，必致邪热炽盛、灼耗阴津，邪热扰心而谵语等。盖温病初起，邪在肺卫，病邪轻浅，亦可见恶风寒、脉浮等症，治宜辛凉清解，宣郁清热，开达肺卫郁闭，俾肺之宣降功能恢复，津液得以布散，微汗出而病愈，清代医家叶天士云"在卫，汗之可也"。

J122 太陽病，以火熏之，不得汗者，其人必燥，到經[1]不解，必清血[2]，名火邪。

S114 太陽病，以火熏之，不得汗，其人必躁，到經不解，必清血，名爲火邪。

[1] 到经：即太阳病到了应当解除的日期，一般在六七日左右。

[2] 清血：清通"圊"，如厕之意。清血，即大便血。

【释义】

论太阳表证，误用火熏而致便血。

庞安时《伤寒总病论》谓："医以火卧床下，或周身用火迫劫汗，或熨，或误灸，皆属火邪也。"太阳表证，以火熏发汗，汗不得出，邪不得散，热不能泄；火热内攻，热扰心神，故其人烦躁。第 8 条云"太阳病，头痛至七日以上自愈者，以行其经尽故也。"所谓"到经不解"，言太阳病当解之时，病证仍不得解。病情迁延，火热炽盛郁迫，迫血妄行，则有便血之变证。病因火逆所致，故名为"火邪"。

J123 脉浮，熱盛，而灸之，此爲實，實以虚治，因火而動，咽燥，必吐血。

S115 脉浮，熱甚，而反灸之，此爲實，實以虚治，因火而動，必咽燥吐血。

【释义】

论病温而反用灸法，火邪上逆而致咽燥吐血。

脉浮热盛，而无恶寒，当属温病，治宜凉解。灸法多补，唯病虚寒者宜之。热病误灸，是为实以虚治也。邪因火动，灼伤阴津，故咽燥；甚或阳络伤则血外溢而吐血。关于其治疗，陈修园谓"大黄泻心汤可用，或加黄芩"，汪琥云"宜犀角地黄汤"，《金匮要略》载泻心汤（大黄、黄连、黄芩）治"心气不足，吐血，衄血"，可参。

J124 微數之脉，慎不可灸，因火爲邪，則爲煩逆。追虚逐實，血散脉中，火氣雖微，內攻有力，焦骨傷筋，血難復也。

S116 微數之脉，慎不可灸，因火爲邪，則爲煩逆，追虚逐實，血散脉中，火氣雖微，內攻有力，焦骨傷筋，血難復也。脉浮，宜以汗解，用火灸之，邪無從出，因火而盛，病從腰以下必重而痹，名火逆也。欲自解者，必當先煩，煩乃有汗而解，何以知之？脉浮，故知汗出解。

【释义】

论阴虚火旺误灸的变证。

"追虚逐实"为自注语，指血本虚而用火法，劫伤阴血，此为追虚；热邪本为实，更用火法，增加邪热，是为逐实。由此可见，前句"微数之脉"，非阳虚之"脉微"，乃是与实热证相比稍数，兼数而无力，此属阴虚内热，治当甘寒养阴清热。艾灸火热之力虽小，对阴虚火旺却为害倍增。火邪内攻，营血游溢流散而不能濡养筋骨，谓之"焦骨伤筋"。

J125 脉浮，當以汗解，而反灸之，邪無從出，因火而盛，病從腰以下必重而痹，此屬火逆。

【释义】

论表证误灸的变证。

脉浮病在表，宜以汗解之。误用火灸，不得汗则邪无从出，复因火气相助，则火热炽盛。与上条合参，热势炽盛，则"内攻有力，焦骨伤筋"，肝肾精血亏损，筋脉失养而腰、腿、足沉重、麻木不仁，治宜补益肝肾、滋阴养血。

J126 欲自解者，必當先煩，乃有汗，隨汗而解，何以知之，脉浮故知汗出而解。

【释义】

承上条论表证误灸的变证有自愈之机转。

病至"焦骨伤筋""腰以下必重而痹"，已属下焦里虚，其脉当不浮。若脉见浮，伴周身烦热、汗出而解，乃气阴来复，阴阳自和之征。正如第59条所云"凡病，若吐、若下、若亡血、亡津液，阴阳自和者，必自愈。"

J127 燒針[1]令其汗，針處被寒，核起而赤者，必發貴豚[2]。氣從少腹上冲心者，灸其核上各一壯，與桂枝加桂湯[3]。

S117 燒針令其汗，針處被寒，核起而赤者，必發奔豚。氣從少腹上冲心者，灸其核上各一壯，與桂枝加桂湯更加桂二兩也。

【校注】

[1] 燒針：古人取汗的一種治法。以棉花外裹粗針，蘸麻油燒之，待針紅去棉而刺入，旋即抽出，按住針孔。

[2] 貴豚：宋本為"奔"。貴，通"奔"；豚，小豬。奔豚，以小豬的奔跑冲突狀態，形容氣從少腹上冲胸咽的特徵。

[3] 桂枝加桂湯：宋本下有"更加桂二兩也"。

【釋義】

论烧针引发奔豚的证治。

烧针迫汗外出，腠理开泄，风寒之邪乘虚而入，针孔被寒邪所凝滞，气血壅滞不通，故针处红肿结硬。烧针劫汗，心阳损伤，不能制下，下焦水寒之气上逆心胸，而发奔豚。证属心阳虚而水寒上乘，治则内外兼施，外用艾灸温散寒凝，内服桂枝加桂汤温通心阳，平冲降逆。桂枝加桂汤即桂枝汤再加桂二两而成。据《神农本草经》记载，桂枝可降逆气、散结气、补中益气。本方重用桂枝，旨在加强温补心阳、平冲降逆气功。关于"加桂"，亦有注家认为是肉桂，于寒气上冲之证，更为适宜。

【按语】

关于《伤寒论》中的桂枝，日本学者真柳城先生从考古学、植物学、文献学等方面，对仲景医书中的桂类药物进行了详考，撰《林亿等将张仲景医书的桂类药名改为桂枝》提出：①直至汉代，作为药名，一般称"桂"或"菌桂"；六朝时有称"桂肉"者，六朝至隋唐"桂心"为普遍称呼。②北宋初年对的淳化本《伤寒论》将方名中"桂"类药名通改为"桂枝"，北宋校正医书局林亿等将《伤寒论》中所有"桂"类药物,包括桂、桂心、桂皮等通改为"桂枝"。

J128 火逆,下之,因燒針煩躁者,桂枝甘草龍骨牡蠣湯主之。
S118 火逆下之,因燒針煩躁者,桂枝甘草龍骨牡蠣湯主之。

【释义】

论火逆而致心阳虚烦躁的证治。

因于"火逆"或"烧针",必阴亏血耗;复因误用攻下,正气受损,外邪乘虚内陷。阴血亏虚,阳失依附,更因火为阳邪,其性炎上,迫阳外出则心神浮越。尤在泾《伤寒贯珠集》云:"火逆复下,已误复误,又加烧针,火气内迫,心阳内伤,则生烦躁。"可见,桂枝甘草龙骨牡蛎汤证"烦躁"当责之于心阴阳两虚,尤以阴血耗伤为重,更兼火邪内迫;而非仅心阳虚损,阳亡而心神浮越。

桂枝甘草龙骨牡蛎汤由桂枝、炙甘草、龙骨、牡蛎组成。桂枝、炙甘草相伍,温养营血,辛甘温阳。清代医家戈颂平《伤寒指归》云:"桂枝少,甘草多,取味胜于气,易于下行。"指出本方甘草复桂枝,是味重于气,重在益气养阴。更用龙骨、牡蛎各三两,取其味涩,以收敛浮越之气。岳美中教授认为:"龙骨牡蛎,是鳞介动物的骨和壳,为气血有情之品,能摄飞越之阳气,能收敛颠摇之阴气,视赭石、铁落等无情之品只能镇坠者优胜得多。"全方补中寓镇,通中有敛,标本同治,共奏安神除烦之功。

J129 太陽傷寒,加溫針必驚。
S119 太陽傷寒者,加溫針必驚也。

【释义】

论太阳伤寒误用温针的变证。

温针,与火针同类,皆属火疗之法。太阳伤寒,宜用麻黄汤发汗解表。若用温针,以攻其寒,殊不知寒盛于外,热郁于内,针用火温,营血得之,反增其热,劫烁营血,内扰心神,轻则烦躁,重则惊狂。此外,火针、温针取汗,其术极暴，以引发惊怖恐惧而气乱，导致心悸或惊狂。

J130 太陽病，當惡寒而發熱，今自汗出，反不惡寒而發熱，關上脉細而數，此醫吐之故也。一日二日吐之者，腹中饑，口不能食；三日四日吐之者，不喜糜粥，欲食冷食，朝食夕吐，以醫吐之所致也，此爲小逆。

S120 太陽病，當惡寒發熱，今自汗出，反不惡寒發熱，關上脉細數者，以醫吐之過也。一二日吐之者，腹中饑，口不能食；三四日吐之者，不喜糜粥，欲食冷食，朝食暮吐，以醫吐之所致也，此爲小逆。

【释义】

论太阳病误吐，可致胃中虚寒。

太阳表证，本应恶寒发热；若自汗出，且不恶寒发热，似属阳明。然阳明当身热汗自出、不恶寒反恶热，并见脉关上细数，则又非阳明热证。关脉候脾胃，细主阴虚，数主气虚，故为中焦气阴两虚证。之所以出现以上病证，实由误用吐法伤中所致。若患病时间较短，邪轻而正不衰，即便误吐，脾胃损伤不甚，则腹中尚感饥饿，但口不欲食，此虚中有热之象。若病程日久，正气较虚，误吐则胃气损伤更重，胃阳不足，不能腐熟水谷，则不喜糜粥。同时因误吐导致胃燥乏津，虚火内生，故反欲冷食。然冷食入胃，虚冷更甚，不能消谷而停滞胃中，必逆而吐出，而朝食暮吐。此条仲景反复申明"此医吐之故也""以医吐之所致也""此为小逆"，旨在强调保胃气之重要。

J131 太陽病吐之，但太陽病當惡寒，今反不惡寒，不欲近衣，此爲吐之内煩也。

S121 太陽病吐之，但太陽病當惡寒，今反不惡寒，不欲近衣，此爲吐之内煩也。

【释义】

论太阳病误吐以致内烦。

太阳病吐之，表解者当不恶寒；若里解，当不恶热。若反不恶寒，不欲近衣，当是恶热。此因吐之后，表解里不解，内生烦热也。盖无汗烦热者，热在表也，大青龙汤证是也。有汗烦热在内，白虎汤证是也；吐下后心中懊憹，无汗烦热，热扰胸膈，栀子豉汤证是也；有汗烦热，大便硬者，调胃承气汤证是也。若因吐后内生烦热，属气阴两伤，胃中虚热，治宜竹叶石膏汤。

J132 病人脉數，數爲熱，當消穀引食，而反吐者，以醫發其汗，陽氣微，膈氣虚，脉則爲數，數爲客熱，不能消穀，胃中虚冷，故吐也。

S122 病人脉數，數爲熱，當消穀引食，而反吐者，此以發汗，令陽氣微，膈氣虚，脉乃數也。數爲客熱，不能消穀，以胃中虚冷，故吐也。

【释义】

论发汗不当致胃中虚冷的脉证。

一般而言，脉数为热，脉迟为寒。若胃阳气盛，理当脉数有力、易饥多食。若反不能食而呕吐，推断此非实热证，乃误汗之后，胃阳衰微，膈气空虚，其脉当数而无力。胃主受纳、腐熟，胃阳虚损，故不仅不能消谷，且不能容纳，故吐也。关于本证的治疗，后世医家主张用小建中汤、甘草干姜汤、理中汤、吴茱萸汤等建中暖胃，降逆止呕类方药，但纯投温热之品，恐其格拒不入，若酌加黄连、竹茹等，更为妥当。

J133 太陽病，過經十餘日，心下嗢嗢[1]欲吐，而又胸中痛，大便反溏，其腹微滿，鬱鬱[2]微煩，先時自極吐下[3]者，與調胃承氣湯。不爾者，不可與。反欲嘔，胸中痛，微溏，此非湯證[4]。以嘔，故知極吐下也。

S123 太陽病，過經十餘日，心下温温欲吐，而胸中痛，大便反溏，腹微滿，鬱鬱微煩。先此時自極吐下者，與調胃承氣湯。若不爾者，不可與。但欲嘔，胸中痛，微溏者，此非柴胡湯證，以嘔，故知極吐下也。

[1] 唱唱(wà wà)：反胃欲呕的声音。

[2] 郁郁：郁，忧伤沉闷貌，形容心中烦闷，抑郁不舒。

[3] 极吐下：大吐大下。

[4] 此非汤证：宋本作"此非柴胡汤证"。

【释义】

论太阳病误吐下后的变证，以及调胃承气汤证与大柴胡汤证的鉴别。

太阳病过经不解，可转属阳明或少阳。心烦喜呕为小柴胡汤证，然其或胸中烦而不痛、或大便微结而不溏、或腹中痛而不满。若胸中痛、大便溏、腹微满，皆非柴胡证，仅有欲呕似柴胡证。然为何欲呕呢？"先此时自极吐下者"，提示此病为太阳转属阳明里证，方可有误用大吐大下之候。吐下之后，胃气虽伤，余热未尽，故与调胃承气汤和之。不用枳实、厚朴者，盖病以上焦伤也。若未经吐下，症见呕不止、郁郁微烦者，当属大柴胡汤证。

J134 太陽病七八日，表證仍在，其脉微沉，反不結胸[1]，其人發狂，此熱在下焦，少腹當堅[2]而滿。小便自利者，下血乃愈。所以然者，太陽隨經，瘀熱在裏[3]故也。

S124 太陽病六七日，表證仍在，脉微而沉，反不結胸，其人發狂者，以熱在下焦，少腹當鞕滿，小便自利者，下血乃愈。所以然者，以太陽隨經，瘀熱在裏故也，抵當湯主之。

【校注】

[1] 结胸：病证名。病因痰水等实邪结于胸膈脘腹，以心下痛，按之硬满为主要临床表现。

[2] 坚：宋本《伤寒论》中皆改为"硬"，因避隋文帝杨坚之"坚"而改字，据此可判断宋本曾流行于隋，并经官方整理。

[3] 太阳随经，瘀热在里：指太阳之邪在表不解而化热，随经入里，深入下

焦血分，与瘀血结滞在里。

【释义】

论蓄血重证治用抵当汤。"所以然者，以太阳随经，瘀热在里故也"，为自注句。

太阳病六七日，表证仍在，理应脉浮，反见脉微而沉。此"脉微沉"非脉微而沉，乃相对于表证脉浮而言，病位偏里。"反不结胸"寓意有二：一则为"结"，即存在有形病理产物结聚；二则"结"之病位不在"胸"。"此人发狂，病在下焦，少腹当坚而满"提示：其一，病位在下焦，有形积聚故坚硬而满；其二，邪热陷于营血，上扰心神。病在血分，无关于气化，故小便自利。太阳之邪，随经入里，与血结于膀胱，即所谓经邪入府。血热蓄结于下焦，若瘀血得以下行，病可自愈。宋本指出治用抵当汤，破血逐瘀，清热开结。方中水蛭、虻虫，药性峻猛，直入血络，行瘀破结；大黄荡涤邪热，导瘀下行；桃仁活血化瘀，润肠通便。四药相合，其效力远强于桃核承气汤，主治"发狂""少腹硬满"，较桃核承气汤证之"如狂""少腹急结"为重，说明本条为蓄血重症。抵当汤有攻坚破瘀之功，适用于邪盛正不虚之证。现今临床多用于妇人经水闭滞，腹中癥瘕积聚、瘀血凝滞、心腹胀满等病证。

【按语】

桃核承气汤证与本条均是外有太阳表邪未尽，血热蓄于下焦，证属表里同病。前者蓄血尚轻，故有血自下而病愈之机转，故其治疗是先表后里。本条为蓄血重症，治以破血逐瘀法，先治其里，此乃表里同病治疗的权变法，即里急者先治。

J135 太陽病，身黃，其脉沉結，少腹堅，小便不利，爲無血[1]也。小便自利，其人如狂者，血證諦也[2]。

S125 太陽病，身黃，脉沉結，少腹鞕，小便不利者，爲無血也。小便自利，其人如狂者，血證諦也，抵當湯主之。

[1] 无血：无蓄血证候。

[2] 血证谛也：《说文解字·言部》"谛，审也"，此言审查无疑，证据确凿。宋本下有"抵当汤主之"。

【释义】

补论蓄血证的脉证，强调小便通利与否的辨证意义。

"太阳病"，言病之来路。脉沉主病在里。结为往来艰涩之象。从太阳表证之脉浮，发展到"脉沉结"，反映出病位由表入里、病性由无形到有形的病理变化。身黄一证，有气分、血分之异。病在气分，多与水湿蕴结有关；病在血分，多为瘀热。水湿蕴蓄者，多见小便不利；病在血分瘀热，循经上扰，常有如狂、发狂、善忘等神志症状。症见少腹坚满、小便自利、其人如狂、脉沉结，诊为血热蓄结下焦无疑，故曰"血证谛也"，宋本仍主以抵当汤。

J136 傷寒有熱而少腹滿，應小便不利。今反利者，爲有血也。當下之，不可餘藥，宜抵當圓[1]。

S126 傷寒有熱，少腹滿，應小便不利。今反利者，爲有血也。當下之，不可餘藥，宜抵當丸。

【校注】

[1] 抵当圆：宋本为"抵当丸"。"圆"通"丸"。本方君药水蛭，古异名"至掌"，音转为"抵当"。

【释义】

再论蓄水与蓄血的鉴别及抵当丸证。

病由太阳伤寒发热，若见少腹胀满、小便不利，属湿热互结下焦，病在气分。若小便自利，则是热与血结，病在血分，故曰"为有血也"。因其见少腹满而不硬，且无如狂或发狂等症，示人瘀热较轻。故改汤为煮丸法，并小其制，以适应病证。抵当丸药物组成与抵当汤相同，但水蛭、虻虫用量减汤方之三分之一，桃仁用量稍增，且捣分四丸，每次煮服一丸；所服之数，又居汤方十分之六，可见缓急之分，不特在汤丸之故。方有执云："上条之方，变汤为丸。名虽丸也，而犹煮汤焉。汤者荡也，丸者缓也，变汤为丸，而犹不离汤，盖取欲缓而不缓，不荡而荡之意也。"故本条所论病证必有不可不攻而又有不可峻攻之势，如身不发黄或脉不沉结之类。云"不可余药"者，强调不可用抵当汤、承气辈、大陷胸汤等攻下之方。因抵当丸法攻下性缓，下瘀血之力比汤剂和缓而作用持久，故服药后"晬时当下血，若不下者更服"。

J137 太陽病，小便利者，爲多飮水，心下必悸。小便少者，必苦裹急也。
S127 太陽病，小便利者，以飮水多，必心下悸；小便少者，必苦裹急也。

【释义】

论据小便利与否辨水停之部位。

太阳病，既曰饮水多，可知必口渴引饮。若小便通利，则膀胱气化正常。饮水过多，若心下悸动不安，则为水停心下，病由中焦脾胃运化不及，治宜茯苓甘草汤；若小便少，必水蓄下焦，症见小腹急迫不舒，证属膀胱气化失司，治宜五苓散、真武汤等。

关于太阳病汗后口渴饮水之法，仲景强调"当稍饮之，令胃中和则愈"，不可短时间摄入大量冷水，若气化不及，水停心下，水饮犯肺而咳喘。此即第75条所言"饮水多必喘"对此，《灵枢·邪气脏腑病形》云："愁忧恐惧则伤心，形寒寒饮则伤肺，以其两寒相感，中外皆伤，故气道而上行。"如小青龙汤证，"伤寒表不解，心下有水气"，症见"发热而咳""咳而微喘"等。

《金匱玉函經》卷第二終

《金匮玉函经》卷第三

辨太阳病形证治下第四

本篇原文共 54 条，载方 33 首，根据病证类型大致可分为以下三类：其一，结胸与脏结的论治，包括热实结胸的大陷胸汤证、大陷胸丸证、小陷胸汤证，寒实结胸的三物小白散证，阴寒之邪内结的脏结证；兼论大柴胡汤证、柴胡桂枝汤证，柴胡桂枝干姜汤证、妇人热入血室证，以及热与水搏于肌表的文蛤散证等，因以上诸证在病因、证候上与结胸有相似之处，并汇于本篇，对比发明，突出辨证论治精神。其二，痞证及其类证的辨治，主要包括大黄黄连泻心汤证、附子泻心汤证、半夏泻心汤证、生姜泻心汤证和甘草泻心汤证，因五苓散、旋覆代赭石汤、大柴胡汤、桂枝人参汤等证中亦可出现"心下痞"，故与五泻心汤证一起讨论。其三，表证误治后变证，主要包括白虎汤、白虎加人参汤证、麻黄杏仁甘草石膏汤证、黄连汤证、黄芩汤证、黄芩加半夏生姜汤证、桂枝附子汤证、白术附子汤证、甘草附子汤证和炙甘草汤证等，以上诸病证皆与感受外邪有关，与结胸、痞证等一起讨论，以突出表证不解或失治误治后，有寒热虚实之变，一则示人当重视及时、正确治疗表证，二则若变生他证，当"观其脉证，知犯何逆，随证治之"。

J138 问曰：病有結胸，有藏結，其狀何如？答曰：按之痛，其脉寸口浮，關上自沉，爲結胸。

S128 问曰：病有結胸，有藏結，其狀何如？答曰：按之痛，寸脉浮，關脉沉，名曰結胸也。

【释义】

论结胸的主要脉症。

结胸与脏结发病多因误下，邪气乘虚入里所致，其状皆有疼痛，故需鉴别。结胸为病，多始发于阳，误下而外邪内陷，与痰、水等实邪凝结于胸膈，气机不通，故见疼痛，如后文言"热结在里""此为水结在胸胁也""膈内拒痛""心下痛，按之石硬"等。寸以候上，其脉浮主病位在上，提示病邪之来路，多因太阳表证误下所致。关脉候中焦，关脉沉乃痰水等抟结之象。

J139 問曰：何謂藏結？答曰：如結胸狀，飲食如故，時小便不利，陽脉浮，關上細沉而緊，爲藏結。舌上白胎滑者，爲難治。

S129 何謂藏結？答曰：如結胸狀，飲食如故，時時下利，寸脉浮，關脉小細沉緊，名曰藏結。舌上白胎滑者，難治。

【释义】

论脏结的脉症与预后。

以上两条，以问答形式，以辨结胸、脏结之异。脏结病因脏气虚寒，阴寒凝结，多属阴寒之证。阴寒凝滞不通，故脏结亦可见如结胸之疼痛；如167条所言"病胁下素有痞，连在脐旁，痛引少腹入阴筋者，此名脏结。"第273条太阴病"若下之，必胸下结硬。"第340条"小腹满，按之痛，此冷结在膀胱关元也。"由此可见，脏结为一类病证，见胸、脘、少腹等硬满疼痛，即所谓"如结胸状"。脏结素体虚寒，饮食本不佳，故曰"饮食如故"；气化不利，故时时小便不利。寸脉浮，乃阴寒结于里，阳气上浮于外，其脉必浮而无力。关脉小细沉紧，反映气血亏虚，阴寒凝结不化的病理特点。舌苔白滑，反映脏结阳虚而寒凝不化；结邪非攻不去，而脏虚又不耐攻伐，故曰"难治"，临证或可治用理中汤加枳实、大黄附子汤等温阳散寒开结。

J140 藏結者，無陽證，不往來寒熱，一云寒而不熱，其人反靜，舌上胎滑者，不可攻也。

S130 藏結無陽證，不往來寒熱一云寒而不熱，其人反静，舌上胎滑者，不可攻也。

【释义】

补述脏结的证候及与治禁。

"无阳证"言当脏结之时，无太阳表证；不往来寒热，即痞硬虽见胁下，非少阳证也；反静，言无阳明之烦躁、谵妄也。由此，可见病变未涉三阳。"舌上苔滑"则确证病情纯阴无阳，阴寒凝结，自无攻下之理，故曰"不可攻也"。后世医家如朱肱、柯韵伯等提出用"理中四逆辈温之"，灸关元、气海等，以冀阳回阴消，或可转危为安。

J141 夫病發于陽而反下之，熱入因作結胸；發于陰而反下之，因作痞。結胸者，下之早，故令結胸。

S131 病發于陽，而反下之，熱入因作結胸；病發于陰，而反下之一作汗出，因作痞也。所以成結胸者，以下之太早故也。結胸者，項亦强，如柔痓狀，下之則和，宜大陷胸丸。

【释义】

论结胸与痞证的成因。

病发于阳，即外感风寒暑湿燥火等六淫邪气，治宜发汗，误用攻下，外邪乘虚内陷，与机体素有痰水等有形实邪结于胸膈，则为结胸。病发于阴，为因饮食、居住环境、房劳、情绪等引发的内伤杂病，多脏气亏于内，误用攻下，脾胃更伤，气机升降失常，症见胃脘胀满为主，而成痞证。"结胸者，下之早，故令结胸"为自注文，强调表证不解，当先解表，切不可孟浪攻下，以致邪气内陷，引发结胸等变证丛生。

J142 結胸者，其項亦强，如柔痓狀，下之即和，宜大陷胸圓。

【释义】

论结胸邪结偏上的证治。

上条言结胸的形成多因表证误下，邪气内陷与有形病理产物互结而成。本条见"项亦强，如柔痉状"，其状与太阳病证相类，而反用攻法。两条对比发明，强调辨病识机的重要性。

病结胸，一般以胸膈、心下硬满疼痛为主；胸膈近胃，上连于项。若邪结病位偏上，气机阻滞，经脉不利，则可见颈项强直，能仰不能俯，如柔痉状。柔痉见于《辨痉湿暍第一》篇，症见身热汗出、颈项强急、头摇口噤、手足抽搐，甚则角弓反张。言"如柔痉状"，除言结胸之状外，强调"汗出身热"，提示病性属热、属实，病位偏上。

大陷胸丸由大陷胸汤加葶苈子、杏仁、白蜜组成。方以大陷胸汤泻热逐水破结；因邪结病位偏高，有形之邪影响肺之肃降，故加葶苈子、杏仁，利肺气、泄肺热、开热结。俾肺气开豁疏利，水之上源畅通，则凝结于高位的水热之邪，可随之泻下。邪居高位，非缓剂不能尽祛在上之邪，故必任峻猛之药；而合以白蜜，小其剂而为丸，取其缓也，欲使药留于上焦，缓缓发挥作用，邪尽去而正不伤，可谓峻药缓攻，以攻为和之法。

J143 結胸證，其脉浮大，不可下，下之即死。
S132 結胸證，其脉浮大者，不可下，下之則死。

【释义】

论结胸病，脉浮大者，禁用下法。

结胸之病，为阳邪内陷，结聚胸膈，故不可不下。若脉浮大，浮为在表，大则为虚，浮虚相抟，则表犹未尽入而里未全实，下之则先虚之里气将脱，可致表邪乘虚内陷，病热弥深，正气愈虚，故不可下。此示人凭脉证之要旨，戒人勿孟浪之意。

J144 結胸證悉具而躁者，死。
S133 結胸證悉具，煩躁者亦死。

【释义】

论结胸证当下不下的危候。

"结胸证悉具"，是指心下痛、按之石硬、甚则从心下至少腹硬满而痛不可近、短气烦躁、脉沉实等诸症皆见，反映了水热胶结，邪气鸱张，病情笃重，此时宜急下之，或可有生机。以上两条皆论结胸证预后，前者言不应下而之过早，是失于孟浪；后者是过于谨慎，当下失下，治不及时。两条合参，提示临证诊治疾病应密切观察病情，抓住治疗时机，及时、果断正确施治。

J145 太陽病，脉浮而動[1]數，浮則爲風，數則爲熱，動則爲痛，數則爲虚，頭痛發熱，微盗汗出，而反惡寒者，其表未解也。醫反下之，動數變遲，頭痛則眩[2]，胃中空虚，客氣[3]動膈，短氣煩躁，心中懊憹。陽氣[4]內陷，心下因堅，則爲結胸，大陷胸湯主之。若不結胸，但頭汗出，其餘無汗，劑頸而還[5]，小便不利，身必發黄。

S134 太陽病，脉浮而動數，浮則爲風，數則爲熱，動則爲痛，數則爲虚，頭痛發熱，微盗汗出，而反惡寒者，表未解也。醫反下之，動數變遲，膈內拒痛，一云頭痛即眩。胃中空虚，客氣動膈，短氣躁煩，心中懊憹，陽氣內陷，心下因鞕，則爲結胸，大陷胸湯主之。若不結胸，但頭汗出，餘處無汗，劑頸而還，小便不利，身必發黄。

【校注】

[1]动：指脉象，见于关上，多主痛、主惊，其脉应指滑利，数而形如豆。

[2]头痛则眩：宋本为"膈内拒痛"。"拒"，撑胀之义。

[3]客气：即外来之邪气。

[4]阳气：即表邪。

[5]剂颈而还："剂"通"齐"。指但头汗出，颈部以下无汗。

【释义】

论表证误下形成结胸、热郁胸膈及湿热发黄的证治。

典型的太阳病表证，当症见脉浮，头项强痛，发热恶寒等。若太阳病，脉虽浮但动数，除头痛，发热恶寒外，尚兼微盗汗出。"浮则为风，数则为热，动则为痛，数则为虚"为自注句，以脉象解病机。"浮则为风"，"风"泛指外邪，脉浮为表邪未解。"数则为热"，指热郁肌表或表邪入里化热。"动则为痛"是对数脉形态之描述，即脉数而形如豆，躁动坚急，寓病位由表入里、由浅及深，病邪由寒化热的动态变化。"数则为虚"补述，数虽主热，但邪热尚并未与有形实邪互结。盗汗之机，多责之阴虚。然论中第268条"三阳合病，脉浮大，上关上，但欲眠睡，目合则汗。"指出阳气入里，内热转盛，迫液外泄，亦可盗汗，与本条相合。综上，本条所论原发病为外寒兼里化热之表里同病，治宜解表清里。

表邪不解，虽有里热亦不可下，故"下之"曰"反"。本条列举表未解而误下的三种转归：其一，使外邪内陷，脉动数变迟，邪热上涌，壅滞不通则头痛，火热上扰清窍则眩；邪热内热胸膈，热壅气滞，故短气烦躁、懊侬不安，此为栀子豉汤证。其二，若内陷之邪热与有形水邪互结，症见胸膈、心下硬满而痛，则为结胸，治用大陷胸汤，泻热逐水破结。其三，倘若内无水饮，邪热未与之结聚，散漫于肌肤，汗不得泄，便不得利，热不得越，与湿相合，湿热熏蒸，则形成湿热发黄，治宜茵陈蒿汤或栀子柏皮汤等。

大陷胸汤由大黄、芒硝、甘遂组成。方中大黄泄热导下，荡涤实邪；甘遂，《神农本草经》谓其主大腹疝瘕、腹满、面目浮肿、留饮宿食，破癥瘕积聚，利水谷道，为逐饮要药，因其不溶于水，故用末冲服；芒硝咸寒，寒以泻热，咸以软坚；三药共奏泻热逐水破结之功，因本方泻下峻猛，应中病即止，不可过服，以防耗伤正气，故云"得快利，止后服"。

J146 伤寒六七日，结胸热实，其脉浮紧，心下痛，按之如石坚，大陷胸汤主之。

S135 伤寒六七日，结胸热实，脉沉而紧，心下痛，按之石鞕者，大陷胸汤主之。

【释义】

论热实结胸的证治。

伤寒六七日，未经误下，邪热内传，亦可成结胸。所谓"结胸热实"，"结胸"言其病，"热实"言其证，即热与水结，病性属热、属实。"其脉浮紧"，浮主热，紧主痛、主实，故曰"热实"；有形实邪结于胸膈，凝滞不通，故心下硬满疼痛，按之如"石坚"。脉浮紧、心下痛、按之如石坚，从病性、病位、病势角度反映了热实结胸的病证特点，概称之为"结胸三症"，是临床辨病识证的主要依据。

J147 傷寒十餘日，熱結在裏，復往來寒熱，當與大柴胡湯。但結胸，無大熱，此爲水結在胸脅，頭微汗出，大陷胸湯主之。

S136 傷寒十餘日，熱結在裏，復往來寒熱者，與大柴胡湯；但結胸，無大熱者，此爲水結在胸脅也，但頭微汗出者，大陷胸湯主之。

【释义】

论大柴胡汤证与大陷胸汤证的区别。

伤寒十余日不解，外邪入里化热，可结在胁下，如第96条、97条之小柴胡汤证；若邪热内陷偏里或化燥成实，又可形成大柴胡汤证，如第J111条"呕止小安，其人郁郁微烦"和J176条"心下痞坚，呕吐而下利"。可见，邪热入里未必形成结胸。若素有水停胸胁，与内陷之邪热互结，则成结胸。热在水中而被郁遏，不能向外透越，故表无大热；热与水结，热欲外泄而不能，故但头微汗出而周身无汗。治用大陷胸汤，泻热逐水破结。

J148 太陽病，重發其汗，而復下之，不大便五六日，舌上燥而渴，日晡小有潮熱，從心下至少腹堅滿而痛不可近，大陷胸湯主之。

S137 太陽病，重發汗而復下之，不大便五六日，舌上燥而渴，日晡所小有潮熱—云日晡所發，心胸大煩，從心下至少腹鞕滿而痛，不可近者，大陷胸湯主之。

论大结胸病重症的证治。

太阳病重发汗,而复下之,以致津伤热陷,三焦气化失司,水津失布与邪热互结。里热熏蒸,水津不布,肠腑失润则不大便五六日;上不滋润口舌,而见舌上燥而渴。《金匮要略·痰饮咳嗽病脉证并治第十二》篇载"腹满,口舌干燥,此肠间有水气,已椒苈黄丸主之。"水热互结于里,热势随天时阳气盛衰而弛张。下午3时至7时,患者自觉热势自胸上涌头面,轻微阵阵洪热感,此系水热互结,其热不得外越所致。较之典型的热实结胸病证,本条所论疼痛范围更广,反映出水热互结、气机壅滞更加深重。治用大陷胸汤,攻逐胸胁水饮,兼荡涤胃肠,一举两得。明言"主之",意在告诫不可误用大承气汤,因其虽可通腑泄热,但无攻逐胸膈停饮之功。

【按语】

以上四条合参,可证邪热内入是结胸之因,水结是结胸之本,互相发明,结胸病源自明。若仅为无形邪热郁滞于胸膈,并无有形痰水等相结,则属栀子豉汤证;若热郁湿蒸,则为湿热发黄;若仅系水结,并无邪热,又有十枣汤证。若热结于宿食、糟粕,则为阳明腑实。故而,尤在泾云:"盖邪气入里,必挟身中所有,以为依附之地,是以在肠胃则结于糟粕,在胸膈则结于水饮,各随其所有而为病耳。"诸条合看,结胸为病,有类太阳项亦强之、类少阳兼内实证、类阳明燥实内结证,故而需要鉴别,从上到下,层层分析,可谓辨证入微。

J149 小结胸者,正在心下,按之即痛,其脉浮滑,小陷胸汤主之。
S138 小結胸病,正在心下,按之則痛,脉浮滑者,小陷胸湯主之。

【释义】

论小结胸的证治。

结胸病而名"小",盖与大结胸相较,从病位言,小结胸多局限于胃脘,即所谓"正在心下";从病势言,邪结轻浅,邪壅气滞较轻,故"按之即痛"。脉见浮滑者，浮主阳热之邪；滑为痰饮内聚而结未深。证属痰热互结，治以小陷胸汤，清热化痰开结。

小陷胸汤由黄连、半夏、栝蒌实三药组成。主治痰热之邪结于胃脘，不蔓不枝，正在心下的小结胸证。与大结胸证相比，此用黄连清热，彼用大黄泻热；此用半夏辛开化痰，彼用甘遂峻逐水饮；此用栝蒌实涤痰利便，彼用芒硝软坚泻下；足见二者轻重之殊。方中栝蒌实具有涤痰结、利大肠、通下胸中郁热以及活血化瘀、通痹止痛之功，云"大者一枚"，折合现在剂量约 60～80 克，可见其在本方中具有重要作用。服本方后，常泻下黄色黏涎而愈。若兼见胸胁苦满者，可与小柴胡汤合方，名为柴陷汤。

对于小陷胸汤所体现的治法，叶天士在《外感温热篇》称其为"苦泄法"或"苦辛开泄"，用于温邪传入气分，痰热互结，黏滞难解，强调小陷胸证"必验之于舌"，如"舌黄""或黄或浊"；王孟英则强调"必察胸脘，如按之痛或拒按，舌红，苔黄厚腻，脉滑数者，必先开泄，即可用小陷胸汤"。现今临床用其主治痰热互结于胸膈或胃脘，如肺炎、胸膜炎、胃炎等相关疾病，根据病势加桔梗、枳壳、丹参、浙贝等理气开郁、化痰散结之品。

J150 太阳病二三日，不能卧，但欲起者，心下必结，其脉微弱者，此本寒也。而反下之，利止者，必结胸；未止者，四五日复重下之，此挟热利也。

S139 太阳病二三日，不能卧，但欲起，心下必结，脉微弱者，此本有寒分也。反下之，若利止，必作结胸；未止者，四日复下之，此作协热利也。

【释义】

论素有水饮患太阳病，误用下法，可成结胸或协热利。

太阳病，谓头项强痛而恶寒也，二三日见不得卧、但欲起，心下结满之证，当辨其虚实寒热，防止误下。若为阳明病，当大便硬、脉浮大或沉迟有力；脉见微而弱，文曰"此本寒也"。"本"，素有之义。"寒"，《外台秘要》作"久寒"，宋本为"寒分"。前文言"心下必结"，"结"者，结聚也，多指有形实邪停聚。因而，此处"寒"，应指"久寒宿饮"。卧时水气上逆、气机壅滞更甚，故而"不得卧，但欲起"。证属太阳表证兼水寒停聚心下，治宜小青龙汤外散表寒，内蠲水饮。医反下之，表实里虚，当利下不止。若利自止，恐是太阳表邪乘虚内陷，与心下水气互结，故必成结胸。若下利不止，病至四五日仍下利，则为里虚而表未解，此属"挟热利"。"热"乃表热之谓也，非指下利的寒热属性，治宜葛根汤、五苓散、桂枝人参汤等。

J151 太陽病下之，其脈促，不結胸者，此爲欲解；其脈浮者，必結胸；其脈緊者，必咽痛；其脈弦者，必兩脅拘急；其脈細而數者，頭痛未止；其脈沉而緊者，必欲嘔；其脈沉而滑者，挟熱利；其脈浮而滑者，必下血。

S140 太陽病下之，其脈促—作縱，不結胸者，此爲欲解也。脈浮者，必結胸。脈緊者，必咽痛。脈弦者，必兩脅拘急。脈細數者，頭痛未止。脈沉緊者，必欲嘔。脈沉滑者，協熱利。脈浮滑者，必下血。

【释义】

论太阳病误下后，凭脉辨其变证。

太阳病本不当下，误下后可引发诸多变证。误下后若脉促，但未成结胸，提示气血仍向上向外抗邪，证属表邪未内陷而有欲解之势。"促"脉非数中一止之象，而是脉来急促上壅寸口，如第 34 条"太阳病，桂枝证，医反下之，利遂不止。脉促者，表未解也。喘而汗出者，葛根黄芩黄连汤主之。"第 21 条"太阳病，下之后，脉促胸满者，桂枝去芍药汤主之。"

"脉浮者，必结胸"，文中"脉浮"宜从"寸脉浮，关脉沉"理解，即如第 128 条所言。"脉紧者，必咽痛"，参少阴病篇第 283 条"病人脉阴阳俱紧，反汗出者，亡阳也，此属少阴，法当咽痛而复吐利。"属下焦阳虚，阴寒凝结，虚火上炎之咽痛。"其脉弦者，必两胁拘急"，属邪结胁下或转属少阳。如第 100 条"伤寒，阳脉涩，阴脉弦，法当腹中急痛，先与小建中汤；不差者，小柴胡汤主之。"第 266 条"本太阳病不解，转入少阳者，胁下硬满，干呕不能食，往来寒热，尚未吐下，脉沉紧者，与小柴胡汤。"

"其脉细而数者，头痛未止"，脉细主阴亏，数主有热，正气不足，而虚热上冲故头痛不已。"其脉沉而紧者，必欲呕"，沉主病位在里，紧主水。如第 67 条"伤寒若吐若下后，心下逆满，气上冲胸，起则头眩，脉沉紧，茯苓桂枝白术甘草汤主之。"水饮聚心下，胃气上逆则呕。

"其脉沉而滑者，挟热利"，沉主病位在里，滑主邪热；沉滑并见，主宿食，有表误下，邪热入里，下迫肠道则作"挟热利"。邪热内陷，热盛于内则脉滑，如"其脉浮而滑者，必下血"，脉数滑，水无形邪热壅盛，如第 176 条"伤寒，脉浮滑，此以表有热，里有寒，白虎汤主之"，第 138 条"小结胸病，正在心下，按之则痛，脉浮滑者，小陷胸汤主之"。邪热弛张于外则脉浮，热邪不解，伤络动血则利下兼便血。

【按语】

本条主要精神是举脉问证，示范演绎了表证误下后的多种变化，在上则为咽痛、头痛，在下为下利便血，在中为结胸或两胁拘急，若正气尚能祛邪外出亦有欲解之势，正如《黄帝内经》所言："不宜下而更攻之，诸变不可胜数。"当然，就误下后变证的诊断而言，又当脉证合参，作出正确诊断，继而及时救治。

J152 病在陽，當以汗解，而反以水潠[1]之、若灌之，其熱被劫不得去，益煩，皮[2]上粟起，意欲飲水，反不渴，服文蛤散。若不差，與五苓散。若寒實結胸，無熱證者，與三物小白散。

S141 病在陽，應以汗解之，反以冷水潠之，若灌之，其熱被劫不得去，彌更益煩，肉上粟起，意欲飲水，反不渴者，服文蛤散。若不差者，與五苓散。寒實結胸，無熱證者，與三物小陷胸湯。用前第六方。白散亦可服。一云與三物小白散。

【校注】

[1] 潠(xùn)：《说文新附·水部》："潠，含水喷也。"即含水喷于身上。

[2] 皮：宋本作"肉"。

【释义】

论太阳病误治，成外寒内热、水蓄膀胱及寒实结胸的证治。

病在阳，即病因外感风寒之邪，病位在表，治当辛温发汗解表。如果用冷水喷洒或灌洗，非但表不解，反致腠理闭塞，邪气被郁不得外散而化热，故增加烦扰不安。寒邪外束，玄府闭塞，热郁于内，故皮肤上起如粟米样丘疹，口渴而不欲饮水。证属表寒内热，不汗出而烦躁、口渴；治宜外散风寒，兼清里热，生津止渴。文蛤，即海蛤之有文理者，能止烦渴，利小便，化痰软坚。本证如用一味文蛤为散，仅有止渴清热、利小便之功，清热之力微，更无解表之功，恐难以胜任。柯韵伯认为，《金匮要略》载文蛤汤治"渴欲饮水不止者"，方由大青龙汤去桂枝加文蛤组成（文蛤五两，麻黄、生姜、甘草各三两，石膏五两，杏仁五十个，大枣十二枚），与本证相合，当是。

服药后病若不愈，循经入腑，致使膀胱气化不利，则成下焦蓄水，其症当见脉浮、发热、口渴、小便不利等症，治宜五苓散，通阳化气行水。若水未蓄于下焦，而是外寒与里水结于胸膈，可形成寒实结胸证。因病性属寒，故无发热、口渴、烦躁等症。治以三物白散，逐水散寒破结。三物白散由桔梗、巴豆、贝母三药组成，因三味药物皆为白色，又用作散剂，故名三物白散。方以辛热之巴豆，攻寒逐水，泻下冷积；佐以贝母，化痰开结；使以桔梗，开提肺气，祛痰排脓，又为舟楫，载巴豆搜逐胸膈冷结。三药并用，水寒之结上可吐、下可泻，以白饮和服，不致速下而留恋于胃。但药性峻猛，若身体羸弱之人，慎勿轻用。本方为温下寒实之剂，若欲加强其泻下作用，可进热粥以助药力；如泻下太过，又当进冷粥以减缓其攻下作用。

J153 太陽與少陽并病，頭項强痛，或眩，時如結胸，心下痞而堅，當刺大椎第一間 [1]、肺俞 [2]、肝俞 [3]，慎不可發汗，發汗即讝語，讝語則脉弦。讝語五六日不止，當刺期門 [4]。

S142 太陽與少陽并病，頭項强痛，或眩冒，時如結胸，心下痞硬者，當刺大椎第一間、肺俞、肝俞，慎不可發汗，發汗則讝語，脉弦，五日譫語不止，當刺期門。

[1] 大椎第一间：即大椎穴，属督脉，为足三阳交会，刺之泻太少并病之邪。主治头项强痛、寒热、肺胀、胁痛、咳嗽、背膊拘急等。

[2] 肺俞：在第三、四胸椎棘突间，向两侧各旁开一寸五分，属膀胱经，主治胸闷，咳嗽，气喘等。

[3] 肝俞：在第九、十胸椎棘突间，向两侧旁开一寸五分，属膀胱经。主治昏眩，积聚，黄疸，胁痛等。

[4] 期门：在乳头直下六、七肋骨间，为厥阴肝经之募穴。主治胸胁疼痛，呕吐，呃逆，吞酸，腹胀，泄泻，热入血室等。

【释义】

论太阳少阳并病及发汗后变证，宜用针刺治疗，禁用发汗。

太阳少阳并病，即太阳之邪未罢并传入少阳，既有太阳表证之头项强痛，又见少阳病之头眩昏冒、胸胁痞满，甚或郁结更甚而时有如结胸之状。大椎为手足三阳交汇之处，肺俞、肝俞均为足太阳膀胱经穴，三穴并刺，外可宣散太阳之邪，内可疏泄少阳之火，三穴相配可治太少并病。病在少阳，禁用辛温发汗，误用则反伤津液，鼓荡热邪，上扰心神则谵语。太少邪热交炽，病势渐次入少阳，遂见脉弦。若谵语不止，提示病势继续深入，但仍属少阳，非下法所可施，故刺肝经募穴期门穴，以疏泄少阳经气，清解少阳郁热，火清则谵语自止。本条提示两点：其一，太少并病，治当禁汗、禁下；其二，少阳郁热亦可见谵语，不可误作阳明腑实而攻下。

J154 婦人中風，發熱惡寒，經水適來，得之七八日，熱除而脉遲身涼，胸脅下滿，如結胸狀，其人讝語，此爲熱入血室。當刺期門，隨其虛實而取之。

S143 婦人中風，發熱惡寒，經水適來，得之七八日，熱除而脉遲身涼。胸脅下滿，如結胸狀，讝語者，此爲熱入血室也，當刺期門，隨其實而取之。

论妇人中风，经水适来，热入血室的证治。

妇人患太阳中风，发热恶寒，其脉当浮。若恰逢月经来潮，血室空虚，表邪乘虚内陷，为热入血室之证。关于血室，诸说纷纭，如方有执、成无己认为血室即冲脉，柯韵伯认为是肝脏，张景岳认为是子宫。观仲景原文一再强调"妇人中风""经水适来""经水适断"，足见血室为妇人独有，且与经水密切相关，故血室当是子宫。血室与冲脉、肝生理上密切相关，病理上也相互影响。盖冲脉，起于胞中（即子宫、胞宫、血室），下出会阴后，从气街起与足少阴肾经相并，夹脐上行，散入胸中，上达咽喉，环绕口唇。肝藏血，主疏泄，调气机，与冲脉及心脾等统摄血室。

表邪内陷血室，故由"发热恶寒"转为"热除""身凉"。邪陷血室，郁结不解，气机失调，肝之经脉不利则胸胁胀满、疼痛，如结胸状；脉由浮变迟，反映出气机郁滞，脉道不利。郁热循冲脉上扰心神则谵语。热入血室证，仲景特言治用刺期门穴，是恐医者误认为阳明实证，而轻用三承气汤以伐胃气。期门为肝经募穴，为厥阴肝气聚集之处，刺之可舒泄肝经郁热，内陷血室之热得以外达而病解。盖病发因"经水适来"，血室空虚，谓之"虚"；邪陷血室，郁结不解，谓之"实"；故云"随其虚实而取之"。

J155 婦人中風，七八日續得寒熱，發作有時，經水適斷者，此爲熱入血室，其血必結，故使如瘧狀，發作有時，小柴胡湯主之。

S144 婦人中風七八日，續得寒熱，發作有時，經水適斷者，此爲熱入血室，其血必結，故使如瘧狀，發作有時，小柴胡湯主之。

【释义】

论妇人热入血室的证治。

妇人中风，七八日是邪气传里之时，由发热恶寒转为往来寒热。此时，若经水适断，属于表邪乘血室空虚内陷，与血相搏而血结不行。热与血结于血室，影响肝胆气机不利，少阳不和，故而出现寒热如疟状，发作有时。治用小柴胡汤,畅达少阳,清解血室郁热,则结血可散,寒热自除。因本证有经水适断,其血必结,宜加桃仁、红花等活血散结,气血同治。钱潢注曰:"小柴胡汤中,应量加血药,如牛膝、桃仁、丹皮之类。其脉迟身凉者,或少加姜、桂,及酒制大黄少许,取效尤速,所谓虽其实而泻之也。若不应用补者,人参亦当去取,犹未可执方以为治也。"

J156 婦人傷寒,發熱,經水適來,晝日明了,暮則讝語,如見鬼狀者,此爲熱入血室,無犯胃氣及上二焦,必當自愈。

S145 婦人傷寒,發熱,經水適來,晝日明了,暮則讝語,如見鬼狀者,此爲熱入血室,無犯胃氣及上二焦,必自愈。

【释义】

再论热入血室的证候、治则及禁忌。

上条论"妇人中风",此言"妇人伤寒",此为互文见义手法,即妇人感受风寒,而发热恶寒,如正值月经来潮,外邪可乘虚下陷血室。内陷血室之邪热,随天阳之盛衰变化,白昼随天阳而升驰于气分,暮则随天阳之潜降而聚于血分,上扰心神则谵语,甚至妄言如见鬼状。"无犯胃气及上二焦",概言其治则,意在告诫医者不可误诊为阳明腑实而攻下,病位在下焦也不可妄用汗、吐。

因其经水适来而未断,内陷之邪热尚有随经血而去之机转,故云"必自愈",此与桃核承气汤证所述"血自下,下者愈"理同。当然,临证亦不可坐待病愈,可参上二条所言刺期门或用小柴胡汤加减。正如钱潢所注:"热入血室,非惟不在营卫,而更与肠胃无涉,故曰无犯胃气。病在下焦血分,与上二焦绝不相关,汗、吐、下三法,徒损无益,犯之适足以败胃亡阳,故禁之曰无犯胃气,使真气无损,正亡邪衰,必自愈也。设或未解,期门可刺,如前小柴胡汤加减可用也。"

谵语一症,可见于结胸热实、少阳郁热、热入血室诸证,然结胸为水热互结,少阳为气分郁热;热入血室则属血热互结,既有如结胸状,又和少阳有关。在结胸和太阳少阳并病之后,论热入血室,是将水、气、血相关病证贯穿在一起,对比发明,从而提高辨证论治思维。

J157 傷寒六七日，發熱微惡寒，肢節煩疼[1]，微嘔，心下支結[2]，外證未去者，柴胡桂枝湯主之。

S146 傷寒六七日，發熱微惡寒，支節煩疼，微嘔，心下支結，外證未去者，柴胡桂枝湯主之。

【校注】

[1] 肢节烦疼：即四肢关节烦疼。

[2] 心下支结：支，支撑。结，凝结、结聚。心下支结，即自觉胃脘部支撑胀满、凝结不通，较痞满实有形。

【释义】

论太阳少阳并病的证治。

伤寒六七日，症见发热微恶寒、四肢关节烦疼，乃太阳表证未罢，但肢节烦疼而非头项强痛，则太阳证稍减矣。微呕、心下支撑痞满，是邪入少阳，枢机不利。但结于心下之偏旁，而非两胁，则少阳亦浅。先病太阳，其邪未解，更兼少阳，故为太阳少阳并病，治用小柴胡汤与桂枝汤合方，和解少阳，调和营卫。然太阳、少阳证俱轻，故各取两汤之半量，成两解太少之轻剂。

柴胡桂枝汤既能调和营卫气血，又能和解表里、疏利肝胆。刘渡舟教授用其治太少同病，即胸胁苦满或胁背作痛而又见发热恶寒或肢节烦疼者，临证酌加葛根、姜黄、红花、羌活、鸡血藤、络石藤等活血通络之品。加佛手、香橼等治肝气窜证，发病特点是患者自觉有一股气在胸胁脘腹甚至四肢流窜，检查多无器质性病变，证属肝气郁结，气血不和者；慢性肝炎、肝脾肿大、早期肝硬化等，出现腹胀，胁痛如针刺，面色黧黑，舌质紫暗或有瘀斑等，用本方去大枣、人参，加牡蛎、鳖甲、土鳖虫、红花、茜草等，坚持久服，常可获效。

J158 傷寒五六日，已發汗而復下之，胸脅滿微結，小便不利，渴而不嘔，但頭汗出，往來寒熱，心煩，此爲未解也，柴胡桂枝乾薑湯主之。

S147 傷寒五六日，已發汗而復下之，胸脅滿微結，小便不利，渴而不呕，但頭汗出，往來寒熱，心煩者，此爲未解也，柴胡桂枝乾薑湯主之。

【释义】

论伤寒误治而致邪传少阳、胆热脾寒、津液不布的证治。

伤寒五六日，发汗复下后，仍胸胁满闷，微结，往来寒热，心烦，此皆邪结少阳之征。因误下而胃阳受损，少阳之邪虽结，而胃中无邪热上逆，故心烦而不呕。邪在三焦，决渎失司，故小便不利；气化不利，水气内停，津液不布，故口渴。阳郁不宣，上蒸于头，则但头汗出而身无汗。本证口渴、小便不利，与五苓散证相似，但彼为膀胱气化不利，治当通阳化气行水；此为少阳枢机不利而三焦气化失司，故以和解少阳，开结利水为治，方用柴胡桂枝干姜汤。

柴胡桂枝干姜汤由小柴胡汤化裁而来。因其病机在于邪结少阳，枢机不利，故仍以小柴胡汤为主。已经汗下，胃阳受伤，故需姜、桂、甘草以复胃阳。去参、枣者，因其甘温甜腻，不利于胸胁满微结；减半夏者，以其不呕，且有助燥之弊。加栝楼根，以其能生津止渴，配黄芩并可清热，伍牡蛎可助其开结。全方以柴、芩、牡蛎治少阳热结，桂、姜、甘草温中逐饮，栝楼根生津润燥，药后少阳得和，枢机复利，气化以行，阳生津布，故云"初服微烦，复服汗出"，此汗出，即少阳之郁得透，胃阳得复，水津复布之故。

本方同见于《金匮要略》，名柴胡桂姜汤，治疟寒多微有热，或但寒不热。徐灵胎谓其治"汗下后，胸胁满微结，脉紧细数者"。清代医家黄元御将其归入"少阳坏病入太阴去路"类主治方剂，谓其"为少阳之经而传太阴之脏，表里俱未解也"。著名中医学家陈慎吾教授认为"本方主治属饮家有阴证之机转者。"伤寒大家刘渡舟教授提出本方用于少阳病而兼太阴脾家虚寒证，与大柴胡汤治疗少阳病而兼阳明胃家实热证相对比，有寒热虚实鉴别诊断之义。柴胡桂枝干姜汤既清肝胆之热，又温脾胃虚寒，寒热并用，肝脾同治，临证抓"口苦""便溏"两大主症，用于治疗慢性肝炎、糖尿病等属胆热脾寒者，多获良效。

J159 傷寒五六日，頭汗出，微惡寒，手足冷，心下滿，口不欲食，大便堅，其脉細，此爲陽微結[1]，必有表復有裏。沉亦爲病在裏，汗出爲陽微，假令純陰結[2]，不得有外證，悉入在于裏，此爲半在外半在裏。脉雖沉緊，不得爲少陰。所以然者，陰不得有汗。今頭汗出，故知非少陰也。可與小柴胡湯，設不了了者，得屎而解。

S148 傷寒五六日，頭汗出，微惡寒，手足冷，心下滿，口不欲食，大便鞕，脉細者，此爲陽微結，必有表復有裏也。脉沉亦在裏也，汗出爲陽微，假令純陰結，不得復有外證，悉入在裏，此爲半在裏半在外也。脉雖沉緊，不得爲少陰病，所以然者，陰不得有汗，今頭汗出，故知非少陰也，可與小柴胡湯。設不了了者，得屎而解。

【校注】

[1] 阳微结：热结在里而大便秘结为"阳结"。热结尚浅兼有表证，为"阳微结"。

[2] 纯阴结：脾肾阳虚，阴寒内盛而大便秘结，为"阴结"。

【释义】

论"阳微结"的证治及其与"纯阴结"的鉴别。

伤寒五六日，为表邪传里之际。微恶寒，表未解也。头汗出、手足冷、心下满、口不欲食、大便硬、脉细者，为邪结在里，阳郁不通。因"头汗出"为内有郁热熏蒸于上；"手足冷"是阳气内郁不达于四末；"心下满，口不欲食，大便硬"因热郁于里，气机不利，津液不下，胃肠失润；"脉细"乃为阳郁于里，脉道滞塞不利。以上虽属里热阳结，但较之阳明里热实证，尚有表证未解，提示热结尚浅，故称"阳微结"。

阳微结证因有脉细、手足冷、微恶寒等证，证类阳虚寒凝，故需加以鉴别。若为脏气衰微，阴寒凝滞于里的阴结证，邪悉入里，外无表证，其脉当沉。纯阴结因阴寒内盛，一般不应有汗出；以上两点皆是鉴别要点。阳微结为既有表证，又有里证，所谓"半在里半在外也"，病机为阳邪微结，枢机不利，故治用小柴胡汤，和解枢机，宣通内外，既能透达在外之表邪，又能清解在里之郁热，而上焦得通，津液得下，胃气因和，便硬得解。药后，倘若里气未和，大便尚未通，恐为里热未除、腑气不通，可设法再微通大便，邪热除而病解，故云"得屎而解"。

J160 傷寒五六日，嘔而發熱，柴胡湯證[1] 具，而以他藥下之，柴胡證仍在者，復與柴胡湯，此雖以下之，不爲逆，必蒸蒸而振[2]，却發熱汗出而解。若心下滿而堅痛者，此爲結胸，大陷胸湯主之。若但滿而不痛者，此爲痞，柴胡不復中與也，半夏瀉心湯主之。

S149 傷寒五六日，嘔而發熱者，柴胡湯證具，而以他藥下之，柴胡證仍在者，復與柴胡湯。此雖已下之，不爲逆，必蒸蒸而振，却發熱汗出而解。若心下滿而鞕痛者，此爲結胸也，大陷胸湯主之。但滿而不痛者，此爲痞，柴胡不中與之，宜半夏瀉心湯。

【校注】

[1] 柴胡汤证：此处指小柴胡汤证。

[2] 蒸蒸而振：蒸蒸，形容里热向外透达，犹如蒸笼中热气腾越。振，指周身振动；蒸蒸而振，是正邪相争，正盛邪却的表现。

【释义】

论柴胡汤证误下后的三种转归与证治。

伤寒五六日，邪渐内传，症见"呕而发热"，小柴胡汤证主症已见，如第101条云"凡柴胡汤证，但见一证便是，不必悉具"，治宜小柴胡汤。若误用攻下，邪未内陷，小柴胡汤证仍在，未成坏证，故曰"此虽以下之，不为逆"。此时，仍可与小柴胡汤。误下之后，正气虚损，抗邪不力，有柴胡汤相助，奋起抗邪，可冀战汗作解。若邪热内陷与素有痰水互结于胸膈，症见心下满而硬痛，为大结胸证，可用大陷胸汤，泄热逐水破结。若脾虚失运，痰湿滞于胃脘，则心下痞塞不通，则为痞证，可用半夏泻心汤，和中降逆，消痞开结。脾胃升降失常，清气在下，则生飧泄；浊气在上，则生䐜胀。故《金匮要略·呕吐哕下利病脉证治第十七》云："呕而肠鸣，心下痞者，半夏泻心汤主之。"

半夏泻心汤由小柴胡汤加减而来,盖外邪内陷,无往来寒热,故去柴胡、生姜;加干姜三两,与半夏半升相伍,辛以开结,并主脾寒;加黄连一两,与三两黄芩相须为用,苦以泄满,并主胃热;痞因中虚,故以人参三两、甘草三两、大枣十二枚,益气和中,以复中焦气机升降,正如程郊倩所云"枢机全在胃,故复补胃家之虚,以为之斡旋"。《素问·阴阳应象大论》云"中满者,泻之于内。"《医方考》曰"泻心者,泻心下之邪也。"《伤寒蕴要》亦云:"泻心非泻心火之热,乃泻心下痞之满也。"此即泻心之意。半夏既止呕降逆,又祛痰涤饮,味辛性滑,可开痞结,故以半夏冠名,后世有半夏泻心汤主"痰气痞"之谓。方后注云,"去滓,再煎",意在使药性和合,利于调中。

半夏泻心汤寒热并用,其治重在恢复中焦气机升降,主治急慢性胃炎、消化性溃疡、消化不良、失眠等病证,凡症见心下痞满、时时呕逆、大便溏稀、肠鸣、苔腻等,辨证属于胃热脾寒,痰湿中阻者,皆可选用;若痰热内结,心下痞硬者,可去人参加栝楼、枳实,有涤痰开结之意;兼肝郁气滞者,可加佛手、香橼,行气开郁;若兼腹胀,可加厚朴,有厚朴生姜半夏甘草人参汤之意;若呕逆为重,加苏叶、陈皮、竹茹、茯苓,有黄连温胆汤之妙;若病久疼痛,加元胡、蒲黄、苏木等,开郁止痛;若兼暑湿,酌加藿香、荷叶、佩兰、大豆黄卷等宣化湿浊。若嗳气不除,兼肝胃不和者,可加旋覆花、代赭石、陈皮、砂仁、木香等。

J161 太陽少陽并病,而反下之,結胸心下堅,利復不止,水漿不肯下,其人必心煩。

S150 太陽少陽并病,而反下之,成結胸,心下鞕,下利不止,水漿不下,其人心煩。

【释义】

论太阳少阳并病误下成结胸。

太阳少阳并病,为邪气既有表复有里也,治宜和解少阳为主,或兼以解表,方宜小柴胡汤、小柴胡汤去人参加桂枝、柴胡桂枝汤等。舍此而反用下法,致邪热内陷与痰水互结而成结胸,故心下硬满。但邪既结于上,则当不复下注。

今结胸而下利不止，为何？尤在泾谓其属"邪气甚盛，而淫溢上下也"。水热互结于上，胃气失和，故而水浆不下；邪热内扰，则烦扰不宁。此邪热充斥三焦，较典型结胸证，更为深重，多预后不良。

J162 脉浮而紧，而反下之，紧反入裏[1]，则作痞，按之自濡[2]，但氣痞[3]耳。

S151 脉浮而紧，而復下之，紧反入裏，则作痞，按之自濡，但氣痞耳。

【校注】

[1] 紧反入里：原为脉浮紧，主风寒在表。此处以脉象代病机，示表邪因误下而入里。

[2] 濡：同软，即柔软。

[3] 气痞：治邪阻于里，气机不通而成痞证。

【释义】

论痞证的成因与症状。

脉浮而紧，浮为在表，紧则为寒，乃头痛发热，身疼腰痛，恶风无汗，证属太阳伤寒麻黄汤证。若误下则脾胃先伤，遂使外邪内陷，中焦升降失常，气机阻滞，胃脘部痞塞满闷而成痞证。此属无形邪气壅滞心下，与结胸证之硬满疼痛有别。

J163 太陽中風，下利嘔逆，表解乃可攻之。其人漐漐汗出[1]，發作有時，頭痛，心下痞堅滿，引脅下痛，嘔即短氣[2]，此爲表解裏未和，十棗湯主之。

S152 太陽中風，下利嘔逆，表解者，乃可攻之。其人漐漐汗出，發作有時，頭痛，心下痞鞭滿，引脅下痛，乾嘔短氣，汗出不惡寒者，此表解裏未和也，十棗湯主之。

[1] 漐漐汗出:《集韵》:"漐,汗出貌,小雨不辍也。"漐漐汗出,即汗出微细连绵。

[2] 呕即短气:宋本下有"汗出不恶寒者"六字。

【释义】

论水饮停聚胸胁的证治。

太阳中风,则当见恶寒、发热、头痛、汗出、脉浮等。下利、呕逆,是风寒外袭,肺气闭郁,内迫阳明,水邪上攻则呕逆,下趋则下利。表里同病,当先解表,表解方可攻逐水饮,治宜葛根加半夏汤。若表邪以解,水气淫溢,变动不居,临床表现不一。水饮郁遏太阳经气不利,营卫不和则漐漐汗出;因邪正相争,气机时通时阻,故发作有时。水邪上冲,蒙蔽清阳则头痛。水饮停聚胸胁,壅滞气机,则心下痞硬,牵引胁下疼痛。饮停于胃,胃失和降则干呕;水饮射肺,肺气不利则短气。以上诸症,皆因水饮内停,无所从出,上攻下窜、内外泛滥所致,故径用十枣汤,攻逐水饮。

十枣汤为攻逐水饮峻剂,方中芫花味苦性辛温,泻水散水,善消胸膈之水;甘遂、大戟,味苦性寒,善行经隧水湿、泻脏腑之水。因峻泻之后,损伤脾胃之气,故选用肥枣十枚,培补中焦,缓和诸药;因病人邪实正虚不同,故调整用量,以防伤正。药后"糜粥自养",使谷气充实,补养正气。李时珍《本草纲目》卷十七谓:"十枣汤驱逐里邪,使水气自大小便而泄,乃《黄帝内经》所谓洁净府,去菀陈莝法也。……芫花、大戟、甘遂之性,逐水泄湿,能直达水饮窠囊隐僻之处,但可徐徐用之,取效甚捷,不可过剂,泄人真元也。陈言《三因方》以十枣汤为末,用枣肉和丸,以治水气喘急浮肿之证,盖善变通者也。"不仅精确论述十枣汤所循治则治法,又引出后世陈无择变通十枣汤为控涎丹(十枣汤中去芫花、大枣,加白芥子)。白芥子,辛温,善治皮里膜外、胸膈间痰涎,与甘遂、大戟合用,长于祛痰逐饮,且改汤为丸缓其攻下之力,现今临床用于渗出性胸膜炎、结核性胸膜炎、淋巴结炎、胸腔积液、腹腔积液或全身水肿等属痰涎水饮内停胸膈者。

J164 太陽病,醫發其汗,遂發熱惡寒。復下之,則心下痞。表裏俱虛,陰陽氣并竭[1],無陽則陰獨[2]。復加燒針,因胸煩,面色青黃,膚瞤[3],如此者爲難治。今色微黃,手足溫者,易愈。

S153 太陽病,醫發汗,遂發熱惡寒,因復下之,心下痞,表裏俱虛,陰陽氣并竭,無陽則陰獨,復加燒針,因胸煩,面色青黃,膚瞤者,難治;今色微黃,手足溫者,易愈。

【校注】

[1] 阴阳气并竭:指因发汗、攻下而导致表里俱虚。

[2] 无阳则阴独:阳,指表邪;阴指在里之邪;无阳则阴独,即因汗下外邪内陷成痞证,表证罢而里证独存。

[3] 肤瞤:肌肤颤动。

【释义】

论太阳病汗下及烧针后的变证与预后。

太阳病本应汗解,若汗不如法,令如水流漓,耗伤阳气,阳虚失煦则恶寒,卫表不固则汗出,故云"医发其汗,遂发热恶寒"。医者不察,反用攻下,又虚其里,中焦气机升降失常,而心下为痞。表证因外邪所致,病位在表,为阳;痞证因攻下里虚所致,病位在里,属阴。汗下之后,外邪内陷成痞证,表证罢而仅见心下痞,故曰"无阳则阴独"。表里阴阳两虚之证,若再以烧针取汗,火热内攻,则心胸烦闷。伤寒之病以阳虚为主,其人面色青、肌肤瞤动者,为阳气大虚,筋脉失养证,故云"难治"。若面色微黄,手足温者,示人阳气犹存,故曰"易愈"。

J165 心下痞,按之濡,其脈關上自浮,大黃黃連瀉心湯主之。
S154 心下痞,按之濡,其脈關上浮者,大黃黃連瀉心湯主之。

【释义】

论热痞的证治。

"心下痞，按之濡"，即胃脘部堵闷痞塞，按之柔软，此属气痞。关脉候中焦，浮为阳脉，主无形邪热。关上浮，示人邪热郁在中焦，因火性炎上，殃及上焦。热邪壅聚心下，治当清热消痞，方用大黄黄连泻心汤。成无己注云："心下硬，按之痛，关脉沉者，实热也；心下痞，按之濡，其脉关上浮者，虚热也。大黄黄连汤以导其虚热。"本方由大黄二两、黄连一两组成，方中大黄苦寒，可推陈致新，清热通便，荡涤肠胃；黄连苦寒可清心胃之热而能厚胃肠。火痞为无形热邪郁滞所致，并无有形实邪结滞，故以沸水浸泡顷刻，绞汁而服，取其气之轻扬，避其味之重浊，如此则利于清上焦无形邪热，而避其苦寒伤中之弊。徐灵胎云："此又法之最奇者，不取煎而取泡，欲其轻扬清淡，以涤上焦之邪。又曰，凡之下焦之补剂，当多煎以熟为主；治上焦之泻剂，当不煎以生为主。此亦治至高之热邪，故亦用生药。"

关于方中是否有黄芩的问题，林亿等对比分析《伤寒论》诸多版本，发现皆无黄芩，但下文附子泻心汤有黄芩，故而疑本方当有黄芩。《辅行诀脏腑用药法要》载小泻心汤："大黄、黄芩、黄连各三两，以麻沸汤三升，渍一食顷，绞去滓，顿服。治胸腹支满，心中跳动不安。"方中载有黄芩三两、浸渍时间较本方长，且注明顿服，主治"胸腹支满"，显然较本条之"心下痞"为重。《金匮要略》载泻心汤，方中亦有黄芩，但用煎煮之法，辅以顿服，取其味厚力大而泻其血分之热，故主治吐血、衄血。可见是否加黄芩，所主治的病证严重程度有别，同时亦有偏在气分、血分不同。有学者研究发现大黄黄连泻心汤浸渍剂能增强机体免疫机能，使末梢血中白细胞总数明显增加；煎剂无影响，但煎煮后抑菌繁殖能力却大增。配伍黄芩后，大黄蒽醌类含量明显增加，黄连小檗碱和马汀碱的含量则明显降低，同时又增加了黄酮类成分。以上从药理、药效学角度对其煎煮方法和是否配伍黄芩进行科学研究，可供临床参考。

刘渡舟教授《火证论》指出，治火证必须提到"火剂"门代表方"三黄泻心汤"，临床应用时通过抓主症，辨病机，大凡心下痞满，按之无抵抗或微有抵抗，自觉烦热，热气上冲，头痛面赤，或口舌生疮，或吐血衄血、便秘，尿赤，口干舌燥，舌红，苔薄黄，脉浮滑或滑数或躁动有力等症，病如二便不通火热内结的"涌疝"；心下痞，按之濡，其脉关上浮的"心下热痞"；心之阴气不足，阳气有余的各种吐衄;"火中"动风动痰之证。三焦积热,按上、中、下分部所出现的各种火热之证等皆可据证施治,常获良效。

J166 若心下痞,而復惡寒汗出者,附子瀉心湯主之。

S155 心下痞,而復惡寒汗出者,附子瀉心湯主之。

【释义】

论热痞兼阳虚的证治。

本条承上条而论,所云"心下痞",即上条"心下痞,按之濡,其脉关上浮",故当与大黄黄连泻心汤泄其虚热;恶寒而汗出,证兼阳虚不足,卫外不固,故加附子温经扶阳,共成寒热并用,扶正祛邪之方,治上热下寒之证。大黄、黄芩、黄连以沸水浸渍,绞而取汁,取其轻扬之气,清泄上焦无形邪热而不损伤阳气。附子单煮取汁,重在扶阳固表,以治下焦之寒。两汁相合服用,是上用凉而下用温,上行清热而下行扶阳,泻取轻而补取重,性气不同,兼收补泻之效。

J167 本以下之,故心下痞,與瀉心湯,痞不解,其人渴而口燥煩,小便不利者,五苓散主之。一方云,忍之一日乃愈。

S156 本以下之,故心下痞,與瀉心湯。痞不解,其人渴而口燥煩,小便不利者,五苓散主之。一方云,忍之一日乃愈。

【释义】

论蓄水致心下痞的证治。

"本以下之,故心下痞",则明确指出此痞证因误下所致。据证用泻心汤治疗,服之"痞不解",原因何在? 继而详察,发现患者尚有口渴、口干、小便不利等症,故而诊为水饮内蓄,津液不行,阻滞气机,痞塞于中。此痞因水蓄而致,故称"水痞"。治用五苓散,通阳化气行水,水消则痞解。"一方云,忍之一日乃愈",为大字注文,为王叔和所加。言若病情轻微,其人忍渴不饮,待津液来复,三焦气化正常,口渴、小便不利当愈。参第J076条:"太阳病,发汗后,大汗出,胃中干，烦躁不得眠，其人欲饮水，当稍饮之，令胃气和则愈”，其意可明。

J168 傷寒，汗出解之後，胃中不和，心下痞堅，乾噫食臭[1]，脅下有水氣，腹中雷鳴[2]而利，生薑瀉心湯主之。

S157 傷寒，汗出解之後，胃中不和，心下痞鞕，乾噫食臭，脅下有水氣，腹中雷鳴下利者，生薑瀉心湯主之。

【校注】

[1] 干噫食臭：噫，同嗳。臭，气味。干噫食臭，即嗳气带有伤食的酸腐气味。

[2] 腹中雷鸣：腹中辘辘作响。

【释义】

论脾胃不和、水气停聚的痞证证治。

伤寒汗出，外邪已解，唯“胃中不和”，即脾胃升降失常，气机痞塞之意。胃主受纳，脾主运化，脾胃虚弱，不能腐熟运化水谷，气逆而上冲则嗳气带有伤食气味。水不化而横流，故胁下有水气。水谷不消，糟粕未成而下趋肠道，水阻气击则腹中肠鸣而下利。证属脾胃气虚，兼水饮阻滞。治用生姜泻心汤，和胃消痞，散水止利。生姜泻心汤即半夏泻心汤加生姜四两并减干姜二两而成。重用生姜，佐半夏除胁下水气，和胃降逆；芩、连苦寒泻热消痞；干姜、甘草温里散寒，人参、大枣补中焦之虚，共奏散水和胃，泻痞止利之功。

J169 傷寒中風，醫反下之，其人下利日數十行，穀不化，腹中雷鳴，心下痞堅而滿，乾嘔而煩不得安。醫見心下痞，謂病不盡，復下之，其痞益甚。此非結熱[1]，但胃中虛，客氣上逆[2]，故使堅，甘草瀉心湯主之。

S158 傷寒中風，醫反下之，其人下利日數十行，穀不化，腹中雷鳴，心下痞鞕而滿，乾嘔心煩不得安。醫見心下痞，謂病不盡，復下之，其痞益甚。此非結熱，但以胃中虛，客氣上逆，故使鞕也。甘草瀉心湯主之。

[1]结热：实热内结。

[2]客气上逆：客气，指邪气。即胃虚而滞的邪气上逆。

【释义】

论太阳病误下，中虚邪陷、痞利俱甚的证治。

太阳伤寒或中风，邪气在表，医反下之，虚其肠胃，而表邪内陷。脾虚不能消谷，清阳不升则腹中雷鸣、下利日数十行；胃中空虚，壅滞之邪气上逆则心下痞坚而满，干呕，心烦不安。医见"心下痞坚而满"，误以为是泻下不尽所致，复用攻下，下利愈重，脾胃更虚，气滞益甚，故曰"其痞益甚"，言外之意，呕、利、肠鸣等症亦随之加剧。

"此非结热，但胃中虚，客气上逆，故使坚"，为自注句。并非言本证无邪热，若无邪热，怎能用黄芩、黄连？此是相对"复下之"而言，强调"心下痞坚而满"，并非胃肠积热结聚所致，而是因脾胃虚馁，升降失司，气机滞塞所致。尤在泾云："虚则气不得化，邪愈上逆，而痞硬有加矣。"文中用"非结热""但胃中虚"，虚实对比，强调"痞"乃脾胃气虚，无形气滞；用"痞坚而满""故使坚"，强调痞证以"按之自濡，但气痞耳"为常，以"坚"为变，临证切不可因"坚"，误作"实"而妄施攻下。据临床观察，中焦脾胃气虚之慢性胃炎、胃溃疡等，除心下痞满外，确可见到"硬"或"硬痛"，治以陈皮、枳实、木香、焦三仙等行气消导之品，初用有效，久用反而效减；若以人参、炙黄芪等健脾益气为主，辅以行气消导之品，痞硬反而可除。

甘草泻心汤原方中无人参，半夏、生姜二泻心汤均有人参；《金匮要略》《千金翼方》《外台秘要》所载之甘草泻心汤亦皆有人参，且本证为下后脾胃气虚，痞利俱甚，故健脾益胃之人参在所必用。因本证屡经泻下，脾胃气虚更甚，故重用炙甘草补中益气，并以甘草命名者，有取补脾益气兼和缓之意。

J170 伤寒服汤药，下利不止，心下痞坚，服泻心汤已，复以他药下之，利不止，医以理中与之，利益甚。理中者，理中焦，此利在下焦，赤石脂禹餘糧湯主之。若不止者，當利其小便。

S159 傷寒服湯藥，下利不止，心下痞鞕。服瀉心湯已，復以他藥下之，利不止，醫以理中與之，利益甚。理中者，理中焦，此利在下焦，赤石脂禹餘糧湯主之。復不止者，當利其小便。

【释义】

论太阳病误下致下利的证治。

伤寒反用攻下，中焦脾胃升降失司，气机痞塞，故下利不止，心下痞硬。第163条云"太阳病，外证未除，而数下之，遂协热而利，利下不止，心下痞硬，表里不解者，桂枝人参汤主之。"可见，误下之后属太阴虚寒兼表证不解，治当温里解表。医者不察，误作寒热错杂痞，而治以泻心汤。半夏、生姜、甘草三泻心汤，虽有人参、甘草、大枣补益中焦，然黄芩、黄连苦寒伤中，故药后心下痞硬仍在，故下文云"复以他药下之"。

屡经攻下，下利不止，此时转用理中汤，温中散寒，健脾运湿，但病证已涉少阴肾阳，服理中汤则属病重药轻。一误再误，下利日久，已有滑脱不禁之势，故急用赤石脂禹余粮汤固涩下焦。赤石脂禹余粮汤由赤石脂、禹余粮组成，二药均属收涩固脱之品，适宜于久泄滑脱之证，即所谓"涩可固脱"。若仍不止者，可利小便以实人便。

本条举误治之情，设法御变，以明下利的四种治法，即心下痞而下利用甘草泻心汤等；中焦虚寒下利用理中汤；下焦滑脱不禁用赤石脂禹余粮汤；水液偏渗、清浊不分而下利，可利其小便。论治过程，层层演绎，皆审证辨治，示人以法。

【按语】

（1）关于痞证的病机：综合分析第131条"病发于阳，而反下之，热入因作结胸；病发于阴，而反下之，因作痞"、第151条"脉浮而紧，而复下之，紧反入里，则作痞"、第149条"伤寒五六日，呕而发热者，柴胡汤证具，而以他药下之"、158条"伤寒中风，医反下之，其人下利日数十行，谷不化，腹中雷鸣，心下痞硬而满……复下之，其痞益甚，此非结热，但以胃中虚，客气上逆"等条文，不难发现，仲景反复强调痞证形成，因误下损伤中焦脾胃，升降失司，故而即便是火热痞，不得以需要用大黄黄连泻心汤清泄虚热时，用"麻沸汤"渍之，以避免其苦寒伤中。由此可见，临证治疗痞证须注意顾护中焦，而不是行气消食导滞之品，对临床具有重要指导意义。

（2）关于赤石脂：赤石脂为硅酸盐类矿物多水高岭石族多水高岭石，主含含水硅酸铝，口服能吸附消化道内的毒物，如磷、汞、细菌毒素、异常发酵产物及炎性渗出物，并能覆盖肠黏膜，以减少对胃肠道的刺激，而呈吸附性止泻作用。现今临床常用的止泻类非处方药药品——蒙脱石散（商品名：思密达），其主要成分亦为硅铝酸盐，药理作用与赤石脂也基本一致，临床主要用于急、慢性腹泻。

J171 傷寒吐下後，發汗虛煩，脉甚微，八九日心下痞堅，脅下痛，氣上冲咽喉，眩冒，經脉動惕[1]者，久而成痿。

S160 傷寒吐下後，發汗，虛煩，脉甚微。八九日心下痞鞕，脅下痛，氣上冲咽喉，眩冒，經脉動惕者，久而成痿。

【校注】

[1] 惕：赵开美《仲景全书•注解伤寒论》"惕"字作"惕"。

【释义】

论表证误吐下发汗致阳虚水逆的变证。

伤寒吐下后，复发其汗，施治失序，致使阴阳气血亏虚。阴虚生热，故虚烦；阳气虚衰，故脉微弱无力。八九日之后，中气虚弱而下焦浊气上逆，居于心下而致痞硬。浊气上逆，气滞不通则胁下痛，胃气上逆则上冲咽喉；清阳不升则眩冒。伤寒表证，迭经汗、吐、下误治，表里阴阳气血俱虚。因阳虚不能温煦，阴血又无以滋养，时日已久，导致筋脉软弱而不能行动，形成痿证。

J172 傷寒汗出，若吐、若下解後，心下痞堅，噫氣[1]不除者，旋覆代赭石湯主之。

S161 傷寒發汗，若吐若下，解後心下痞硬，噫氣不除者，旋復代赭湯主之。

【校注】

[1] 噫气：方有执云"噫，饱食息也"，即嗳气。

【释义】

论胃虚痰阻气逆的证治。

伤寒经汗、吐、下后，表证虽解，而脾胃损伤，中气必虚。虚则浊气不降，而痰饮上逆，故作痞坚；逆气上冲，正气不续，故"噫气不除"。所谓"不除"者，一则指噫气频作，二则心下痞硬未随嗳气得解，皆因中虚不运之故。对此，《金匮要略·五脏风寒积聚病脉证并治第十一》云："三焦竭部，上焦竭善噫，何谓也？师曰：上焦受中焦气未和，不能消谷，故能噫耳。"治用旋覆代赭汤健脾和中，化痰下气。

旋覆代赭汤重在补虚、消痞、下逆气。所主之噫气不除，其本在于中焦脾胃气虚。故以甘草三两、人参二两、大枣十二枚，和中益气，以复气机升降之本。若将补益药物与重镇药物比例倒置，重镇之品反伤胃气，痞硬更甚，临证处方时应加以注意。旋覆花味辛而咸，入肺、肝、胃经，专主消痰下气、软坚散结，既升又降，又能疏肝利肺；代赭石仅用一两，重镇平肝降逆，以治其标，颇有深意。半夏化痰逐饮；生姜重用至五两，以其辛可开结，并能与甘草、大枣相伍，调和胃气，防代赭石重镇伤中；诸药相配，既补脾胃之气，又消痰下气，扶正与祛邪并用，使脾胃调和，气机舒畅，痰气得消，则痞噫自除。临床被广泛应用于因情绪波动而引起的肝胃不和证，与四逆散、香苏散等合方疗效更佳。

J173 太陽病，外證未除，而數下之，遂挾熱而利不止，心下痞堅，表裏不解者，桂枝人參湯主之。

S163 太陽病，外證未除，而數下之，遂協熱而利，利下不止，心下痞鞭，表裏不解者，桂枝人參湯主之。

【释义】

论太阳病误下，脾虚寒而表不解的证治。

太阳病外证未解而屡用攻下，表邪不解则外热不退，脾气虚寒则下利不止，成里虚寒下利兼表证发热，故曰"协热而利不止"。利下不止，清阳下陷，浊阴上逆，填塞于胃口，而心下痞硬，此属中气虚衰，不能燮理阴阳，升降倒行，清浊易位。虽为表里同病，但"利不止"，可知其病重在里虚寒。治用桂枝人参汤，温中解表，内外兼医。以理中温中以转升降之机，桂枝通经而解表热。清代王晋三《绛雪园古方选注》云："理中加桂枝，不曰理中，而曰桂枝人参汤者，言桂枝与理中表里分头建功也，故桂枝加一两，甘草加二两。其治发热而里虚寒，则所重仍在理中，故先煮四味，后纳桂枝，非但人参不佐桂枝实表，并不与桂枝相忤，故直名桂枝人参汤。"所论甚为精当。

J174 大下以後，不可更行桂枝湯。若汗出而喘，無大熱者，可與麻黃杏仁甘草石膏湯。

S162 下後，不可更行桂枝湯。若汗出而喘，無大熱者，可與麻黃杏子甘草石膏湯。

【释义】

论太阳病误下，邪热壅肺的证治。

本条方证与第63条相同，唯其来路有异，一是汗后，一是下后，正如《医宗金鉴》所云："受病两途，同乎一治之法。"下后表邪内陷，郁其肺气，肺郁生热，蒸发皮毛而不能透泄，故身无大热，汗出而喘；据此可知邪不在表而在肺，故亦不可更行桂枝汤；治用麻黄杏仁甘草石膏汤，清宣肺热，于麻黄汤中去桂枝之辛热，加石膏之辛甘寒，一加一减，温解之方转为凉散之剂。

【按语】

上条言下后脾虚寒而表未解，治用桂枝人参汤温中解表，表里双解；本条论下后，表内陷，肺热郁闭，治用麻杏石甘汤，清宣肺热；两条可看，寒热对比，表里有异，强化了外邪感人，从化不同。对此，《医宗金鉴·伤寒心法要诀》言："六经为病尽伤寒，气同病异岂期然；推其形藏原非一，因从类化故多端。明诸水火相胜义，化寒变热理何难；漫言变化千般状，不外阴阳表里间。"此外，从条文排列的顺序来看，从本条起至黄连汤证，皆言太阳表证，或经汗下而转化为热证证治。

J175 傷寒大下後，復發其汗，心下痞，惡寒者，表未解也。不可攻痞，當先解表，解乃可攻其痞。解表宜桂枝湯，攻痞宜大黃黃連瀉心湯。

S164 傷寒大下後，復發汗，心下痞，惡寒者，表未解也。不可攻痞，當先解表，表解乃可攻痞，解表宜桂枝湯，攻痞宜大黃黃連瀉心湯。

【释义】

论热痞兼表证不解的标本缓急治法。

伤寒治当汗解。"大下后，复发汗"，属汗下失序。大下后若邪热内陷，郁遏气机，而成热痞。若恶寒者，为表证未解。此既有里证又有表证，治当遵先表后里的原则。解表可用汗法，但不得用麻黄汤，即《医宗金鉴》所云"解表宜桂枝汤者，以其为已汗已下之表也"。待表解后方可用大黄黄连泻心汤，泻其无形邪热。谓之"攻"者，盖言汗下之后，正气必有虚损，法宜如 151 条所言以麻沸汤"渍之须臾"，避其苦寒伤中之弊。

J176 傷寒發熱，汗出不解，心下痞堅，嘔吐下利者，大柴胡湯主之。

S165 傷寒發熱，汗出不解，心中痞鞕，嘔吐而下利者，大柴胡湯主之。

【释义】

论伤寒热壅于中，外郁内迫的证治。

病伤寒，当见恶寒发热。"汗出不解"者，是针对"发热"而言，即发汗后，恶寒已除，而"发热"仍在，且与呕吐、下利、心下痞坚并见，为热邪入里，壅滞中焦。文中"痞坚"之部位，《金匮玉函经》《注解伤寒论》均作"心下"，较宋本"心中"更符合文理。气结胃脘而为"痞坚"，内热外蒸于肌表而发热，填塞于中，上下不通，气逆于上则呕吐，下迫于肠而下利。治用大柴胡汤，清疏并用，开达郁热。外则宣散郁热，中则消痞散结、降逆止呕；内则清疏壅滞之邪热下利。程郊倩谓："大柴胡汤虽属攻剂，然实管领表里上中之邪，总从下焦为出路，则攻中自寓和解之意。"

J177 病如桂枝證，頭不痛，項不强，寸脈微浮，胸中痞坚，氣上冲咽喉，不得息者，此爲胸有寒[1]也，當吐之，宜瓜蒂散。

S166 病如桂枝證，頭不痛，項不强，寸脈微浮，胸中痞鞕，氣上冲咽喉，不得息者，此爲胸有寒也。當吐之，宜瓜蒂散。

【校注】

[1] 胸有寒："寒"当作"邪"字解，具体指痰实。喻嘉言注曰："寒者，痰也。"胸有寒，即胸膈部有痰实阻滞。

【释义】

论痰实阻滞胸膈的证治。

"病如桂枝证"，指症见发热、汗出、恶风、脉浮缓等症，言邪在表也。但无头项强痛，且仅寸脉微浮，则非太阳中风；未经汗下而胸中痞坚，其气上冲，更非桂枝证矣。"此为胸有寒也"，乃自注语，指出本病证的病机是胸膈有痰食阻滞。寸脉候胸中、上焦，痰食聚于胸膈，正气祛邪有上越之势，故脉浮。痰食阻滞胸膈，气机不利，则痞塞硬满；正气拒邪于外，痰食上逆，故气上冲咽喉不得息。痰食阻滞，太阳经脉不利，营卫不和，故见发热、汗出、恶风等类似桂枝汤证的特征。

痰实在胸，不在肌腠，故不可解肌祛风；痞坚在胸，而不在心下，攻里之法，亦不可施。唯有据《黄帝内经》"其高者，因而越之"一法，使胸膈痰实，一涌而出，故宜因势利导，以瓜蒂散吐之。方中瓜蒂性寒而味极苦，性升催吐，能引胸膈宿食、热痰上升；赤小豆性平偏凉，味酸甘微苦，可利水消肿、排脓解毒、固护胃气；豆豉轻清宣泄，载药上浮，以其汤煮汤合散，有助涌吐之力。三药共奏酸苦涌泄之效，为强有力催吐剂。"温顿服之"，虽能祛邪，也易伤正，故若不吐稍加之，得快吐乃止，且久病、年老、失血、体弱之人等均宜忌用。

J178 病者若脅下素有痞[1]，連在臍傍，痛引少腹，入陰[2]俠陰筋[3]者，此爲藏結，死。

S167 病脅下素有痞，連在臍傍，痛引少腹，入陰筋者，此名藏結，死。

【校注】

[1] 痞：指痞块、包块。

[2] 阴：指外生殖器。

[3] 阴筋：指睾丸系带。

【释义】

论脏结的危候。

胁下为厥阴肝之部，脐旁乃太阴脾所主，少腹属下焦、为肝肾所居，而肝脉又络阴器，肾开窍于二阴。"胁下素有痞，连在脐旁"显属足厥阴肝、太阴脾、少阴肾三经之病变，此前所谓脏结无阳证，如结胸状，饮食如故者。寒凝三阴，牵引宗筋，故"痛引少腹入阴俠阴筋"。邪结日久，三阴脏寒，病势危笃，多预后不良，临床应以大辛大热之峻剂，暖肝温肾，或可挽救于万一。

J179 傷寒，若吐若下後，七八日不解，熱結在裏，表裏俱熱，時時惡風，大渴，舌上乾燥而煩，欲飲水數升者，白虎加人參湯主之。

S168 傷寒，若吐若下後，七八日不解，熱結在裏，表裏俱熱，時時惡風，大渴，舌上乾燥而煩，欲飲水數升者，白虎加人參湯主之。

论伤寒吐下后,邪热炽盛,津气两伤的证治。

伤寒治当汗解,误用吐、下,吐下之后,定无完气,故必津气两亏在先。病七八日不解,邪热入里,而成"热结在里"之证。"表里俱热"者,为邪热弥漫,充斥于周身,同时提示虽云"热结",但未为结实,邪热仍呈无形散漫之势。大渴、舌上干燥而烦、欲饮水数升,可见里热甚于表热。此虽云"表热",但已无表邪,为里热太甚,其气蒸腾于外所致,此即阳明病篇所谓"蒸蒸发热",自内达外之热。盖气阴两亏在前,邪热炽盛,迫津外泄,气随津泄,气阴更亏,卫表不固,不胜风邪,故"时时恶风"。证属无形邪热炽盛,津气两伤,治用白虎汤辛寒清热,加人参益气生津。

J180 傷寒脉浮,發熱無汗,其表不解者,不可與白虎湯。渴欲飲水,無表證者,白虎湯[1]主之。

S170 傷寒脉浮,發熱無汗,其表不解,不可與白虎湯。渴欲飲水,無表證者,白虎加人參湯主之。

【校注】

[1]白虎汤:《千金翼方》《太平圣惠方》同,宋本为"白虎加人参汤"。

【释义】

论白虎汤证治与禁忌。

"伤寒脉浮,发热无汗"属伤寒表实证无疑。白虎汤为辛寒重剂,表证误用之,或闭郁气机,或寒伤中阳、引邪入里,故云"表不解,不可与白虎汤"。若口渴欲饮水,而无表证,纯属里热炽盛,灼伤阴津,故云"白虎汤主之"。

上两条论白虎加人参汤证,症见时时恶风、背微恶寒,类似太阳病表证,本条强调表不解不可用白虎汤,与后三条合看,均论白虎汤的禁忌,白虎加人参汤证的禁忌自然可知,由此反证上两条所见时时恶风、背微恶寒,均非表证。

J181 凡用白虎湯，立夏後至立秋前得用之，立秋後不可服也。

J182 春三月，病常苦裹冷，白虎湯亦不可與，與之則嘔利而腹痛。

J183 諸亡血虛家，亦不可與白虎湯，得之腹痛而利者，急當溫之。

【释义】

再论白虎汤使用禁忌。

立夏后至立秋前，有立夏、小满、芒种、夏至、小暑、大暑 6 个节气，正值夏季，为阳气最盛时期。"白虎"为西方金神，对应秋天凉爽之气，以白虎命名，比喻其解热作用迅速，像秋季凉爽的气息降临大地一般，一扫炎暑湿热之气，故夏季感受暑热、里热炽盛者，用之适宜。立秋是阳气渐收、阴气渐长，由阳盛逐渐转变为阴盛之节点，若非里热炽盛，白虎汤用之不宜。春三月，即正月、二月、三月，天气凛冷，每易不慎感寒。白虎汤为辛寒重剂，若非里热实之证，服之常可寒中于内，脾胃升降失司而呕吐、下利、腹痛。"诸亡血虚家"，盖指气血阴阳不足之体，正气虚损，不耐攻伐，故亦不可白虎汤，误用则以苦寒伤中，出现腹痛下利等虚寒证，治当急用温阳散寒之品。

以上三条旨在强调临证处方用药，应注意时令、气候的影响，强调了天人相应的整体观。但若一味强调"立秋后不可服"白虎汤，也不符合辨证论治精神，故临床又不可拘泥。正如《金镜内台方议》所云："古人一方对一证，若严冬之时，果有白虎证，安得不用石膏；盛夏之时，果有真武汤证，安得不用附子。若老人可下，岂得不用硝黄；壮人可温，岂得不用姜附。此乃合用者必需之，若是不合用者，强而用之，不问四时，皆能为害也。"

【按语】

吴鞠通《温病条辨》云："白虎本为达热出表，若其人脉浮弦而细者，不可与也；脉沉者，不可与也；不渴者，不可与也；汗不出者，不可与也。常须识此，勿令误也。"强调白虎汤为辛寒之剂，方中生石膏辛甘大寒，寒能清气，辛可透热，使得里热外达。同时指出阴虚外感，虽有热象，不可用白虎汤；阳明腑实或阳气衰微证，不可用白虎汤；湿热证，津液未伤者，不可用白虎汤；津液大亏，无源作汗者,不可用白虎汤。若用之不当,为患亦深。

J184 太陽與少陽并病,心下痞堅,頭項強而眩,當刺大椎第一間、肺俞、肝俞,慎勿下之。

S171 太陽少陽并病,心下鞕,頸項强而眩者,當刺大椎、肺俞、肝俞,慎勿下之。

【释义】

论太阳少阳并病,经气郁滞,治用刺法。

太阳表证未罢,少阳病证已现,此为太阳少阳并病。心下痞硬、头眩,少阳枢机不利也;头项强,太阳经气不利也。太阳宜汗,少阳宜和,二证均不可攻下,故云"慎勿下之"。刺大椎以疏散风寒,泻太阳之邪;刺肺俞宣降肺气以利营卫;刺肝俞以泻少阳邪气,兼散心下痞硬。三穴并刺,清散郁热,条畅气机。

J185 傷寒無大熱,口燥渴而煩,其背微惡寒者,白虎加人參湯主之。

S169 傷寒無大熱,口燥渴,心煩,背微惡寒者,白虎加人參湯主之。

【释义】

继论伤寒由表入里,转为里热亢盛,津气两伤的证治。

伤寒,身"无大热"是言表无大热,乃热已去表入里,与第63、162条麻杏甘石汤证的"无大热"同理。"口燥渴而烦",知邪热已入里。"背微恶寒",提示由伤寒表证之"恶寒"转为"微恶寒",即程度较轻,同时仅见于"背",范围较前局限。盖背为阳之府,邪热内盛,熏蒸于背,汗出肌疏,津气两伤,卫阳失于固密及温煦则背部恶风寒最为明显。治用白虎汤辛寒清解里之邪热;加人参益气生津,以顾其肌疏。

J186 太陽與少陽合病,自下利者,與黃芩湯。若嘔者,黃芩加半夏生薑湯主之。

S172 太陽與少陽合病，自下利者，與黃芩湯；若嘔者，黃芩加半夏生薑湯主之。

【释义】

论太阳少阳合病，下利或呕的证治。

太阳少阳两经之证并见，如太阳发热恶寒、头痛，或口苦、咽干、目眩，或胸满，脉弦细等。若表邪盛，当见表证，或肢节烦疼，治宜小柴胡汤、柴胡桂枝汤等；若自下利，是里热盛，乃少阳热邪内迫于肠。其下利当伴见大便不爽、肛门灼热、泻下黏秽、腹痛等。治以黄芩汤清解少阳，和中止利。方中黄芩苦寒清泄里热；芍药酸苦微寒，泄热敛阴，缓急止痛，并能土中伐木，制胆之横逆；甘草、大枣益气和中，调补正气；若兼见呕逆，再加半夏、生姜降逆和胃。

黄芩汤善治腹痛下重，便黏不爽的热痢，汪昂《医方集解》谓其为"万世治痢之祖"。刘完素《素问病机气宜保命集》载芍药汤（由芍药、当归、黄连、槟榔、木香、炙甘草、大黄、黄芩、官桂组成），临床治痢下赤白，腹痛里急，苔腻微黄，脉弦数等，并提出"行血则便脓自愈，调气则后重自除"，是为治痢之大法。常用于细菌性痢疾、阿米巴痢疾、过敏性结肠炎、急性肠炎等属湿热为患，如苔黄而干，热甚伤津者，可去肉桂，加乌梅；如苔腻脉滑，兼有食积，加山楂、神曲等以消导；如热毒重者，加白头翁、银花等增强解毒之力；如痢下赤多白少，或纯下血痢，加丹皮、地榆等凉血止血。

J187 傷寒，胸中有熱，胃中有邪氣，腹中痛，欲嘔吐，黃連湯主之。

S173 傷寒，胸中有熱，胃中有邪氣，腹中痛，欲嘔吐者，黃連湯主之。

【释义】

论伤寒邪气传里，上热下寒的证治。

本条虽云"伤寒"，但不见恶寒、发热、项强等表证，而连用"胸""胃""腹"辨病位在"里"，以"热""邪气"辨病性，以"欲呕吐""痛"辨病势。盖火性炎上，故"胸中有热"而"欲呕吐"；寒性趋下，故"胃中有邪气"而"腹中痛"；邪热与寒邪分居胸、腹，热者自热，寒者自寒，上热下寒，阻隔之势自明。虽言病分上下，但实为三焦俱病，且中焦气机升降失司为本。对此尤在泾注云："此上中下三焦俱病，而其端实在胃中，邪气即寒淫之气。胃中者，冲气所居，以为上下升降之用者也。胃受邪而失其和，则升降之机息，而上下之道塞矣。"

黄连汤亦为小柴胡加减方。表无热，腹中痛，故不用柴胡、黄芩；加黄连以泻胸中积热、降逆止呕，佐以半夏降逆开结；干姜温脾肠虚寒；桂枝辛温，助干姜散寒止痛，兼有交通上下之功。人参、甘草、大枣益气补中，恢复中州升降之机。俾脾胃气和，升降协调，则呕吐腹痛可除。"以水一斗，煮取六升"，煎药量明显多于论中大多数方证之"一升二合""二升""三升"，显示煎煮时间会较短，尤其是未采用小柴胡汤、半夏泻心汤等之"去滓再煎"法，配以"昼三夜二"服法，更加突出黄连之苦降，干姜、桂枝、半夏之辛开之功，旨在使其分头建功。

J188 傷寒八九日，風濕相搏[1]，身體疼煩[2]，不能自轉側，不嘔不渴，脉浮虛而濇者，桂枝附子湯主之。若其人大便堅，小便自利，术附子湯主之。

S174 傷寒八九日，風濕相搏，身體疼煩，不能自轉側，不嘔，不渴，脉浮虛而濇者，桂枝附子湯主之。若其人大便鞭，小便自利者，去桂加白术湯主之。

【校注】

[1]搏：作"搏"者误。应作"搏"，形近而误。简体字为"抟"。下条同。

[2]身体疼烦：烦，剧也。身体疼烦，指全身疼痛剧烈难忍。

【释义】

论风寒湿邪痹的证治。

"伤寒八九日，风湿相抟"，即感受风寒湿，日久而痹阻经脉，气血不利，故全身疼痛，难以转侧。对此，《金匮要略·痉湿暍病脉证治第十二》也反复强调"湿家之为病，一身尽疼""风湿，一身尽疼痛""病者一身尽疼，发热，日晡所剧者，此名风湿"等。"不呕，不渴，脉浮虚而涩"，则邪未入里化热，仍在表也；"浮虚而涩"为相较于"浮紧""浮缓"而言，虚则正气不足，涩为湿邪阻滞，脉道不利。证属阳虚而风寒湿邪困阻经脉，治用桂枝附子汤，祛风散寒除湿。药用桂枝辛温，既可疏散风寒，又能温经通阳；附子辛热，温经扶阳，散寒逐湿止痛；生姜、甘草、大枣，辛甘化阳，兼和荣卫。五味成方，祛风温经，助阳散湿。与桂枝去芍药加附子汤相比，本方桂枝重用至四两，旨在通阳化气、祛风散寒；重用附子三枚，温经逐寒湿而止痛。

在上述诸症的基础上，若兼"大便硬，小便不利"，不是因为胃家实，而是属于脾气虚。盖脾家实，腐秽当自去；脾家虚，湿土失职，健运不及，津液不能还于胃中而偏走膀胱。故于桂枝附子汤中，去走表散寒之桂枝，加白术健脾运湿，引津液还于胃中。白术为脾家要药，功善祛湿痹而行津液，既可运脾通便，又可利小便。白术与附子相伍，既能温阳散寒、健脾除湿，又可并走皮内，搜逐在表之寒湿。姜、枣调营卫，促药力行于肌表。服用本方后，或可出现周身麻木不仁或疼痛加剧，昏冒不适，此乃附子、白术并走皮内，正气得药力之助，欲逐水气而不得出所致，而非病情恶化，故云"勿怪"。待病邪得解，则其症可除。

J189 風濕相搏，骨節疼煩，掣痛[1]不得屈伸，近之則痛劇，汗出短氣，小便不利，惡風不欲去衣，或身微腫，甘草附子湯主之。

S175 風濕相搏，骨節疼煩，掣痛不得屈伸，近之則痛劇，汗出短氣，小便不利，惡風，不欲去衣，或身微腫者，甘草附子湯主之。

【校注】

[1] 掣痛：疼痛而有牵引拘急之感。

【释义】

再论风寒湿盛而阳气微，风寒湿痹阻关节的证治。

风寒湿伤于营卫，流于关节经络，邪正相搏，骨节疼痛。阴寒凝滞，筋脉拘挛，则关节难以屈伸，牵引疼痛，触之而痛甚；风胜于肌表，营卫不和，卫阳不固，故而汗出；汗出肌疏，不耐风邪，故不欲去衣。湿邪内阻，肺气不利则呼吸短促；气化不利则小便不利，湿邪泛溢肌肤则身微肿。证属阳气虚衰，风寒湿邪留注关节，治用甘草附子汤温经散寒，祛风除湿。

甘草附子汤由甘草、附子、白术、桂枝组成。方用附子温经扶阳，散寒除湿；白术苦温，健脾运湿行水；桂枝辛温与术、附同用，既能祛风通络，又能通阳化气。本证较前条病情更重，病位更加深入，为何方中附子用量反减？盖前条风湿尚在外，在外者利其速去；本条阳气虚衰，风寒湿渐入里，入里者治宜缓攻。恐附子多则性猛而急，筋骨关节肌腠之毛窍骤开，若驱之太急，徒使大汗出而湿邪不能尽出。对此，《辨痓湿暍第一》云"风湿，一身尽疼痛，法当汗出而解，值阴雨天不止，医云：此可发其汗。汗之病不愈者，何也？盖发其汗，汗大出者，但风气去，湿气在，是故不愈也。若治风湿者，但微微似欲汗出者，风湿俱去也。"方用甘草冠其名，旨在强调风湿在筋骨，宜缓而行之，兼有和中之功。

J190 伤寒脉浮滑，而表热里寒者，白通汤主之。旧云白通汤，一云白虎者恐非。旧云以下出叔和。

S176 伤寒脉浮滑，此以表有热，里有寒，白虎汤主之。

【释义】

论白通汤的证治。

《辨脉法》云："凡脉大、浮、数、动、滑，此名阳也；脉沉、涩、弱、弦、微，此名阴也。凡阴病见阳脉者生，阳病见阴脉者死。""伤寒"概指感受外邪，其病发于阳。脉见浮滑，是为阳脉，一般当主热、实之证；"表热里寒"者，言阴寒盛于内，而格阳于外而见虚热也。治用白通汤，破阴回阳，宣通上下。药用附子、干姜，温里散寒，回阳救逆。方名"白通"，"白"指葱白；"通"者，以葱白之辛温，宣通阳气也。宋本为"白虎汤主之"，则文中"寒"字当作"邪"字解，亦即邪热之谓也。

J191 傷寒脈結代 [1]，心中驚悸，炙甘草湯主之。

S177 傷寒脈結代，心動悸，炙甘草湯主之。

【校注】

[1] 脉结代：即结代与代脉。脉有歇止，止后即来，止无定数，谓之结脉；脉有歇止，良久方动，止有定数，是为代脉。

【释义】

论心气血阴阳俱虚的证治。

"伤寒"言病发于外，然不见脉浮、恶寒、发热，反云"脉结代，心中惊悸"，提示病由太阳之表累及手少阴心脏。盖太阳与少阴互为表里，经脉相连，脏腑相通，又"心部于表"，故太阳受邪，少阴里虚，则病传少阴。结脉或代脉，皆为间歇脉，若续来之脉略见急数，且止后复来小数之中尚能自还跳动，为血气虚弱，邪气阻滞，血脉运行受阻遏而歇止，郁而求伸所致。若脉歇止略久始动，且续来之脉不见数象，犹如力不能继，不能自还，需代而行之，提示气血虚惫较结代更甚。可见，结、代脉均主阴阳气血虚衰，血脉不充。心主血脉而藏神，赖阴血以滋阴充盈，阳气以温煦推动。若阴阳气血不足，心失所养，神无所附，故心中动悸不安。治用炙甘草汤，滋阴养血，益气通阳复脉。

炙甘草汤重用炙甘草四两配人参、大枣，补中气、滋化源、充血脉，以复脉之本；然仓促之间，无血则脉道难充，神无所主，故以生地、大枣、麻子仁、阿胶、麦冬，养血生津，以充脉之体；夫血为阴，须借阳药以推之、行之，方能为之所用，故用桂枝、生姜、清酒，辛通之品，散寒通阳，助血脉通行，如此则全方滋阴而无滞结之弊，使气血得复而悸动安，血脉得通而脉得复，故又名"复脉汤"。吴鞠通《温病条辨》载加减复脉汤及一甲、二甲、三甲复脉汤，以及大定风珠等皆由此方化裁而来，对此柯韵伯云："仲景凡于不足之脉，阴弱者用芍药以益阴，阳虚者用桂枝以通阳，甚则加人参以生脉，未有用麦冬者，岂以伤寒之法，义重扶阳乎？抑阴无骤补之法与？此以中虚脉结代，用生地黄为君，麦冬为臣，峻补真阴者，是已开后学滋阴之路矣。"

辨阳明病形证治第五

本篇原文共83条,载方20首(含土瓜根导方、猪胆汁导方),系统讲述了阳明病及其变证的辨证论治。阳明,是指手阳明大肠和足阳明胃而言。故本篇开宗明义以"胃家实"为辨证提纲,概括指出阳明病的病理特点为里、热、实。根据邪热是否与糟粕相结而分为阳明热证、阳明实证。阳明热证,包括热郁于上的栀子豉汤证、热盛于中的白虎汤证、水热互结于下的猪苓汤证;阳明实证,证有轻重,故有攻下法之调胃承气汤证、小承气汤证、大承气汤证,润下法之麻子仁丸证,导下法之蜜煎导方、土瓜根导方和猪胆汁导方。本篇虽以论述阳明里热实证为主,但也包括不典型阳明病证或阳明病变证,而兼有表、里、寒、热、燥、湿、虚、实、气、血等证治之异,诸如阳明胃家虚寒证(吴茱萸汤证),阳明蓄血证(抵当汤证),湿热发黄的茵陈蒿汤证、栀子柏皮汤证、麻黄连轺赤小豆汤证等。

J192 陽明之爲病,胃家實是也。
S180 陽明之爲病,胃家實—作寒是也。

【释义】

论阳明病的提纲。

"胃家",概指胃肠,此言阳明病的病位。《灵枢·本输》云:"大肠小肠皆属于胃。"盖胃下连小肠、大肠,为传化之腑,在功能上小肠、大肠亦皆属胃。"实"为阳明病的病性,即《素问·通评虚实论》所云:"邪气盛则实,精气夺则虚。"阳明多气多血,为水谷之海,又为中土,万物所归。邪入阳明,或燥热炽盛,充斥全身,症见身热、汗自出、不恶寒、反恶热、口渴、心烦等,此为阳明热证;或积滞留而不传,症见腹满便闭、谵语潮热、手足濈然汗出等,谓之阳明腑实证;以上均系里、热、实证,"胃家实"三字从病位、病性角度,高度概括了阳明病的主要病机,故作为提纲冠于篇首。当然,阳明为病,亦有阳明中寒证等虚寒病证,不可因提纲证而否定后者,也不可因其质疑里热实为阳明病主要病理特点的事实。

J193 問曰：病有太陽陽明，有正陽陽明，有微陽[1]陽明，何謂也？ 答曰：太陽陽明者脾約[2]—作脾結。是也。正陽陽明者，胃家實是也。微陽陽明者，發其汗，若利其小便，胃中燥，大便難是也。

S179 問曰：病有太陽陽明，有正陽陽明，有少陽陽明，何謂也？ 答曰：太陽陽明者，脾約是也；正陽陽明者，胃家實是也；少陽陽明者，發汗利小便已，胃中燥煩實，大便難是也。

【校注】

[1] 微陽：宋本为"少阳"。

[2] 脾约：病证名。因胃肠燥热，脾阴亏虚，以致小便频数，大便秘结者，称为"脾约"。

【释义】

论三种阳明病的成因及证候特点。

太阳阳明，系太阳病汗不如法，或吐、下、利小便，胃中干燥，脾阴亏虚，致使脾之转输运化功能失常，胃肠传导失司，症见大便硬，小便反数者，谓之"脾约"，治用麻子仁丸，润肠泄热通便。正阳阳明，指素有胃肠积热，发病即表现为热与实俱盛的阳明病，以胃肠燥结为特点，治宜攻下，以三承气汤证为代表。微阳阳明，宋本为"少阳阳明"，系少阳病误用发汗、利小便等，导致津亏便燥，症见大便难，欲便而不能，病轻者宜蜜煎导而通之；病情较重者，可用小承气汤"和之愈"。

本条以成因和来路，概述三种阳明病。太阳阳明、少阳阳明多发于误治，津亏化燥；正阳阳明成于阳旺热盛，伤津成实。三种阳明病虽然来路不同，但其性质终归为津亏、化燥、成实，具体到治疗，因其有偏津液亏虚、气阴两虚、热实燥结之不同，故有润下、导下、攻下之分。需要指出的是，本条采用的是互文见义写作手法，即不可将太阳阳明、正阳阳明、微阳阳明之来路机械地与脾约、胃家实、大便难一一相对应，下条太阳病汗下之后，有"不更衣""内实""大便难"种种，可证其例。

J194 問曰：何緣得陽明病？答曰：太陽病發其汗，若下之，亡其津液，胃中乾燥，因轉屬陽明。不更衣[1]，內實，大便難者，爲陽明病也。

S181 問曰：何緣得陽明病？答曰：太陽病，若發汗，若下，若利小便，此亡津液，胃中乾燥，因轉屬陽明。不更衣，內實，大便難者，此名陽明也。

【词解】

[1] 不更衣：成无己注："古人登厕必更衣，不更衣者，通为不大便。"

【释义】

论太阳病转属阳明病的机理。

太阳病发汗本为正治之法，但以遍身微有汗出为佳。若汗不如法，或汗出不彻、郁热灼津，或汗出太过、津液亏虚；若应汗反下，均可化燥而转属阳明。不更衣，即太阳阳明脾约是也；内实，即正阳阳明胃家实是也；大便难，即少阳阳明大便难是也。以上三种，均为可下之证，然轻重有别，大便难轻于脾约，脾约轻于胃家实。盖病脾约、大便难者，多因津液素亏，或汗下伤津，施治失宜所致，治宜滋阴润燥为主；胃家实者，则阳气素盛，内有宿食，未经汗下而邪入胃肠，为热盛致燥，以攻下泻热为急。此三承气汤攻下、麻子仁丸润下及蜜煎、土瓜根、猪胆汁导法所治之异。

J195 問曰：陽明病外證云何？答曰：身熱汗出而不惡寒，但反惡熱也。

S182 問曰：陽明病，外證云何？答曰：身熱，汗自出，不惡寒，反惡熱也。

【释义】

论阳明病的外证。

阳明病以里热实为主要病理特点，然有诸内必形诸外，观其外在证候可诊察其内。胃家里热实之外见者，蒸蒸发热，迫津外泄则汗自出。"蒸蒸"，盛大貌，形象表达出阳明病之热自内发、连绵不断；"而不恶寒"，意在与太阳病中风证，身热、汗出而恶风寒相鉴别；"但反恶热"，强调里热炽盛而恶。以上诸症是阳明里热证的辨证眼目，当须详辨。

J196 问曰：病有得之一日，不恶热而恶寒者，云何？答曰：然雖一日恶寒自罷，即汗出恶热也。

S183 问曰：病有得之一日，不發热而恶寒者，何也？答曰：雖得之一日，恶寒將自罷，即自汗出而恶热也。

【释义】

论阳明初感外邪的见症与转归。

"病有得之一日"是病程尚短，为阳明初感外邪之时。外邪初入，阳气闭遏，不得伸展，温煦失职，故见"恶寒"；此时虽尚未化热，但因阳明多气多血，且化热较为迅速，故其恶寒理应较轻，或有舌红苔燥之象。无须多时，即燥热明显，里热实证显露于外，则恶寒自除，而自汗出、恶热等接踵而来。"恶寒自罷"的"自"字，基于阳明多气多血的生理特点，点出了其病变易化热化燥成实的病理特点。《医宗金鉴·伤寒心法要诀》谓葛根汤治阳明经证云："葛根浮长表阳明，缘缘面赤额头痛，发热恶寒身无汗，目痛鼻干卧不宁。"

J197 问曰：恶寒何故自罷？答曰：陽明居中，土也，萬物所歸，無所復傳。始雖恶寒，二日自止，此爲陽明病也。

S184 问曰：恶寒何故自罷？答曰：陽明居中，主土也，萬物所歸，無所復傳。始雖恶寒，二日自止，此爲陽明病也。

【释义】

承上条论阳明病恶寒自罷的原因。

《素问·六微旨大论》云："阳明之上，燥气治之，中见太阴。"足阳明胃为燥土，手阳明大肠为燥金，手足二经同气，故阳明主燥。"中见"者，为表里之脏腑也。阳明与太阴互为表里，生理情况下，胃家燥土、大肠燥金得脾家湿土、肺家清金之润,使其不亢。病则太过或不及,如阳明燥化太火,太阴湿土不及,则为阳明燥实证。相反若燥化不及,湿土太多,发为阳明发黄证,或转属太阴。本条所论,属于前者,即阳明燥化,恶寒得以自罢,因其用时较短,难以辨明,故特设问答以明之。

自然界土能生育万物,而万物生长、发育、衰老以后,复归于土。人体以脾胃中土,饮食所归,经生化精微后,输布全身,促进生命活动。脾胃犹俱土德,为万物所归。病入阳明,传至中州,无所不归,无所不化,皆从燥化而为实,实则留而不去,即所谓"无所复传",此胃家实所以为阳明之病根也。故而常需应用通腑泻热之法,使胃肠得以通畅而病除。

J198 本太陽初得病時,發其汗,汗先出不徹,因轉屬陽明也。

J199 病發熱無汗,嘔不能食,而反汗出濈濈然,是爲轉屬陽明。

S185 本太陽初得病時,發其汗,汗先出不徹,因轉屬陽明也。傷寒發熱無汗,嘔不能食,而反汗出濈濈然者,是轉屬陽明也。

【释义】

论太阳病汗出不彻、伤寒邪热亢盛均可转属阳明病。

太阳病表证宜汗,以遍身漐漐微汗出一时许为佳,既能外散表邪,且无伤津之弊。若"汗先出不彻",即乍出乍收,或汗出未至遍身,或汗出时间过短等,如此则无法实现腠理宣畅,正气祛邪外出;阳郁不宣,又得辛温发表药物相助,更易化热伤津,渐成燥实,则从太阳病转变为阳明病。由此可见,太阳病汗出遍身,透邪于外,可截断邪入阳明之势;清泄阳明邪热,存护津液,防止化燥成实,为阳明病辨治法则。

病发热无汗,按法可汗而发之,所谓"体若燔炭,汗出而散"。"呕不能食",六经病皆可见,如太阳中风、鼻鸣干呕,应发热恶寒,自汗出,脉浮缓;太阳伤寒体痛呕逆,当恶寒无汗,脉浮紧;若少阳心烦喜呕,当往来寒热、胸胁苦满等;若太阴之呕,当腹满而吐;少阴、厥阴之呕,宜见脉微而厥、下利清谷等。本条呕不能食,而汗出连绵不断,故属阳明病。盖病初即呕不能食,则胃阳素旺,胃气上逆而不受纳；本来无汗发热，而至反汗出濈濈然，提示太阳表证已罢，而发热、汗出、不恶寒、反恶热等，故云"是为转属阳明"。

J200 傷寒脈浮而緩，手足自温，是爲繫在太陰。太陰身當發黃。若小便自利者，不能發黃。至七八日便堅，爲屬陽明。

S187 傷寒脈浮而緩，手足自温者，是爲繫在太陰。太陰者，身當發黃，若小便自利者，不能發黃。至七八日大便鞭者，爲陽明病也。

【释义】

论太阴病的诊断要点与转归。

"伤寒脉浮而缓"，似太阳中风证，但无发热、汗出和头项强痛等，而"手足自温"，仲景明言"是为系在太阴"。为何"伤寒脉浮而缓，手足自温"，可以诊为病在太阴呢？

"伤寒"概指感受外邪而言。"脉浮"主病位在表，太阴病亦可见"脉浮"，如第 276 条"太阴病，脉浮者，可发汗，宜桂枝汤。""缓"言脉来怠缓无力，多主脾虚湿聚。论中手足的温度，是反映阳气功能状态的重要指征之一。如病至少阴、厥阴，阳气衰微，四末失煦，症见手足逆冷；病在三阳，多属热属实，手足当自热，此为阴性症状，故太阳、阳明病原义多不言之。

考"手足温"症，论中凡三见，除本条外，尚有第 99 条"伤寒四五日，身热恶风，颈项强，胁下满，手足温而渴者，小柴胡汤主之。"第 287 条"伤寒脉浮而缓，手足自温者，系在太阴。太阴当发身黄，若小便自利者，不能发黄。至七八日，虽暴烦下利日十余行，必自止，以脾家实，腐秽当去故也。"从六经病证而言，或少阳、或太阴；从治疗而言，主张以扶正祛邪、和解枢机之小柴胡汤；从转归而言，或"脾家实腐秽当去"，或"为属阳明"。提示"手足温"是介乎太阳、阳明病之手足热与少阴四逆、厥阴之厥冷的中间状态。

从病理角度言，少阳病症见"手足温"，言其相对于太阳、阳明而言，正气亏虚，抗邪无力，故见"往来寒热"，但阳气亏虚，温煦不足。太阴病见"手足自温"，提示相对于少阴、厥阴而言，阳气尚未至太虚，虽不能全身发热，但脾阳尚能达于四末。故论中以"手足自温"或"四肢烦疼"为病发太阴之征兆。

太阴脾土主湿,脾虚失运,小便不利,则湿聚发黄。若小便利,湿从下泄则不发黄。病至七八日,湿从燥化,大便坚硬,病由太阴转属阳明。总之,本条对伤寒系在太阴的转归,进行了动态分析,即太阴脾主运化,阳明主燥化,若湿盛则燥从湿化而为太阴病,若燥盛则湿从燥化而发为阳明病。

J201 傷寒轉繫陽明者,其人濈濈然微汗出也。

S188 傷寒轉繫陽明者,其人濈然微汗出也。

【释义】

论伤寒转属阳明的症状。

"伤寒",概指感受外邪,病位在表,当症见恶寒、发热、脉浮。若汗出连绵不断,是转属阳明病,这是阳明里热熏蒸,迫津外泄所致。本条只提一症,不仅突显了濈然汗出是阳明病特征之一,而且提示临床一见濈然汗出,即应见微知著,及早防治。然阳明主证,非濈然汗出一端,须发热不恶寒、反恶热、口渴、脉大等互证,方可诊断。若属里实燥结,多伴腹满硬痛,不大便,谵语潮热等,临证宜四诊合参,综合脉症而辨,方不致误。

J202 陽明中風,口苦咽乾,腹滿微喘,發熱惡寒,脉浮緊,若下之,則腹滿小便難也。

S189 陽明中風,口苦咽乾,腹滿微喘,發熱惡寒,脉浮而緊,若下之,則腹滿小便難也。

【释义】

论阳明表证向里热实演变的脉症及误下的变证。

六经皆有表证,非独太阳。中风、伤寒非亦太阳病所独具,阳明、少阳、太阴、少阴、厥阴亦可得之。所谓中风、伤寒者,皆指感受外邪而言。钱潢《伤寒溯源集》云:"外邪感人,受本难知,因发知受,发则可辨"。外邪感人,表现为

"阳"性特征者,谓之"风";表现为"阴"性特征者,谓之"寒";盖风为性疏泄,为阳邪;寒性凝滞收引,为阴邪也。

"阳明中风"即外邪初犯阳明。因阳明多气多血,邪从燥化,则郁而化热,火邪灼津则口苦咽干;里热壅遏气机,肺气不利则腹满微喘;阳气被郁不得外达,则发热恶寒。证属阳明表邪仍在,里热渐炽,尚未成实,故不可攻下。误下不仅伤阴耗液,而且导致气机壅遏,气化失司,水液内停,与热邪互结,因而症见小便不利、少腹满,证如猪苓汤是也。

J203 陽明病,能食爲中風,不能食爲中寒。
S190 陽明病,若能食名中風;不能食名中寒。

【释义】

论以能食与否辨阳明病之虚实。

胃为水谷之海,主受纳与腐熟水谷。人体质不同,胃气强弱各异。外邪感人,因素体、饮食、治疗措施等而从化不同。若表现为能食者,当属实、属热,因风为阳邪,故名"中风";若不能食者,当属虚、属寒,因寒为阴邪,故曰"中寒"。柯韵伯注曰:"此不特以能食不能食别风寒,更以能食不能食审胃家虚实也。要知风寒本一体,随人胃气而别。"强调风寒本泛指邪气,不能截然分开,本条意在以能食与否辨胃家虚实寒热。

J204 陽明病,中寒不能食,而小便不利,手足濈然汗出,此欲作堅瘕,必大便初堅後溏。所以然者,胃中冷[1],水穀不別[2]故也。

S191 陽明病,若中寒者,不能食,小便不利,手足濈然汗出,此欲作固瘕,必大便初鞕後溏。所以然者,以胃中冷,水穀不別故也。

【校注】

[1] 胃中冷:即脾胃阳虚。

[2] 水谷不别:因水湿未能从小便而去,与大便中未消化食物混杂于一起。

论阳明中寒,欲作固瘕的病证。

阳明中寒证,胃阳虚衰,不能受纳腐熟,故不能食。脾胃以膜相连,同居中焦,病变常相互影响。胃寒及脾,脾失健运,水谷不别则小便不利、大便溏泄。中焦阳虚,水寒凝滞,津液不布,大便初头硬后溏。胃阳虚弱,四肢不能禀气于胃,阳气难以达于四末,卫气不固,故手足渗出冷汗濈濈然。病久失治,大便有初硬后溏转为冷积之固瘕,治宜温下,方如大黄附子汤等。

J205 陽明病,初欲食,食之小便反不數,大便自調,其人骨節疼,翕翕如有熱狀,奄然發狂,濈然汗出而解,此爲水不勝穀氣,與汗共并,脉緊即愈。

S192 陽明病,初欲食,小便反不利,大便自調,其人骨節疼,翕翕然如有熱狀,奄然發狂,濈然汗出而解者,此水不勝穀氣,與汗共并,脉緊則愈。

【释义】

论阳明中风,水湿得从表解而愈的见证。

阳明病,初欲食,故属阳明中风。若邪从燥化,成里热实证,当小便频数而大便硬。今"小便反不数,大便自调",提示病未至里热实。"骨节疼,翕翕如有热状",皆是表证,乃水湿留着关节,筋脉不通则骨节疼。湿热郁蒸,则翕翕然如有热状。奄然,突然之谓也。正邪交争,发狂而汗出,与战汗同理,随遍身大汗出而病解。由于胃阳得复,可驱湿热邪气外出,故其人可见忽然狂躁、濈然汗出而病愈。"此水不胜谷气",属自注句,概述了本病自愈的机理,即脾胃阳气来复,逐水湿外出。脉紧主正邪相争,故谓"脉紧即愈",得汗出而邪去,脉由紧转缓,故丹波元坚认为"脉紧则愈"为"脉紧去则愈",于理亦通。

J206 陽明病欲解時,從申盡戌。

S193 陽明病欲解時,從申至戌上。

论阳明病欲解时。

阳明之气旺于申酉戌,约下午三点至九点,此时正气得助,正能胜邪,故其病欲解。然若邪气盛而正不虚,阳明主时之际,正邪交争更甚,亦可反见病情增重之症,如日晡所发潮热即是。

J207 陽明病,不能食,攻其熱必噦。所以然者,胃中虚冷故也。其人本虚,故攻其熱必噦。

S194 陽明病,不能食,攻其熱必噦。所以然者,胃中虚冷故也。以其人本虚,攻其熱必噦。

【释义】

论阳明中寒,误下致哕。

阳明病,不能食,属中寒。若误作实热而攻下,克伐胃气,中阳更虚,胃气上逆,则呃逆不止。钱潢注曰:"胃阳败绝,而成哕逆,难治之证也。"

J208 陽明病,脉遲,食難用飽,飽即發煩,頭眩,必小便難,此欲作穀疸[1]。雖下之,腹滿如故。所以然者,脉遲故也。

S195 陽明病,脉遲,食難用飽,飽則微煩,頭眩,必小便難,此欲作穀癉。雖下之,腹滿如故。所以然者,脉遲故也。

【校注】

[1] 谷疸:黄疸病一种。因水谷不化,湿郁而发,有湿热与寒湿之分。

【释义】

论阳明中寒,欲作谷疸的脉证。

脉迟为寒,寒则不能宣行胃气,此为阳明中寒。中阳虚衰,腐熟无权,饥时气尚得以流通,饱则填塞壅滞,故"食难用饱"。若强求饱食,则虚弱的胃气被谷气郁遏,水谷不能化生精微物质而反生湿邪。水谷之湿郁蒸而微烦;中焦既阻,清阳不能上荣头目则作眩;谷气不消,郁而化热,湿热搏结,膀胱气化失司则小便不利。如此水谷不化,湿郁不化,久将成谷疸。《金匮要略》指出:"风寒相搏,食谷即眩,谷气不消,胃中苦浊,浊气下流,小便不通,阴被其寒,热流膀胱,身体尽黄,名曰谷疸。"可见谷疸病,脾胃虚寒为其本,久病湿热瘀滞为标。治宜温运中焦,辅以清利消导,后世注家主张用茵陈五苓散、茵陈四逆汤或茵陈术附汤,酌加麦芽、神曲等。

J209 陽明病久久而堅者,陽明當多汗,而反無汗,其身如蟲行皮中之狀,此以久虛故也。

S196 陽明病,法多汗,反無汗,其身如蟲行皮中狀者,此以久虛故也。

【释义】

论阳明病津伤气虚,无汗身痒病证。

阳明病日久化燥成实,故云"久久而坚"。里热实证,津为热迫,故以汗出多为常。若反无汗而身如虫行皮中状者,证属气血不足,不能作汗,外达肌表。因阳明多气多血,非久虚不至于致使欲汗出不能之身痒证,故曰"此以久虚故也"。

J210 各[1] 陽明病,反無汗而但小便,二三日嘔而欬。手足若厥者,其人頭必痛。若不嘔不欬,手足不厥者,其頭不痛。

S197 陽明病,反無汗,而小便利,二三日嘔而欬。手足厥者,必苦頭痛。若不欬不嘔,手足不厥者,頭不痛一云冬陽明。

【校注】

[1]各:宋本无。《千金翼方》卷九、卷十及江南秘本作"冬"。下条同。

【释义】

论阳明中寒,夹寒饮上逆之证。

阳明病里热实证，理应多汗。若反无汗，当为阳明虚证。"但"，仅也。"但小便"，即仅见小便自利，而无大便硬、不大便等阳明腑实证，反映出阳虚阴盛、气化不利的病理特点。中阳不足，寒饮阻滞，病久则水饮停聚。水邪上逆，胃失和降则呕，肺气不利则咳；阳虚饮停，气机阻滞，四肢失温则厥冷；饮寒上逆，凝闭清阳则头痛。若不见咳、呕、厥冷等，提示寒饮尚未冲逆，高巅之上，清阳尚未阻滞，故头不痛。证属阳明中寒，寒饮上逆，治宜温中化饮降逆，方如吴茱萸汤等。

J211 各阳明病，但头眩，不恶寒，故能食而欬，其人咽必痛。若不欬者，其咽不痛。

S198 陽明病，但頭眩，不惡寒，故能食而欬，其人咽必痛。若不欬者，咽不痛—云冬陽明。

【释义】

论阳明中风，热邪上扰之证。

阳明胃以下行为顺，逆则上行。若不能食，为中寒，寒饮上逆而头痛。若能食、不恶寒为中风，风热上扰，清窍不利则头眩，肺失清肃则咳；咽喉为肺胃之门户，热邪循经上扰，则咽痛。若燥热之气，尚未灼伤肺、咽，则其人不咳、咽不痛。证属阳明燥热上扰肺、咽，治宜石膏、知母、玄参、麦冬、桔梗、甘草之属。

J212 陽明病，脉浮而緊，其熱必潮，發作有時。但浮者，必盗汗出。

S201 陽明病，脉浮而緊者，必潮熱，發作有時。但浮者，必盗汗出。

【释义】

论阳明热证与热结成实的脉证特点。

浮紧之脉，多见太阳伤寒，卫阳为风寒束缚使然。阳明病亦有浮紧之脉，非主风寒，而是里热实之脉象，即阳明热盛，充斥表里内外，其脉应之而浮，此脉浮，轻取即得，重按滑数有利。紧主邪实，实者，有形燥结之谓也。合之于证，而见潮热,发作有时,此皆阳明腑实燥结之征。正如尤在泾所云:"太阳脉紧为寒在表,阳明脉紧为实在里,里实则潮热,发作有时也。"若脉但浮而不紧,提示阳明之热虽盛,而腑未结实。寐则阳气入阴,里热更甚,逼迫津液外泄而汗出,因睡中汗出,故曰"盗汗"。可见,盗汗一证,非只阴虚一端,临证要在脉症合参。

J213 陽明病,無汗,小便不利,心中懊憹者,必發黃。
S199 陽明病,無汗,小便不利,心中懊憹者,身必發黃。

【释义】

论阳明湿热发黄的成因。

阳明病法多汗,无汗则热无从外越。小便不利,则湿不能下泄。湿与热结,湿热熏蒸于内,上扰心胸则心中懊恢;熏蒸肝胆,胆汁外溢而见身黄、目黄、尿黄等,谓之发黄。

J214 陽明病,被火,額上微汗出,小便不利者,必發黃。
S200 陽明病,被火,額上微汗出,而小便不利者,必發黃。

【释义】

论阳明病被火发黄证。

阳明病多为里热实证,治宜清、下,热证以白虎汤辛寒清热、腑实证以承气汤泻热攻下。误用火法,势必使邪热更炽。小便不利则湿不得下泄,湿热熏蒸则额上微汗出;热不得越、湿不得泄,热郁湿蒸,故而发黄。

J215 陽明病,口燥,但欲漱水,不欲嚥者,必衄。
S202 陽明病,口燥,但欲漱水,不欲咽者,此必衄。

【释义】

论阳明病热入血分致衄。

阳明气分热盛津亏则口大渴、欲饮水数升。若口燥但欲以水漱口,而不欲下咽,乃是阳明邪热内迫营血。营血属阴,其性濡润,被热蒸腾,营阴上承,故渴而不甚。吴鞠通《温病条辨》上焦篇第 15 条"太阴温病,寸脉大,舌绛而干,法当渴,今反不渴,热在营中也,清营汤(由犀角、生地、元参、银花、连翘、黄连、竹叶心、丹参、麦冬组成)去黄连主之。"可补《伤寒论》之未备。

J216 陽明病,本自汗出,醫復重發汗,病已瘥,其人微煩,不了了[1]者,此大便堅也。以亡精液[2],胃中燥,故令其堅。當問其小便日幾行,若本日三四行,今日再行者,知必大便不久出。今爲小便數少,津液當還入胃中,故知必當大便也。

S203 陽明病,本自汗出,醫更重發汗,病已差,尚微煩不了了者,此必大便鞕故也。以亡津液,胃中乾燥,故令大便鞕。當問其小便日幾行,若本小便日三四行,今日再行,故知大便不久出。今爲小便數少,以津液當還入胃中,故知不久必大便也。

【校注】

[1] 不了了:《方言》曰:"南楚疾愈谓之差,或谓之间,或谓之知,通语也。或谓之慧,或谓之了,或谓之瘥,或谓之除。"不了了,即尚有不适感。

[2] 精液:宋本为"津液"。是。

【释义】

论据小便次数判断大便硬及能否自解。

阳明病本自汗出而复发其汗,必耗伤津液,胃中干燥,肠道失润而大便硬。此虽属误治,但邪气得去,故云"病已差"。若"其人微烦,不了了者",非邪热亢盛,燥实内结,而是津液亏虚,胃气失和,腑气不畅所致,此时不需攻下,以免徒伤气津。待津液来复,大便畅通,微烦自除。如何判断津液输布恢复正常呢?本条提出可根据小便次数多少推测津液能否自还。若小便由原来的日三四次变为每天两次,提示津液得以运化,还于胃肠,胃燥得润,可知不久大便即可自行排出。反之，说明燥热未除，脾不能为胃行其津液，治宜麻子仁丸润肠泻热通便。

J217 夫病陽多者熱，下之則堅。汗出多，極發其汗亦堅。

【释义】

论大便坚硬的成因。

"病"，概指所有疾病。"阳多者"，即临床表现以属性为"阳"者为多见，故常见发热等热邪致病的特征。邪热炽盛，耗气伤津，攻下则使津液更亏，肠腑失润，故大便坚硬。汗出多者，易致气阴两虚，若更大发其汗，竭阴助热，则大便愈坚。

J218 傷寒嘔多，雖有陽明證，不可攻之。
S204 傷寒嘔多，雖有陽明證，不可攻之。

【释义】

论阳明病呕多，不可攻下。

历代注家多从阳明中寒或兼少阳论呕多不可攻下，实则非本条所强调。因文中明言"有阳明证""呕多"反映出虽病在阳明，但病机仍有向上之势，治宜因势利导。所谓"不可攻之"者，概指不可用治阳明腑实证的攻下法。但临证又不可拘泥，如《金匮要略·呕吐哕下利病脉证治第十七》载"食已即吐者，大黄甘草汤主之。"

J219 陽明病，心下堅滿，不可攻之。攻之遂利不止者死，止者愈。
S205 陽明病，心下鞕滿者，不可攻之。攻之利遂不止者死，利止者愈。

【释义】

论阳明病心下硬满，禁用攻下。

阳明腑实证，症见腹满痛、绕脐痛、腹大满不通等，病位在肠腑，治可攻下。心下，指胃脘部而言；若心下硬满，提示其病位偏上，尚未至肠中燥屎里结，故不可攻下。误用势必损伤脾胃，清阳不升则下利；若经攻下，而利不止，提示关门不固，此属脾肾衰败之危候，故曰"死"。反之，若利自止，则脾胃之气尚未衰败，有自复之机转，故云"利止者愈"。

J220 陽明病，面合赤色，不可攻之，攻之必發熱色黃，小便不利也。
S206 陽明病，面合色赤，不可攻之，必發熱色黃者，小便不利也。

【释义】

论阳明经郁热证，禁用攻下。

"面合色赤"即满面通红。成无己注："合，通也。阳明病面色通赤者，热在经也。"可见，阳明病，满面通红者，是邪热拂郁于阳明经而不能透达，熏蒸于上所致，非阳明腑实证，治当解之熏之。若攻其里，阳热之邪不能外解；脾胃受伤，运化不利，水湿内停；湿热熏蒸，则身热发黄。三焦水道疏利不及，水湿不能下行，故小便不利。

J221 陽明病，不吐下而煩者，可與調胃承氣湯。
S207 陽明病，不吐不下，心煩者，可與調胃承氣湯。

【释义】

论阳明胃热心烦的证治。

"不吐下者"，热邪上不得越，下不得泄，郁于中焦胃腑之中，其气必上熏于膈而心烦。但心烦，不见潮热、谵语、大便硬、腹满痛等腑实证候，故不必攻下。治用调胃承气汤，泄热和胃。调胃承气汤以苦寒之大黄，荡涤实热；咸寒之芒硝，泄热润燥。炙甘草甘平，缓急和中。徐大椿《伤寒约编·类方》指出："仲景用此汤，凡七见。或因吐下津干，或因烦满气热，总为胃中燥热不和，而非大实满者比，故不欲其速下，而去枳朴；欲其恋膈而生津，特加甘草，以调和之，故曰调胃。""承"者，顺也，有接续之意。"气"指胃肠之气。用之可使胃肠之气承以下行，故名"承气"。"可与"者，示人当临证裁酌，具体到服法，本方有"少少温服之""顿服之"之别，当然亦可据病情轻重选用小承气汤、大承气汤等。

J222 陽明病，其脉遲，雖汗出不惡寒者，其身必重，短氣腹滿而喘，有潮熱，如此者其外爲欲解，可攻其裏也。手足濈然汗出，此爲已堅，大承氣湯主之。若汗出多，微發熱惡寒者，外爲未解。其熱不潮，未可與承氣湯。若腹大滿不通者，可與小承氣湯，微和其胃氣，勿令至大下。

S208 陽明病，脉遲，雖汗出不惡寒者，其身必重，短氣，腹滿而喘，有潮熱者，此外欲解，可攻裏也。手足濈然汗出者，此大便已鞕也，大承氣湯主之；若汗多，微發熱惡寒者，外未解也—法與桂枝湯。其熱不潮，未可與承氣湯；若腹大滿不通者，可與小承氣湯，微和胃氣，勿令至大泄下。

【释义】

论阳明病可否攻下的辨证及大、小承气汤的运用。

本条首先论述阳明病可否攻下的两个前提：其一，表证已解，即"虽汗出，不恶寒"；其二，里已成实，症见脉迟（沉迟有力）、身重、短气、腹满而喘、手足濈然汗出、潮热等。继而指出大、小承气运用鉴别要点，即手足濈然汗出。方有执云："手足濈然汗出者，脾主四肢而胃为之合，胃中热甚而蒸腾达于四肢，故曰此大便硬也。"提出阳明病见手足濈然汗出，是里实已成，燥结较甚，可用大承气汤。

以上两条，相继论述了调胃承气汤、大承气汤和小承气汤证，意在鉴别说明三方泻热通腑有别。调胃承气汤治燥热在胃，里实初成，重在燥热，故以甘草缓硝、黄于上，以调和胃气，为和下之法。小承气汤治大便坚硬在肠，腑气不通，重在痞满，而燥结不甚，故只用朴、枳、黄而无芒硝。大承气汤治燥屎结于肠，腑气闭阻，痞、满、燥、实俱备，故行气、软坚、泻下并施，泻热与通腑并重，以荡涤肠中燥屎，为峻下之剂。

仲景分三承气汤论述攻下之法治疗阳明腑实证，旨在强调使用承气汤时，要谨慎从事，以防攻下太过，损伤正气。尤其是大承气汤，其使用当慎之又慎，但也不一定要痞满燥实具备方可使用，如阳明三急下、少阴三急下证。对此，清代吴又可对提出逐邪勿拘结粪之说，即"勿拘下不厌迟之说，应下之证，见下无结粪，以为下之早，或以为不应下之证误投下药，殊不知承气本为逐邪而设，非专为结粪而设也。……在经所谓不更衣十日无所苦，有何妨碍，是知燥结不致损人，邪毒之为强命也。……总之，邪为本，热为标，结粪又其标也。能早去其邪，安患燥结也。"强调承气汤重在攻下邪热，颇有见地。

J223 陽明病，潮熱，大便微堅者，可與大承氣湯，不堅者勿與之。若不大便六七日，恐有燥屎，欲知之法，可與小承氣湯，湯入腹中，轉矢氣[1]者，爲有燥屎，乃可攻之。若不轉矢氣者，此但頭堅後溏，不可攻之，攻之必脹滿不能食也。欲飲水者，與水即噦。其後發潮熱，必腹堅而少也，以小承氣湯和之。若不轉矢氣者，慎不可攻也。

S209 陽明病，潮熱，大便微鞕者，可與大承氣湯，不鞕者，不可與之。若不大便六七日，恐有燥屎。欲知之法，少與小承氣湯，湯入腹中，轉失氣者，此有燥屎也，乃可攻之。若不轉失氣者，此但初頭硬，後必溏，不可攻之，攻之必脹滿，不能食也。欲飲水者，與水則噦。其後發熱者，必大便復鞕而少也，以小承氣湯和之。不轉失氣者，慎不可攻也。

【校注】

[1] 矢气：宋本作"失气"。章太炎《金匮玉函经校录》云："陈刻改失气为矢气，此大谬也。失气者，今人言放屁，宋人犹通云失气。"

【释义】

论大、小承气汤的应用指征。

据上条所论，潮热、手足濈然汗出、大便干结不下、腹满疼痛是大承气汤的应用指征。潮热者实，得大便微硬者，便可攻之；若便不硬者，则里热实未成，虽有潮热亦未可攻。若不大便六七日，恐有燥屎，可与小承气汤试探。若有燥屎，小承气汤势缓，不能通下，必转气下行，可用大承气汤攻下；若不转气，则燥屎未成，或属肠胃虚寒、大便初硬后溏，此时不可攻。攻之虚其胃气，导致腹胀满不能食，饮水则呃逆等。攻下后复发热者，恐为邪热乘虚复聚于胃肠，热灼津伤，化燥成实，故大便复硬。此虽有实热复结，但其势已缓，故用小承气汤缓下和之。

　　阳明腑实，证有轻重，攻下之法，方有大小，临证当随具体病情而定，如此方能收其功而免其弊。大、小承气汤皆治疗阳明里实热，燥结已成。大承气汤为峻下剂，主治大热大实，燥结已成，痞满燥实具备；小承气汤为缓下剂，治疗小实小热，燥结未成或将成，痞满为主。本条用小承气汤以测有无燥屎之法，提示医者用大承气汤尤当审慎，故本条指出，"不转失气者，慎不可攻也"，反复告诫应用大承气汤须慎之又慎，强调燥屎未成，不可以大承气汤贸然攻下。创方立法，唯量其缓急轻重，而增损之，使无太过不及，适中病情。

　　J224 夫實則譫語，虛則鄭聲。鄭聲者，重語是也。
　　J225 直視譫語，喘滿者死。若下利者，亦死。
　　S210 夫實則譫語，虛則鄭聲。鄭聲者，重語也。直視譫語，喘滿者死，下利者亦死。

【释义】

以上两条合论谵语、郑声及谵语的危候。

《集韵·二十四盐》："谵，疾而寐语也。"谵语，指患者神志不清，语言错乱，为邪气盛而神识昏。《广雅·释估四》："郑，重也。"郑声，指患者神志不清，语言重复，声音低微，为精气夺而声不全。谵语多本为里热实证，若更见直视不能瞬，多为燥热盛极，致使下焦肝肾阴精匮乏不能上注于目所致；腑气不通，上逆于肺，使得肃降失司，故而喘满。下利者，指热结旁流之类也。清代吴又可《温疫论·大便》提出："热结旁流者，以胃家实，内热壅闭，先大便闭结，续得下利，纯臭水，全然无粪，日三四度，或十数度。宜大承气汤，得结粪而利止；服汤不得结粪,仍下利并臭水,及所进汤药,因大肠邪胜,失其传送之职,知邪犹在也,病必不减,宜下之。"

J226 發汗多,重發其汗,若已下,復發其汗,亡其陽,讝語脉短者,死;脉自和者,不死。

S211 發汗多,若重發汗者,亡其陽。讝語脉短者死,脉自和者不死。

【释义】

论汗多亡阳谵语的预后。

发汗多或下后,复发其汗,阳气随汗液外越而虚衰。"亡"者,伤也。"亡其阳",即损伤阳气。心主神明,阳亡阴竭,心神无所倚必乱,甚则谵语。证情危重,预后如何?凭脉以决死生,若脉短上不及寸、下不及尺,说明气血津液耗竭,阴阳恐将离决,故为死证。若脉弱而尚平和,提示气血虽伤,但未至离决之势,尚有可治之机,故云"不死"。

与上条合参,可见谵语未必尽属热实,提示临证应脉证合参,切忌一见谵语便断定为实。沈金鳌《伤寒论纲目》载:"王肯堂曰:谵语症,有补虚一法,如《素问》云'谵语者,气虚独言也';《难经》曰脱阳者见鬼。仲景谓亡阳谵语,即此义也。故楼英云,余用参芪归术等剂,治谵语得愈者百十数,岂可不分虚实,一概用黄连解毒、大小承气汤以治之乎?……魏荔彤曰:阳明胃病,固多谵语矣,然谵语亦有虚实不同,不可概攻下。"

J227 傷寒吐下後不解,不大便五六日,上至十餘日,日晡時發潮熱,不惡寒,獨語如見鬼狀。若劇者,發則不識人,循衣撮空,怵惕不安,微喘直視。脉弦者生,澀者死。微者,但發熱讝語者,大承氣湯主之。若一服利,止後服。

S212 傷寒若吐若下後不解,不大便五六日,上至十餘日,日晡所發潮熱,不惡寒,獨語如見鬼狀。若劇者,發則不識人,循衣摸床,惕而不安,一云順衣妄撮,怵惕不安。微喘直視,脉弦者生,澀者死。微者,但發熱讝語者,大承氣湯主之。若一服利,則止後服。

【释义】

论阳明热实证错失攻下之机而导致正虚邪实的重证。

伤寒若吐、若下,皆伤胃气,不大便五六日,上至十余日,亡津液,胃气虚,以致邪热内结。阳明旺于申酉戌,日晡时发潮热者,属阳明热实。不恶寒者,表邪已罢;独语如见鬼状,为阳明内实,邪热有余,上扰心神也。此时治当急下实热。若当下失下,燥热更甚,则昏不识人,循衣摸床,惊惕不安,微喘直视,此为心、肺、肝、肾诸脏津血虚竭,神不守舍之象。邪实正衰,病情凶险。预后如何,可结合脉象判断。脉弦为阴有余,涩为阴不足。阳热虽剧,脉弦知阴未绝,故尚有治愈之机;脉艰涩不利,是热极津枯,多为死候。邪热微而未至于剧者,但发热谵语,可与大承气汤,以急下存阴。故若一服大便通利,燥热已下,当止后服,以免过剂伤正。

本条提示,阳明腑实证,攻下务须及时;若错失时机,必致燥热内伐肝肾真阴,而阴液之存亡同样关乎生死。故治阳明里热实证,釜底抽薪,急下存阴,至关重要。为后世创立滋阴攻下的增液承气汤等,具有理论指导意义。

J228 陽明病,其人多汗,以津液外出,胃中燥,大便必堅,堅則讝語,小承氣湯主之。一服讝語止,莫復服。

S213 陽明病,其人多汗,以津液外出,胃中燥,大便必鞕,鞕則讝語,小承氣湯主之。若一服讝語止,更莫復服。

【释义】

论阳明病多汗伤津致便硬谵语的证治。

阳明病里热炽盛,蒸津外泄,胃肠干燥,大便硬结。腑热上扰心神则谵语。因燥结尚未至燥屎之严重程度,故用小承气汤泻热通便,行气除满。谵语因硬便,便硬由胃燥,胃燥由于津少,层层相因。若一服谵语止,可测知便结当下,胃濡可知,故无需更服承气汤,以免过下伤正。

J229 陽明病，讝語，發潮熱，其脉滑而疾者，小承氣湯主之。因與承氣湯一升，腹中轉矢氣者，復與一升。若不轉矢氣，勿更與之。明日又不大便，脉反微澀者，裏虛也，爲難治，不可更與承氣湯也。

S214 陽明病，讝語，發熱潮，脉滑而疾者，小承氣湯主之。因與承氣湯一升，腹中轉氣者，更服一升，若不轉氣者，勿更與之。明日又不大便，脉反微濇者，裏虛也，爲難治，不可更與承氣湯也。

【釋義】

论小承气汤的权变用法及禁忌。

阳明病，谵语、潮热，提示阳明腑实已成，理应以大承气汤攻下。脉象圆滑流利，如盘走珠，一息七八至，提示腑实虽成，但燥结未甚，故用小承气汤先行试探。然毕竟谵语、潮热并见，燥实较一般的小承气汤证为重，故将服药量由每次六合（120ml）增至一升（200ml），以观其效，再做进退。药后若腹中转矢气，知肠中燥屎已硬，以药轻未能攻下，所转下者，但屎之气耳，故更服一升，使药力接续，硬便自可排出。若不转矢气，或燥实太过，小承气汤一升亦难以奏效，抑或未成燥屎。待明日仍不大便，诊其脉仍滑而疾者，则可更服小承气汤；若脉微无力，往来艰涩，则属脾肠气虚，不能承送。便硬当下，里虚禁攻，故曰"难治"。气虚便秘，宜用补中益气汤重用白术、当归，加厚朴、肉从蓉等，坚持服用，方可获效。

J230 陽明病，讝語有潮熱，而反不能食者，必有燥屎五六枚也。若能食者，但堅耳。大承氣湯主之。

S215 陽明病，讝語，有潮熱，反不能食者，胃中必有燥屎五六枚也。若能食者，但鞕耳。宜大承氣湯下之。

【釋義】

论燥屎的辨证与施治。"大承气汤主之"，应接在"必有燥屎五六枚也"句下，此为倒装文法。

本条以能食不能食,辨燥结之微甚。阳明病,谵语有潮热,为胃肠燥热里实所致。胃热盛当能消谷,若反不能食,此必肠中结滞,肠实而胃满,燥屎逆攻于胃,胃气失和。此时非大承气汤峻攻,不足以下其燥结。若能食,提示大便虽硬但胃气尚可下行,津液不致大伤,不可用大承气汤攻下,当权衡其证,以小承气汤轻下为宜。"必有燥屎五六枚"前,宋本有"胃中"二字,恐属衍文。

J231 陽明病,下血讝語者,此屬熱入血室。但頭汗出者,當刺期門,隨其實而瀉之,濈然汗出則愈。

S216 陽明病,下血讝語者,此爲熱入血室,但頭汗出者,刺期門,隨其實而寫之,濈然汗出則愈。

【释义】

论阳明病热入血室的证治。

关于热入血室,成无己、柯韵伯、张隐庵等认为男女皆可有之,而汪琥、丹波元简认为唯妇人方有。详看热入血室证治,除本条外,《伤寒论》中尚有3条,即第143、144、145条,论治可刺期门、主以小柴胡汤,强调无犯胃气及上二焦;以上三条皆明言"妇人中风""妇人伤寒",且4条原文均并见于《金匮要略·妇人杂病脉证并治第二十二》,可见血室乃妇人所独有,故汪琥云"热入血室,明系妇人之证"。

阳明病,指阳明经受邪,即邪热郁于阳明经,迫血从下而行,血下则血室空虚,邪热得以乘虚内陷,而成热入血室证。血室虽为冲脉所属,但心主血脉,血热上扰心神则谵语。邪热与血互结,不能透发于外故身无汗,熏蒸于上则但头汗出。血室隶于厥阴肝脉,期门为肝经募穴,刺期门以泄血分实热,热泄血散,不结于血室,经气得通,气机宣畅,故全身作汗而解,其机理与服小柴胡汤后"上焦得通,津液得下,胃气因和,身濈然汗出而解"相一致。

J232 汗出讝語者,以有燥屎在胃中,此爲風也。須下之,過經 [1] 乃可下之。下之若早,語言必亂,以表虛裏實故也。下之則愈,宜大承氣湯。

S217 汗_{汗—作卧}出讝語者，以有燥屎在胃中，此爲風也。須下者，過經乃可下之。下之若早，語言必亂，以表虛裏實故也。下之愈，宜大承氣湯。

【校注】

[1]过经：指太阳表证已解。

【释义】

论阳明腑实兼表，须表解后方可攻下。

太阳中风表虚可以自汗，阳明内热亦可自汗出，故以"此为风也"，强调表证未解，虽燥屎内结亦不可攻下。表里同病，仲景强调一般应先表后里，故曰"过经乃可下之"。"下之则愈，宜大承气汤"句，当接续"过经乃可下之"后，此为倒装文法。若下之过早，表邪内陷而里热益甚，则神识昏迷，语言错乱。但临床单凭汗出与否辨为太阳表证，未免证据不足，当结合其他脉症综合判断。

J233 傷寒四五日，脉沉而喘滿，沉爲在裏，而反發其汗，津液越出，大便爲難，表虛裏實，久則讝語。

S218 傷寒四五日，脉沉而喘滿，沉爲在裏，而反發其汗，津液越出，大便爲難，表虛裏實，久則讝語。

【释义】

论阳明里实误汗的转归。

第36条云："太阳与阳明合病，喘而胸满者，不可下，宜麻黄汤。"第203条云："阳明病，脉迟，虽汗出不恶寒者，其身必重，短气，腹满而喘，有潮热者，此外欲解，可攻里也。"故喘满之症，太阳表证、阳明里实皆可见，但病在表，脉当浮，兼胸满；里实者，脉当沉，兼腹满、潮热等；脉沉为里，则喘满属里实者明矣，不当汗而汗，故曰"反"；发其汗，令津液外越，胃中干燥，大便必难，久则屎燥，燥实内结，里热炽盛，上扰心神，故而谵语。

J234 三陽合病，腹滿身重，難以轉側，口不仁[1]而面垢[2]，讝語遺溺。發汗則讝語甚；下之則額上生汗[3]，手足厥冷；若自汗出者，白虎湯主之。

S219 三陽合病，腹滿身重，難以轉側，口不仁面垢，讝語遺尿。發汗則讝語；下之則額上生汗，手足逆冷；若自汗出者，白虎湯主之。

【校注】

[1] 口不仁：口舌感觉迟钝，食不知味，言语不利。

[2] 面垢：面部如蒙油垢。

[3] 额上生汗：额头部汗出如油脂凝滞，汗珠似有根而不易流动，谓之"生汗"，一般属脱汗的特征。

【释义】

论三阳合病，阳明热盛的证治与禁例。

三阳合病，即太阳、阳明、少阳合而为病，理应见太阳之头痛发热，阳明之恶热、心烦，少阳之耳聋、往来寒热等。太阳主背、阳明主腹、少阳主身体侧部，身重难以转侧者，乃三阳为邪所困，经气不利也。胃之窍在口，口不仁者，热攻于上也。阳明主面，面垢者，热邪上蒸也。热结于里则腹满，热盛于胃而谵语，热迫膀胱故遗尿。由此可见，虽云三阳合病，确为阳明邪热偏盛也。若自汗出，示人热迫津液外泄，尚未成实，故从阳明热证而治以白虎汤辛寒清热。若从太阳之表而发汗，则津液愈亏而胃热更深，化燥成实，必增谵语；若从阳明里实而攻下，则阴益伤而阳无所依，而散于上，故额上汗出，手足冷。

J235 二陽并病，太陽證罷，但發潮熱，手足漐漐汗出，大便難而讝語者，下之即愈，宜大承氣湯。

S220 二陽并病，太陽證罷，但發潮熱，手足漐漐汗出，大便難而讝語者，下之則愈，宜大承氣湯。

【释义】

论二阳并病，表解里实的证治。

本太阳病并于阳明，名曰"并病"。太阳病罢，故无表证；但发潮热、手足漐然汗出、大便难而谵语，属阳明燥实无疑，故宜用大承气汤通下腑实，荡涤热结。太阳病篇第48条论二阳并病，表证未罢，可小发其汗；此条言表证已解，里实仍在，故用下法。此两条皆二阳并病，治法相异，凸显辨证论治之原则。

J236 陽明病，其脉浮緊，咽乾口苦，腹滿而喘，發熱，汗出，不惡寒，反惡熱，身重。發其汗即躁，心憒憒[1]，反讝語。加温針，必怵惕[2]，煩躁不得眠。下之即胃中空虚，客氣[3]動膈，心中懊憹，舌上胎者，栀子豉湯主之。若渴欲飲水，口乾舌燥者，白虎湯[4]主之。若脉浮，發熱，渴欲飲水，小便不利者，猪苓湯主之。

S221 陽明病，脉浮而緊，咽燥口苦，腹滿而喘，發熱汗出，不惡寒，反惡熱，身重。若發汗則躁，心憒憒，反讝語。若加温針，必怵惕煩躁不得眠。若下之，則胃中空虚，客氣動膈，心中懊憹，舌上胎者，栀子豉湯主之。

S222 若渴欲飲水，口乾舌燥者，白虎加人參湯主之。

S223 若脉浮，發熱，渴欲飲水，小便不利者，猪苓湯主之。

【校注】

[1] 憒憒：心中烦乱不安。

[2] 怵惕：惊惧惶恐。

[3] 客气：指外来的邪气。此处指表邪因误下而乘虚内陷，扰于胸膈。

[4] 白虎汤：宋本为"白虎加人参汤"。

【释义】

论阳明热证误治后的变证与治疗。

阳明病篇第182条云："阳明病，外证云何？答曰：身热，汗自出，不恶寒，反恶热也。"本条见"发热，汗出，不恶寒反恶热"，为阳明热证无疑。"脉浮紧"，似太阳表证，而无恶寒，为阳明病初受邪时，化热入里之遗留症，属症状虽变而脉尚未应。热炽津伤故咽燥口苦；阳明热盛，气机壅滞故腹满而喘；阳明主一身之肌肉，热盛耗气故身重。证属阳明热盛，尚未成实，当以白虎汤辛寒清热，而禁用汗、下、温针等法。

医者不明，误作表证而汗之，则津伤热炽，热扰心神故烦躁谵语。施以温针，属以热治热，邪热更炽，故怵惕、烦躁不安。误用攻下，徒伤胃气，邪热乘虚内陷，扰于胸膈，则烦闷不舒，若舌苔未至黄黑焦燥，而是白中微黄，可用栀子豉汤清宣郁热。若渴欲饮水，口干舌燥者，阳明燥热正甚，仍可用白虎汤辛寒清热，兼以养阴。若除脉浮、发热、渴欲饮水外，尚见小便不利者，乃邪热客于下焦，津液不得下通也。治用猪苓汤清热育阴，通利小便。药用猪苓、茯苓、泽泻淡渗利水，滑石清热利湿，阿胶育阴润燥。五药共为育阴润燥、清热利水之剂，对慢性泌尿系统炎症，症见小便淋沥涩痛、甚或血尿，证属阴伤而水热互结者尤为适宜。

【按语】

J232-236 五条合看，论阳明病从表入里的动态变化过程中的辨证、治疗宜忌，强调以下两点：其一，若表里同病，治当先表后里，然发表当兼顾阳明多气多血、易成热化燥的病理特点，慎不可径用辛温解表或温针；其二，表不解或里未实者，切不可径用攻下，以防邪热乘虚内陷，里热炽盛，耗气竭津。尤其是J236 条，用"若"字设法御变，并提出热郁上、中、下三焦的证治，对后世温病学派"三焦辨证"理论的形成与发展具有启发意义。

J237 陽明病，汗出多而渴者，不可與猪苓湯。以汗多胃中燥，猪苓湯復利其小便故也。

S224 陽明病，汗出多而渴者，不可與猪苓湯。以汗多胃中燥，猪苓湯復利其小便故也。

【释义】

补述猪苓汤的禁忌。

上条论猪苓汤证,症见发热、口渴欲饮水、小便不利;此条以强调"汗出多"提示热盛津亏,"而"字表示因果关系,言外之意,"口渴"因"汗出多"所致。汗出既多,胃中必燥,此时虽有"小便不利",亦不可轻言利水。猪苓汤中猪苓、茯苓、泽泻,三药淡渗利水,故不可与之。反证上条阳明热证误治后,用猪苓汤救逆,当属不得已而为之。汗出多而渴,当治用白虎汤或白虎加人参汤;胃肠燥实,当用承气辈,不言而喻。

J238 脉浮而迟,表热裏寒,下利清穀者,四逆湯主之。
S225 脉浮而迟,表热裏寒,下利清穀者,四逆湯主之。

【释义】

论阴盛格阳证治。

脉浮在表,迟为在脏,浮中见迟,是浮为表虚,迟为脏寒。未经攻下而下利清谷,故表为虚热,里有真寒。治用四逆汤,急救回阳。此条列于阳明病篇,示人临证须至精至细,切不可将阴盛格阳、虚阳不敛的脉浮、汗出、发热,误认为阳明热证,而妄投清、下。

J239 若[1]胃中虚冷,其人不能食,飲水即噦。
S226 若胃中虚冷,不能食者,飲水則噦。

【校注】

[1] 若:《脉经》卷七句首冠有"阳明病"。

【释义】

论胃中虚寒的辨证。

"胃中虚冷",即胃阳虚衰,腐熟无权,故不能食。饮水后,水寒相搏,胃气上逆则哕。本条未言方药,据《医宗金鉴》,宜理中汤加丁香、吴茱萸等,温而降之。

J240 脉浮發熱,口乾鼻燥,能食者,即衄。
S227 脉浮發熱,口乾鼻燥,能食者,則衄。

【释义】

论阳明气分热盛有致鼻衄之变。

足阳明胃经,起于鼻旁,环口,循于面。阳明病脉浮发热,口干鼻燥,乃阳明热邪在经。邪热在经而未入于腑,胃气尚和,故能食。热在阳明经,久则迫血妄行,可致鼻衄。《医宗金鉴》注曰:"若其人能食,则为胃和,胃和则邪当还表作解也。然还表作解,不解于卫,则解营,汗出而解者,从卫解也;衄血而解者,从营解也;今既能食、衄也,则知欲从营解也。"指出衄血是邪解出路之一,所谓红汗即此,临床确可见到热病因衄血而热退身凉者。

J241 陽明病,下之,其外有熱,手足溫,不結胸,心中懊憹,饑不能食,但頭汗出,梔子豉湯主之。
S228 陽明病,下之,其外有熱,手足溫,不結胸,心中懊憹,饑不能食,但頭汗出者,梔子豉湯主之。

【释义】

论阳明病下之太早,热扰胸膈的证治。

阳明里实证用下法,本属正治之法。下后外有热、手足温,可知邪热未全入里化燥成实,操之过急,误施攻下使然。"不结胸,心中懊憹",提示邪热虽内陷胸膈,但未成"结"。胸膈毗邻胃脘,热既炎上,胃脘受邪,热能消谷,故知饥;但此属郁热,其势炎上,势必引发胃气上逆而欲呕,故饥而不能食。郁热上蒸,不能全身作汗而头汗出。证属无形郁热上扰胸膈,治用栀子豉汤,清宣郁热。

J242 陽明病,發潮熱,大便溏,小便自可,而胸脅滿不去者,小柴胡湯主之。

S229 陽明病,發潮熱,大便溏,小便自可,胸脅滿不去者,與小柴胡湯。

【释义】

论少阳阳明并病,治用小柴胡汤。

潮热是阳病腑实证的主要见症,如第 208 条、209 条、214 条、215 条、220 条等,均把潮热作为阳明腑实证的辨证要点。但判断阳明腑实证,还应与大便秘结、腹满胀痛、脉沉实有力,舌黄苔燥等症结合起来。若阳明病虽见潮热,但大便溏泄,小便自调,说明病涉阳明,但尚未成实;而胸胁苦满,提示少阳病证未罢。少阳病不可攻下,且里实未成,故治用小柴胡汤和解少阳。

J243 陽明病,脅下堅滿,不大便而嘔,舌上白胎者,可與小柴胡湯。上焦得通,津液得下,胃氣因和,身濈然汗出而解。

S230 陽明病,脅下鞕滿,不大便而嘔,舌上白胎者,可與小柴胡湯。上焦得通,津液得下,胃氣因和,身濈然汗出而解。

【释义】

论阳明少阳合病,治从少阳及服用小柴胡汤作解的机理。

大便不通,为阳明病主症之一。若是阳明里实,当见腹满,潮热,谵语等症。反见胁下硬满,知病涉少阳。少阳与阳明同病,何以不用大柴胡汤?《金匮要略》云:"病者腹满,按之不痛为虚,痛者为实,可下之。舌黄未下者,下之黄自去。"因"舌上白苔",测知燥热不重,故用小柴胡汤和解之。小柴胡汤可和解枢机而畅通三焦,宣通上焦气机,津液自能输布下达全身,胃气因之亦能和调内外,故而濈然汗出而解。

J244 陽明中風,脉弦浮大,而短氣,腹都滿,脅下及心痛,久按之氣不通,鼻乾不得汗,其人嗜臥,一身及面目悉黄,小便難,有潮熱,時時嗷,耳前後腫,刺之小差,其外不解。病過十日,脉續浮者,與小柴胡湯。但浮無餘證者,與麻黃湯。不溺,腹滿加喘者,不治。

S231 陽明中風,脉弦浮大而短氣,腹都滿,脅下及心痛,久按之,氣不通,鼻乾不得汗,嗜卧,一身及目悉黄,小便難,有潮熱,時時噦,耳前後腫,刺之小差,外不解,病過十日,脉續浮者,與小柴胡湯。

S232 脉但浮,無餘證者,與麻黃湯。若不尿,腹滿加噦者,不治。

【释义】

论三阳同病,湿热发黄的证治。

弦为少阳主脉,浮为太阳主脉,大为阳明主脉;"脉弦浮大",则为三阳合病。小便难,太阳膀胱气化不利也;短气腹满,鼻干不得汗,嗜卧,潮热,乃阳明郁热也;胁下及心痛,久之气不通,时时哕,耳前后肿,少阳枢机不利也。三焦不利,水液代谢失常则小便难;水道不畅,湿邪内停,与热互结,湿热熏蒸,则一身及面目发黄。三阳合病,而曰"阳明中风"者,盖偏在阳明也。先用刺法,以泄经络郁热,病势稍减而外证不解,脉续浮,提示病势向外,故以小柴胡汤和解少阳,调畅三焦,以期身漐然汗出而解。

若仅见脉浮而不弦大,则非少阳、阳明脉。"无余证",则无少阳、阳明证,唯太阳之表邪未散,故可与麻黄汤以解外。"不溺",即小便闭,较上条之"小便不利"为重,小便闭塞,湿无出路,壅遏气机,故腹满益甚;湿热上壅,肺气不利则喘。"不溺,腹满加喘者"句,当接"刺之小差"后,此汉文兜转笔法。指针刺后,病证非但没有减轻,反而加重,如腹满加重、小便难转为"不溺",又增喘满,故曰"不治"。

J245 陽明病,自汗出,若發其汗,小便自利,此屬津液内竭,雖堅不可攻之,當須自欲大便,宜蜜煎導而通之。若土瓜根、猪膽汁皆可爲導。

S233 陽明病,自汗出,若發汗,小便自利者,此屬津液内竭,雖硬不可攻之,當須自欲大便,宜蜜煎導而通之。若土瓜根及大猪膽汁皆可爲導。

论阳明病津亏便硬的证治。

阳明病本自汗出,若更用汗法,复小便自利,则津液内竭;肠腑失润,因而便硬。此证与阳明腑实证之内有结热不同,故不可攻。治宜待病人欲解大便而难以排出之时,外用润药导而通之。蜜煎方是将蜂蜜放入铜器内,微火煎熬成饴糖状,待其凝缩可成丸时,捻成约二寸长的蜜栓(即今之蜂蜜栓),用时纳入肛门内,可滑利润燥,适于津亏肠燥之便秘。猪胆汁不仅润燥,且能清肠中热邪。猪胆汁灌肠法,是取大猪胆一枚,泻出胆汁,加入少许米醋,以醋能刺激肠道蠕动,取其酸苦涌泄而不伤津液。土瓜根方已佚。土瓜一名王瓜,《本草衍义》名赤雹子,《本草纲目》名野甜瓜。《肘后备急方》载用土瓜根捣汁,用筒吹入肛门内,治大便不通。

J246 陽明病,其脉遲,汗出多而微惡寒者,表爲未解,可發其汗,宜桂枝湯。

S234 陽明病,脉遲,汗出多,微惡寒者,表未解也,可發汗,宜桂枝湯。

【释义】

论阳明病表未解的证治。

本条所论是阳明表证向里热发展的病理阶段。"汗出多"既反映表未解、又兼有阳明内热之势,其中寓有"恶寒将自罢",而转为"不恶寒,反恶热"的病机,此时"微恶寒",故云"表未解"。章虚谷注云:"脉迟与缓相类,微恶寒者,以汗出多腠疏,表未解也",治用桂枝汤解肌发汗,以疏解阳明经表之风邪。

J247 陽明病,脉浮,無汗,其人必喘,發其汗即愈,宜麻黄湯主之。

S235 陽明病,脉浮,無汗而喘者,發汗則愈,宜麻黄湯。

【释义】

再论阳明病表未解的证治。

上条论阳明病"微恶寒者"，为表未解。本条之"阳明病脉浮"，亦指出邪在阳明经表未解。阳明风寒外束，无汗为表实，肺气不宣则作喘，故治用麻黄汤发汗以散表寒。柯韵伯云："太阳有麻黄证，阳明亦有麻黄证，则麻黄不独为太阳而设也。见麻黄证即用麻黄汤，是仲景大法。"

【按语】

以上两条论风寒之邪初犯阳明经表的证治。《素问·热论》："三阳经络皆受其病，而未入于脏者，故可汗而已。"即此之谓。

J248 陽明病，發熱而汗出，此爲熱越，不能發黄也。但頭汗出，身無汗，齊頸而還[1]，小便不利，渴引水漿[2]，此爲瘀熱在裏，身必發黄，茵蔯湯主之。

S236 陽明病，發熱汗出者，此爲熱越，不能發黄也。但頭汗出，身無汗，劑頸而還，小便不利，渴引水漿者，此爲瘀熱在裏，身必發黄，茵蔯蒿湯主之。

【校注】

[1] 齐颈而还："而"作"以"解。齐颈而还，即汗出局限于颈部以上。

[2] 渴引水浆："引"，退却也。渴引水浆，即口渴而不欲饮。

【释义】

论湿热发黄的证治。

阳明病发热汗出，则其热从外越、水由汗泄，湿不得与邪热相合，故不能发黄。若仅头部出汗，从颈以下无汗，小便不利，则湿热不得外泄，瘀热在里，熏蒸肝胆，疏泄失常，胆汁外溢，故必身黄。湿热交阻，故其人口渴不欲饮。"引"，退却也。"瘀热"与"热越"相对应，"瘀"有"瘀血"之意，非"郁"之假借，提示湿热发黄之病机兼有"瘀"之要素，有邪热瘀结于血分之义。治用茵陈蒿汤，在清热利湿退黄之中，寓活血化瘀之意。方中茵陈清热利胆退黄，为治黄要药。大黄泻热导滞,破结行瘀,推陈致新;栀子苦寒,清利三焦,使湿热之邪从小便而出。三药合用使瘀热、湿邪从小便排出,湿去热清,则黄消病愈,故云"黄从小便去"。已故名医关幼波教授,认为黄疸病关键在于血分,强调应从血分论治黄疸,提出"治黄必治血,血行黄易却,治黄须解毒,毒解黄易除,治黄要化痰,痰化黄易散"的治黄三要则,在活血解毒、化痰通络基础上辨证施治,疗效卓著。

J249 陽明證,其人喜忘[1]者,必有畜血[2]。所以然者,本有久瘀血,故令喜忘。屎雖堅,大便反易,其色必黑,抵當湯主之。

S237 陽明證,其人喜忘者,必有畜血。所以然者,本有久瘀血,故令喜忘。屎雖鞕,大便反易,其色必黑者,宜抵當湯下之。

【校注】

[1] 喜忘:即健忘。

[2] 畜血:即瘀血停留。

【释义】

论阳明蓄血证治。

阳明病,症见喜忘者,为阳明蓄血,即阳明邪热与胃肠宿有瘀血相结。血蓄于下,下实上虚,心神失养而健忘。邪热灼伤津液,大便必硬;瘀血离经,其性濡润,与硬便相合,化坚为润,故大便虽硬而排便反易,这种大便色黑亮如漆,正是阳明蓄血的特征,故用抵当汤以泻热逐瘀。蓄血证在太阳病篇已有详述,并与蓄水证鉴别。阳明病篇载之,旨在与燥屎鉴别,即善忘与谵语、不识人,屎硬、色黑易解与不大便、大便难相区别。

J250 陽明病,下之,心中懊憹而煩,胃中有燥屎者可攻。其人腹微滿,頭堅後溏者,不可攻之。若有燥屎者,宜大承氣湯。

S238 陽明病,下之,心中懊憹而煩,胃中有燥屎者可攻。腹微滿,初頭硬,後必溏,不可攻之。若有燥屎者,宜大承氣湯。

论以燥屎之有无,辨阳明病可否攻下。

阳明里实证,下之里实除而病愈。若下之而心中懊㤽而烦,是余热未尽,上扰心胸所致。可否再行攻下,取决于有无里实。若燥屎仍在,可再用大承气汤攻下。若腹微满,大便初硬后溏,此热而不实,尚未至结,故"不可攻之"。

J251 病者五六日不大便,繞臍痛,躁煩,發作有時,此爲有燥屎,故使不大便也。

S239 病人不大便五六日,繞臍痛,煩躁,發作有時者,此有燥屎,故使不大便也。

论燥屎内结的辨证。

上条论有燥屎,方可用大承气汤攻下。所谓燥屎,指积留于大肠所形成的异常干结的粪块,其形状如球不等,有时还可通过腹诊触及粪块。燥屎顽固难下,所以辨燥屎之法,不可不知。病人五六天不大便,如何判断燥屎是否内结?若绕脐痛,可测知燥屎内结,致使腑气不通,滞塞在肠道而作痛。烦躁发作有时,是因矢气攻冲;攻冲而不能去,则有时伏而不动,此时烦躁亦不作。本条举例提出绕脐痛而烦躁是辨燥屎已成的一个重要特征,具有临床指导意义。

J252 病人煩熱,汗出即解,復如瘧狀,日晡所發熱者,屬陽明也。脉實者,當下之;脉浮虛者,當發汗。下之宜大承氣湯,發汗宜桂枝湯。

S240 病人煩熱,汗出則解,又如瘧狀,日晡所發熱者,屬陽明也。脉實者,宜下之;脉浮虛者,宜發汗。下之與大承氣湯,發汗宜桂枝湯。

论表里同病,应脉症合参,辨证施治。

本烦热,得汗而解,推知原有表证;又见寒热如疟,日晡前后发作,实为潮热之状,故曰"属阳明"。然腑实与否,又宜脉症合参。若脉沉实有力者,燥屎已成,可用承气汤攻下。脉若浮弱者,为表证未罢,当先发汗,故用桂枝汤和营解表。《伤寒论译释》认为本条所论为太阳阳明同病,正当表里传变之际,有可汗、可下两种治法,其说可参。本条再次说明表里同病时,一般当先表后里,这是施治原则。

J253 大下後,六七日不大便,煩不解,腹滿痛者,此有燥屎。所以然者,本有宿食故也。大承氣陽主之。

S241 大下後,六七日不大便,煩不解,腹滿痛者,此有燥屎也。所以然者,本有宿食故也,宜大承氣湯。

【释义】

论下后燥屎复结的证治。

阳明里实证,下后便通热退而病当解。若下后复见六七日不大便,同时烦躁未除,腹胀满疼痛,原因是其人本有宿食停聚,邪热复得以与其相和,又成燥屎,故仍以大承气汤攻下。仲景用承气攻下,谆谆告诫"得快利,止后服",中病即止,强调攻下之法,易耗伤止气,下后邪去,不可再行攻下。本条论下后不解可以再下,与汗后不解可以再汗同属一理,提示临床不必拘泥于已下之情而当下不下,贻误病情,体现了辨证论治的原则性与灵活性。

J254 病人小便不利,大便乍難乍易,時有微熱,喘冒不能臥者,有燥屎故也,大承氣湯主之。

S242 病人小便不利,大便乍難乍易,時有微熱,喘冒不能臥者,有燥屎也,宜大承氣湯。

【释义】

再论燥屎内结的证治。

小便频数,燥屎内结,这是阳明病的一般规律,如第251条云"须小便利,屎定硬,乃可攻之,宜大承气汤。"本条小便不利,津液当还于肠道,大便当易,症见"乍难乍易",看似燥屎未成。但病人"喘冒不能卧",推测腑气不通,上迫于肺,必有燥屎内结。钱潢注曰:"乍难,大便燥结也;乍易,旁流时出也。"此即为"热结旁流"。故宜大承气汤攻下,燥屎去则喘冒止,气机畅则小便利。

J255 食穀欲嘔者,屬陽明,吳茱萸湯主之。得湯反劇者,屬上焦。

S243 食穀欲嘔,屬陽明也,吳茱萸湯主之。得湯反劇者,屬上焦也。

【释义】

论阳明病证属虚寒的证治。

阳明胃主受纳和腐熟水谷,胃气以下行为顺。食谷欲呕,病位有中焦、下焦之分,证有寒热之别。若胃阳虚衰,虚而不能纳谷,寒则浊阴上逆,其症当伴见呕吐涎沫、胸闷、脉弦紧乏力等症。吴茱萸汤为温中降逆之方,方中吴茱萸辛苦而热,善暖肝胃而下气降浊;生姜散寒降逆止呕,人参、大枣甘温补益中气。四药相伍,复振中阳,温散寒浊,不能上逆,呕吐应止。

若药后呕吐反而加剧,为阳虚浊寒得辛温散寒之吴茱萸汤,被温散于外,得效之反应。此与胸膈郁热之栀子豉汤证,服清宣郁热之栀子豉汤,药后"得吐"之机转相类。所谓"属上焦"者,盖"大肠小肠皆属于胃","上焦"指病位在上之"胃"也,突出胃中寒浊壅塞泛泛欲呕之势,与阳明腑实证、实热结于"肠",不能承气下行形成鲜明对比。

J256 太陽病,寸緩,關小浮,尺弱,其人發熱,汗出復惡寒,不嘔,但心下痞者,此以醫下之也。若不下,其人復不惡寒而渴者,爲轉屬陽明。小便數者,大便即堅,不更衣十日無所苦也。渴欲飲水者,少少與之,但以法救之。渴者,宜五苓散。

S244 太陽病,寸緩、關浮、尺弱,其人發熱,汗出復惡寒,不嘔,但心下痞者,此以醫下之也。如其不下者,病人不惡寒而渴者,此轉屬陽明也。小便數者，大便必鞕，不更衣十日無所苦也。渴欲飲水，少少與之，但以法救之。渴者，宜五苓散。

【释义】

论太阳病中风误下致痞及病传阳明的辨证。

"寸缓、关小浮、尺弱"即阳浮而阴弱之意，结合发热、汗出、恶寒，证为太阳中风证无疑。见心下痞者，推测为表证未解，误下伤中，气机痞塞所致，故云"此以医下之也"。若未经误下而发热、汗出、不恶寒而渴者，为太阳转属阳明。能否攻下，尚需据二便、腹胀与否判断。小便数者，大便当硬；小便少者，燥屎未成。如小便数、十余日不大便无所苦，即无腹胀满、绕脐痛、喘息不得卧、谵语、潮热等，恐属脾约，治宜麻子仁丸。若口渴欲饮，可少少与饮之，以和胃气，病轻者可自愈。若口渴不止，小便不利者，证属膀胱气化不利，宜用五苓散通阳化气行水。

【按语】

本条通过太阳中风证误治后的转归，旨在突出辨证，主要包括表证与里证之辨、痞证与转属阳明之辨、麻子仁丸与承气汤证之辨、津亏胃燥与膀胱气化不利之辨，通过例证，体现了"观其脉证，知犯何逆，随证治之"的辨证论治精神。

J257 脉陽微而汗出少者，爲自和；汗出多者爲太過。陽脈實，因發其汗，出多者亦爲太過。太過者，陽絕於內，亡津液，大便因堅。

S245 脉陽微而汗出少者，爲自和也；汗出多者，爲太過。陽脈實，因發其汗，出多者亦爲太過。太過者，爲陽絕於裏，亡津液，大便因鞕也。

【释义】

论汗多津伤致大便硬的机理。

"阳脉微"，指浮取无力微缓和，提示邪气微而表邪不甚，正气亦匮乏。"汗出少"，即若能微微汗出，邪去正安，阴阳自和则病愈，故谓之"和"。若汗出太多,必耗伤津液,阳气有余,故云"太过",如此则易转为胃肠燥实证。"阳脉实",指脉浮取紧有力,证属太阳伤寒,虽治宜发汗,如麻黄汤,但亦不可过汗;太过则津液外泄,津伤阳盛而大便硬,此亦为"太过"。"阳绝于里","绝"极也,即阳热盛极于里。合而观之,本条旨在强调无论脉阳微、阳实,发汗均不可太过,导致津亏便硬。

J258 脉浮而芤[1],浮則爲陽,芤則爲陰,浮芤相摶,胃氣生熱[2],其陽則絶[3]。

S246 脉浮而芤,浮爲陽,芤爲陰,浮芤相摶,胃氣生熱,其陽則絶。

【校注】

[1] 芤:脉轻按浮大,重按中空,形似葱管,为两边实、中央空的脉象,主阴血不足,阳气浮盛。

[2] 胃气生热:即阳邪盛而胃热炽。

[3] 其阳则绝:与"阳绝于里"意义相同,"绝"不是断绝、败绝,而是指阳热极盛,导致胃中生热,津液亏损而大便干燥。

【释义】

承上条论阴虚阳盛的脉候与机转。

阳热有余则脉浮,阴血不足则脉芤,脉浮芤是中空无力之脉,多见于失血或亡津液之后,为阴虚阳盛之候。阳热独盛于里,津液亏虚不能濡润胃肠,大便因硬,此即阴虚津亏之便秘,治宜滋阴润燥,方如麻子仁丸、蜜煎导等。

J259 跌陽脉浮而澀,浮則胃氣强,澀則小便數,浮澀相摶,大便則堅,其脾爲約,麻子仁圓主之。

S247 跌陽脉浮而濇,浮則胃氣强,濇則小便數,浮濇相摶,大便則鞕,其脾爲約,麻子仁丸主之。

【释义】

论脾约的证治。

《素问·太阴阳明论》云："脾与胃以膜相连耳，而能为之行其津液。"趺阳脉主脾胃，浮为阳脉，主胃热亢盛，燥化太过；涩为阴脉，主脾家运化受约。浮涩共见，提示阳明燥化与太阴运化之间失衡，即与阳明燥化太过相比，脾之运化、津液输布相对不足，临床为小便数、大便硬，但无潮热、谵语、腹满痛等症。治用麻子仁丸泻热润燥通便。

麻子仁丸用小承气汤小其制，主胃燥；加麻子仁润肠滋燥、杏仁润肺降气、芍药以和阴血，共奏养阴和营，以复脾之运化。方后注云"饮服十丸，日三服，渐加，以知为度"，体现了麻子仁丸调气行滞、通润并施的调和思想。现今临床用其治疗习惯性便秘（又称功能性便秘），该病多发于老年人，与饮食结构、排便习惯、生活起居、老年体衰等有关。第280条载桂枝加大黄汤治疗大实痛，强调若"胃气弱"者，宜减少大黄、芍药用量，足见二药绝非脾胃虚弱者所宜。故而麻子仁丸用于习惯性便秘，当辨证选用，若脾胃虚弱者，长期依赖泻药只会加重便秘。

J260 太陽病三日，發其汗不解，蒸蒸然發熱[1]者，屬胃[2]也，調胃承氣湯主之。

S248 太陽病三日，發汗不解，蒸蒸發熱者，屬胃也，調胃承氣湯主之。

【校注】

[1] 蒸蒸然发热：蒸蒸，盛也，兴盛的样子。蒸蒸然发热，形容发热如蒸笼中热气向外蒸腾一样。

[2] 属胃：转属阳明之意。

【释义】

论太阳病发汗转属阳明的证治。

太阳病三日，发其汗不解，蒸蒸然发热者，为何便转属阳明？程郊倩注云：

"盖以胃燥素盛，故表证虽罢，而汗与发热不解也。第征其热如炊笼蒸蒸而盛，则知其汗必连绵濈濈而来，此即大便已硬之征，故云属胃也。"邪热虽聚于胃，而未见潮热、谵语等症，故治用调胃承气汤泄热和胃，润燥软坚。程氏云："主以调胃承气汤者，于下法内从乎中治，以其为日未深故也。"当然本文提出用调胃承气汤，也有示人以法之意，其他承气汤亦可随证选用。

J261 傷寒吐後，腹脹滿者，與調胃承氣湯。

S249 傷寒吐後，腹脹滿者，與調胃承氣湯。

【释义】

论伤寒吐后腹胀满的证治。

吐法一般用于治疗上焦痰食壅滞证。伤寒吐后，胃脘及上焦实邪或可因吐而出，然肠腑之邪为吐法所不及。邪热积滞成实，腑气不通，则腹胀满。腹胀满症，调胃承气汤证、小承气汤证、大承气汤证俱见，本条为何独云"与调胃承气汤"？盖未见潮热、谵语等证候，且仅腹满而无疼痛，病证不如大、小承气汤证为重，加之吐法亦可伤中，故用调胃承气汤泄热和胃，寓有泄热而不伤中之意，同时也提示证属里热实，又可据证选用其他承气汤加减治疗。

J262 太陽病，吐下發汗後，微煩，小便數，大便堅，可與小承氣湯和之愈。

S250 太陽病，若吐若下，若發汗後，微煩，小便數，大便因鞕者，與小承氣湯和之愈。

【释义】

论太阳病误治伤津成实的证治。

太阳病，或吐、或攻下、或发汗，而病不解，耗伤津液，表邪入里化热。邪热内扰而心烦，小便数则津液下泄，化燥成实而大便硬，故而转属阳明。与栀子豉汤证相比，虽均见烦证，但彼为无形邪热内扰胸膈之虚烦，此为热结便硬之实烦；与大承气汤证相比，虽化燥成实，但非大实，故以小承气汤，泄热通便，使胃肠气机得以调和。因本证形成于吐下发汗后，故曰"可与小承气汤和之愈"，以"和"字，提示泄热通便而勿更伤正气，临证可着眼于小承气汤服用药量，或"少于"，或"煮取一升二合，分温二服"，或"顿服"，或如下文所言"与承气汤一升"等，亦可随证加减施治，要在使胃气和而病差。

J263 得病二三日，脉弱，無太陽、柴胡證，煩躁，心下堅。至四五日雖能食，以小承氣湯，少少與，微和之令小安；至六日，與承氣湯一升。若不大便六七日，小便少者，雖不能食，但頭堅後溏，未定成堅，攻之必溏；須小便利，屎定堅，乃可攻之，宜大承氣湯。

S251 得病二三日，脉弱，無太陽柴胡證，煩躁，心下鞕。至四五日，雖能食，以小承氣湯少少與，微和之，令小安；至六日，與承氣湯一升。若不大便六七日，小便少者，雖不受食，但初頭鞕，後必溏，未定成鞕，攻之必溏；須小便利，屎定鞕，乃可攻之，宜大承氣湯。

【释义】

论阳明病里热实证的动态发展过程及调胃承气汤、小承气汤、大承气汤的使用指征。

得病二三日、烦躁、心下坚硬，却不是太阳病、柴胡汤证，从"若不大便六七日"可知，"得病二三日"时，已不大便。"烦躁"是里有热，病在三阳，非太阳、少阳，属阳明无疑；"心下硬"，即胃脘部硬满，提示病位局限、偏上，尚未至腹大满不通。"脉弱"指相对脉浮、实大而言，尚未至沉实有力。据此可辨，证属阳明里热，里实初结无疑，仲景未言治法，据证当用调胃承气汤。

病至四五日，烦躁、心下硬满、不大便仍未缓解，言外之意，其胃肠实结将进一步加重。若不能食，腹满疼痛拒按，是里实已成，腑气不通。能食说明阳明腑实尚浅，不耐峻下攻伐，故以小承气汤少少与之，以低于六合之量，达到微和胃气的目的。若药后仍不大便，可尝试将小承气汤的服用量增加至一升，以观后效，再决进退。

病至六七日，持续不大便，小便少者，虽不能食，亦不可贸然断为大承气汤证。因小便少，提示津液尚能还于肠中，故知大便定未全硬，或初硬后溏。必待小便数多而通利，方知燥屎已成，如此方可用大承气汤。综上，仲景结合病变进程，动态辨证，示人用三承气汤之法则，尤其是在应用大承气汤时，慎之又慎，良苦用心可见一斑。对此，章虚谷注云："此条总因脉弱，恐元气不胜药气之故，再四详审，左右四顾，必俟其邪气结实，而后攻之，则病当其药，便通可愈，否则邪不去而正先萎，病即危矣。"

J264 傷寒六七日，目中不了了[1]，睛不和[2]，無表裏證，大便難，身微熱者，此爲實，急下之，宜大承氣湯。

S252 傷寒六七日，目中不了了，睛不和，無表裏證，大便難，身微熱者，此爲實也，急下之，宜大承氣湯。

【校注】

[1] 目中不了了："不了了"，不明貌。即目睛昏暗无神，不清爽。

[2] 睛不和：目睛呆滞凝滞，转动不灵活。

【释义】

论燥热灼烁，肝肾阴虚，治当急下。

"伤寒六七日"，言其发病过程已久。外无发热恶寒之表证，内无谵语腹满等里邪，且非不大便而曰大便难，又非大热而身仅微热，看似燥热不甚；但视物模糊不清，眼球转动不灵活，为邪热伏于里，灼烁阴津，肝肾阴精不能上注于目。通过望"神"，测知其邪热盛极，真阴欲竭，故急用大承气汤攻下里实，泻热存阴，而免涸竭之忧。

J265 陽明病，發熱汗多者，急下之，宜大承氣湯。

S253 陽明病，發熱汗多者，急下之，宜大承氣湯。

【释义】

论燥实迫津外泄而汗出多,治宜急下存阴。

前第 J228 条云阳明病多汗,津液外泄,胃中燥,大便必硬。若汗出不止,恐热迫津液将竭,为此提出急用大承气汤釜底抽薪,泄热存阴。旨在提醒医者,要"见微知著",然亦脉证合参,当下方下。若邪气在经,而发热汗多,腑实未成,舌未黄燥者,亦未可攻下。

J266 發汗不解,腹滿痛者,急下之,宜大承氣湯。
S254 發汗不解,腹滿痛者,急下之,宜大承氣湯。

【释义】

论发汗不解而腹满痛,治宜急下。

发汗不解,津液已经外夺。复见腹满痛,提示胃热盛而里实已成。里热实证,病情变化迅速,若不急以大承气汤下之,则不足以遏其病势,邪热伤阴之弊在所难免,故当急下存阴。以上三条,后世称为"阳明三急下证"。急下的目标是阳明燥热实,目的则在于保存欲竭之阴液,故称"急下存阴法"。三急下证,虽曰急下,然毕竟津气已伤,当须慎重,仲景所谓"宜大承气汤","宜"字即示人可根据病情之变化,于大承气汤中斟酌取舍。

J267 腹滿不減,減不足言,當下之,宜大承氣湯。
S255 腹滿不減,減不足言,當下之,宜大承氣湯。

【释义】

论腹满当下的证治。

腹满有虚实之辨。《金匮要略·腹满寒疝宿食病脉证治第十》:"腹满时减,复如故,此为寒,当与温药。"这属于虚寒性腹满。若腹部持续胀满而不减轻,或即使减轻一点,也微不足道,属大实大满,治可攻下,宜大承气汤。《金匮要略·腹满寒疝宿食病脉证治第十》载:"病者腹满,按之不痛为虚,痛者为实,可下之,舌黄未下者,下之黄自去。"可证其例。

J268 傷寒腹滿,按之不痛者爲虛,痛者爲實,當下之。舌黄未下者,下之黄自去,宜大承氣湯。

【释义】

论腹满痛、舌黄者,治宜大承气汤。

上条论腹满持续不减,为实,治宜攻下。本条补述腹满,疼痛拒按,舌黄者,为里热实,可攻下,宜大承气汤。本条与《金匮要略·腹满寒疝宿食病脉证治第十》篇所载条文类同。

J269 陽明與少陽合病,必下利,其脉不負者爲順,負者爲失。互相克賊,名爲負。若滑而數者,有宿食也。當下之,宜大承氣湯。

S256 陽明少陽合病,必下利,其脉不負者,爲順也。負者,失也,互相克賊,名爲負也。脉滑而數者,有宿食也,當下之,宜大承氣湯。

【释义】

论阳明少阳合病的证治。

阳明属土,少阳属木。阳明与少阳合病,邪热盛实,下迫肠道则下利,此时可据脉象判断疾病顺逆。阳明之脉本应实大,少阳之脉本弦。若见实大滑数之脉,未见弦脉,为阳明胃未受少阳克伐太过,此为顺证,其病易愈。反之,若见少阳弦脉,是木旺乘土,少阳胆火逆于胃,则胃气为负,其病进而难愈,故为"负"。"负者,失也",指其正气不足,胃气衰败。"贼"者,指以五行乘侮关系而论,属相克致病者。土虚木乘,故曰"互相克贼"。滑主食,数主热,脉滑而数,提示阳明宿食停聚,燥热结于胃肠,治当攻下,可选用大承气汤。

J270 病人無表裏證,發熱七八日,脉雖浮數者,可下之。假令下已,脉數不解,合熱則消穀善饑,至六七日不大便者,有瘀血,宜抵當湯。若脉數不解，而下不止，必挾熱便膿血。

S257 病人無表裏證，發熱七八日，雖脉浮數者，可下之。假令已下，脉數不解，合熱則消穀喜饑，至六七日不大便者，有瘀血，宜抵當湯。

S258 若脉數不解，而下不止，必恊熱便膿血也。

【释义】

论阳明腑实与阳明蓄血的证治。

"病人无表里证"，说明既无恶寒、发热、头痛等太阳表证，又无腹满、潮热、谵语等里证，而持续发热七八日不除，究属何病？浮数之脉，为里热蒸腾之象，沉取当数而有力，故可考虑下法。下后脉数不解，可见里热未除，但饮食不受影响，提示此非阳明燥实内阻。既无燥屎内结，又六七日不大便，病不在气分，当为瘀血内阻，故宜抵当汤下其瘀热。血热互结之抵当汤证，屎虽硬，大便反易，其色必黑，尚可伴见发狂、喜忘、脉沉结等，与阳明腑实证不同，若用承气汤攻下，大便虽可泻下，然血分之热却不得除，脉数亦不除。下后脉数不解，下利不解，为协热下利；热灼肠络，迫血下行，肉腐成脓，则便脓血，治宜白头翁汤加木香、白芍等行气和营。

J271 傷寒七八日，身黃如橘子色，小便不利，少腹微滿，茵蔯蒿湯主之。

S260 傷寒七八日，身黃如橘子色，小便不利，腹微滿者，茵蔯蒿湯主之。

【释义】

论茵陈蒿汤证治。

伤寒七八日，身黄如橘子色为色泽鲜明，属于阳黄范畴。湿热内蕴，气机不畅，三焦水道失于通利，湿邪不得下行，则小便不利；湿与热合，郁积于里，腑气壅滞，故少腹满。湿热发黄，于理推证，尚应见目黄、尿黄或大便干结等症。治以茵陈蒿汤，清热利湿退黄。本条应与 J248 条合参。彼重叙述湿热发黄的病因病机，此条则详述其证候特征。

J272 傷寒，身黃，發熱，梔子檗[1]皮湯主之。

S261 傷寒，身黃，發熱，梔子檗皮湯主之。

【校注】

[1] 檗：同"蘗"。

【释义】

论栀子柏皮汤证治。

上条湿热发黄而腹微满，其证偏里实；本条为热瘀而无里实。热瘀故身黄，热未实故发热而腹不满。虽属湿热郁蒸发黄，但无形之热重，当有心烦懊恼、口渴、苔黄脉数等，故用栀子柏皮汤清热祛湿退黄。药用苦寒质轻之栀子，清泄三焦之热，并能通利水道，凉血解毒。黄柏皮，苦寒清热燥湿，兼能退黄。以甘草和中，防栀子、黄柏苦寒伤胃，而为调剂之妙。后世运用此方时，多加入茵陈，以增利胆退黄之功。

J273 傷寒，瘀熱在裏，身必發黃，宜麻黃連軺赤小豆湯主之。

S262 傷寒，瘀熱在裏，身必黃，麻黃連軺赤小豆湯主之。

【释义】

论麻黄连轺赤小豆汤证治。

"伤寒瘀热在里"即外有寒邪，内有湿热。参第 J248 条"发热汗出者，此为热越，不能发黄。""但头汗出，身无汗，剂颈而还，小便不利，渴引水浆者，此为瘀热在里，身必发黄。"此条"瘀热"自是与"热越"对比，"热越"即发热汗出，不能发黄；"瘀热"则身必黄，自是发热无汗，热不得越。此外，"瘀热在里"之"瘀"字，不同于"郁"，用"瘀"字，强调湿热发黄的病因病机还有血分"瘀"滞的病机。

麻黄连轺赤小豆汤由麻黄汤去桂枝加连轺、赤小豆、生梓白皮、大枣、生姜组成。方用麻黄、杏仁、生姜解表散邪，宣肺利气，通调水道，开鬼门而行水利湿；对热不得越，无汗而水湿停聚者，仲景善用麻黄发越瘀热，如《金匮要略》用越婢汤治风水，一身悉肿；附方《千金》麻黄醇酒汤治黄疸，以麻黄三两、美清酒五升。

连轺即连翘根，现今药房不备，多代之以连翘，可清透瘀热；生梓白皮苦寒，清热利湿，多以茵陈、桑白皮等代替；赤小豆清热利湿，兼以活血而治瘀热。麻黄、连轺、梓白皮、赤小豆相伍，寓利血中之水气、化瘀之意。甘草、大枣和营卫益中焦；李时珍云："潦水乃雨水所积"，用其煎药，取其味薄不助水湿。本方外能解表散热，内能清热利湿解毒，开鬼门、洁净腑兼而有之，因此宜于湿热发黄兼表邪不解，现今临床多用于急性黄疸型肝炎、急性肾小球肾炎、荨麻疹、特应性皮炎、血管神经性水肿、结节性痒疹等证属湿热偏表者。

【按语】

以上三条，论湿热发黄证治，均以身黄、目黄、黄色鲜明如橘子色，小便黄而不利为共同特征；然三证同中有异，茵陈蒿汤证治湿热并重，兼腑气壅滞，为湿热发黄偏结在里；栀子柏皮汤治湿热发黄，热重于湿；麻黄连轺赤小豆汤证则是湿热发黄兼表邪不解。尤在泾云："茵陈蒿汤，是下热之剂；栀子柏皮汤，是清热之剂；麻黄连轺赤小豆汤，是散热之剂也"，可谓深得要领。

J274 傷寒，發其汗已，身目爲黄。所以然者，以寒濕相摶在裹不解故也。以爲非瘀熱而不可下，當於寒濕中求之。

S259 傷寒發汗已，身目爲黄，所以然者，以寒濕－作溫在裹不解故也。以爲不可下也，於寒濕中求之。

【释义】

论寒湿发黄的病机与治疗原则。

伤寒发汗已，热气外越，当不发黄。若发汗已，身目为黄，以其人素体阳虚，运化失司，寒湿内停。发汗已，表之风寒虽去，里之寒湿未除，更虚里阳，导致湿瘀不解而发黄。"以为非瘀热"是与上文"瘀热在里"对比而言，既非瘀热，自不可清利湿热，故而针对"寒湿"，宜温中散寒，利湿退黄。寒湿发黄，后世称为"阴黄"。王海藏云："阴黄其证,身冷汗出,脉沉,身如熏黄色暗,终不如阳黄之明如橘子色。治法:小便利者,术附汤;小便不利,大便反快者,五苓散。"

辨少阳病形证治第六

本篇原文共 8 条,载方 1 首。少阳包括足少阳胆与手少阳三焦二经,及其所属的胆与三焦二腑,然本篇所论,重点在足少阳胆经及胆腑。少阳胆木,内寄相火,性喜条达。邪入少阳,以枢机不利,胆火内郁为主要病理特点,故本篇开宗明义以口苦、咽干、目眩作为辨证要点,然欲全面掌握少阳病证,还应与往来寒热、胸胁苦满、心烦喜呕、默默不欲饮食、脉弦细等证候合参。少阳病的治疗禁汗、禁吐、禁下。总观全篇仅见小柴胡汤一方,提示少阳病的正治,唯宜"和解"而已。

J275 少陽之爲病,口苦,咽乾,目眩[1]也。
S263 少陽之爲病,口苦,咽乾,目眩也。

【校注】
[1] 目眩:头目昏眩。

【释义】
论少阳病的辨证提纲。

少阳者,一阳也。少阳之上,相火主之。少阳之气主升发疏泄,其性喜条达而恶抑郁。邪犯少阳,枢机不利,郁而化火,故出现郁热见症。苦为火之味,胆为少阳之腑,少阳为病,胆热上蒸,则口苦。灼伤津液则咽干;少阳之脉,起于目锐眦,胆热上扰则目眩。口苦、咽干、目眩三症,从少阳胆经、胆腑的角度说明少阳为病的病理机制,故为少阳病之提纲。刘渡舟教授指出:"在三个症状中口苦摆在第一位,和'太阳之为病,脉浮'有同等的地位。""口苦、咽干、目眩，以口苦为代表的胆腑有热，这反映出少阳的腑热证。"提示口苦在诊断少阳胆腑热实证的重要意义。此外，据临床所见，少阳郁火上炎所见口苦，每以晨起为甚，若与胸胁苦满、往来寒热、心烦喜呕、默默不欲饮食等症合参，则辨证更为明确、具体、全面。

J276 少陽中風，兩耳無聞，目赤，胸中滿而煩，不可吐下，吐下即悸而驚。

S264 少陽中風，兩耳無所聞，目赤，胸中滿而煩者，不可吐下，吐下則悸而驚。

【释义】

论少阳中风的证候与治禁。

足少阳之脉，起于目锐眦，上头角，下耳后，入耳中，下贯胸膈；手少阳三焦经，布膻中，散络心包，下膈。"少阳中风"，即外邪侵袭少阳。因症见"两耳无闻，目赤，胸中闷而烦"等诸热症，故云"中风"，盖风为阳邪也，外邪从阳化热也。风火循经上扰，壅遏清窍，故耳聋、目赤；少阳经气郁滞故胸中闷而烦。此属少阳经证，乃无形之邪热，法当以小柴胡汤和解。因无痰水等实邪阻滞，与瓜蒂散证之心下满而烦、饮不能食、气上冲喉咽，及阳明腑实之腹满、不大便、烦躁谵语不同，故不可吐下，误用则耗气伤津、引热内陷，心神失养而复被邪扰，故悸而惊，治宜选用柴胡加龙骨牡蛎汤加减。

J277 傷寒，脈弦細，頭痛發熱者，屬少陽。少陽不可發汗，發汗則讝語，此屬胃。胃和即愈，胃不和則煩而悸。

S265 傷寒，脈弦細，頭痛發熱者，屬少陽。少陽不可發汗，發汗則讝語，此屬胃。胃和則愈，胃不和，煩而悸—云躁。

【释义】

论少阳伤寒的主症与治禁。

本条直言"伤寒"，不似上条以"少阳"冠"中风"之首，下文又言"属少阳"，蕴有凭脉症而辨病之意。头痛发热，三阳经病皆可见。但太阳病应伴恶寒、项强、脉浮；阳明病应兼脉浮大或浮长、身热、目疼、鼻干、不得卧；此唯见弦细之脉，柯韵伯云："弦为春脉，细则少阳初出之象也。"凭此而断病在少阳。若误汗则徒令津液外泄，阴亏化燥成实而入阳明，此为少阳转属阳明，故云"发汗则谵语，此属胃"。

"胃和即愈，胃不和则烦而悸"是言转属阳明病后的两个转归。其一，若治疗得法，津还燥热得除而病愈。"和"字提示医者应临证权衡，据病证轻重而酌定治法，或大柴胡汤、调胃承气汤、小承气汤等，但知其理，不拘方药，最终实现"胃和"，由此可见仲景所以立法而不立方的用心。其二，"胃不和则烦而悸"。烦为阳明内热上扰于心；悸者得之汗后，心之阴阳气血不足，更兼胃热扰乱，故藏神不宁也；故而胃中不和可知也。

J278 太陽病不解，轉入少陽者，脅下堅滿，乾嘔不能食飲，往來寒熱，尚未吐下，其脉沉緊，與小柴胡湯。若已吐、下、發汗、温針，讝語，柴胡證罷，此屬壞病，知犯何逆，以法治之。

S266 本太陽病，不解，轉入少陽者，脅下鞕滿，乾嘔不能食，往來寒熱，尚未吐下，脉沉緊者，與小柴胡湯。

S267 若已吐下、發汗、温針，讝語，柴胡湯證罷，此屬壞病，知犯何逆，以法治之。

【释义】

论太阳病不解转入少阳的证治及误治引发变证的治则。

太阳病不解，转属少阳，故症见胁下坚满、干呕不能食、往来寒热等少阳主症，其脉理应弦细。若见沉紧，恐为误下伤中，寒邪内陷，故以"尚未吐下"否定治疗过程，提示本证尚未致传变。紧有弦意，亦为少阳之脉。兼沉者，为邪结少阳之里。脉症合参，少阳证具，故仍治用小柴胡汤。

"若已吐、下、发汗、温针"，乃举例说明以上诸法皆可导致变证，非谓四法尽施。"谵语"一症，亦举例而言，因变证的发生，与误治原因、患者体质强弱、邪正盛衰等均有关系，难以尽述，故举一例而赅诸变证，以强调临证务必注意少阳的特点及辨证施治的原则，正如沈明宗所言："要知谵语乃阳明受病，即当知犯阳明之戒而治之。若无谵语，而见他经坏症，须凭脉凭证，另以活法治之也。"

J279 三陽合病，脉浮大，上關上 [1]，但欲寐，目合則汗。
S268 三陽合病，脉浮大，上關上，但欲眠睡，目合則汗。

【校注】

[1] 上关上：脉端直以长，从关部直上寸口，即弦脉。

【释义】

论三阳合病的脉症。

太阳之脉浮，阳明之脉大；上关上，则脉弦可知，故云"三阳合病"。"但欲寐"，乃少阴病之主症，但少阴虚寒，理应不得有汗。若"目合则汗"，非少阴也，乃阳盛神昏之眠睡，昏睡自然目合，热蒸则汗自出也。本条未出治法方药，与第291条比较分析，彼为三阳合病，偏在阳明，治用白虎汤；此条偏在少阳，治宜小柴胡汤加减。总之，三阳合病，其治有发汗、辛寒清热、和解枢转之法，皆属"火郁发之"，延伸到内科杂病，盗汗、虚劳等见发热、骨蒸劳热者，可在辨证基础上，酌加青蒿、柴胡等清透之品，方如青蒿鳖甲汤、柴胡清骨散、柴胡鳖甲汤等，提高疗效。

J280 傷寒六七日，無大熱，其人躁煩，此爲陽去入陰也。
S269 傷寒六七日，無大熱，其人躁煩者，此爲陽去入陰故也。

【释义】

论伤寒表病入里的辨证。

伤寒六七日，热退身凉为愈；若无大热，内无烦躁，当属表解而不了了者。

此"无大热"，可以是三阳转入三阴，也可以是邪气由表入里，如宋本第63条、162条之麻杏甘石汤证。"躁烦"，三阴三阳病皆见，正如柯韵伯所言："或入太阳之本而热结膀胱，或入阳明之本而胃中干燥，或入少阳之本而胁下硬满，或入太阴而暴烦下利，或入少阴而口干舌燥，或入厥阴而心中疼热"，可见本条例举"躁烦"，旨在示人观察分析疾病进度之法度而已，欲明确诊断，全面结合脉证。

J281 傷寒三日，三陽爲盡，三陰當受邪，其人反能食而不嘔，此爲三陰不受邪也。

S270 傷寒三日，三陽爲盡，三陰當受邪，其人反能食而不嘔，此爲三陰不受邪也。

【释义】

再论辨伤寒传变与否之法。

《素问·热论》有一日太阳、二日阳明、三日少阳……六日厥阴之传经理论，但《素问·热论》计日传经之说，与临床实际不符，如宋本第4条、第5条、第46条等所论。"伤寒三日，三阳当尽，三阴当受邪"句，乃悬拟之笔，以启下文，判断伤寒六经病之传变，当以脉症为凭。"其人反能食而不呕，此为三阴不受邪也"，承上文而反其意。即三阴受邪，病为在里，若能食而不呕，测知脏气虚实，中州建运，不见太阴病之腹满而吐、食不下，少阴病之欲吐不吐，厥阴病之饥而不欲食、食则吐蛔，自是未传三阴。柯韵伯注云："盖三阴皆看阳明之转旋，三阴之不受邪者，借胃气为之蔽其外也，则胃不特为六经出路，而实为三阴外蔽也。胃阳盛则寒邪自解，胃阳虚则寒邪深入阴经而为患，胃阳亡则水浆不入而死。要知三阴受邪，关系不在太阳而全在阳明。"强调胃为水谷之海，五脏六腑皆受气于胃，胃气强弱是决定伤寒由表入里、由阳转阴的关键，这对于疾病诊断、治疗及预后调摄均有重要指导意义。

J282 少陽病欲解時，從寅盡辰。

S272 少陽病，欲解時，從寅至辰上。

【释义】

论少阳病欲解的时间。

少阳，胆木也。寅卯辰，为木旺之时，故少阳之病，每乘气旺之时，抗邪有力而病欲解。

《金匱玉函經》卷第三終

《金匮玉函经》卷第四

辨太阴病形证治第七

本篇原方共 8 条，载方 4 首。太阴病以"腹满而吐，食不下，自利益甚，时腹自痛"为提纲，以"自利不渴"为太阴虚寒下利的辨证要点，病机为脾阳不足，寒湿阻滞，治宜温中健脾，散寒除湿，方用四逆辈。太阴病属里虚寒证，若兼表者，治宜桂枝汤解肌祛风、调和脾胃；若因误下导致脾伤邪陷，脾络瘀滞而出现腹满疼痛者，治宜调理脾胃，和络止痛，根据病情的轻重而选用桂枝加芍药汤和桂枝加大黄汤。太阴病的预后，以太阴阳气强弱为转移，若太阴中风，脾阳渐旺，正复邪微，则病可向愈；若脾阳不足，寒湿郁滞，影响肝胆疏泄，可致寒湿发黄；若脾阳恢复，祛邪外出则有自愈之机转。篇末"太阴为病脉弱……设当行大黄芍药者，宜减之"，反映出太阴病多属虚寒，其治法当以温补为要，酸苦涌泄之品非太阴之所宜，并寓有治疗太阴病，尤当保胃气之意。

J283 太陰之爲病，腹滿而吐，食不下，自利益甚，時腹自痛。若下之，必胸下痞堅。

S273 太陰之爲病，腹滿而吐，食不下，自利益甚，時腹自痛。若下之，必胸下結鞕。

【释义】

论太阴病的提纲及治禁。

太阴在脏为脾，属土主湿，主运化而司大腹。脾虚不运，寒湿不化，湿阻气滞则腹满。脾胃互为表里，太阴脾病每易波及胃腑。脾虚湿滞，气机升降失常，浊阴上逆犯胃则呕吐而食不得下；脾虚气陷，寒湿下注,清气不升则自下利。自利者,不因攻下而自泻利也。所谓"自利益甚"者,其义有三:一是与"食不下"相较而言,盖进食少则大便当少,今食不下而反下利多,其病性属虚属寒可知;二则指下利有越来越重之势,盖太阴脾阳虚衰,失治误治,有渐至少阴虚寒之势;三则腹满而吐、食不下等症亦随下利而增剧,也说明其病性为虚寒无疑。寒凝脾络,阳气时通时阻,则时腹自痛。太阴脾虚寒证,治宜温运中阳,健脾运湿。若误用攻下,必使中阳更伤,气虚失运,甚或寒湿内结,故而出现胃脘部痞满或坚硬。

【按语】

关于太阴病误下所致的胸下结硬,属于结胸还是脏结,后世医家有不同认识。谓结胸者,自然应属于寒实结胸,但结胸病证,理应存在痰、水、宿食等有形病理产物停聚,太阴虚寒证,因"自利益甚",有形病理产物恐难以与寒邪相搏结,故非。谓脏结者,盖因脏气虚寒、阴寒凝结所致,其症如第129条所云:"如结胸状,饮食如故,时时下利,寸脉浮,关脉小细沉紧。"此说可从。其实这种"胸下痞坚",除痞硬外,还可以从痞证解读。如甘草泻心汤证,见"下利日数十行,谷不化,腹中雷鸣,心下痞硬而满,干呕心烦不得安。医见心下痞,谓病不尽,复下之,其痞益甚",医圣明言,"痞"证亦可见到"硬",此"硬"非"结热"所致,反而归咎于"胃中虚,客气上逆",这对临床立足健脾运脾而非行气消导,辨治心下痞、甚或痞硬具有指导意义。

J284 太陰病,脉浮者,可發其汗,宜桂枝湯。
S276 太陰病,脉浮者,可發汗,宜桂枝湯。

【释义】

论太阴病脉浮者,可从汗解。

太阴病里虚寒证,其脉当沉缓无力;若反见脉浮,其原因有二:一是感受外邪,正邪交争于表;二是正气来复,病由阴出阳。若属外邪,当伴头痛、发热、汗出、恶风、四肢烦疼等,可用桂枝汤,解肌祛风,调和营卫。若为正气来复,可见下利止、腹痛减、饮食增等，可治用桂枝人参汤，扶正祛邪，表里双解。正如尤在泾所云："太阴脉浮有二义：或风邪中于太阴之经，其脉则浮。或从阳经传入太阴，旋复反而之阳者，其脉亦浮。浮者，病在经也。凡阴病在脏者宜温，在经者则宜汗，如少阴之麻黄附子细辛，厥阴之麻黄升麻皆是也。桂枝汤甘辛入阳，故亦能发散太阴之邪。"

J285 太陰中風，四肢煩疼，陽微陰濇[1]而長者，爲欲愈。
S274 太陰中風，四肢煩疼，陽微陰濇而長者，爲欲愈。

【校注】

[1] 阳微阴涩：阴阳作浮沉解，即脉象浮取而微，沉取而涩。

【释义】

论太阴中风的脉症及欲愈候。

"太阴中风"，指脾虚之人感受风寒之邪。四肢烦疼者，即四肢酸疼而烦扰无措也。盖脾为太阴之脏，而主四肢。外邪侵袭太阴，内郁则腹满，邪逼水谷下奔则自利，走于四肢故烦疼，即风淫末疾之义也。脉浮取而微，是相对太阳之浮紧或浮缓而言，"微"则示风寒外邪不盛；沉取而涩，邪入太阴，脾气不能散精，肺气不得流经，营阴不利所致。长脉者，阳脉也。脉由微涩转见长脉，提示正气来复，祛邪外出有力，故"为欲愈"。

J286 太陰病欲解時，從亥盡丑。
S275 太陰病欲解時，從亥至丑上。

【释义】

论太阴病欲解时。

《黄帝内经》云："合夜至鸡鸣，天之阴，阴中之阴也。"脾为阴中之至阴，其气旺于亥、子、丑三时，值此本经当旺之时，阴消阳长，阳从内生之助，利于祛邪，故欲自愈。

J287 自利不渴者，屬太陰，以其藏有寒故也，當溫之，宜四逆輩。

S277 自利不渴者，屬太陰，以其藏有寒故也，當溫之，宜服四逆輩。

【释义】

论太阴里虚寒的证治。

太阴脾阳虚而清阳不升则下利。太阴脾土，主湿，病则从寒湿而化，寒湿弥漫故不渴。验之临床，中焦虚寒下利，一般不见口渴，与三阳病证里热下利、少阴病自利而渴、厥阴病下利而消渴不同，故作为太阴病的辨证依据，具有指导意义。"脏有寒"者，指脾脏虚寒，与"病在太阴"呼应，强调病位在脏、在里，亦是对"自利不渴"病机的阐释。证属中焦虚寒，治当温中散寒，健脾运湿，方用理中汤。然云"四逆辈"，即理中汤、四逆汤等一类的方剂，与太阴提纲证"自利益甚"相呼应，示人当据病证轻重缓急，灵活选用温中健脾或脾肾同治类方剂。本条识证（症）→辨病→审机→立法→处方，法度森严，堪称辨机论治之典范。

J288 傷寒，脉浮而緩，手足自溫者，繫在太陰。太陰當發身黃，若小便自利者，不能發黃，至七八日，雖暴煩，下利日十餘行，必自止。所以然者，此脾家實[1]，腐穢[2]當去也。

S278 傷寒脉浮而緩，手足自溫者，繫在太陰；太陰當發身黃，若小便自利者，不能發黃；至七八日，雖暴煩，下利日十餘行，必自止，以脾家實，腐穢當去故也。

【校注】

[1] 脾家实：实，在此指正气充实。脾家实，即脾阳恢复之意。

[2] 腐秽：指肠中腐败秽浊之邪。

【释义】

论太阴病阳复向愈的临床表现与机理。

"伤寒"概指感受外邪而言。"脉浮"主病位在表,太阴病亦可见"脉浮",如第276条"太阴病,脉浮者,可发汗,宜桂枝汤。""缓"言脉来怠缓无力,多主脾虚湿聚。病在三阳,周身及手足一般当热,故三阳病篇多未提及。厥阴、少阴,阳气虚衰,四末失煦,故多见手足冷或厥逆。太阴病阳虚程度较轻,虽不能全身发热,但脾阳尚能达于四末,故论中以"手足自温"或"四肢烦疼"作为太阴病的诊断要点之一。

太阴脾土主湿,脾虚失运,小便不利,则湿聚发黄。若小便自利,湿邪得以下泄则不发黄。太阴病发黄,属寒湿瘀滞,影响肝胆疏泄,胆汁外溢所致,当属阴黄范畴。病至七八日,若骤然出现烦扰不宁,下利日十余行,看似病情加重,实质却是脾阳来复,正胜邪却,使得留滞于肠中腐秽积滞从下而去,待肠中腐秽尽去,其下利自然停止,此时切不可妄用固涩止利之品,否则有闭门留寇之弊。当然,仅据"暴烦下利"判断预后,仍嫌不足,宜从整体出发,结合手足自温、精神爽快、周身轻松、苔腻渐化等,综合辨证,方为全面。

J289 太陽病,醫反下之,因爾腹滿時痛者,屬太陰也,桂枝加芍藥湯主之。大實痛者,桂枝加大黃湯主之。

S279 本太陽病,醫反下之,因爾腹滿時痛者,屬太陰也,桂枝加芍藥湯主之;大實痛者,桂枝加大黃湯主之。

【释义】

论太阳病误下,邪陷太阴的证治。

足太阴之脉,起于足大趾内侧端,上行过内踝,沿下肢内侧前缘上行,入腹,属脾络胃。误下太阳,虚其里气,邪气乘虚内陷太阴经脉,脾络不和,气血壅滞,因而腹满时痛,治用桂枝加芍药汤。方中桂枝、甘草、生姜相配,辛甘合化,通阳散寒;重用芍药,与甘草相伍缓急止痛,并可活血通络。甘草炙用与大枣,甘温补中益气;全方可通经脉,利血气,消满止痛,以治脾经气血不和所致之腹满时痛。"大实痛",是针对"腹满时痛"而言,即腹满疼痛俱甚,提示脾络气滞血瘀更重,故更加少量大黄,活血化瘀、通经活络,并可导滞通便。

J290 太陰爲病，脉弱，其人續自便利，設當行大黃芍藥者，宜減之，其人胃氣弱易動故也。下利先煎芍藥三沸。

S280 太陰爲病，脉弱，其人續自便利，設當行大黃芍藥者，宜減之，以其人胃氣弱，易動故也。下利者，先煎芍藥二沸。

【释义】

论脾胃气弱当慎用克伐药物。

太阴病，脉弱，续自下利，提示脾阳虚弱，运化失司。如上条所论，若因邪陷太阴经脉，病腹满时痛或大实痛等，治以桂枝加芍药汤或桂枝加大黄汤时，应当根据患者体质，适当减少大黄、芍药用量。究其因，乃太阴病脾胃虚弱，易被克伐之品所伤。当然亦可于方中，酌加温中散寒之品，如仿栀子干姜汤、半夏泻心汤等，加入干姜、人参等扶助正气。

辨少阴病形证治第八

本篇原文共45条，载方19首，论述了少阴病及其兼变证的辨证论治。少阴病以心肾虚衰、水火不交为主要病理变化，以"脉微细，但欲寐"为辨证提纲。少阴病本证包括寒化证、热化证、阳郁证。寒化证是指素体心肾阳虚，邪入少阴而从寒化，以致阳衰阴盛，有四逆汤、通脉四逆汤、附子汤、真武汤等方证。少阴热化证是素体阴虚，或邪入少阴而从热化，有黄连阿胶汤、猪苓汤方证。少阴阳郁证为少阴心肾阳气郁遏，不能外达于四肢，治用四逆散开达疏散。少阴阳虚之人，感受寒邪，阳气被郁，治可温阳发表，方如麻黄细辛附子汤、麻黄附子甘草汤。少阴之经上循咽喉，故又有少阴咽痛的猪肤汤、甘草汤、桔梗汤、苦酒汤、半夏散等证。少阴急下证，症见口燥咽干，或自利清水色纯青，心下痛，或腹胀不大便，治宜大承气汤急下存阴。少阴病变证主要有热移膀胱证、伤津动血证两型。以上病证体现了少阴病证有阴阳表里寒热虚实辨证之法。少阴病的预后，取决于阳气与阴津存亡，阳回则欲愈，阳亡则不治，阴竭亦预后不良。

J291 少陰之爲病，脉微細，但欲寐。

S281 少陰之爲病，脉微細，但欲寐也。

【释义】

论少阴病的辨证提纲。

少阴统括心肾，为水火之脏，阴阳之根。病至少阴，心肾阴阳气血俱不足，而出现脉微细、但欲寐之证候。《伤寒论·辨脉法》云："脉瞥瞥如羹上肥者，阳气微也。脉萦萦如蜘蛛丝者，阳气衰也。"后世常以脉微为阳虚、脉细为阴虚。脉微，指脉来微弱无力，似有似无，因心肾阳虚，鼓动脉搏无力所致。脉细，指脉形细小如丝，乃阴血虚少，脉道不充所致。然"微"在"细"前，提示少阴为病，虽属阴阳气血俱亏虚，但以阳虚寒盛为主。"但欲寐"，指精神萎靡不振，神志恍惚昏沉，似睡非睡之象。少阴病危重病证甚多，"脉微细，但欲寐"作为提纲证虽然简单，但揭示了少阴病心肾阴阳俱虚而以阳虚为主的病理特点，有审证知机之意，提醒医者当见微知著，及早救治。

J292 少陰病，欲吐不吐，心煩，但欲寐，五六日自利而渴者，屬少陰也。虛故引水自救，若其人小便色白者，爲少陰病形悉具。所以然者，以下焦虛有寒，不能制溲，故白也。

S282 少陰病，欲吐不吐，心煩，但欲寐。五六日自利而渴者，屬少陰也。虛故引水自救，若小便色白者，少陰病形悉具。小便白者，以下焦虛，有寒不能制水，故令色白也。

【释义】

论少阴寒化证的病机及辨证要点。

少阴为病，阳虚阴盛，欲受不甘，欲却不能，故欲吐不吐。虚阳被寒邪所困则但欲寐。病至五六日，阴寒之气下迫，故见自下利而澄澈清冷。少阴阳虚，气化不利，津液不能上承，故口渴。"虚故引水自救"，乃自注句。然阴津亏虚、阳虚失布皆可见口渴，尚待进一步辨证。故下文以"小便色白"，判定此为"少阴病形悉具",即下焦肾阳虚衰,不能制水,小便清长,确定为少阴阳虚无疑。

本条论述少阴病发病过程及病性、病势,其辨证思路堪为后世法。首先辨病位,因症见"欲吐不吐""自利"而与太阴虚寒相类,故以"但欲寐""自利而渴"确定病位在少阴;其次辨病性,以"小便色白"判别病性为阳虚阴盛;其三辨病势,"欲吐不吐""但欲寐"为寒邪闭郁,虚阳与其相争,欲祛邪外出而不能,此时若能得温阳散寒之剂,阳复阴散,病可自除,正如周禹载所注:"此皆阴邪上逆,经气遏抑,无可奈何之象。设此时授以温经之剂,不几太阳一照,阴霾顿开乎!"待四五日,以"自利"言寒邪下趋,以"不渴"示阴寒更胜、肾阳更虚。层层深入,示人以法。

【按语】

本条"心烦",淳化本作"不烦"。以医理言,少阴病有寒化、热化两种病证,即少阴寒化证和少阴热化证,二者皆可出现"烦"。少阴寒化证出现"烦",一则提示阳气来复,如"少阴病,恶寒而蜷,时自烦,欲去衣被者,可治。"二是主阳气亡脱,如"少阴病,吐利,躁烦,四逆者,死。"少阴热化证中,"烦"症常与睡眠异常并见,如黄连阿胶汤证的"心中烦,不得卧"、猪苓汤证的"心烦,不得眠"。反观本条所论,属肾阳虚衰,非少阴热化、阳气来复和阳气亡脱,故理应"不烦"。

J293 病人脈陰陽俱緊,而反汗出,爲亡陽,此屬少陰,法當咽痛而復吐利。

S283 病人脈陰陽俱緊,反汗出者,亡陽也,此屬少陰,法當咽痛而復吐利。

【释义】

论少阴寒盛亡阳之脉证。

"脉阴阳俱紧",即寸关尺三部脉皆紧。若属太阳伤寒,理应脉浮紧而无汗。若反见汗出者,是阴寒盛于内,逼迫虚阳外亡,故曰"亡阳也"。病非太阳,而"属少阴",其脉当沉紧。少阴经脉循喉咙,少阴肾脏为胃之关,又主司二阴。少阴感寒,寒邪直入,虚阳循经上越,郁于咽嗌则咽痛,但多不红不肿,与实热证之咽痛不同;里阳虚衰、阴寒内盛,故而上吐下利。与上条合看,彼则以少阳阳衰为主,此则以阴寒盛极为主,综合来看,两条与提纲证相呼应,强化了少阴为病重在阳虚阴盛的病理特点。

J294 少陰病,欬而下利,讝語者,被火氣刼[1]故也,小便必難,爲强責[2]少陰汗也。

S284 少陰病,欬而下利,讝語者,被火氣劫故也,小便必難,以强責少陰汗也。

【校注】

[1] 火气劫:用火法强取发汗。

[2] 强责:《说文解字·贝部》:"责,求也。"强责,即强求。指不当发汗而强用发汗。

【释义】

论少阴病火劫伤阴的变证。

少阴之脉,从足走腹,循喉咙,其支别至肺。少阴寒邪上逆于肺而作咳,下迫于肠则下利,治宜四逆汤等温阳散寒。若误用火疗强迫发汗,胃燥津伤,心神被扰而谵语。火热伤阴则小便难。以上诸症,皆因火法劫汗,强发少阴之液,故曰"以强责少阴汗也"。本条论火劫伤阴而化热,与上条少阴阳虚寒盛亡阳相对比,突出了辨证论治思维。

J295 少陰病,脉細沉數,病爲在裏,不可發其汗。

S285 少陰病,脉細沉數,病爲在裏,不可發汗。

【释义】

论少阴病里证,禁用汗法。

本条例举脉象，未出主症，注家认识不一。如尤在泾等认为属少阴热化证，脉沉主里，细为阴虚，数则为热，治宜育阴清热，不可发汗，误发其汗，易致下厥上竭变证。如程郊倩认为属少阴寒化，脉沉细中见数，为阳虚寒盛，脉数而无力，治当回阳救逆。无论寒化、热化，皆属少阴里证，其脉皆可沉而细数，均禁用发汗，临证当脉证合参、综合分析。

J296 少陰病，脈微，不可發汗，亡陽故也。陽已虛，尺中弱澀者，復不可下之。

S286 少陰病，脈微，不可發汗，亡陽故也。陽已虛，尺脈弱濇者，復不可下之。

【释义】

论少阴病阴阳两虚，禁用汗下。

微脉是脉来极细极弱，按之似有似无，主阳气大虚。"少阴病，脉微"，反映心肾阳气衰弱，误发少阴阳虚之汗，将导致亡阳之变。"尺脉弱涩"，即尺脉涩而无力，主下焦肝肾阴血不足，不能充盈脉道。"阳已虚"，是承本条上半句而言，即病人不仅阳虚，阴津亦亏，此乃阴阳俱虚之证，误汗则亡阳、误下则竭阴，故汗、下均在禁例。

J297 少陰病，脈緊，至七八日自下利，其脈暴微，手足反溫，脈緊去，此爲欲解，雖煩下利，必自愈。

S287 少陰病，脈緊，至七八日自下利，脈暴微，手足反溫，脈緊反去者，爲欲解也，雖煩下利，必自愈。

【释义】

论少阳病阳回自愈的脉证。

少阴病脉紧，证属阳虚里寒。七八日后，见自下利，若为阳虚阴盛，应有四肢厥逆，畏寒蜷卧，躁扰不宁等症。"脉暴微"之"微"字是与紧脉相对而言，非指微弱脉。"脉紧反去"不是指"脉暴微"而言，而是寒邪退去的预兆。手足转温，知阳气来复。阳回阴退，其病当欲解。来复之阳与邪抗争则烦，逐阴邪下出则下利，与第278条所论太阴病暴烦下利为脾家实腐秽当去的意义相同。当然"必自愈"并非坐以待病自愈，而是强调病有向愈之势，若能据证给予药物、饮食等治疗调养，始为妥当。

J298 少陰病下利，若利自止，惡寒而踡，手足溫者，可治。
S288 少陰病下利，若利自止，惡寒而踡臥，手足溫者，可治。

【释义】

论少阴病，阳气来复者可治。

少阴虚寒下利，因真阳虚衰，火不暖土，多畏寒而蜷卧，手足厥冷。若下利自止，手足由厥转温，为阳气得复的佳兆，则为可治之证。《素问•通评虚实论》"从则生，逆则死，所谓从者，手足温也；所谓逆者，手足寒也。"此条提示，少阴病以阳复阴消为愈、阳衰阴盛为重、阳绝阴竭为死。

J299 少陰病，惡寒而踡，時自煩，欲去衣被者，可治。
S289 少陰病，惡寒而踡，時自煩，欲去衣被者，可治。

【释义】

再论少阴病，阳气来复者可治。

少阴阳虚阴盛者，多畏寒蜷卧，但欲卧寐，喜近衣被。若时时心烦，欲揭去衣被，为阳气来复与阴邪抗争的佳兆，故曰"可治"。然虚阳暴脱之证，亦可见躁烦而不欲近衣，临证应结合其他阳回见症，如手足是否转温、脉象调和与否、精神状态等，方可判断吉凶。

J300 少陰中風，脉陽微陰浮，爲欲愈。
S290 少陰中風，脉陽微陰浮者，爲欲愈。

【释义】

论少阴中风欲愈脉象。

少阴中风，即少阴经脉感受外邪。寸脉为阳，尺脉为阴。寸脉微者，知邪气微；尺脉浮者，示邪气浅而里气尚和；脉阳微而阴浮，反映正气有祛邪外出之机，故云"欲愈"。

J301 少陰病，欲解時，從子盡寅。

S291 少陰病欲解時，從子至寅上。

【释义】

论少阴病欲解时。

少阴病为阳衰阴盛之证，子、丑、寅时为阳生渐长之时。病在少阴而解于阳生之际，所谓阳进则阴退，阴得阳而邪自解也。

J302 少陰病八九日，一身手足盡熱者，以熱在膀胱，必便血也。

S293 少陰病八九日，一身手足盡熱者，以熱在膀胱，必便血也。

【释义】

论少阴病热移膀胱的证候。

少阴病病至八九日不解，不见虚寒之证，而一身手足尽热，是病由阴转阳。少阴肾与太阳膀胱互为表里。从脏腑经络而言，为肾热移于膀胱，以膀胱主表，一身及手足，正躯壳之道，故尽热也；从气血言，乃气病及血。关于"必便血"，注家看法有尿血、大便出血之说。其实既然热在膀胱，血从前窍出顺理成章；若与蓄血证合看，热在膀胱，属下焦，血从后窍出又未尝不可；故二说均符合临床实际，正如喻嘉言所云："膀胱之血为少阴之热所逼，其出趋二阴之窍，以阴主降故也。"

J303 少陰病，吐利，手足不逆冷，反發熱者，不死。脉不至者，灸少陰七壯。

S292 少陰病，吐利，手足不逆冷，反發熱者，不死。脉不至者，灸少陰七壯。

【释义】

论少阴阴盛阳衰，阳气来复者可生，脉不至者可灸。

少阴阳虚阴寒内盛，故吐利交作。阳虚四末失温，本当手足逆冷。手足反发热，与前文"手足温""手足反温"，病理机制相同，均为阳气来复，阴寒退却之佳兆，故曰"不死"。少阴虚寒吐利后，阴阳气不相顺接，导致脉乍不至者，可用灸法急救回阳，再用温药治之。关于所灸之穴位，各家见解不一。除太溪、复溜、涌泉等少阴经穴，配以关元、气海等穴，取效更佳。

J304 少陰病，但厥，無汗而强發之，必動其血，未知從何道出，或從口鼻，或從目出，是名下厥上竭，爲難治。

S294 少陰病，但厥，無汗而强發之，必動其血，未知從何道出，或從口鼻，或從目出者，是名下厥上竭，爲難治。

【释义】

论强发少阴之汗而致动血的危候。

少阴病，但厥无汗者，阳气微也，理应禁汗。盖汗虽为液，须由阳气之熏蒸宣发而出，所谓"阳加于阴谓之汗"也。少阴阳微，不能蒸发，故无汗也。若强发之，不能作汗，反助少阴之热，扰动营血妄行，从孔窍而出。然未知从何窍而出？少阴之脉循喉咙，夹舌本，系目系，故或从口鼻，或从目出。阳气厥而下，阴血竭于上，故名下厥上竭；阴阳气血俱伤，下厥当温，血妄上行又不可温，顾此失彼，故曰"难治"。

J305 少陰病，惡寒，身踡而利，手足逆冷者，不治。

S295 少陰病，惡寒，身踡而利，手足逆冷者，不治。

【释义】

论少阴阳衰之危候。

第 289 条恶寒而蜷，因有微烦而欲去衣被之证，为阳气犹在，故为可治。第 288 条下利自止，恶寒而蜷，以手足温者，亦为阳气未败，而亦曰可治。本条恶寒、身蜷而下利，且手足逆冷，则阳气衰败，故不温；又无烦、欲去衣被、下利又不能自止，是为阳气已竭，故为不治。三条合看，少阴病预后与转归，重在阳气存亡，手足温与否是其辨证眼目之一。

J306 少陰病，下利止而頭眩，時時自冒者，死。

S297 少陰病，下利止而頭眩，時時自冒者，死。

【释义】

论少阴病阴竭阳脱的死证。

第 288 条论少阴病下利，利止而手足转温者，则为可治。此则下利虽止，未言手足温，反见头眩。头眩者，头目眩晕也；时时自冒，冒者，眼发昏黑、蒙冒昏晕也；为虚阳上冒于巅顶，证属阴竭于下，阳无根而脱于上，阴阳离绝之证，故为死候。这种下利止，正是阴竭下断，无物可下的逆证。

J307 少陰病，吐利，煩躁，四逆者，死。

S296 少陰病，吐利，躁煩，四逆者，死。

【释义】

论少阴阳气衰竭的危候。

少阴阳衰，阴寒内盛，火不生土，故而吐利；弱阳与盛阴相争，则其人躁扰不宁。阴寒盛极而阳气极虚，以致阴阳气不相顺接，则手足冷过肘膝。此属阴盛于内、阳亡于外，阴阳已见离绝之势，病情极为危笃，故曰“死”。

J308 少陰病，四逆，惡寒而身踡，脉不至，不煩而躁者，死。

S298 少陰病，四逆，惡寒而身踡，脉不至，不煩而躁者，死。

【释义】

论少阴病阴寒内盛，阳气浮越的死证。

少阴阳虚，阴寒极盛，故四肢逆冷，畏寒蜷卧。阳气虚竭，无力鼓动血脉故脉不至，较脉微欲绝更重，为真阳虚极。不见心烦，唯见躁扰。盖烦为病人自觉症状，提示阳气未绝，尚可与邪相争，犹未可治；躁是四肢躁扰不宁，属于无意识的动作，为阳气衰竭，阴寒独盛，阳绝神亡，故为死候。

J309 少陰病，六七日，息高者，死。
S299 少陰病，六七日，息高者，死。

【释义】

论少阴病肾气下绝，肺气上脱的死证。

夫肺主呼气，为气之标；肾主纳气，为气之本，呼吸之根。"少阴病，六七日"提示病程日久，正气日衰，肾阳虚弱。"息高"即呼吸表浅，气息浮游于上，不能纳气归根，呈呼多吸少之状，为肾气绝于下，肺气脱于上的危候，生气断绝，故为死证。舒驰远《伤寒论集注》云："能于六七日之前用真武、附子等汤，加胡巴、故纸、收固肾气等药，当不有此。"主张早期诊治，见微知著。

J310 少陰病，脉微細沉，但欲卧，汗出不煩，自欲吐，五六日自利，復煩躁不得卧寐者，死。
S300 少陰病，脉微細沉，但欲卧，汗出不煩，自欲吐，至五六日自利，復煩躁不得卧寐者，死。

【释义】

论少阴病迁延失治，阴阳离绝之死证。

脉微细沉，但欲卧，自欲吐，属少阴虚寒证。汗出乃阳虚不能固表，阴液外泄；不烦提示阳虚至极，无力与阴寒相争。自欲吐，系阴寒气逆所致。此少阳阳衰阴盛，若能急温少阴，回阳救逆，或可挽救垂危。若延至五六日，又见下利而烦躁不得卧寐，此为阳衰阴寒更甚，正是阴盛格阳，阴阳离决之兆，故主死候。

【按语】

以上六条，后世称"少阴六死证"，皆论阳气败亡病证。其死之因，总不外亡阳、阴竭，或元气上脱。提示治疗少阴病，首当固护阳气，阳回则生，阳亡则死，同时也要保存津液。

J311 少陰病，始得之，反發熱，脉沉者，麻黄附子細辛湯主之。

S301 少陰病，始得之，反發熱，脉沉者，麻黄細辛附子湯主之。

【释义】

论少阴表证的证治。

少阴病，曰"始得之"，言少阴初感外邪也；"始得之"即称"少阴病"，则知非阳经传邪，亦非直中脏寒证，而属本经自感。始得之而发热，在三阳则属常，然脉沉，病位在里，不当发热，故曰"反发热"。证属少阴阳虚之人，感受风寒，阳气被郁；盖虽有少阴里虚之脉候，尚未至下利清谷、四肢逆冷，故治用麻黄附子细辛汤，温阳发表，表里同治。以麻黄辛温发散风寒；附子扶阳而温少阴之里；细辛味辛专走少阴，散逐里寒，并助太阳辛温发散；三药合用，温散兼施，发微汗而不损少阴阳气。临床用于窦性心动过缓、肺心病心力衰竭、类风湿关节炎、过敏性鼻炎等，证属少阴阳虚、寒邪凝滞者，据证灵活加减，常可获效。如刘渡舟教授用麻黄细辛附子汤与苍耳子散合用，温经散寒，扶阳通窍兼而用之，用治过敏性鼻炎；与生脉散接轨，以滋心肺气阴，相互协同，治疗心率过缓。

J312 少陰病，得之二三日，麻黄附子甘草湯微發汗。以二三日無裏證，故微發汗。

S302 少陰病，得之二三日，麻黄附子甘草湯微發汗。以二三日無證，故微發汗也。

【释义】

论少阴表证，邪微证轻的辨治。

上条论少阴表证，反发热，脉沉；本条承之言无恶寒蜷卧、四肢逆冷、下利清谷、脉微欲绝等少阴里虚寒证，亦当有发热、恶寒无汗、脉沉等，知其邪尚未入里。因得之二三日，较前条"始得之"，正气较前稍虚，病势稍缓，故用麻黄附子甘草汤，温经微发其汗。于麻黄附子细辛汤中，去辛散之细辛，加炙甘草安肠胃而补中、并缓麻黄发表之力，以求微微得汗而解，用于虚人受邪而阳气不足以达邪者。

J313 少陰病，得之二三日已上，心中煩，不得臥，黄連阿膠湯主之。

S303 少陰病，得之二三日以上，心中煩，不得臥，黄連阿膠湯主之。

【释义】

论少阴热化，心烦不得卧的证治。

上条论"二三日无里证"，言外之意，少阴寒化证，阳气虚衰，表邪最易乘虚内陷而见里虚寒证。本条"二三日以上"，未见"脉微细，但欲寐""下利清谷""恶寒身蜷"等里证，反见"心中烦，不得卧"，知其非虚寒也，而是肾阴不足，不能上济于心之少阴热化证。不得卧者，言烦之甚而不能安卧，每于夜晚烦甚而不能卧寐，越不能入寐则心愈烦，并见口燥咽干、小便短赤、脉细而数，舌红苔少等，后世称之为"心肾不交证"。治用黄连阿胶汤，滋阴养血而清心火，使水火既济。药用黄连、黄芩苦寒泻心火以除烦热；用阿胶滋肾水、鸡子黄养心血以滋少阴而养营血。芍药与芩连相伍，酸苦涌泄而清火，与阿胶、鸡子黄相配，酸甘化液以滋阴。诸药合用，泻心火而滋肾水，临床被广泛应用于阴虚阳亢，水不济火之心烦失眠、下利等病证，可据证灼加栀子、莲子心、竹叶等清心除烦，太子参、五味子、麦冬、炒枣仁、百合、生地等益气养阴、清热凉血，龙骨、牡蛎、珍珠母等镇静安神；若肾阴亏虚较甚者，可合用六味地黄汤。

J314 少陰病，得之一二日，口中和，其背惡寒者，當灸之，附子湯主之。

S304 少陰病，得之一二日，口中和，其背惡寒者，當灸之，附子湯主之。

【释义】

论少阴阳虚，寒湿身痛的证治。

本条又承上条论少阴寒化证。少阴阴虚火旺者，必口燥舌干而渴。口中和者，不苦、不燥、不渴也，提示非热证也。"一二日"，言病程尚短，有第301条"始得之"之意，言外之意尚"无里证"。"背恶寒"者，寒湿凝滞而阳虚失煦也。治宜外用灸法以散寒湿，内服附子汤，温阳散寒除湿。

附子汤，以两枚附子温肾扶阳、散表里之寒，与术相伍，"并走皮内，逐水气"；人参、茯苓、白术健脾，温运化湿。芍药和营而通血痹，既可制术、附之温燥，又能配苓、术利水，同时又有缓急止痛之功。诸药共奏温阳散寒除湿之功。柯韵伯云："此大温大补之方，乃正治伤寒之药，为少阴固本御邪之第一剂也。与真武汤似同而实异，倍术附去姜加参，是温补以壮元阳，真武汤还是温散而利肾水也。"临床应用周身或关节疼痛、形寒肢冷属阳虚寒湿痹阻者，酌加麻黄、桂枝、羌活、独活、当归、姜黄、海桐皮等散寒除湿、活血定痛；加薏苡仁、木瓜、白芍、蚕沙等利湿止痛，和营缓急，取效更捷。

J315 少陰病，身體痛，手足寒，骨節痛，脉沉—作微者，附子湯主之。

S305 少陰病，身體痛，手足寒，骨節痛，脉沉者，附子湯主之。

【释义】

承上条继论附子汤的证治。

少阴阳虚，气化不利，寒湿流注肢节，凝滞不通故身痛、骨节痛；阳虚而四肢失温则手足寒；脉沉，主寒盛于里。证属少阴阳虚而寒湿凝滞，治用附子汤温阳散寒除湿。本条与J314条皆论附子汤证，上条以"背恶寒"为主症，反映阳虚失煦的病理特点；本条以"身体痛、手足寒、骨节痛"为主症，突出了阴寒较盛，痹阻不通的特点，两条合参则附子汤证要义更加详实全面。

J316 少陰病，下利便膿血，桃花湯主之。

S306 少陰病，下利便膿血者，桃花湯主之。

【释义】

论少阴虚寒下利便脓血的证治。

少阴寒化病，本为下焦虚寒，肾阳虚衰，火不暖土故而下利。本证不仅下利，而且便血夹脓。下血者，阳虚失摄也；夹脓者，盖肠道气机失调，血脉瘀滞，血败肉腐而化为脓，故其症不仅下利、便脓血，赤白相间或白多赤少，伴腹痛绵绵、喜温喜按，手足厥冷等。证属脾肾阳虚，统摄无权。治用桃花汤温阳散寒，涩肠固脱。

桃花汤由赤石脂、干姜、粳米三药组成。方中赤石脂为硅酸盐类矿物多水高岭石族多水高岭石，主含含水硅酸铝，其性温而酸涩，归胃、大肠经，具有涩肠止血、生肌敛疮之功。本方取赤石脂一半入煎，一半为末、小量粉末冲服直接作用于肠道，更好发挥涩肠固脱之效。伍以干姜温中散寒；粳米甘温益气，补久利之虚，且能增加赤石脂粉末的溶解度。本方适于少阴虚寒、下利便脓血之证，如慢性结肠炎、溃疡性结肠炎等下利迁延日久者，临床可酌加白芍、乌药、延胡索以止痛，附子、肉桂、胡芦巴等温阳散寒，黄芪、人参、乌梅等补气益阴，炒白术、炒薏苡仁、茯苓、补骨脂等健脾益肾止泻。

J317 少陰病，二三日至四五日，腹痛，小便不利，下利不止而便膿血，桃花湯主之。

S307 少陰病，二三日至四五日，腹痛，小便不利，下利不止，便膿血者，桃花湯主之。

【释义】

再论桃花汤证治。

少阴病二三日至四五日，寒邪随病程日久而深入。阳虚寒盛，凝滞不通则腹痛。利多伤津，兼阳虚不化，故小便不利；脾肾阳衰，水谷不别，统摄无权故下利不止；阳虚气陷，不能摄血，血溢肠中故便脓血。证属脾肾阳衰，滑脱不禁，故仍用桃花汤温阳散寒，涩肠固脱。

J318 少陰病，下利便膿血者，可刺。
S308 少陰病，下利便膿血者，可刺。

【释义】

论少阴病下利便脓血，可用刺法。

刺灸大法，各有侧重，刺法重在泻其实热，灸法偏于温阳散寒。本证云少阴病，下利便脓血，可用刺法，测知其证为少阴热利。少阴病，阴虚阳亢，从阳化热，热伤血络而便脓血，还可伴见里急后重、下利臭秽、舌红少苔等阴虚有热之象。《医宗金鉴》注："少阴病下利，便脓血用桃花汤不止者，热郁于阴分也，则可刺本经之穴，以泄其热，热去则脓血自止矣。"宋代常器之提出可取幽门、交信二穴，可参。

J319 少陰病，吐利而手足逆冷，煩躁欲死者，吳茱萸湯主之。
S309 少陰病，吐利，手足逆冷，煩躁欲死者，吳茱萸湯主之。

【释义】

论少阴病，吐利烦躁的吴茱萸汤证。

少阴阳虚寒盛，呕吐而下利，手足逆冷，其吐利乃为寒邪伤及脾胃，脾胃升降失司，而吐利并作。阳气被寒邪所郁遏，不能温养四末，故手足厥冷。"烦躁欲死"，是形容病人烦躁很厉害，辗转反侧，痛苦不堪，提示人体的阳气虽然被阴寒所抑，但尚可与阴邪抗争。此证非阴盛阳亡，而是寒邪犯胃，浊阴上逆，阳与阴争，故用吴茱萸汤温中散寒，降逆止呕。

陆渊雷注曰："吴茱萸汤主呕吐烦躁，其证本非纯乎少阴者。少阴之主证厥逆而利，乃四逆、白通等汤所主。312 条（笔者注：当是第 309 条）吴茱萸汤证，虽云吐利，手足逆冷，从药测证，知吐是主证，利与逆冷是副证，否则必须附子干姜矣。本条（笔者注：即第296条"少阴病，吐利，躁烦，四逆者，死。"）则吐是副证，利与躁烦逆冷是主证，否则不至遽死也。"陆氏所论，抓住了辨证的关键，为临证鉴别之要领。

J320 少陰病，下利，咽痛，胸滿，心煩，猪膚湯主之。
S310 少陰病，下利，咽痛，胸滿，心煩，猪膚湯主之。

【释义】

论少阴阴虚火旺咽痛的证治。

少阴病下利导致肾燥水涸于下，虚热乃生。足少阴肾经，其支者，从肾上贯肝膈，入肺中，循喉咙，夹舌本。少阴阴虚热浮，循经上熏咽喉、上扰心胸，故咽痛、胸满、心烦。水火未济，阴阳不和，故下利与咽痛诸证并见。下利日久，脾虚失运、津液难复；苦寒则伤阴、温补又助热，主之以猪肤汤，取其甘平滋阴、和中止利。

猪肤，即去除肥肉的猪皮，甘润微寒，可滋肺肾，清浮游之火。白蜜甘寒润燥利咽，益气除烦；白粉，即炒香之白米粉，甘缓和中，补下利之虚；三药相配，清热而不伤阴，润燥而不滋腻，共奏滋阴津、清虚火之功。"温分六服"，蕴少量频服之义，旨在使药物留于咽喉发挥作用。现今用其治疗慢性咽炎、喑哑、咳嗽等属阴虚火旺者，可酌加桔梗、甘草、北豆根、沙参、石斛等。

J321 少陰病，二三日，咽痛者，可與甘草湯；不差者，與桔梗湯。
S311 少陰病，二三日咽痛者，可與甘草湯。不差，與桔梗湯。

【释义】

论少阴客热咽痛的证治。

少阴病二三日，咽痛，无他证，为虚火上扰，客于少阴经脉所致，据临床观察，多表现咽部充血不显，兼舌红少苔、脉细数、小便黄而量少等症。治用甘草汤，取生甘草一味，治少阴阴中伏火，并能清热解毒，缓急止痛。徐忠可云："甘草一味独行，最能和阴而清冲任之热，每见生硬痛者，骤煎四两，顿服立愈。则其能清少阴客热可知，所以为咽痛专方也。"药后咽痛不除，是肺窍不利，气不宣泄，加桔梗开之，肺窍既通，气随宣泄，热自透达。桔梗汤为治咽痛之祖方，后人易名甘桔汤，通治咽喉口舌诸痛，现今临床多以其配伍清热解毒或养阴清热类药物，治疗上呼吸道感染、急慢性咽炎、扁桃体炎、喉炎、慢性支气管炎等。

J322 少陰病，咽中傷，生瘡，不能語言，聲不出者，苦酒湯主之。
S312 少陰病，咽中傷，生瘡，不能語言，聲不出者，苦酒湯主之。

【释义】

论少阴病咽中生疮的证治。

少阴病，邪热上扰，火灼则疮生，咽喉肿痛而破溃，难于语言甚至声不能出，此咽痛重证，为痰火郁结所致，治用苦酒汤，以清热涤痰，敛疮消肿。方中半夏涤痰散结消肿、以开喉痹；苦酒即米醋，味苦酸，可清解热毒、消肿敛疮。鸡子白甘寒，清热润燥，利咽止痛。服用时取少少含咽之法，既是内服，又寓外敷之意，以增强疗效。有民间验方，以醋煎鸡蛋治久咳，概效法于本方也。

J323 少陰病，咽中痛，半夏散及湯主之。
S313 少陰病，咽中痛，半夏散及湯主之。

【释义】

论少阴客寒咽痛的证治。

少阴病咽痛，治以半夏散及汤。方中半夏涤痰开结，桂枝通阳祛寒，甘草缓急止痛，三药共成散寒涤痰，开结止痛之剂。以方测证，可知本条之咽痛证当属外感风寒，痰浊阻滞。风寒邪气客于少阴，阳气郁而不宣，津液凝聚而为痰涎，客寒循少阴经上袭咽喉，故咽喉疼痛。若咽痛较甚，难以下咽者，可煮散少少含咽，以增强药效。

J324 少陰病，下利，白通湯主之。

S314 少陰病，下利，白通湯主之。

【释义】

论少阴寒证，阳虚且抑的证治。

少阴虚寒下利，一般治用四逆汤。本条为何不用四逆汤而改白通汤？白通汤由四逆汤去甘草加葱白而成，葱白辛通，可破阴寒之凝结，舒展被郁遏之阳气。以方测证，可知此为少阴虚寒性下利，阳气衰微，经脏两寒，盛阴困阳，而阳气抑郁不达。阳虚且抑，此非四逆汤所宜，故改用白通汤破阴以通阳，散寒解凝。方有执云："少阴病加下利者，不独在经而亦在脏，寒甚而阴盛也。治之以干姜、附子者，胜其阴寒自散也；用葱白而曰白通者，通其阳则阴自消也。"

后世有注家据通脉四逆汤方后注"面色赤者加葱九茎"，认为白通汤中有葱白，当有面色赤之戴阳证，推测本证为真寒假热之阴盛戴阳，值得商榷。若属戴阳证，必阴寒盛于内、虚阳被格而虚浮于上，治宜回阳救逆，兼潜阳于下，岂能反用姜、附、葱一派辛温通散之品？反观程知所注："此言下利宜通其阳也。少阴病，谓有脉微细，但欲寐证也。少阴下利，阴盛之极，恐至格阳，故用姜附以消阴，葱白以升阳。云通者，一以温之，而令阳气得入；一以发之，而令阴气易散也。"强调用葱白不仅急通上下之阳气，同时兼有辛温散寒之功，白通汤适用于阴邪虽盛，但弱阳尚未至被格阳于外或于上，此说甚是。

J325 少陰病，下利，脉微，服白通湯，利不止，厥逆無脉，乾嘔煩者，白通加猪膽汁湯主之。服湯脉暴出者死，微續者生。

S315 少陰病，下利，脉微者，與白通湯。利不止，厥逆無脉，乾嘔煩者，白通加猪膽汁湯主之。服湯脉暴出者死，微續者生。

【释义】

承上条再论少阴寒盛、阳虚且抑的证治与预后。

"少阴病，下利脉微者，与白通汤"，与上条意同。此言"脉微"，提示白通汤证为阳虚寒盛，弱阳被盛阴所遏抑。与白通汤后，若阴寒得除，则下利当止。若下利不止，反增厥逆无脉，阴阳气不相顺接也。干呕而躁烦者，为阳无所附，而欲上脱。治用白通汤破阴通阳、散寒解凝，加咸寒苦降之猪胆汁、人尿（一般用童便）既可引阳药直入阴分，使热药不致被阴寒所格拒，又可滋将竭之阴、续将涸之液。药后若脉搏由无脉突然变为浮大躁动之象，为阴液枯涸，孤阳亡逸之危兆。若脉由沉伏不至转为逐渐恢复，为阳气渐复之佳兆，故曰"微续者生"。

关于白通汤与白通加猪胆汁汤方证，清代医家喻嘉言之论颇为中肯，云："寒中少阴，行其严令，埋没微阳，肌肤冻裂，无汗而丧神守，急用附子、干姜加葱白以散寒，加猪胆汁引入阴分，然恐药力不胜，熨葱灼艾，外内协攻，乃足破其坚凝，少缓须臾，必无及矣，此一难也。若其人真阳素虚，腠理素疏，阴盛于外，必逼其阳亡于外，魄汗淋漓，脊项强硬，用附子、干姜、猪胆汁，即不可加葱及熨灼，恐助其散，令气随汗脱，而阳无由内返也。宜扑止其汗，陡进前药，随加顾护腠理。不尔，恐其阳复越，此二难也。"论少阴阳虚寒盛，温补不可稍缓，但用药又有分寸，发人深省。

J326 少陰病，二三日不已至四五日，腹痛，小便不利，四肢沉重疼痛而利，此爲有水氣，其人或欬，或小便自利，或下利，或嘔者，真武湯主之。

S316 少陰病，二三日不已至四五日，腹痛，小便不利，四肢沉重疼痛，自下利者，此爲有水氣，其人或欬，或小便利，或下利，或嘔者，真武湯主之。

【释义】

论少阴阳虚水泛的证治。

少阴病二三日邪气犹浅，至四五日肾阳日衰，寒邪递深。肾主水，少阴阳虚不能制水，饮停为水气。水寒之气内渍于肠则腹痛下利，气化不及而小便不利，水寒浸渍肌表则四肢沉重疼痛；上述诸症皆因肾阳虚衰，水气泛溢。治用真武汤，温补肾阳，化气行水。真武汤又名玄武汤，方中附子温阳以壮真火、逐阴寒、暖脾土；茯苓、白术健脾利水以伐肾邪；生姜温散停水，犹妙以白芍养血和营而利小便, 酸收以敛阳气归根于阴, 即所谓"补阳必须兼和阴"。本方集温阳利水、和营利水两大法则于一体, 用于急、慢性肾炎, 尿毒症, 心源性水肿, 肺心病, 耳源性眩晕, 慢性肠炎等, 证属肾阳虚水泛者, 疗效确切。

由于水气散漫, 或聚或散、或上或下, 故而见证不一。若水气凌心, 则心悸怔忡; 若水气上逆, 蒙蔽清阳则头晕目眩; 水寒射肺则咳喘; 水气流溢肌肤则身面浮肿; 水气犯胃则呕泛清水; 水气下趋肠道, 则下利腹痛; 水气四散则肢体沉重疼痛, 故需随证加减。如咳者加干姜、细辛、以散水寒, 五味子以敛肺气; 若小便利则水不在下焦, 故减茯苓之渗利; 下利甚者, 是阴盛阳衰, 水走肠间, 芍药酸寒, 易动胃气, 故去之, 加干姜以温里。若水寒犯胃而呕者, 可重用生姜以和胃降逆, 原文去附子, 然附子为真武汤主药, 以不去为宜。

J327 少阴病, 下利清谷, 裹寒外热, 手足厥逆, 脉微欲絕, 身反不恶寒, 其人面赤色, 或腹痛, 或乾呕, 或咽痛, 或利止而脉不出, 通脉四逆汤主之。

S317 少阴病, 下利清谷, 裹寒外热, 手足厥逆, 脉微欲绝, 身反不恶寒, 其人面色赤, 或腹痛, 或乾呕, 或咽痛, 或利止脉不出者, 通脉四逆汤主之。

【释义】

论少阴病阴盛格阳的证治。

少阴病, 下利清谷, 手足厥逆, 脉微欲绝为肾阳虚衰, 阴寒盛于内; 脾肾阳虚, 腐熟无权, 故下利清谷; 阴寒凝滞, 阳虚失煦, 故手足厥逆, 脉微欲绝。阴寒内盛, 虚阳被格于外, 故身热不恶寒、其人面色赤。所谓"里寒外热", 即里真寒而外假热。治以通脉四逆汤, 重用附子, 倍用干姜以大辛大热之药, 急驱内寒, 破阴回阳。

此真寒假热之证, 若兼面色赤者, 加葱白九茎, 取其通透之性, 交通阴阳。若寒凝气滞而腹痛, 加芍药以利血脉、缓急止痛。若胃气夹饮邪上逆而呕, 则加生姜散饮止呕。若少阴虚阳循经上扰, 喉痹咽痛者, 加桔梗以利咽开结。若药后利止而脉仍沉微欲绝，属阳衰阴竭，肾阳不续故加人参益气生津，固脱复脉。最后总结提出"病皆与方相应者，乃服之"，示人遣方用药务必契合病机。

J328 少阴病，四逆，其人或欬，或悸，或小便不利，或腹中痛，或泄利下重[1]者，四逆散主之。

S318 少阴病，四逆，其人或欬，或悸，或小便不利，或腹中痛，或泄利下重者，四逆散主之。

【校注】

[1] 泄利下重：指泄泻或痢疾兼有后重。

【释义】

论少阴阳郁致厥的证治。

上条论阳虚阴盛之四逆，应有下利清谷、畏寒蜷卧、脉微等脉症，治当回阳救逆，方用四逆辈。本条所论，主症仅有四逆，方用四逆散，无附子、干姜等温阳散寒之品，故其非少阴阳虚寒盛。仲景唯恐医者见厥逆，便与阳虚阴盛证对号入座，故特出一条四逆散证，以资鉴别诊断。《医宗金鉴》注曰："凡少阴四逆，虽阴盛不能外温，然亦有阳为阴郁，不得宣达，而令四肢逆冷者。但四逆无诸寒热证，是既无可温之寒，又无可下之热，惟宜舒畅其阳，故用四逆散主之。"据临床观察，因阳郁所致四逆，多表现为手足不温或指头微寒，与姜附所疗的阳虚寒盛四逆证迥异。

四逆散由柴胡、枳实、芍药、炙甘草四药组成，柴胡解郁行气，和畅气机，透达郁阳；枳实行气散结；芍药和血利阴；甘草缓急和中，四药相合，共奏舒畅气机，透达郁阳之功，使气机调畅，郁阳得伸而四逆可除。阳气郁遏，气化不利，水停气滞，则上下为病。若水饮犯肺，气逆则咳，加五味子、干姜以温肺化饮；水气凌心则悸动不安，加桂枝通阳化气，温通心阳；水气不化，小便不利加茯苓淡渗利水；寒滞于里而腹中作痛者，加附子以温阳散寒止痛；寒滞气阻而泄利下重者，加薤白散寒通阳，开结行滞。

综合四逆散方后所附五个加减法，可以发现均侧重在制水气或扶阳气。可见，《伤寒论》四逆散证虽为少阳阳郁致厥，但阳虚气化不利，以致水停阳郁亦是其潜在病机。因方中柴胡、芍药具有疏肝理气、和营柔肝之功，后世将其列为疏肝解郁之祖方，主治肝脾不调或肝胃不和诸证，属于拓展应用。《伤寒论校注》亦指出："因乙癸同源，故用四逆散舒畅少阴阳气，则诸证悉除。此法临证用于阳郁所致男子阳痿和妇人阴冷等症，颇具效验。"

J329 少陰病，下利六七日，欬而嘔渴，心煩不得眠者，猪苓湯主之。
S319 少陰病，下利六七日，欬而嘔渴，心煩不得眠者，猪苓湯主之。

【释义】

论阴虚水热互结的证治。

少阴病有寒化、热化之分，少阴下利也有虚寒证和虚热证。本条所论少阴病下利、伴有咳、呕渴、心烦不得眠，与阳明病篇第223条"脉浮发热，渴欲饮水，小便不利者，猪苓汤主之"合参，可知本条所论为少阴热化证，当有小便不利。总的病机是阴虚有热，水气不行。水邪偏渗于肠道而为下利；水气内停，犯肺则咳，犯胃则呕；水饮内停，津不上承则口渴；阴虚有热，上扰心神，则心烦不得眠。治用猪苓汤清热育阴利水。

J330 少陰病，得之二三日，口燥咽乾者，急下之，宜大承氣湯。
S320 少陰病，得之二三日，口燥咽乾者，急下之，宜大承氣湯。

【释义】

论少阴病燥实伤津，治当急下存阴。

本条叙证简略，只提出口燥咽干为辨证要点。从"急下之，宜大承气汤"可知，本条所论当属少阴热化证，属热淫于内，肾水枯涸，兼阳明腑实燥结，故用大承气汤急下其实热，以救少阴将竭之阴。

J331 少陰病，下利清水，色純青，心下必痛，口乾燥者，急下之，宜大承氣湯。

S321 少陰病，自利清水，色純青，心下必痛，口乾燥者，可下之，宜大承氣湯。

【释义】

论少阴病，燥屎内结，迫液下泄，治当急下。

山田正珍《伤寒论集成》云："清，圊也。清水犹言下水，与清谷、清便、清脓血之清同，非清浊之清也。若是清浊之清，则其色当清白，而不当纯青也。"《医宗金鉴》载："色纯青，谓所下者皆污水也。""心下必痛"，"心下"，即胃肠也；"必"作"假如"解；即少阴病，下利清水，色纯青，若胃肠硬满疼痛，口中干燥，是燥屎内结、热灼津亏；腑气壅滞，迫津下泄，故下利纯青之水，臭秽难闻，此即后人所谓热结旁流。治用大承气汤急下存阴。

J332 少陰病六七日，腹脹不大便者，急下之，宜大承氣湯。

S322 少陰病六七日，腹脹不大便者，急下之，宜大承氣湯。

【释义】

论少阴病，肠腑不通，治当急下。

本条所论同样属于燥实灼伤肾阴，治当急下。"腹胀不大便"是本证的审证要点，其腹胀当为腹大满不通或腹满不减，提示燥屎内结，腑气壅滞，因而急用大承气汤，下其燥实。

以上三条，统称"少阴急下证"，其总的病机均为少阴阴虚兼阳明燥实，有水竭土壅之势，故急下泻热实以救欲竭之阴津。云"宜大承气汤"者，含有斟酌之意，提示临床应根据邪正盛衰，灵活变通，温病学派创增液承气汤、新加黄龙汤等，既攻下里实，又益气增液，较大承气汤更为稳妥。

J333 少陰病,脉沉者,急温之,宜四逆湯。

S323 少陰病,脉沉者,急温之,宜四逆湯。

【释义】

论少阴阳虚,治应急温。

本条承上文三急下证,论少阴阳虚证,治疗应急急救阳为要。即少阴主火、主气,病火热而无阴相济者,宜急下存阴;病阴寒在下而无阳之化者,当急温,回阳救逆。少阴寒化证,仅见脉沉,较之"脉微""脉微欲绝",病情尚轻,反曰"急温之,宜四逆汤",寓意治少阴虚寒证,当见微知著,把握时机,及早救逆,防微杜渐;切不可观望等待,贻误病机,以致下利清谷、躁烦、脉不出或阴盛格阳等险证出现,则危殆丛生。

J334 少陰病,飲食入口即吐,心下嗢嗢^[1]欲吐復不能吐。始得之,手足寒,脉弦遲者,此胸中實^[2],不可下也,當吐之。若膈上有寒飲^[3],乾嘔者,不可吐,急温之,宜四逆湯。

S324 少陰病,飲食入口則吐,心中温温,欲吐復不能吐。始得之,手足寒,脉弦遲者,此胸中實,不可下也,當吐之。若膈上有寒飲,乾嘔者,不可吐也,當温之,宜四逆湯。

【校注】

[1] 嗢嗢(wà wà):反胃欲呕的声音。

[2] 胸中实:指胃脘有痰涎、宿食等有形病理产物停聚。

[3] 膈上有寒饮:指阳虚不化,水饮停于胃脘。

【释义】

论胸中实宜吐与膈上有寒饮宜温的证治。

饮食入口则吐,复欲吐而不能吐,自觉胃脘泛泛而欲一吐为快,证有虚实两端,需辨证施治。若为少阴病,"始得之",病当在经表,未至于入里而成虚寒证。虽手足冷,脉非微细而反弦迟。弦主寒饮,迟为寒实。故云"此胸中实",即痰饮、宿食停聚于胸膈胃脘,壅遏气机,阳气不达四末而手足寒。虽为有形之"实",当病在"胸",故"不可下",当引而越之,可用吐法,方如瓜蒂散等。若非胸中实邪阻滞而为膈上有寒饮,症见干呕者,属少阴阳虚,水饮内停,胃气上逆,故不可吐,宜四逆汤温化寒饮或理中汤加丁香、吴茱萸亦可。

J335 少陰病,下利,脉微濇,嘔而汗出,必數更衣,反少者[1],當温其上,灸之。《脉經》云:灸厥陰五十壯。

S325 少陰病,下利,脉微濇,嘔而汗出,必數更衣,反少者,當温其上,灸之。《脉經》云,灸厥陰可五十壯。

【校注】

[1]数更衣,反少者:即大便次数多而量反少。

【释义】

论少阴阳虚气陷下利的证治。

少阴下利,脉微涩,微主阳虚、涩主血少,故为脾肾阳虚,气血两亏。阳虚阴寒上逆战呕,卫外不固则汗出。大便频数而量反少,为阳气虚而下陷,营血难以维持,但主要是阳虚气陷,故治以"温"法,以"举陷"为要,扼其下陷之势,具体药物,前所论四逆辈可据证选用,同时可辅以温灸,散寒温阳。至于选何穴温灸,方有执云:"上,谓顶,百会是也。"汪琥云:"百会,治小儿脱肛不差,此证亦灸之,升举其阳也。"此外,亦可配伍关元、气海、中脘、足三里等穴。

辨厥阴病形证治第九

本篇原文共 4 条,论厥阴病提纲、厥阴中风证、厥阴病预解时及预后调摄。宋本《伤寒论》本篇计 56 条,除以上 4 条外,尚有 52 条,论厥、利、呕、哕诸证,但在厥阴病篇目下有"厥利呕哕附"五个小字，意即辨厥利呕哕证治诸条，系附在厥阴病篇。《金匮玉函经》将厥利呕哕等52条，加上辨里热表寒、里寒表热2条，单列为"辨厥利呕哕病形证治第十"。

J336 厥陰之爲病，消渴[1]，氣上撞心[2]，心中疼熱[3]，饑不欲食，甚者食則吐蚘[4]，下之不肯止。

S326 厥陰之爲病，消渴，氣上撞心，心中疼熱，饑而不欲食，食則吐蚘，下之利不止。

【校注】

[1] 消渴：指口渴而饮水不解的证候，非指多饮多尿的消渴病。

[2] 气上撞心："心"，此处泛指心胸部位。即自觉有气上冲心胸。

[3] 心中疼热：胃脘部疼痛，伴有灼热感。

[4] 蚘："蛔"之异体字，指蛔虫。

【释义】

论厥阴病的提纲证。

两阴交尽，谓之厥阴。厥阴为"一阴"。《素问·阴阳离合论》谓"一阴至绝作晦朔"。阴尽为"晦"，阳生为"朔"，中见少阳，所以厥阴之中，阴中有阳。厥阴肝为风木之脏，内寄相火，主疏泄。邪入厥阴，疏泄失常，一方面气郁化火，上炎犯胃而为上热；木火消灼津液，故见消渴。足厥阴之脉夹胃上贯于膈，肝木夹少阳相火循经上扰，故气上撞心、心中疼热。肝火犯胃，胃热消谷则嘈杂似饥。另一方面，肝木乘脾，脾虚失运，故不欲饮食；脾虚肠寒，进食亦不能得到腐熟消化，反致胃气上逆而呕吐。若其人素有蛔虫寄生，蛔闻食臭而出，则见食而吐蛔。此上热下寒之证，治宜清上温下。若因上热而误苦寒攻下，则上热未必即去，而下寒更甚，故下利不止。本条反映了厥阴病寒热错杂的病理特点，被视作厥阴病的辨证提纲。

J337 厥陰中風,其脈微浮爲欲愈,不浮爲未愈。

S327 厥陰中風,脈微浮爲欲愈,不浮爲未愈。

【释义】

论厥阴中风的预后。

《辨脉法》言:"凡脉大、浮、数、动、滑,此名阳也;脉沉、涩、弱、弦、微,此名阴也。凡阴病见阳脉者生,阳病见阴脉者死"。厥阴中风,脉见微浮,为"阴病见阳脉",提示阴邪消退,阳气来复,正胜邪却,故为欲愈。不浮则沉,沉为里阴脉,提示邪仍在里,正气亏虚,故为未愈。

J338 厥陰病欲解時,從丑盡卯。

S328 厥陰病欲解時,從丑至卯上。

【释义】

论厥阴病欲解时。

少阳旺于寅卯,从丑至卯,阴尽而阳生。厥阴与少阳相表里,中见少阳之化。寅至丑时,厥阴得阳气相助,而为其病欲解的有利时机。三阳病欲解时,在三阳旺时而解;三阴病欲解时,亦从三阳旺时而解,凸显了《伤寒论》顾护阳气为主的辨证思维。

J339 厥陰病,渴欲飲水者,少少與之即愈。

S329 厥陰病,渴欲飲水者,少少與之愈。

【释义】

论厥阴病,阳复口渴的调护。

厥阴病,本自消渴,为邪热灼津兼阴津亏虚,故虽得水而渴不解。此云渴欲饮水,少少与之愈,为阳气来复而能消水,津液一时不及上承于口。然因厥阴病初愈,胃气未复,气化不及,若一时暴饮,以致水停为患,故云"少少与之",

这一原则非独厥阴病愈初如此，诸病皆同此理。如太阳病篇第71条云"太阳病，发汗后，大汗出，胃中干，烦躁不得眠，欲得饮水者，少少与饮之，令胃气和则愈。"

辨厥利呕哕病形证治第十

本篇原文共54条，载方16首，论厥、利、呕哕及厥阴病有关证治。赵开美覆刻宋本《伤寒论》中《辨厥阴病脉证并治第十二》篇目之下，附有"厥利呕哕附"五个小字。《金匮玉函经》则将"厥利呕哕"证治单独成篇，其内容与《金匮要略·呕吐哕下利病脉证治第十七》篇高度重复，此现象与宋本《伤寒论》中《辨痓湿暍脉证第四》篇与《金匮要略·痓湿暍病脉证治第二》篇内容高度重叠。此外，麦门冬汤证同时见于《金匮玉函经·辨阴阳易差后劳复病形证治第十二》篇最后和《金匮要略·肺痿肺痈咳嗽上气病脉证治第七》，这些都是《伤寒杂病论》在流传过程中被动地分为《伤寒论》《金匮要略》留下的痕迹，也从侧面证明有关"厥利呕哕"的内容无论是附在《辨厥阴病脉证并治》篇还是独立成篇，都不尽是厥阴病篇的固有内容，应通过鉴别理解其辨证意义。

J340 諸四逆厥者，不可下之，虚家亦然。
S330 諸四逆厥者，不可下之，虚家亦然。

【释义】

论寒厥及虚寒证的治禁。

"诸"为发语词。陈修园谓："手冷至肘，足冷至膝为四逆；手冷至腕，足冷至踝为厥。"可见厥与四逆程度有别。厥逆证分寒热虚实，热实厥证，并不禁下。故应将"诸四逆厥者"与"虚家亦然"合看，实指诸虚寒厥证及虚家，阳气已亏，自然禁用攻伐泻下。

J341 傷寒，先厥後發熱而利者，必自止，見厥復利。

J331 傷寒，先厥後發熱而利者，必自止，見厥復利。

【释义】

论下利与厥热胜复的关系。

厥热胜复不是独立的病证，而是厥阴病发展过程中，阴阳消长、正邪进退的反映。一般来说，阳气胜则发热，阴邪盛则厥逆。阳虚不能腐熟运化水谷，故而下利。"伤寒先厥"的"厥"指寒厥而言。"先厥"提示阴寒较盛，阳气衰退。"后发热"标志阳气来复，阴寒消退，故而预测下利必自止。若利止后又见四肢厥逆，则为阳复不及、阴寒复盛，故曰"见厥复利"。

J342 傷寒，始發熱六日，厥反九日而利。凡厥利者，當不能食，今反能食，恐爲除中[1]，食以索餅[2]，不發熱者，知胃氣尚在，必愈，恐暴熱來出而復去也。後三日脉之，其熱續在，期之旦日夜半愈。後三日脉之而數，其熱不罷，此爲熱氣有餘，必發癰膿。

S332 傷寒始發熱六日，厥反九日而利。凡厥利者，當不能食，今反能食者，恐爲除中，食以索餅，不發熱者，知胃氣尚在，必愈。恐暴熱來出而復去也，後日脉之，其熱續在者，期之旦口夜半愈。所以然者，本發熱六日，厥反九日，復發熱三日，并前六日，亦爲九日，與厥相應，故期之旦日夜半愈。後三日脉之，而脉數，其熱不罷者，此爲熱氣有餘，必發癰膿也。

【校注】

[1] 除中："除"通"篨"。竹中空曰"篨中"，腹中空曰"除中"，为胃气将绝的一种反常现象，表现为本不应食，而反能食。

[2] 食以索饼："食"通"饲"。"索"绳索也，引申作条状。《释名·释饮食》："饼，并也，溲面使合并也。"

论除中的辨证及以寒热消长判定厥阴病之预后。

病从伤寒而来,发热六日,厥反九日,厥多热少,为阴寒盛而阳气衰,故而下利。阴寒气盛,本不能食,反能食者,恐为除中,故食以索饼试之。食后若不发热,为胃气尚存,病有可愈之机转;但也存在除中的可能,即胃气本将垂绝,却出现"反能食"之假象,如同回光返照。若为除中,随后将阳气外脱而亡,必不复发热,此为除中死证。若在后续三日内给病人诊脉时,其热持续存在,与暴出有别,则非除中,而为阳气来复之佳兆。夜半之时,阳得阴助而趋于平衡,病愈之兆。若后三日切其脉数,身热不已,则是阳复太过,阳热偏盛,伤及营血,故其后可发痈脓。

J343 傷寒,脉遲六七日,而反與黄芩湯微其熱。脉遲爲寒,而與黄芩湯復除其熱,腹中應冷,當不能食,今反能食,此爲除中,必死。

S333 傷寒,脉遲六七日,而反與黄芩湯微其熱。脉遲爲寒,今與黄芩湯,復除其熱,腹中應冷,當不能食,今反能食,此名除中,必死。

【释义】

论里寒误治而成除中危候。

伤寒脉迟,迟脉主寒,治当温中,不可用苦寒药物。厥阴虚寒证,因有厥热胜复或寒热真假,若医者误用黄芩汤苦寒清热,则犯虚虚之戒,导致里寒益甚,故腹中应冷。中焦虚冷,腐熟运化无权,当不能食,反能食者,是胃气败绝,借谷气自救而强食的一种反映,此属"除中"危候。

J344 傷寒,先厥後發熱,下利必自止,而反汗出,咽中痛者,其喉爲痹。發熱無汗,而利必自止,不止者必便膿血。便膿血者,其喉不痹。

S334 傷寒先厥後發熱,下利必自止,而反汗出,咽中痛者,其喉爲痹。發熱無汗,而利必自止,若不止,必便膿血。便膿血者,其喉不痹。

【释义】

论阳复病愈及太过的两种转归。

伤寒先厥后发热,若为阳气来复,其虚寒下利当自止。若阳复太过,热邪上攻,迫津外泄则汗出,上灼咽喉则红肿热痛;邪热下陷,不外蒸则无汗,灼伤下焦血分则便脓血。热邪泄于下则不上攻,攻于上则不从下泄,以邪有出路也,故曰"便脓血者,其喉不痹"。关于其治疗,喉痹可用麻黄升麻汤或桔梗汤加清热散结之品,便脓血者可用黄芩汤、白头翁汤等加减治疗。

J345 傷寒,一二日至四五日而厥者,必發熱,前熱者後必厥,厥深者熱亦深,厥微者熱亦微。厥應下之,而反發其汗,必口傷爛赤。

S335 傷寒,一二日至四五日厥者,必發熱,前熱者後必厥,厥深者熱亦深,厥微者熱亦微。厥應下之,而反發汗者,必口傷爛赤。

【释义】

论热厥的证治。

"伤寒"指明由感受外邪而来,"一二日至四五日"虽为约略之词,然则提示发病日久;"厥者必发热,前热者后必厥",为热厥的发病特征,究其原因,是热邪深伏,阳气被闭郁,致使阴阳气不相顺接。四肢虽厥,但却身热,此即"厥者必发热"之意。"前热者后必厥"即热厥的发病特征是发热在前、手足厥冷在后,厥是由热而引起,为真热假寒。可见"前热"属里热炽盛、熏蒸于外,"后厥"为热郁不能外达而厥。"厥深者热亦深,厥微者热亦微",则论热厥的特点,即阳陷愈深而厥亦重,微者邪浅而出表,为判断热势深浅的重要依据,当然还应伴有口渴喜冷、舌红苔黄、便秘尿赤等内热证候。热厥因邪热内伏,阳郁不达四末,治当清下,如白虎、承气可据证加减。若误用辛温,则邪热更炽,伤津灼血,肉腐成脓,可致口舌红肿溃烂。

J346 凡厥者,陰陽氣不相順接便爲厥。厥者,手足逆冷是也。

S337 凡厥者,陰陽氣不相順接便爲厥。厥者,手足逆冷者是也。

【释义】

论厥的病机与证候。

"厥"有两种含义，一是突然昏倒、神识不清的晕厥证，如《素问·厥论》载："厥……或令人暴不知人，或至半日，远至一日乃知人者……"二是指"手足逆冷是也"，如《素问·厥论》云："阳气衰于下，则为寒厥……寒厥之为寒也，必从五指（趾）而上于膝……"《素问·阴阳脉解》云："四肢者，诸阳之本也。"厥不是独立的疾病，而是出现于很多疾病过程中的一个证候。手、足指（趾）伸侧为阳经，屈侧为阴经，三阴三阳经脉皆在手足交接。生理情况下，人体阴阳之气互相顺接，如环无端，故不厥冷。若因于虚、寒、热、气、痰等，致使阴阳气血失去平衡、出现偏胜偏衰，甚至阴阳气不相顺接，则可出现厥证。

J347 傷寒病厥五日，熱亦五日，設六日當復厥，不厥者自愈。厥終不過五日，以熱五日，故知自愈。

S336 傷寒病厥五日，熱亦五日，設六日當復厥，不厥者自愈。厥終不過五日，以熱五日，故知自愈。

【释义】

论厥热相当，为向愈之候。

厥阴病厥热胜复是阴阳消长、邪正相争、病势进退的反应。厥五日，热亦五日，则厥热相等，为阴阳调和之佳兆。至六日，阴当复胜而厥，反不厥，提示阴邪退而邪解，故知其病当自愈。本条厥与热的日数为假设之辞，意在以其推断阴阳胜复和寒热虚实，临床不可拘泥。正如魏念庭所云："厥热各五日皆设以为验之辞，俱不可以日数拘，如算法设为问答，以明其数，使人得较量其盈亏也。"

J348 傷寒，脉微而厥，至七八日膚冷，其人躁無暫安時者，此爲藏厥，非蚘厥也。蚘厥者，其人當吐蚘。今[1]病者靜，而復時煩，此爲藏寒。蚘上入膈，故煩。須臾復止，得食而嘔又煩者，蚘聞食臭[2]出，其人當自吐蚘。蚘厥者，烏梅圓主之。

S338 傷寒，脉微而厥，至七八日膚冷，其人躁無暫安時者，此爲藏厥，非蚘厥也。蚘厥者，其人當吐蚘。今病者靜，而復時煩者，此爲藏寒。蚘上入其膈，故煩，須臾復止，得食而嘔又煩者，蚘聞食臭出，其人常自吐蚘。蚘厥者，烏梅丸主之。又主久利。

【校注】

[1] 今：假令、假如。

[2] 食臭(xiù)：饮食气味。

【释义】

论蛔厥与脏厥的辨证及蛔厥的治法。

伤寒初起脉微而四肢厥冷，乃阳衰阴盛的寒证。脉微主阳气虚衰，无力鼓动血脉；厥逆为阳衰阴盛，不达四末。病至七八日，寒邪愈甚、阳气愈亏，故不仅四肢厥冷，且周身肌肤皆冷，病人躁扰而无一刻安宁，此为脏厥，即因五脏真阳衰微而厥。蛔厥因蛔虫内扰，气机逆乱而致手足逆冷，但其人当有吐蛔史。蛔厥虽然脉微而厥，却无肤冷。因脾肠虚寒，蛔虫避寒就温而向上窜扰，故病人时发烦；蛔虫不扰则其烦即止。蛔厥证，治宜乌梅丸温阳散寒，安蛔和中。

乌梅丸重用酸敛之乌梅，并用醋浸，同味相求，更益其酸。味酸入肝，能生津液、益肝阴、止烦渴，涩肠止泻安蛔。当归补血养肝，与乌梅相伍可养肝阴、补肝体；附子、干姜、桂枝温经回阳以制其脾肠虚寒；辅以川椒、细辛味辛性散，通阳破阴，制伏蛔虫；黄连、黄柏苦寒泄热，并可驱蛔虫下行；人参益气健脾，培土以制肝木。用白蜜、米饭甘甜为丸，不仅和中养胃，并可作驱蛔之诱饵。本方酸以安蛔，辛以伏蛔，苦以下蛔，故为安蛔止痛、驱蛔之良方。

乌梅丸酸苦辛甘苦降并投，寒热并用，攻补兼施，其组方配伍也符合厥阴病寒热错杂的病证特点，故而被视为治疗厥阴病寒热错杂证的主方，也适用于寒热错杂的久利。著名中医学家刘渡舟教授指出："凡临床见到的肝热脾寒，或上热下寒，寒是真寒，热是真热，又迥非少阴至格阳、戴阳可比，皆应归属于厥阴病而求其治法……临床见到阳证阴脉，或阴阳之证杂见，而又有气上冲心证的，皆应抓住厥阴纲领以求辨治之理，则起到提纲挈领之目的。"高度概括了乌梅丸的临床应用规律，具有重要指导意义。

J349 傷寒熱少厥微，指頭寒，嘿嘿不欲食，煩躁數日，小便利，色白者，此熱除也。欲得食，其病爲愈。若厥而嘔，胸脅煩滿者，其後必便血。

S339 傷寒熱少微厥，指頭寒，嘿嘿不欲食，煩躁數日，小便利，色白者，此熱除也。欲得食，其病爲愈。若厥而嘔，胸脅煩滿者，其後必便血。

【释义】

论热厥轻证的辨证与转归。

伤寒热少而厥微，身无大热，仅指头寒，手足不冷，即所谓热微厥亦微也，属热厥轻证。阳热内郁，胃失和降，故精神默默，不欲进食。阳郁求伸，热扰心神则烦躁不安。热郁在里，当小便不利而短赤。其转归有二：一为渐愈。病经数日，小便自利而色清，说明里热已除；欲得食，可知胃气和。二为转剧。阳郁渐甚，则热深厥亦深，由"指头寒"转为手足厥冷。热郁不得透达，见胸胁烦满而欲呕，甚者灼伤血络而便血。关于其治疗，柯琴指出"微者，小柴胡汤和之；甚者，大柴胡汤下之。"师其法，以四逆散配伍清透郁热药物，亦可取效。

J350 病者手足厥冷，言我不結胸，小腹滿，按之痛者，此冷結在膀胱關元也。

S340 病者手足厥冷，言我不結胸，小腹滿，按之痛者，此冷結在膀胱關元也。

【释义】

论冷结膀胱关元的厥证。

症见手足厥冷，故为厥证。"言我不结胸"，知其邪结不在胸膈；按之痛，与结胸相类；小腹满，提示结在下焦。以"冷结"强调其病性属阳虚寒凝，以"膀胱关元"再次强调其病位在脐下,与"言我不结胸"相呼应。证属阳虚寒凝于下焦,理应症见小腹冷、小便清长等,其治可温可灸。本证未出治法方药,后世医家主张用当归散四逆加吴茱萸生姜汤、四逆或白通之属,配合温灸关元、气海等穴,以救阳驱阴,可供参考。

J351 傷寒,發熱四日,厥反三日,復熱四日,厥少熱多,其病當愈,四日至七日熱不除,必清膿血。

S341 傷寒,發熱四日,厥反三日,復熱四日,厥少熱多者,其病當愈。四日至七日,熱不除者,必便膿血。

【释义】

论厥少热多当愈与阳复太过的变证。

据厥热胜复之理,热多厥少,为阳复阴退,故"其病当愈"。若发热从第四至七天仍不除,恐为阳复太过。阳热不除,灼伤阴络,则可发为便脓血。所谓热气有余,必发痈脓也,提示医者当于阳盛时,清其邪热兼以滋阴。

J352 傷寒,厥四日,熱反三日,復厥五日,其病爲進,寒多熱少,陽氣退,故爲進。

S342 傷寒,厥四日,熱反三日,復厥五日,其病爲進。寒多熱少,陽氣退,故爲進也。

【释义】

论厥多热少为病进。

伤寒先厥四日,发热三日,接着又厥冷五日,此厥多于热,为阴盛阳退,故主病进。方有执谓:"此反上条而言。进,谓加重也。"据阳衰阴盛之病机,治宜回阳散寒,可酌选四逆汤;若阴盛格阳,可用通脉四逆汤、白通加猪胆汁汤。上条为厥少热多,此言热少厥多,对比发明,以加强辨证论治。

J353 傷寒六七日，其脉微，手足厥冷，煩躁，灸厥陰，厥不還者死。

S343 傷寒六七日，脉微，手足厥冷，煩躁，灸厥陰。厥不還者，死。

【释义】

论寒厥阴盛阳亡的危候。

伤寒六七日，脉微而手足厥冷，是阳衰而阴盛之象。弱阳奋力与盛阴相争，争而不胜故躁烦不安。此时可施以灸法，急救回阳。灸后若手足转温，是阳气来复，尚有生机。若手足仍厥冷，恐阳气衰亡，故为死候。本条指出"灸厥阴"，未明确具体穴位，后世医家提出可酌选太冲、行间、章门、关元、神阙、百会、气海等穴位，或再配合当归四逆汤、四逆辈等，灸药并用，以冀挽救于万一。

J354 傷寒發熱，下利厥逆，躁不得臥者，死。

S344 傷寒發熱，下利厥逆，躁不得臥者，死。

【释义】

论阴极阳脱的危候。

伤寒，见下利厥逆，为阴盛阳衰；发热，为阴寒盛极而格阳于外；躁烦，系阳气亡脱。故本条所论较上条更为严重，系阴盛阳脱，阴阳即将离决，故为死候。

J355 傷寒六七日，不便利，忽發熱而利，其人汗出不止者，死。有陰無陽故也。

S346 傷寒六七日，不利，便發熱而利，其人汗出不止者，死。有陰無陽故也。

【释义】

论阴盛亡阳的危候。

伤寒六七日，正邪相争，正胜则生，邪胜则危。始无下利，忽然发热而下利，汗出不止者，说明病情突变，应审证细辨。若发热属阳气来复，应微热渐生，厥利亦随之而止。今虽发热，但与下利并见，故非阳回佳兆，实为阴邪内盛，格阳于外所致。汗出不止，阳衰不能固摄，有虚脱之虞。阳气外亡，故谓"有阴无阳"，断为死候。

J356 傷寒五六日，不結胸，腹濡，脈虛復厥者，不可下，此爲亡血，下之死。

S347 傷寒五六日，不結胸，腹濡，脈虛復厥者，不可下，此亡血，下之死。

【释义】

论血虚致厥的脉症及治禁。

伤寒五六日，若邪气传里，与痰水等实邪结于胸膈，则为结胸，其人当见脉沉紧、心下硬满而痛等症；若内传阳明，与燥屎互结，则应腹胀满、疼痛拒按、脉沉实有力。若不结胸，腹部柔软，脉虚弱无力，则上下均无实邪结聚，可知其厥非实邪阻遏所致，故不可下。"此为亡血"，指出厥之病机为阴血亏虚，四肢失去荣养所致，下之则阴血更亏，是虚其虚也，故以"死"强调误下之危险境地。本证未出方治，据其病机在于"亡血"，治当养血扶正，可酌选黄芪建中汤、当归四逆汤化裁。

J357 傷寒，發熱而厥，七日下利者，爲難治。

S348 發熱而厥，七日下利者，爲難治。

【释义】

论厥热并见，下利者难治。

一般而言，厥而下利为虚寒，发热为阳复，喻嘉言谓"厥利与热，不两存之势也"。七日为阳复之期，若厥回利止，则病可自解；若厥如故，而反增下利，为阴寒内盛而阳未复，其病为进，故曰难治。

J358 傷寒脉促，手足厥逆者，可灸之。

S349 傷寒脉促，手足厥逆，可灸之。

【释义】

论阳虚脉促厥逆可用灸法。

脉来数，时一止，复来者，名曰促。伤寒见脉促，有寒热虚实之分；促而有力，为阳气盛，主热；促而无力，为阳气虚，主寒。脉促与手足厥逆并见，多属虚寒。阳气亏虚，不能温煦四肢，故手足厥逆。阳虚阴盛，虚阳与阴邪相争，故脉促。治宜温阳散寒，方如四逆汤类；若温灸可酌选关元、气海、太冲等穴。

J359 傷寒，脉滑而厥者，裏有熱也，白虎湯主之。

S350 傷寒，脉滑而厥者，裏有熱，白虎湯主之。

【释义】

论热厥证治。

滑脉，动数流利之象，无沉细微涩之形，属于阳脉。脉滑而厥，里热可知，故为热厥，因邪热深伏，阳气被遏，不达四肢，使阴阳气不相顺接而手足逆冷。"里有热"表明了本证的病机关键，然内无腹满疼痛及不大便等证，是热虽盛而未成实，故不可下。治以白虎汤，辛寒清热。本条述证简略，只提脉象，突出里有郁热的辨证要点，是举脉略证的省文笔法，其证当有身热、口渴、汗出、心烦、舌红苔黄、小便黄赤等里热症。

J360 手足厥寒，脉爲之細絶，當歸四逆湯主之。若其人内有久寒，當歸四逆加吳茱萸生薑湯主之。

S351 手足厥寒，脉細欲絶者，當歸四逆湯主之。

S352 若其人内有久寒者，宜當歸四逆加吳茱萸生薑湯主之。

【释义】

论血虚寒凝致厥的证治。

《素问·脉要精微论》云："脉者，血之府也"。脉细欲绝，为阴血不足，脉道不充。血虚寒凝，气血运行不利，不能荣于四肢故手足厥冷。本条叙证精简，厥血虚寒凝的病机，当伴面色苍白或青紫、头晕、四肢关节疼痛、少腹冷等血亏寒凝证候。治用当归四逆汤养血通脉，温经散寒。当归四逆汤由桂枝汤去生姜倍大枣加当归、细辛、通草而成。以当归配芍药补肝养血以调荣；细辛、桂枝辛散表里之寒，温通血脉；甘草、大枣温阳脾气；通草入经通脉。诸药合用，养血脉，通阳气，散寒邪，是治疗血虚寒凝经典方剂。如内有久寒，表现为下焦积冷，少腹冷痛，或中焦寒饮呕吐、脘腹疼痛，可加吴茱萸、生姜以暖肝温胃散寒，加清酒煎药，借以增强其温通散寒的力量。当归四逆汤功擅养血散寒通络，可有效改善毛细血管微循环，常以其加减治疗痛经、雷诺病、风湿痹痛、血栓闭塞性脉管炎、周围神经炎、骨髓炎等证属血虚寒凝者，多可获效。

J361 大汗出，热不去，内拘急 [1]，四肢疼，又下利，厥逆而恶寒者，四逆汤主之。

S353 大汗出，热不去，内拘急，四肢疼，又下利厥逆而恶寒者，四逆汤主之。

【校注】

[1] 内拘急：指腹中有拘挛急迫感。

【释义】

论过汗亡阳而致厥利的证治。

大汗出而热不去，知邪气未从汗解。大汗出与热不除并见，类似阳明热证，但其应伴有烦渴欲饮等表现。若下利、内拘急、厥逆而恶寒，自非实热证，而属于虚寒证。盖大汗出阳气反从汗亡。阳气外亡，阴寒内生而腹中拘急不舒。四肢者，诸阳之本也。阳虚不足，不能实气于四肢，则为之疼痛；甚者，下利厥逆而恶寒。证属阴盛阳衰,虚阳外越,故以四逆汤急救回阳。

J362 表熱裏寒者,脉雖沉而遲,手足微厥,下利清穀,此裏寒也。所以陰證亦有發熱者,此表熱也。

【释义】

论表热里寒的证候特点。

脉沉而迟,手足厥冷,下利清谷,为阳虚在里,温煦失职,属"阴证"。若见发热、恶寒等表证,此属"表热里寒",治宜先用四逆汤温里,后宜桂枝汤加减解表。当然,表热亦可为假象,证属阴寒内盛,虚阳格于外,而呈表热里寒之象,治宜通脉四逆汤加减,回阳救逆。

J363 表寒裏熱者,脉必滑,身厥,舌乾也。所以少陰惡寒而倦,此表寒也。時時自煩,不欲厚衣,此裏熱也。

【释义】

论表寒里热的证候特点。

表寒里热证,见脉滑有力,口舌干燥,此为郁热在里,灼伤阴津;阳郁不达,亦可见身体厥冷,呈现如少阴阳虚一般的恶寒、蜷卧等外寒证,但病人时时自烦,虽恶寒而蜷,但不欲覆衣,此为里热之征象。

J364 病者手足厥冷,脉乍緊者,邪結在胸中,心中滿而煩,饑不能食者,病在胸中,當吐之,宜瓜蒂散。

S355 病人手足厥冷,脉乍緊者,邪結在胸中,心下滿而煩,饑不能食者,病在胸中,當須吐之,宜瓜蒂散。

【释义】

论胸中痰实致厥的证治。

《金匮要略·腹满寒疝宿食病脉证治第十》云："脉乍紧如转索无常者,有宿食也。"又云："脉紧,头痛风寒,腹中有宿食不化也"。手足厥冷,脉乍紧者,是痰实壅塞,胸阳被遏,不能外达四肢,故"手足厥冷";邪结胸中,郁遏气机则心下满闷不舒。胸中有实邪阻滞,故知饥而不能食。实邪结在胸中,病位偏高,病势向上,故用瓜蒂散,因势利导,涌吐在上之实邪,畅达胸阳。

J365 傷寒,厥而心下悸者,宜先治水,當與茯苓甘草湯。却治其厥,不爾,水漬入胃,必作利也。

S356 傷寒厥而心下悸,宜先治水,當服茯苓甘草湯。却治其厥,不爾,水漬入胃,必作利也。

【释义】

论水停心下致厥逆的证治。

《金匮要略·痰饮咳嗽病脉证并治第十二》:"水停心下,甚者则悸。"因水停心下(胃脘部),阴来搏阳,故心下悸动不安。阳气被水饮阻遏,不能通达于四肢,因而手足厥逆。厥因水停,故当先治水,以茯苓甘草汤温化水饮,水饮去则阳气得布而厥可消。若不先治水,从"伤寒"以汗法治其厥,扰动水邪,水渍下入胃肠则作利也。现今临床的心肾疾病,出现心功能衰竭水肿、出现水饮致厥,可以本方化裁治疗。

J366 傷寒六七日,大下後,寸脉沉遲,手足厥逆,下部脉不至,咽喉不利,唾膿血,洩[1]利不止者,爲難治,麻黃升麻湯主之。

S357 傷寒六七日,大下後,寸脉沉而遲,手足厥逆,下部脉不至,喉咽不利,唾膿血,泄利不止者,爲難治,麻黃升麻湯主之。

【校注】

[1] 洩:《金匮玉函经》"洩""泄"并见,以"泄"为多,作"洩"当为避李世民"世"讳所改。

【释义】

论邪陷阳郁,肺热脾寒的证治。

伤寒六七日,表邪郁而化热,里实初结,似有可下之征;治当先解表,表解乃可攻里。如误施峻剂攻下,中阳虚损、邪热内陷,兼有表邪残留。大下后,脉由浮转为寸脉沉迟,下部脉不至。沉主里,迟有滞涩之意,寸脉沉而迟,为邪陷阳郁于上;下部脉不至,即尺脉微弱、指下难寻,提示大下之后,阳气虚衰。邪热阳郁于上、阳气不足于下,故而手足厥冷;郁热上蒸,津伤失润,轻则咽喉不利,重则热壅肉腐而吐脓血。中阳不足,寒伤于下,故泄利不止。本证肺热脾寒,清上热则伤中阳,补中虚而助上热,故曰"难治"。方用麻黄升麻汤,清上温下,发越郁阳。

麻黄升麻汤重用麻黄、升麻透发内陷阳邪,黄芩、石膏、知母清肺胃之热,天冬、葳蕤养阴生津,当归、芍药养血和营,桂枝、干姜温中散寒,白术、茯苓、甘草健脾补中。全方集散、清、润、温、补于一体,药味虽多,但用量悬殊,凸显以宣发内陷之邪,升散内郁之阳为主旨,药后可使汗出邪去,阳气得伸而病解,故方后注云"汗出愈"。麻黄升麻汤是清上温下,益阴解毒,发越郁阳的代表方剂。临床拓展用治上呼吸道感染、慢性支气管炎、慢性肠炎、痢疾、痤疮等疾病,证属阳郁不伸,肺热脾寒者,屡有效验。

J367 傷寒四五日,腹中痛,若轉氣下趣[1]少腹者,爲欲自利也。
S358 傷寒四五日,腹中痛,若轉氣下趣少腹者,此欲自利也。

【校注】

[1]趣:同"趋",作疾走解。

【释义】

论伤寒欲作虚寒自利的证候。

感受外邪,若阳气充盛,必抗邪于外。若伤寒四五日,见腹中痛与下利并见,多属素禀阳虚,抗邪无力寒邪日渐深入,寒凝而腹痛,继则腹中肠鸣转气,窘迫欲利,责之于里阳虚而不能守。

J368 傷寒本自寒下,醫復吐之,寒格,更逆吐下,食入即吐者,乾薑黃芩黃連湯主之。

S359 傷寒本自寒下,醫復吐下之,寒格,更逆吐下,若食入口即吐,乾薑黃芩黃連人參湯主之。

【释义】

论寒热格拒的证治。

伤寒本自寒下,盖指第 163 条桂枝人参汤证言。医见"心下痞硬",以为里热而误用吐、下之法,中焦更虚,阴寒益甚,虚阳气被格拒于上,而致寒热格拒。"更逆吐下",即再次误施吐下之法,加重"寒格",而出现饮食入口即吐。"食入口即吐"是辨证的关键,唐代王冰云:"食入即吐,是有火也。"可见此证不仅肠寒下利,更以胃热气逆为重。若以寒治逆,则寒下转增,或仅投温剂,则必格拒不入,故治以清上温下,寒温并用,辛开苦降之法,方用干姜黄芩黄连人参汤。药用黄芩、黄连苦寒清上热,干姜辛温开通阴寒;因误用吐下,中焦虚馁,故以人参补中,俾脾阳得转,并可助干姜之辛,冲开阴格而止呕。本方苦降辛开,分走上下,药后上热清则呕吐止,下寒除则下利止,中气复则升降有序而寒热格拒之势得解。

【按语】

《伤寒论》中寒热并用方剂各有特点,如半夏泻心汤、甘草泻下汤、生姜泻心汤偏于和,乌梅丸偏于酸敛、干姜黄芩黄连人参汤偏于苦降、麻黄升麻汤偏于辛散,以上主方虽均治疗寒热错杂病证,但有敛、降、散、和不同,且病涉脏腑有异,掌握方剂配伍特点,尤其针对病势、注意气机升降出入,垂范临床实践。

J369 下利,有微热而渴,脉弱者,自愈。

S360 下利，有微熱而渴，脉弱者，今自愈。

【释义】

论下利阳复自愈证。

疾病的转归，取决于正邪力量的对比，正复邪衰者向愈，正虚邪盛者预后不良。下利、微热而渴，为何断为阳复？其一，热与渴的程度较轻，若大热大渴，多为热盛。其二，脉象的强弱，若脉沉实或洪大，则为邪热亢盛。下利而脉弱，说明邪随利渐而胃气尚存，并见身有微热而口渴，为阳气来复、阴寒消退，正复邪却，故疾病有自愈之机转。当然，阳复佳兆，除"微热而渴、脉弱"外，临床还应见下利渐止、四肢渐温、精神转佳等证候。

J370 下利，脉數，有微熱，汗出者，自愈。設復緊，爲未解。

S361 下利，脉數，有微熱汗出，今自愈，設復緊，爲未解。

【释义】

论虚寒下利将愈之候及未解的脉象。

本条承上条而论虚寒下利的转归，上条言脉微为邪衰，本条脉数为阳复。虚寒下利，见脉数、微热、汗出，为阴病见阳脉、阳症，标志阴邪衰退而阳气来复，其病欲愈。紧主寒邪，若下利而脉紧，为阳复不及，寒邪犹盛，故云"为未解"。从"设复紧"可知，原来即是紧脉，与下利合看，主阳虚寒盛。

J371 下利，手足厥冷，無脉者，灸之不温，而脉不還，反微喘者，死。

S362 下利，手足厥冷，無脉者，灸之不温，若脉不還，反微喘者，死。少陰負趺陽者，爲順也。

【释义】

论厥阴厥逆无脉的危证。

厥阴虚寒下利，阳虚不足以温煦四末，故手足厥冷。气血难续，故而无脉。

阴阳两虚,病势危笃,用汤剂唯恐不及,故急施以灸法,急救回阳。灸后若手足温而脉还,表明阳气尚未竭绝,故生机尚存。若手足不温,脉仍不还,而反增微喘者,是肾不纳气,呼吸无根,真阳欲脱之象,故曰"死"。

J372 少陰負趺陽者,爲順也。

【释义】

论少阴脉负趺阳脉为顺。

"少阴"与"趺阳",指脉位而言。少阴为肾脉,其部位在太溪穴;趺阳为胃脉,其部位在冲阳穴。"少阴负趺阳",即太溪脉小于趺阳脉。少阴负扶阳,为何为顺?因为少阴肾为先天之本,阳明胃为后天之本。少阴脉负于趺阳脉,提示胃气不败,生化有源,有胃气则生,其病虽重,仍可救治。

J373 下利,寸脈反浮數,尺中自濇者,必清膿血 [1]。
S363 下利,寸脉反浮數,尺中自濇者,必清膿血。

【校注】

[1] 清脓血:"清"通"圊"。圊者,厕也。清脓血,即便脓血。

【释义】

论久利阴虚生热,成便脓血之证。

本条下利,从寸脉"反浮数"可知,虚寒下利,其脉本应沉迟无力;寸脉见浮数,属反常脉象,故曰"反";但尺部涩脉仍在,涩主津血亏虚,脉道不利。阴虚生内热,热势上浮,故脉见浮数,但必兼无力。虚热灼伤肠络,肠腐成脓,故症见大便赤白脓血。

J374 下利清穀,不可攻其表,汗出必脹滿。
S364 下利清穀,不可攻表,汗出必脹滿。

论虚寒下利,不可发表。

下利清谷,为脾肾阳虚,阴寒内盛,水谷失去腐熟运化之机,纵有表证,亦当先救其里,散寒回阳,宜附子理中汤、四逆汤等。待里和后方可解表。若误汗则阳随汗泄,里阳益虚,阴寒更盛,下利必更重,阳虚寒凝气滞,则下利不仅不止,反增腹胀满。

J375 下利,脉沉弦者,下重。脉大者,爲未止。脉微弱數者,爲欲自止,雖發熱,不死。

S365 下利,脉沉弦者,下重也。脉大者,爲未止。脉微弱數者,爲欲自止,雖發熱,不死。

论脉证合参,辨下利的预后。

脉沉主里,脉弦主痛、主气机凝滞;下重者,指肛门有重滞之感。下利后重与脉沉涩并见,主寒湿壅滞,肠道气机不利。"脉大"系与"脉微弱数"相比而言,《素问·脉要精微论》:"大则病进",故脉大指脉沉弦有力,提示邪气盛实,故下利不止,下重未除。脉由"沉弦"转"微弱",示邪气衰退;微弱中兼"数",且见"发热",反映出本证有阳气来复之势;正复邪退,故下利欲止,病情向愈。

J376 下利,脉沉而遲,其人面少赤,身有微熱,下利清穀,必鬱冒汗出而解,病人必微厥。所以然者,其面戴陽,下虚故也。

S366 下利,脉沉而遲,其人面少赤,身有微熱,下利清穀者,必鬱冒汗出而解,病人必微厥。所以然者,其面戴陽,下虚故也。

论下焦阳虚,微邪郁表,有郁冒作解之机。

下利清谷、脉沉而迟与微厥并见,属下焦虚寒无疑。"戴阳"者,即两颧潮红、娇嫩如妆,是相对于"面少赤"而言。"所以然者,其面戴阳,下虚故也"为自注句,强调下焦阳气虚寒是戴阳的关键。所谓郁冒,太阳病篇第93条云:"太阳病,先下之而不愈,因复发汗,以此表里俱虚,其人因致冒,冒家汗出自愈。"《金匮要略·妇人产后病脉证治第二十一》篇指出"亡血复汗,寒多,故令郁冒"。由此可见,"郁冒汗出而解",反映出阳虚与微邪郁表并存的病机,虚阳抗邪于表,故而汗出而邪散,其病得解。本条以"微热""微厥"中两个"微"字,强调本证虽然下焦阳虚,但尚未至阴盛格阳的程度,更何况如果属于阴盛格阳的汗出,必致亡阳,怎可出现郁冒汗出而解的机转?因此,不可一见"戴阳",即从阴盛格阳解释,进而提出用通脉四逆汤、白通汤、白通加猪胆汁汤等治疗。

J377 下利,脉反數而渴者,今自愈。設不差,必清膿血,以有熱故也。
S367 下利,脉數而渴者,今自愈。設不差,必清膿血,以有熱故也。

【释义】

论虚寒下利,阳气来复的两种转归。

虚寒下利,多脉沉微而不渴;若脉由沉微转数,由口中和转为口渴,其下利自然应逐渐减轻,进而自止,此属阳气已复,阴寒退却,其病当愈。若数不解,口渴转甚,为阳复太过而化热,热伤肠络,肉腐成脓,故而下利便脓血。

J378 下利後,其脉絕,手足厥,晬時脉還,手足溫者生,不還不溫者死。
S368 下利後,脉絕,手足厥冷,晬時脉還,手足溫者生,脉不還者死。

【释义】

论脉症合参以辨下利的转归。

所谓脉绝,即指下无脉或若有若无。下利泄泻,脉微欲绝,提示虚寒下利,津液大伤,阳随液脱,阳气不足以鼓动血脉,血不足以充斥脉道,自然当见手足厥冷。若一昼夜后,脉徐徐而来,手足转温,提示阴阳虽衰,但未至败绝,尚有生机,故云"手足温者生"。反之,若脉仍未还而四肢厥冷者,恐为阳气已绝,生机无望,故云"不还不温者死"。

J379 傷寒,下利日十餘行,脈反實者,死。
S369 傷寒,下利日十餘行,脉反實者,死。

【释义】

论虚证见实脉者死。

伤寒下利,已至"日十余行"的程度,必是阳亡阴竭,阴阳俱衰。于理,脉应微弱无力,甚或若有若无。大虚之证,反见坚实强劲有力之实脉,当属胃气衰败,真脏脉独见,邪盛而正脱,故主死。此说与《素问·平人气象论》:"泄而脱血脉实,病在中脉虚,病在外脉涩坚者,皆难治"的精神相一致。

J380 下利清穀,裏寒外熱,汗出而厥,通脈四逆湯主之。
S370 下利清穀,裏寒外熱,汗出而厥者,通脉四逆湯主之。

【释义】

论阴盛格阳的证治。

"下利清谷",是少阴下利之甚,阳衰阴盛,不但下利而且粪便中有不消化谷物,提示不但肠胃机能已衰微到极点,且肾阳衰微,火不暖土,腐化无权。阳虚不温四末,故四肢厥冷;虚阳被盛阴所格,欲从外脱,故见冷汗出而身热,此属里真寒、外假热之证,故急用通脉四逆汤,破阴回阳、通达内外。

J381 熱利下重,白頭翁湯主之。
S371 熱利下重者,白頭翁湯主之。

【释义】

论白头翁汤证治。

暴注下迫,皆属于热。热利下重,乃湿热秽浊郁遏大肠,虽利而邪不得出,腑气壅滞,气血凝涩,化为脓血,常见腹痛、里急后重、利下赤白脓血、肛门灼热疼痛。治用白头翁汤,清热燥湿、凉血止利。本方以苦寒之白头翁为主药,入大肠与肝经血分,善清肠热、凉血疏肝、解毒止利。秦皮苦寒清肝胆及大肠湿热,并可凉血坚阴而止利。黄连、黄柏苦寒清热燥湿;四药相伍,共奏清热燥湿、凉血止利之功,为治疗热利下重的常用方剂,若后重者可加大黄、槟榔等导滞;腹痛加木香、厚朴以行气,脓血多者,加当归、芍药和营养血。

J382 下利,腹脹滿,身體疼痛,先溫其裏,乃攻其表。溫裏宜四逆湯,攻表宜桂枝湯。

S372 下利,腹脹滿,身體疼痛者,先溫其裏,乃攻其表。溫裏宜四逆湯,攻表宜桂枝湯。

【释义】

论虚寒下利兼表,治应先里后表。

脾肾阳虚,寒湿下注而下利;温运无力,气机壅滞故腹胀满。里虚风寒外袭,故身体疼痛。表里同病,里虚者先治其里,故与四逆汤;里和而表不解,可与桂枝汤再治其表,和营卫而止身疼痛。需要指出的是,"先温其里,乃攻其表"乃只是表里同病的治则之一,《伤寒论》中不乏先表后里、表里同治的范例,故柯琴云"寒在表里,治有缓急"。

J383 下利欲飲水,爲有熱也,白頭翁湯主之。

S373 下利欲飲水者,以有熱故也,白頭翁湯主之。

【释义】

再论白头翁汤证治。

下利欲饮水者,与脏寒下利而不渴有别,乃热邪内耗津液。本条补述白头翁汤的辨证要点,故应与下利便脓血、里急后重合参,方为全面。同时应注意,少阴病、厥阴病下利，均有口渴，故尚需结合小便清长与短赤、喜冷饮或热饮、舌脉等综合判断寒热虚实。

J384 下利譫語者，有燥屎也，宜小承氣湯。
S374 下利譫語者，有燥屎也，宜小承氣湯。

【释义】

论燥实内阻，热结旁流的证治。

虚寒下利，多便溏清谷，四肢逆冷；若下利与谵语并见，其证必是高热，若非里热炽盛扰心，谵语何来？虽下利而内有燥屎内结，不然何以用小承气汤攻下？故本证下利，必非清谷，而为利下灼热臭秽，《温病条辨》称之为"热结旁流"。治当通因通用，以小承气汤行气通便，燥屎得去，则谵语自除。本条下利与第321条"少阴病，自利清水，色纯青，心下必痛，口干燥者，急下之，宜大承气汤"的证治相似，只是病情较轻，故用小承气汤泻下里实。

J385 下利後，更煩，按之心下濡者，爲虛煩也，梔子豉湯主之。
S375 下利後，更煩，按之心下濡者，爲虛煩也，宜梔子豉湯。

【释义】

论下利后虚烦的证治。

上条论下利后燥实去，则谵语可除。本条论利后其仍烦，按之心下柔软并无结痛，知内无有形实邪阻滞，而是无形邪热内郁，故谓之"虚烦"。与上条相比，本条强调其病位在"心下"，较上条偏上；病性属"虚烦"，较上条"燥屎"为无形，故不用承气辈攻下而用栀子豉汤清宣郁热。

J386 嘔家有癰膿，不可治嘔，膿盡自愈。
S376 嘔家有癰膿者，不可治嘔，膿盡自愈。

【释义】

论痈脓致呕的治疗宜禁。

"呕家"指素有呕吐的人。"呕家有痈脓",谓之呕因痈脓而发,乃内有郁热,肉腐成脓。应该先治其痈,痈脓除则呕自止。因为"呕"寓正气抗邪,病势向上向外,若见呕止呕,反逆其机,阻其出路,热邪内壅,痈脓蓄留,无所外泄,反而加重病情。此条虽未出治法,但"脓尽自愈",已示人治病必求其本,故治宜因势利导,消痈排脓。

J389 嘔而發熱者,小柴胡湯主之。
S379 嘔而發熱者,小柴胡湯主之。

【释义】

论厥阴转出少阳的证治。

"呕而发热",可见于太阳表证、阳明里热实证和少阳枢机不利证。本条"呕而发热",云"小柴胡汤主之",寓指当属小柴胡汤证。盖厥阴与少阳互为表里,呕而发热者,属病厥阴而外出少阳也,理应伴见口苦、心烦、脉弦等小柴胡汤证的审证要点,方可用小柴胡汤治疗。此属于脏病还腑,与其相类的还有第187条"伤寒脉浮而缓,手足自温者,是为系在太阴。太阴者,身当发黄;若小便自利者,不能发黄;至七八日,大便硬者,为阳明病也",第293条"少阴病八九日,一身手足尽热者,以热在膀胱,必便血也"。三条合参,有助于理解六经病证阴阳、脏腑、表里间的传变。

J390 嘔而脉弱,小便復利,身有微熱,見厥者難治,四逆湯主之。
S377 嘔而脉弱,小便復利,身有微熱,見厥者難治,四逆湯主之。

【释义】

论阴盛阳虚呕逆的证治。

呕吐与脉弱、手足厥冷并见,属阳虚寒盛无疑。小便由不利转为复利,是下虚肾气不固,小便当清长而量多;身有微热而厥冷,提示病证已至虚阳浮越的程度,此时虽"呕",却不能急于治呕,而从本求治,故用四逆汤温里散寒,回阳救逆。

J391 乾嘔,吐涎沫,而復頭痛,吴茱萸湯主之。

S378 乾嘔,吐涎沫,頭痛者,吴茱萸湯主之。

【释义】

论肝寒犯胃,浊阴上逆的证治。

足厥阴肝脉,夹胃属肝,上贯膈,布胸胁,上入颃颡,连目系,上出于督脉会于巅顶。寒滞厥阴,水饮不化,浊阴循经上扰于胃,胃寒气逆,而见"干呕,吐涎沫",即口中频频吐出清冷涎沫。厥阴肝寒循经上逆,上冲巅顶,故见头痛且以巅顶部为甚。治以吴茱萸汤,暖肝温胃,散寒化饮。

吴茱萸汤证在《伤寒论》中涉及阳明、少阴、厥阴三经病变。除本条外,还见于阳明病篇"食谷欲呕"(第243条)、少阴病篇"吐利,手足逆冷,烦躁欲死"(第309条),此三条虽然见证不同,但其基本病机均有肝胃虚寒、浊阴上逆,所以均症见呕吐,提示相较于"下利","呕"或"吐"是吴茱萸汤的审证要点,也反映出胃家虚寒,气机上逆的病理特点,吴茱萸汤自然属于治胃寒气逆的专方。

吴茱萸汤对急性胃肠炎、慢性胃炎、溃疡病、头痛、耳源性眩晕、高血压、妊娠恶阻等病证属肝胃虚寒、浊阴上逆者有显著疗效,以呕吐涎沫、胸脘痞满、或干呕、巅顶冷痛,甚则手足厥冷,苔白而腻,脉弦迟为辨证要点。若头痛甚者,加藁本、川芎、白芷;呕逆甚者,加半夏、茯苓、丁香;胃痛者加良姜、香附;气虚者加黄芪、白术;烧心反酸者,加乌贼骨、煅瓦楞子。

J392 傷寒,大吐大下之,極虛,復極汗出者,以其人外氣怫鬱[1],復與之水,以發其汗,因得噦。所以然者,胃中寒冷故也。

S380 傷寒,大吐大下之,極虛,復極汗者,其人外氣怫鬱,復與之水,以發其汗,因得噦。所以然者,胃中寒冷故也。

【校注】

[1] 外气怫郁：指表阳被郁遏，体表无汗而有郁热。

【释义】

论胃中寒冷致哕。

伤寒误用大吐、大下治疗，既损其上，又伤其下，以致正气虚衰，尤其是中焦脾胃阳虚，而病不愈。此时纵有外气怫郁不解，亦不可再汗，而应先温其里，后疏其表。若复以热水发其汗，阳从汗泄而更虚，胃中寒冷更甚，以致气逆不降，故发生哕逆，治宜理中汤或茯苓四逆汤加丁香、柿蒂、良姜等。"所以然者，胃中寒冷故也"，系自注句，意在说明致哕的原因与机理。

J393 傷寒，噦而腹滿，問其前後，知何部不利，利之即愈。
S381 傷寒，噦而腹滿，視其前後，知何部不利，利之即愈。

【释义】

论哕而腹满的治法。

哕而腹满，气上逆而不下行也。问其前后二便情况，若由腑气不通，胃气不降而致腹满呃逆者，当有大便不通等见症；若由水饮内停所致，应见小便不利、水肿等症。因为，对本证应审证求因，辨证施治，使邪从下除而不上逆，则腹满与哕俱平。哕证有虚实之分，注家多将本条与上条对比，认为本条哕证属实。然腹满亦有虚实，故而当结合哕声是否响亮、二便、舌脉等综合判断。

辨霍乱病形证治第十一

本篇原文共 10 条，载方 6 首。首先明确了霍乱的诊断、霍乱与伤寒的鉴别、霍乱的预后，可视为霍乱病纲要。继而依次论述了阳虚水停，外兼表邪的五苓散证；中焦阳虚，寒湿内扰的理中丸证（兼及桂枝汤证）；同时还简述了霍乱吐利日久、少阴阳亡之四逆汤证，以及阳亡阴竭的通脉四逆加猪胆汁汤证。

J394 問曰：病有霍亂者何？ 答曰：嘔吐而利，名曰霍亂。

S382 問曰：病有霍亂者何？ 答曰：嘔吐而利，此名霍亂。

【释义】

论霍乱病的主症。

本条以问答形式，表述了霍乱的主症及发病特点，具有提纲挈领的作用。

霍，迅速、急骤之意；乱，即变乱之意。霍乱，即暴然发作的疾患。霍乱以吐泻为主症，又含有挥霍缭乱之义。因其发病急骤，吐泻交作，挥霍缭乱，故名霍乱。清气不升则泄泻，浊气不降则呕吐，清浊相干，升降失常，故吐利交作。《灵枢·五乱》曰："清气在阴，浊气在阳，营气顺脉，卫气逆行。清浊相干……乱于肠胃，则为霍乱。"表明霍乱的发生，其病在于肠胃功能逆乱，升清降浊失职所致，当从太阴脾、阳明胃论治。现代医学中的霍乱、副霍乱、急性胃肠炎等，可参考本篇内容辨证治疗。

J395 問曰：病發熱頭痛，身疼，惡寒，不復吐利，當屬何病？ 答曰：當爲霍亂，吐下利止，復更發熱也。

S383 問曰：病發熱頭痛，身疼，惡寒，吐利者，此屬何病？ 答曰：此名霍亂。霍亂自吐下，又利止，復更發熱也。

【释义】

论霍乱兼表证及其与伤寒的鉴别。

承上条论述霍乱病在里有吐利，在表有发热、恶寒等，其病始于中焦，并可感受外邪而出现表证，最易与伤寒混淆，故需与伤寒鉴别。霍乱虽也是表里同病，但以吐利的里证为主。"自吐下"，强调了霍乱初起病位即在里，病从内而外，表里不和，则吐利、寒热并见，与伤寒病初起见表证，邪气内传，导致里气不和,脾胃升降失常方见吐利不同;若下利止,但见发热,说明里气虽和,而表证未解。

J396 傷寒,其脉微澀,本是霍亂。今是傷寒,却四五日,至陰經上,轉入陰當利。本素嘔下利者,不治。若其人似欲大便,但反失氣,而仍不利,是爲屬陽明,便必堅,十三日愈。所以然者,經盡故也。

J397 下利後,便當堅,堅則能食者,愈。今反不能食,到後經中,頗能食,復過一經,能食,過之一日當愈,若不愈,不屬陽明也。

S384 傷寒,其脉微濇者,本是霍亂。今是傷寒,却四五日,至陰經上,轉入陰必利,本嘔下利者,不可治也。欲似大便,而反失氣,仍不利者,此屬陽明也,便必硬,十三日愈,所以然者,經盡故也。下利後,當便鞭,鞭則能食者愈。今反不能食,到後經中,頗能食,復過一經能食,過之一日當愈,不愈者,不屬陽明也。

【释义】

再论霍乱与伤寒脉症异同与转归。

"伤寒,其脉微涩者",主精血内虚,血脉不畅,为霍乱吐利所致。"今是伤寒"句起,论伤寒与霍乱不同,伤寒受邪,多在四五日后,邪传入阴,方见下利,如第358条"伤寒四五日,腹中痛,若转气下趣少腹者,此欲自利也"。自"欲似大便"至"经尽故也",论欲似大便而反失气,是邪不入阴而转属阳明的反映。转属阳明,则大便必硬,可用调和胃气法治疗;但也有经行两周再过一日,即十三日经尽而愈者。自"下利后"至"不属阳明也",论预后的辨证。下利后,津伤肠燥,大便当硬。便硬而能食,是胃气和,故可愈。若反不能食,是胃气弱,至后经中,稍能食,复过一经能食,乃是脏腑经气渐至调和,胃气来复而津回肠润,故云"过之一日当愈"。综上,本条以吐、利、便硬、能食四症为要点,始终不离中焦脾胃,展开讨论,强调治霍乱病和伤寒,均应以恢复中焦脾升胃降之司为要。

J398 惡寒，脈微而復利。利止，亡血[1]也。四逆加人參湯主之。

S385 惡寒脈微而復利。利止亡血也，四逆加人參湯主之。

【校注】

[1] 亡血：亡者，失也。亡血，即亡失津液。

【释义】

论霍乱吐利致阳虚液竭的证治。

本条承上文"转入阴当利"，论阳虚下利，利止亡血的证治，也是对"不愈者，不属阳明也"的阐释。恶寒脉微主阳虚，霍乱下利，气随津泄，阳气虚衰；阳虚不能温化水谷，气虚不能固摄津液，故泄利不止。若利止而脉仍微弱恶寒，为吐利导致阳亡阴竭，无物可下的危候，故曰"亡血也"。治用四逆加人参汤，用四逆汤回阳救逆，加人参益气固脱、生津滋液。清代张路玉谓："亡血本不宜用姜附以损阴……此以利后恶寒不止，阳气下脱已甚，故用四逆以复阳为急也。其所以用人参者，不特护持津液，兼阳药得之，愈加得力耳。"清代魏荔彤认为本方"于温中之中，佐以补虚生津之品，凡病后亡血津枯者，皆可用也，不止霍乱，不止伤寒吐下后也。"山西名医李汉卿则指出，临床凡用四逆汤，不论是否为"亡血"，均加人参，比单用四逆汤为佳。

J397、J398 两条，论霍乱吐利的两种转归，实则外出阳明，虚则转入少阴，虚实对比，加强辨证论治，同时也提示霍乱病虽发在太阴，但往往有少阴之变，而与太阴病篇第273条"太阴之为病，腹满而吐，食不下，自利益甚"、277条"宜服四逆辈"遥相呼应。

J399 霍亂，頭痛發熱，身疼痛，熱多欲飲水，五苓散主之。寒多不用水者，理中湯主之。

S386 霍亂，頭痛發熱，身疼痛，熱多欲飲水者，五苓散主之；寒多不用水者，理中丸主之。

【释义】

论霍乱表里同病的辨证治疗。

霍乱吐利交作，常并见头痛、发热、身疼痛等证，是中焦脾胃升降失司，里乱而外不协，证属表里同病。表里同病的治疗，有先治表后治里、表里同治、先治里后治表之异。伤寒当先解表，即使兼有里实，若非危重急下之证，宜遵循先表后里之法，待表解后再议治里，此为常法。但若里阳虚衰兼表时，因里气虚寒，不堪发表，则又宜表里同治或先里后表，此为变法。本条既言"霍乱"，则吐利、脉微涩等症自不待言，中土先虚可辨，故虽兼表证，而重在治里。若中阳虚弱较轻，正气尚可与邪相争，故虽见吐利而兼见发热、身疼痛等"热多"之症，为脾阳不足，寒湿内蕴，气化失司，故以五苓散运脾祛湿，表里双解。若脾阳虚衰为主，症见吐利、腹中冷痛、恶寒等"寒多"证候，则宜先治其里，故以理中汤温中健脾运湿。理中汤即甘草干姜汤加人参、白术而成，以甘草干姜汤温中散寒，加人参、白术健脾运湿。脾阳恢复，寒湿得去，升降调和则吐利自止。本方为太阴虚寒证的主方，因其作用在于温运中阳，调理中焦，故名"理中"。理中丸为一方二法，既可制丸剂，亦可煎汤服。病情缓而需久服者，用丸剂；病势急而丸不及者，改用汤剂。药后若腹中转热，是为得效，若腹中未热，可加量。为增强疗效，服药后可辅以热粥，并温覆以取暖。

脾胃阳虚、寒邪凝滞是中焦虚寒证发生过程中正、邪两方面的关键因素，气虚阳衰之程度、感受寒邪之轻重又因人而异，因此需要根据情况灵活加减。若气虚较甚，因虚而气滞不行，则"腹中痛"，故重用人参补中益气，补气则气壮而行，庶可气行痛止；若寒邪甚，自当重用干姜以增强温中散寒之力。脾胃气虚，升降失施，中焦寒邪"肠鸣而转，转即气动"，其治疗理当随"气动"之病势而加减，分析"脐上筑""吐多""腹满"均去白术，与"下多"仍用白术、"渴欲饮水"重用白术的用法相比较，其意义就能更加明确。因为白术的主要作用是运脾升清，"脐上筑"是肾气（即水气）有动而上逆之机，故去白术加桂枝以平冲逆；吐多属胃气上逆较甚，故去白术加生姜以和胃降逆；下多乃因脾虚气陷较甚，清阳不升，故仍用白术，运脾升清，培土胜湿；渴是脾虚不能输布津液于上，故重用白术以运脾布津。"心下悸"是水气上冲凌心，故加茯苓淡渗利水、健脾宁心安神。腹满由于脾胃气虚而浊阴不降，故去白术之升，加附子温补下焦少阴虚寒，破阴以行滞气，如此加减变化后的理中汤，实际上已具备四逆加人参汤之义，如此便可治疗中焦虚寒，累及下焦少阴之证，反映出异病同治的精神，体现了治中有防的思想。

J400 吐利止而身痛不休者，當消息[1]和解其外，宜桂枝湯小和之。
S387 吐利止，而身痛不休者，當消息和解其外，宜桂枝湯小和之。

【校注】

[1] 消息：斟酌之意。

【释义】

论霍乱里和表未解的证治。

霍乱兼表，治以理中丸（汤）后，若吐利止则里气已和；仅见身痛不休，提示表邪未解。因吐利之后，正气已虚，解表不宜麻黄剂，故用桂枝汤调和营卫、调和脾胃。云"当消息和解其外""宜桂枝汤小和之"，寓斟酌邪正虚实，灵活变通、随证选药之意。如见表证而脉沉迟，身体疼痛不休，此为阴液受耗，筋脉失养，可用桂枝新加汤；若阳虚多汗而身痛的，可用桂枝加附子汤。

J401 吐利，汗出，發熱惡寒，四肢拘急，手足厥冷者，四逆湯主之。
S388 吐利汗出，發熱惡寒，四肢拘急，手足厥冷者，四逆湯主之。

【释义】

再论霍乱兼表的证治。

霍乱吐利交作，轻者仅伤及脾阳，甚或兼及肾阳虚衰，故而见四肢拘急、手足厥冷等症。此时虽兼有发热恶寒、汗出等表证，但里阳虚衰，不耐攻伐，不可治表。急当救里，宜四逆汤主之；待阳复吐利止，可再遵上条以桂枝汤小和之。

J402 既吐且利，小便復利，而大汗出，下利清穀，裹寒外熱，脉微欲絕者，四逆湯主之。

S389 既吐且利，小便復利，而大汗出，下利清穀，內寒外熱，脉微欲絕者，四逆湯主之。

【释义】

论霍乱吐利亡阳，格阳于外的证治。

霍乱吐泻交作，气津耗伤，本应小便少而不利。若小便清利而长，提示阳亡失摄，阴津将竭。下利清谷者，肾阳虚衰也；大汗出者，阳虚液脱也。阳虚阴盛，虚阳外越，故曰"里寒外热"。此属阴盛格阳证。治用四逆汤有药力不济之虞，以通脉四逆加人参汤更为合拍。

J403 吐已下斷[1]，汗出而厥，四肢拘急不解，脉微欲絕者，通脉四逆加豬膽汁湯主之。

S390 吐已下斷，汗出而厥，四肢拘急不解，脉微欲絕者，通脉四逆加豬膽汁湯主之。

【校注】

[1]吐已下断：指吐利因液竭无物可吐而停止。

【释义】

论霍乱吐利后阳亡阴竭的证治。

霍乱"吐已下断"，即吐利俱止。若属阳回欲愈，当手足转温而脉和。如吐利虽止，但厥逆仍在、四肢拘急不解、脉微欲绝，此非阳复，而属吐泻交作，阳亡阴竭，以致无物可吐、无物可下，故曰"吐已下断"。证属吐利过度，阳亡阴竭。治以通脉四逆加猪胆汁汤，以四逆汤回阳救逆，加猪胆汁苦寒性润，润燥滋阴，制姜、附伤阴之弊，同时引姜附大热入阴，制盛阴对辛热药物格拒不受，此即"甚者从之"之意。

辨阴阳易差后劳复病形证治第十二

本篇原文共9条，载方7首。继六经病后，论述阴阳易病与瘥后劳复诸证，计有阴阳易之烧裈散证，大病瘥后劳复之枳实栀子豉汤证，伤寒瘥后发热的小柴胡汤证，大病瘥后腰以下有水气的牡蛎泽泻散证，大病瘥后喜唾的理中丸证，余热未尽、气阴两虚的竹叶石膏汤证，及劳复发热之麦门冬汤证。并附病后节制饮食，以保胃气之法。

J403 傷寒，陰陽易之為病，其人身體重，少氣，少腹裏急，或引陰中拘攣，熱上冲胸，頭重不欲舉，眼中生花，眼胞赤，膝脛拘急，燒褌散主之。

S392 傷寒陰易之為病，其人身體重，少氣，少腹裏急，或引陰中拘攣，熱上冲胸，頭重不欲舉，眼中生花，膝脛拘急者，燒褌散主之。

【释义】

论阴阳易病的证治。

阴阳，本条指"男女交媾"。"易"，变易也。阴阳易病是患病期间或病后初愈，因房事耗伤精气，发生变易的病证。男病易于女，为阳易；女病易于难，为阴易。身重，少气，头重不欲举，眼中生花等为精气两伤，元气不支，形神衰疲之象。少腹急迫、牵及阴部，膝胫部拘挛，为阴精亏虚，筋脉失养。热上冲胸、眼胞赤为毒热上冲。以上诸症，皆因房事，耗伤精气，热毒相传，病情变易所致。男女裈裆，烧灰冲服，取其同气相求而引邪下行。《医宗金鉴》谓："男女裈裆浊败之物也，烧灰用者，取其通散，亦同气相求之义耳。服后或汗出，或小便利则愈。阴头微肿者，是所易之毒，从阴窍而出也，故肿也。"《伤寒溯源集》云："此方当为导引之药，其余当随其脉证之阴阳寒热，治之可也。如王海藏之脉在厥阴，当以当归四逆汤下烧裈散；在少阴，当以通脉四逆汤下烧裈散；在太阴，当以理中丸同下烧裈散。所用之药，各随其经而效自速也。"均强调烧裈散治法旨在因势利导，给邪气以出路，临床又当辨证加减。

【按语】

阴阳易究属何病,在临床中是否可以见到,烧裈散有无疗效?古今医家认识不一,历代医籍虽不乏验案记载,但多用参附汤、独参汤、左归丸、右归丸等送服烧裈散,很难证明烧裈散之功用。仲景限于历史与实践,记载烧裈散治疗阴阳易,恐系博采民间习用方而来。此外,按《伤寒论》体例,"××之为病"的写法,一般为提纲证条文,阴阳易证治相关证治条文恐有散佚。本条总的精神是提示凡病初愈,元气未复,当节制房事,避免耗伤精气而致旧病复发或引发他病。

J404 大病差後,勞復者,枳實梔子湯主之。若有宿食者,加大黃如博碁子大五六枚。

S393 大病差後,勞復者,枳實梔子豉湯主之。

【释义】

论大病新瘥劳复的证治。

伤寒热病新愈,气血未复,余热未尽,当静养调摄,以收全功。因操劳过度、饮食不节、七情伤感、房劳饮酒等引发旧病复发,通称"劳复"。余热复集则发热心烦,胸脘窒闷等,证属热郁胸膈,兼气滞不行,治用枳实栀子豉汤,清热除烦,宽中行气,以栀子豉汤清宣胸膈郁热,重用香豉至一升且后下,一则清太阳浮游之热,故云"复令微似汗";同时可载栀子上浮清胸膈郁热,加枳实宽中行气,与豆豉相伍,升降相因,条畅气机;辅以清浆水生津止渴,调中宣气,开胃化滞。若兼有宿食积滞,伴见脘腹疼痛,大便不通者,可酌加大黄,以泻热导滞,调中化食。碁(qí),棋之异体字。博棋系汉代流传的六博游戏。孙思邈《备急千金要方·服松脂方》载:"服如博棋一枚,博棋长二寸,方一寸"。

【按语】

关于清浆水,注家认识不一。汉代许慎《说文解字》"浆,酢浆也。"后人多引明代陈嘉谟《本草蒙筌》:"炊粟米熟,投冷水中,浸五六日,味酢生白花,名曰浆水。"方后注云："以清浆水七升,空煮取四升",将浆水浓缩,增加其酸度,可强化枳实栀子豉汤的和胃消食之功。

J405 傷寒差已後,更發熱者,小柴胡湯主之。脉浮者,以汗解之。脉沉實者,以下解之。

S394 傷寒差以後,更發熱,小柴胡湯主之。脉浮者,以汗解之;脉沉實者,以下解之。

【释义】

论伤寒瘥后发热的辨治。

伤寒病新瘥,气血尚待恢复,若过劳耗气,复感风寒,可引起"更发热"。第97条云:"血弱气尽,腠理开,邪气因入,与正气相搏,结于胁下,正邪纷争,往来寒热……小柴胡汤主之。"盖小柴胡汤所主病证为气血亏虚,外邪侵袭,枢机不利,正邪纷争,与伤寒差后"更发热"之体虚邪袭病机相合,故云"小柴胡汤主之",寓有扶正祛邪、调和气血阴阳之意。下文"脉浮""脉沉实",分别示病位在表、在里,故治宜汗、下。虽未言方药,但解表不可过汗、攻下切忌峻猛,寓指可通过益气、养阴等扶正祛邪,临证可以桂枝剂、调胃承气汤等灵活化裁;若阴虚液亏而余热未清,烦渴干呕、舌红少苔、脉细数者,可用《温病条辨》竹叶玉女煎(石膏、生地、麦冬、知母、牛膝、竹叶)加减治疗。

J406 大病差後,從腰以下有水氣,牡蠣澤瀉散主之。

S395 大病差後,從腰以下有水氣者,牡蠣澤瀉散主之。

【释义】

论瘥后腰以下水肿的治疗。

《金匮要略》载"诸有水者,腰以下肿,当利小便;腰以上肿,发汗乃愈。""从腰以下有水气"即"膝胫足跗节肿重也",病因大病新瘥,气化失常,水渍为肿;水气不行,久则湿热壅滞。从方后注"小便利,止后服"可知,当见小便不利等症。治用牡蛎泽泻散,清利湿热、软坚利水。药用牡蛎、海藻,软坚散结,行水消瘀;泽泻利水渗湿泄热;葶苈子泻肺利水;蜀漆祛痰逐水,消癥瘕积聚;商陆根泻下逐水,通利二便;瓜蒌根清热生津。诸药合用,清热利水、软坚散结、养阴活血,适宜于阴虚内热、腹中痞块、腰以下有水肿者。本方消瘀、破结、软坚、泄水功效峻猛,故饮服方寸匕,意在峻药缓攻,以防伤正。"小便利,止后服",强调要中病即止,避免过服伤正。《医宗金鉴》谓本方"若病后土虚,不能制水;肾虚不能行水,则又当别论,慎不可服也。"

J407 大病差後,其人喜唾,久不了了者,胃上有寒,當溫之,宜理中圓。

S396 大病差後,喜唾,久不了了者,胸上有寒,當以丸藥溫之,宜理中丸。

【释义】

论大病瘥后,虚寒喜唾的证治。

大病愈后,频频泛吐唾沫或清水痰涎,延绵不断,此属肺脾虚寒,津液不化,痰饮内聚而上泛所致。盖肺主宣降,通调水道,下输膀胱,肺寒则水气不得下降而停于上;脾之津为唾,而开窍于口,脾虚不能摄津,故反从口窍而出也。"胃中有寒",系本证病机的高度概括,也是辨证眼目。治用理中丸,健脾益气,温化寒饮。《金匮要略》载虚寒肺痿,症见"肺中冷,必眩,多涎唾",治以甘草干姜汤,其证治与本条相类,可互相参考。

【按语】

肺脾虚寒,咳吐涎沫,久不了了者,据临床应伴见畏寒喜暖,涎唾清晰,甚或稀薄泡沫,口不渴,小便清白,舌淡苔白等症,除理中丸外,可酌加清半夏、白芥子、陈皮、茯苓等。若属肝寒犯胃,浊阴上逆者,宜吴茱萸汤;若肾不摄纳,涎饮上犯者,宜真武汤温阳镇纳。脾阳虚水泛者,宜苓桂术甘汤温阳化气行水。

J408 傷寒解後, 虛羸少氣, 氣逆欲吐, 竹葉石膏湯主之。

S397 傷寒解後, 虛羸少氣, 氣逆欲吐, 竹葉石膏湯主之。

【释义】

论伤寒解后, 余热未尽, 气阴两伤的证治。

《黄帝内经》云:"人之伤于寒也, 则为病热", 又"壮火食气", 说明外感热病, 因阳热久羁, 势必耗气伤阴。气阴不足, 不能充养周身, 故"虚羸少气"。"虚羸"言其形, 指身体虚弱消瘦; 少气即气短不足以息;"气逆欲吐者", 即胃气上逆, 然因何而导致胃气上逆呢? 胃气津两虚, 阴虚而内热上逆, 固然可致胃气不降。气虚不化, 水液代谢失常, 聚而成饮化痰, 胃失和降而泛泛欲吐亦在常理之中。综合以上证候, 辨证为余热未尽, 气阴两伤, 痰湿停聚, 胃气不和。

本证治法若只取清热而不益气生津, 则气液难复; 若只取益气生津而不清热, 又恐邪热复炽, 余热复燃, 亦可燎原; 叶天士谓之"炉烟虽熄, 灰中有火"不可不防。唯有既清热生津, 又益气和胃, 施以清补并行, 方为两全之法, 治用竹叶石膏汤, 以竹叶、生石膏清热除烦; 半夏、麦冬, 燥润相济, 燥湿化痰、和中降逆; 人参、甘草、粳米益气生津和胃。诸药相伍, 共奏清热益气养阴, 燥湿化痰和胃之功。

竹叶石膏汤即白虎汤去知母加人参、麦冬、半夏、竹叶而成。《医宗金鉴》谓其"以大寒之剂, 易为清补之方", 陈修园誉其为"善后第一治法"。现代用于治疗急性热病恢复期、无名低热、癌肿发热、肺炎喘咳、急慢性咽炎、糖尿病等, 多获良效; 可酌加栀子、淡豆豉、白茅根、芦根、青蒿、鳖甲等清退余热, 加桔梗、锦灯笼、鱼腥草、前胡、川贝等利咽清肺, 加栀子、远志、莲子心等清心除烦, 加炒麦芽、炒谷芽、炒神曲、白扁豆等消食和胃, 辨证施治, 取效甚捷。

J409 傷寒脉已解, 而日暮微煩者, 以病新差, 人強與穀, 脾胃氣尚弱, 不能消穀, 故令微煩, 損穀即愈。

S398 病人脉已解, 而日暮微煩, 以病新差, 人強與穀, 脾胃氣尚弱, 不能消穀, 故令微煩, 損穀則愈。

【释义】

论病愈后，日暮微烦的机理及调治。

大病初愈，病解脉平，脾胃气尚弱，若勉强多食或进食不宜消化食物，导致饮食积滞于胃肠。人与天地相应，日中阳气隆，日西阳气衰。日暮乃傍晚时分，脾胃之弱阳，得天阳之气弱，消化无力，食积化热，上扰心神，故日暮时微烦。这种微烦，属于病后新虚，人强于谷而不能消，故只需节制饮食，即可痊愈。"损谷则愈"意在强调一则病后不可勉强进食，二则不可妄施消导攻下，更伤中气。联系临床，亦可酌情治以健脾益气，消导化食之剂。

J410 吐下發汗後，其人脉平而小煩者，此新虛不勝穀氣故也。

S391 吐利發汗，脉平小煩者，以新虛不勝穀氣故也。

【释义】

再论病后初愈，须注意顾护脾胃。

病经吐、利、发汗之后，"脉平"即脉象由病脉恢复到平和，说明邪气已去，病已向愈，但正气亦有所亏虚。若出现"小烦"，属"新虚不胜谷气故也"，即大病初愈，脾胃气尚弱，消谷乏力，胃气不和所致。此时可节制饮食，注意调养，待脾胃气恢复即可痊愈。

J411 病後，勞復發熱者，麥門冬湯主之。

【释义】

论麦门冬汤的证治。

关于劳复发热的治疗，本篇以具枳实栀子豉汤、小柴胡汤等，并附汗下治法，其旨重在祛邪。本条提出治用麦门冬汤，重在养阴益气扶正。方中麦门冬重用至七两，滋阴润肺，清降虚火；半夏下气化痰，虽性温，但用量只有麦冬的 1/7，有"去性存用"之意；盖虚火上炎非麦冬不清，胃气不和非半夏不降，凉润与辛燥相伍，麦冬得半夏润而不腻，半夏得麦冬降而不燥。以人参、粳米、甘草、大枣，益气养血，健脾和中，适用于差后劳复、阴虚火旺、胃气不和者。《金匮要略·肺痿肺痈咳嗽上气病脉证治第七》载治"大逆上气，咽喉不利"，现今临床多以其伍以沙参、玉竹、石斛、桔梗、甘草等用于慢性支气管炎、支气管扩张、慢性咽炎等属肺胃阴虚，虚火上逆者。

《金匱玉函經》卷第四終

《金匮玉函经》卷第五

汉仲景张机著　晋王叔和撰次　宋林亿等校正

上海陈世杰怀三重校　门人张邵焕有文参

平江余谦牧心恭重校　门人张嵩峻天阅

辨不可发汗病形证治第十三

本篇原文共 37 条，重集了六经病篇不可发汗的各种病证及误汗后的变证。要而言之，凡阴阳气血亏虚、脏气衰弱、津血已亏、病已入里、湿邪或热邪为患，皆不可发汗。但《伤寒论》中所论"发汗"，指麻黄汤、桂枝汤之属，故而本篇所论"不可发汗"的病证亦主要针对辛温发汗而言。后世有益气扶阳解表、滋阴养血解表等扶正以祛邪，有表里双解法治表里同病、辛凉清解法治风温卫分证、宣化清利法治湿热在表等，大大拓展了汗法的临床应用。与宋本相比，《玉函》本篇多出第 24、30、31、37 条共 4 条，其中 30、31 两条论小柴胡汤证治，宋本载于"辨可发汗病"篇；第 24 条论冬温误汗后的变证，第 37 条论温热或湿热病禁汗及误汗后的变证。可见，《伤寒论》非仅论狭义伤寒，对冬温、温病、湿温皆有论述。

J13-01 夫以爲疾病至急，倉猝尋按，要者難得，故重集諸可與不可方治，比之三陰三陽篇中，此易見也，又時有不止是三陰三陽，出在諸可與不可中也。

【释义】

论重集"诸可"与"诸不可"的目的。

"夫"，发语词；"至"，非常、极也。由于疾病发作急骤、变化迅速，仓促之间难以把握要领，在三阴三阳篇中找寻不易，故重新收集"可"与"不可"治法方药，将其单列成篇，便于临证时查阅处置。同时诸"可"与"不可"篇中也有部分内容，不见于三阴三阳篇中。

【按语】

著名文献学家钱超尘先生考证，王叔和"撰次仲景遗论"，曾三次整理编次《伤寒论》。第一次整理编次，主要见于今本《脉经》卷七、卷八，卷九亦有少量条文，按诸"可"与"不可"排列，保留仲景《伤寒论》原始基本结构。第二次整理编次为三阴三阳模式，即将《脉经》中诸"可"与"不可"按三阴三阳顺序排列。第三次整理成果见宋本《伤寒论》卷七"辨不可发汗病脉证并治"至卷十之"辨发汗吐下后病脉证并治"，将《伤寒论》三阴三阳篇中条文重新按"可"与"不可"分类排列，同时将三阴三阳篇中所无而见于《脉经》"可"与"不可"的条文，补充于"可"与"不可"诸篇中。本条即是叔和整理时的说明文字，见于宋本《伤寒论》及《金匮玉函经》，对考察"三阴三阳"与"可与不可"的关系，以及《伤寒论》原貌具有重要文献价值。

J13-02 少陰病，脉細沉數，病爲在裏，不可發其汗。

【释义】

论少阴病里虚证，不可发汗。参少阴病篇J295条。

J13-03 脉浮而緊，法當身體疼痛，當以汗解。假令尺中脉遲者，不可發其汗，何以故？此爲榮氣不足，血氣微少故也。

【释义】

论营血不足者，不可发汗。参太阳病篇J056条。

J13-04 少陰病，脉微，不可發其汗。亡陽故也。

【释义】

论少阴病阳虚证，不可发汗。参少阴病篇 J296 条。

J13-05 脉濡而弱，弱反在關，濡反在巔。微反在上，澀反在下。微則陽氣不足，濇則無血。陽氣反微，中風汗出，而反煩躁。澀則無血，厥而且寒。陽微發汗，躁不得眠。

【释义】

论脉见濡弱微涩，属阳虚血少，不可发汗。

脉浮而细软谓之濡，沉而细软谓之弱。"巅"原意为山顶，此处指掌后高骨，即关脉。"脉濡而弱，弱反在关，濡反在巅"即关脉濡弱细软无力，主胃气不足。上为寸，下为尺。寸脉微，主阳气不足；尺脉涩，主阴血亏虚；故云"微则阳气不足，涩则无血"。阳虚卫外不固，故中风汗出；汗出则阴阳气血更虚，不能养神，故烦躁不宁，如小建中汤证"伤寒二三日，心中悸而烦"。血虚寒凝，四末失养则厥冷，如当归四逆汤证见"手足厥寒，脉细欲绝"。阳气已虚，再误用发汗，阳气浮越，则更烦躁不得眠，如桂枝甘草龙骨牡蛎汤证见"火逆下之，因烧针烦躁"。

综上，本条强调脉见濡弱微涩，尤其见于关脉，主中焦气血亏虚，不可发汗。《素问•评热病论》云："人所以汗出者，皆生于谷，谷生于精。今邪气交争于骨肉而得汗者，是邪却而精胜也。精胜，则当能食而不复热，复热者邪气也，汗者精气也；今汗出而辄复热者，是邪胜也，不能食者，精无俾也，病而留者，其寿可立而倾也。"论汗血同源，气血赖中焦脾胃以化生，若脾胃虚弱者，应慎之又慎。对于理解三阴三阳病篇桂枝汤证、小建中汤证、炙甘草汤、理中丸证、当归四逆汤证、桂枝甘草汤证等诸多条文，领会《伤寒论》中"扶阳气，保胃气，存津液"的学术思想，指导临床应用实践，均有重要指导意义。

J13-06 動氣在右，不可發汗，發汗則衄而渴，心苦煩，飲即吐水。

J13-07 動氣在左，不可發汗，發汗則頭眩，汗不止，筋惕[1]肉瞤。

J13-08 動氣在上，不可發汗，發汗則氣上衝心[2]。

J13-09 動氣在下，不可發汗，發汗則無汗，心中大煩，骨節苦疼，目運[3]惡寒，食則反吐，穀不得前[4]一云穀不消化。

【校注】

[1] 惕："惕"当作"惕"。"惕"通"荡"，动也。筋惕肉瞤，即筋肉跳动。

[2] 气上冲心：宋本、成本作"气上冲，正在心端"。

[3] 目运："运"通"晕"。目运，即头目眩晕。

[4] 谷不得前：指饮食不得置于眼前，引申为厌食之义。

【释义】

以上四条，论脐周动气不可发汗及误汗后的变证。

动气，即气筑筑然跳动，可见于脐部及其周围。根据动气发生的部位，可测知内脏病变，即《素问·至真要大论》"所谓动气，知其脏也。"《难经·十六难》载："假令得肝脉……其内证脐左有动气……假令得心脉……其内证脐上有动气；假令得脾脉……其内证当脐上有动气；假令得肺脉……其内证脐右有动气；假令得肾脉……其内证脐下有动气。"把筑筑然动于脐旁上下左右的"动气"作为辨别五脏病证的"内证"。

《伤寒杂病论》中有关"动气"有诸多条文记载，如茯苓桂枝甘草大枣汤证见"发汗后，其人脐下悸，欲作奔豚"，理中丸证加减法"若脐上筑者，肾气动也"，真武汤证见"心下悸，头眩"，《金匮要略·五脏风寒积聚病脉证并治第十一》"心伤者，其人劳倦，即头面赤而下重，心中痛而自烦，发热，当脐跳，其脉弦，此为心脏伤所致也。"《金匮要略·痰饮咳嗽病脉证并治第十二》五苓散证见"假令瘦人脐下有悸，吐涎沫而癫眩"，等等。归纳以上诸多见症，当脐、脐下、脐上、心下等动悸或筑筑然，其与心、肾两脏有关，责之于心阳虚，不能下暖肾水；肾阳虚，不能镇水，水气上凌；此时即便有表证，亦不可发汗，误汗则更虚其阳，动其水。如心阳虚误汗则引发水寒上逆凌心，气向上冲而直抵心端。肾阳虚则不能蒸动津液以为汗，所以误用发汗之法，亦不能出汗。阳为阴困，虚阳上扰，则头目眩晕,心中大烦。肾主寒,阳虚而不得温煦周身,故恶寒,骨节苦疼;下焦阳虚,阴寒之气上逆,所以出现食即反吐而谷物不能下行。

除此以外,动气发生在脐右,还与肺脏有关;动气发生在脐左,则与肝脏有关。其理论依据见于《素问·刺禁论》:"脏有要害,不可不察,肝生于左,肺藏于右,心布于表,肾治于里,脾为之使,胃为之市。"盖古人面南背北而定位,肝在象属东方,与春相应,主生发之气,寓意肝气左边升发之象;肺属西方,与秋相应,主收敛之气,寓指肺气右降之势。若脐右动悸,为肾虚水动伤及肺气;发汗则虚阳浮越,上灼肺络而衄血,津液失布则口渴。肺失宣降,水饮上逆,则水入即吐;治宜桂苓五味甘草汤等。若脐左动悸,为肾虚水动伤及肝气;肝为风木之脏,藏血而主筋。误汗则肝肾阳虚,浊寒凝滞肝脉,水邪蒙蔽清阳而头晕;阳虚水泛,水气浸渍筋脉而筋肉跳动,治宜选用真武汤等。

J13-10 咽中閉塞,不可發汗。發汗則吐血,氣微絕,手足逆冷,雖欲踡臥,不能自温。

【释义】

论咽中闭塞误汗后的变证。

少阴之脉循喉咙,系舌本,咽属少阴分野。咽中闭塞,即咽中有阻滞不利感,属少阴里虚寒证,故不可发汗。治宜半夏散或半夏汤。若强发少阴之汗,阳微不能作汗,动其血则吐血;少阴阳虚,四末失煦,故手足厥冷;阳气虚衰故蜷卧而不能自温。

J13-11 諸脈數動微弱,并不可發汗。發汗則小便反難,胞中反乾[1],胃燥而煩。其形相象,根本異源。

【校注】

[1] 小便反难,胞中反干:宋本为"大便难,腹中干",旁有"一云:小便难,胞中干"小字注文。当是。

【释义】

论脉数动或微弱者，不可发汗。

数动之脉属阳，主阳热偏盛；微弱之脉属阴，主阴血亏虚。脉数动微弱并见，主阴虚火旺，故不可发汗。误汗则津液更虚，虚火更炽，胃肠干燥，故见大便难、烦躁等证。数急而微弱之脉，与太阳表证阳浮而阴弱之脉相似，但所主病机却有根本不同，故云"其形相像，根本异源"。

J13-12 脈濡而弱，弱反在關，濡反在巔，弦反在上，微反在下，弦爲陽運[1]，微爲陰寒，上實下虚，意欲得溫，微弦爲虚，不可發汗，發汗則寒慄不能自還。

【校注】

[1] 阳运：运，动也。阳运，指阳气运行流转。

【释义】

论上实下虚者不可发汗，及误汗后之变证。

"脉濡而弱，弱反在关，濡反在巅"，同见于本篇第 5 条，论关脉濡弱，浮沉均细软无力，主中焦脾胃虚弱。"弦反在上"即寸脉弦，主上焦有寒；"微反在下"即迟脉微，主下焦阳虚。寒凝于内，虚阳上浮，故曰"弦为阳运"；肾阳虚衰，阴寒内盛，故曰"微为阴寒"，故云"上实下虚"；阴寒盛于内，故"意欲得温"。此时即便有表证，但里阳不足，当先温里，里和乃可解表。若发虚人之汗，耗散阳气，则恶寒战栗，手足厥冷而不能自还。

J13-13 欬者則劇，數吐涎沫，咽中必乾，小便不利，心中飢煩，晬時而發，其形似瘧，有寒無熱，虚而寒慄，欬而發汗，踡而苦滿，腹中復堅。

【释义】

论肺虚寒咳者禁汗，及误汗后之变证。

咳嗽、吐涎沫，多属痰饮犯肺之证，反映阳虚寒凝，气不化津，水聚为饮，寒饮上逆的病理特点。肺为水之上源，肺津不布则咽干；对此，《金匮要略·痰饮咳嗽病脉证并治第十二》云："水在肺，吐涎沫，欲饮水。"饮停于肺，既不能化气生津，又不利肺通调水道之功，下输膀胱不利，故小便不利。"心中"，指胃脘而言；"饥"，盖指懊恼，如"心懊恼如饥"；"心中饥烦"，即胃脘嘈杂感，恶心、欲吐不吐之感，责之于寒饮犯胃，胃失和降。晬时，周时也，即一昼夜。肺气之流布，起于寸口，一日一夜，五十度毕，次日复会于寸口。肺脾虚寒，阳气不能输布皮毛，故晬时而发，其形似疟，有寒无热，虚而寒栗。治当温肺散饮，轻者理中丸，甚或真武汤之属；若误作表证而发其汗，则阳亡于外故蜷卧；阳虚脾困，阴寒凝聚于中，则胸中苦满、腹中坚硬。

J13-14 厥而脉紧，不可發汗，發汗則聲亂，咽嘶，舌萎，其聲不能出[1]。

【校注】
[1] 其声不能出：宋本为"声不得前"。

【释义】
论阳虚里寒者禁汗及误汗后的变证。

厥与脉紧并见，脉紧主寒，故为阳虚寒厥，治宜温阳散寒，不可发汗。误汗则发越虚阳，竭夺气津。虚阳上浮，结于咽喉则声嘶音哑，严重者不能发声；津气耗伤，舌体失却温润则枯萎不泽。

J13-15 諸逆發汗，微者難愈，劇者言亂，睛眩者死，命將難治[1]。

【校注】
[1] 命将难治：宋本为"命将难全"。

论诸厥逆者禁汗及误汗后的变证。

本条"诸逆"之"逆"字,专指厥逆,即四肢寒冷。《伤寒论》中厥逆,大体分寒热两种,热厥者如白虎汤证、寒厥者如四逆汤证,均不可以发汗。若误汗,或加重热结,扰乱心神,神志不清则语言妄乱;邪热上扰目窍则目眩或幻视如见鬼神。或阳衰益甚,阳气外越,津液内竭,精脱气陷,心神失养则喃喃自语;目睛失养而目眩。

J13-16 太陽病,得之八九日,如瘧狀,發熱而惡寒,熱多寒少,其人不嘔,清便續自可,一日再三發,其脉微而惡寒者,此爲陰陽俱虛,不可復發其汗。

【释义】

论太阳表证,病程日久,阴阳俱虚者禁汗。参太阳病篇 J030 条。

J13-17 太陽病,發熱惡寒,寒多熱少 [1],脉微弱,則無陽也,不可復發其汗。

【校注】

[1]寒多热少:宋本为"热多寒少"。

【释义】

论太阳表证,里阳虚者禁汗。参太阳病篇 J030 条。

J13-18 咽喉乾燥者,不可發其汗。

【释义】

论阴液不足者禁汗。参太阳病篇 J090 条。

J13-19 亡血家,不可攻其表,汗出則寒栗而振。

【释义】

论亡血家禁用汗法。参太阳病篇 J094 条。

J13-20 衄家不可攻其表,汗出則額陷脈上促急而緊,直視而不能眴,不得眠。

【释义】

论衄家禁用汗法。参太阳病篇 J093 条。

J13-21 汗家重發其汗,必恍惚心亂,小便已陰疼,可與禹餘糧圓。

【释义】

论汗家不可发汗。参太阳病篇 J095 条。

J13-22 淋家,不可發汗,發汗必便血。

【释义】

论淋家不可发汗。参太阳病篇 J091 条。

J13-23 瘡家,雖身疼痛,不可攻其表,汗出則痓。

【释义】

论疮家禁用汗法。参太阳病篇 J092 条。

J13-24 冬温,發其汗,必吐利,口中爛,生瘡。

【释义】

论冬温不可发汗。

冬温指冬季发生的温病，因冬季气候反常，应寒反温，感受温热邪气而发生的温病，其临床特点与风温相同，因发生在冬季而另立病名。《伤寒论》中所云发汗，概指用辛温类药物取汗以祛除风寒湿邪；病风热之邪，治宜辛凉清解，反以辛温发汗，属以热治热，邪热内迫而上吐下利，肉腐成脓则口中烂、生疮。本条原文见《脉经》卷七，作"冬时发其汗，必吐利，口中烂，生疮"。

J13-25 下利清谷，不可攻其表，汗出必胀满。

【释义】

论虚寒下利，不可发表。参厥利呕哕病篇 J374 条。

J13-26 欬而小便利，若失小便者，不可攻其表，汗出则厥逆冷。

【释义】

论下焦阳虚，禁用汗法。

咳与小便利并见，或咳而小便失禁，属少阴肾阳虚衰，不能制水，即水饮犯肺则咳、膀胱失约而小便失禁。治宜温肺化饮，如理中汤、真武汤等可随证加减；误汗则虚其弱阳，甚则亡阳，阴阳气不相顺接，故而汗出而四肢厥冷。

J13-27 伤寒一二日四五日，厥者必發热，前厥者後必热，厥深者热亦深，厥微热亦微。热[1]應下之，而發其汗者，必口傷爛赤。

【校注】

[1] 热：宋本为"厥"。

【释义】

论热厥不可发汗。参厥利呕哕病篇J345条。

J13-28 傷寒頭痛，翕翕發熱，形象中風，常微汗出，又自嘔者，下之益煩，懊憹如饑，發汗即致痙，身強難以屈伸，熏之即發黃，不得小便，灸[1] 即發欬唾。

【校注】

[1] 灸：宋本为"久"。误。

【释义】

论水遏太阳经腑，误用下、汗、熏、灸后的变证。

"伤寒头痛，翕翕发热……自呕者"，与太阳中风桂枝汤证相似，但言"形象中风"，则实非太阳中风，故下文又误汗则痙之变证。参桂枝去桂加茯苓白术汤证"服桂枝汤，或下之，仍头项强痛，翕翕发热，无汗，心下满微痛，小便不利"，本条所论实为脾虚水停，壅遏太阳经腑之证。若误下则更虚其脾胃，水饮犯胃，则胃中嘈杂，泛泛欲呕；误汗则伤津耗气，筋脉失养而肢体屈伸不利，甚或变成痙病；熏法取汗，火邪内攻，湿聚热蒸，则小便不利、身发黄；误用灸法，火邪熏蒸，伤及肺络，炼液为痰，则咳唾黏涎或稠黏痰，甚或唾脓血。

J13-29 傷寒其脉弦細，頭痛發熱，此爲屬少陽。少陽不可發其汗。

【释义】

论少阳伤寒，禁用汗法。参少阳病篇J277条。

J13-30 中風，往來寒熱，傷寒五六日已後，胸脅苦滿，嘿嘿不欲食飲，煩心[1] 喜嘔，或胸中煩而不嘔，或渴，或腹中痛，或脅下痞堅，或心中悸、小便不利，或不渴、外有微熱，或欬，屬小柴胡湯證。

【释义】

论小柴胡汤证治及或然证。参太阳病篇 J105 条。

J13-31 傷寒四五日，身體熱，惡風，頭項強，脅下滿，手足溫而渴，屬小柴胡湯。

【释义】

论小柴胡汤可治三阳合病。参太阳病篇 J106 条。

J13-32 傷寒六七日，發熱，微惡風，支節煩疼，微嘔，心下支結，外證未去者，屬柴胡桂枝湯證。

【释义】

论太阳少阳并病的证治。参太阳病篇 J157 条。

J13-33 太陽病，發其汗，因致痙。

【释义】

论发汗太多伤津致痉。参痉湿暍病篇 J01-05 条。

J13-34 太陽與少陽并病，頭項強痛，或眩，時如結胸，心下痞而堅，不可發其汗。

【释义】

论太阳少阳并病，不可发汗。参太阳病篇 J153 条。

J13-35 少陰病，欬而下利，讝語，是爲被火氣劫故也，小便必難，以強責少陰汗也。

【释义】

论少阴病火劫发汗的变证。参少阴病篇 J294 条。

J13-36 少陰病，但厥無汗，而強發之，必動其血，未知從何道出，或從口鼻，或從耳目出，是爲下厥上竭，爲難治。

【释义】

论少阴病，强发汗则可致下厥上竭之危证。参少阴病篇 J304 条。

J13-37 傷寒有五，皆熱病之類也。同病異名，同脉異經，病雖俱傷于風，其人自有痼疾，則不得同法。其人素傷風，因復傷于熱，風熱相薄[1]，則發風溫，四肢不收，頭痛身熱，常汗出不解，治在少陰、厥陰，不可發汗。汗出讝語、獨語、內煩、燥[2]擾不得臥、善驚、目亂、無精，治之復發其汗，如此者，醫殺之也。傷寒濕溫，其人常傷于濕，因而中暍，濕熱相薄[3]，則發濕溫病。若兩脛逆冷，腹滿又胸，頭目痛苦，妄言，治在足太陰，不可發汗，汗出必不能言，耳聾，不知痛所在，身青面色變，名曰重暍，如此者醫殺之也。

【校注】

[1][3] 薄：当作"搏"。
[2] 燥：据《脉经》及上下文，当作"躁"为是。

【释义】

论温热或湿热之邪为病禁汗，及误汗后的变证。

"伤寒"指广义伤寒，即一切外感热病的总称，《素问·热论》亦云"今夫热病者，皆伤寒之类也。""有五"即《难经·五十八难》"有中风，有伤寒，有湿温，有热病，有温病"，均系感受外邪所发病，均可见到"脉浮"，均属于广义"伤寒"范畴，但病名不同，外袭易侵袭的经脉也有所不同，故云"同病异名，同脉异经"。"风"概指外邪之类，"固疾"指素有疾患；"虽俱伤于风，其人自有固疾，则不得同法"，强调疾病的发生不仅与外邪有关，尚与机体的素有疾患、禀赋密切相关，故钱潢《伤寒溯源集》云"盖仲景以外邪之感，受本难治，发则可辨，因发知受，有阴经阳经之不同……"为病不同，其治法自然有异。

举例而言。若病人原本感受风邪为病，又新感于温热之邪，则发为风温病，症见四肢弛缓不收，头痛发热，自汗出而病不解，证属热盛而气阴两亏，病久则下焦肝肾阴津亏虚，故云"治在少阴、厥阴"。误用辛温发汗，则邪热炽盛，内扰心神，故谵语、独语、烦躁不得卧寐，目睛失养而直视、目中不了了，如果再用辛温发汗，将有生命危险，此属医之过也。

再如，素有湿邪困阻之人，暑热之外袭，而病中暍，若复感热邪，可发为湿温。湿温为病，既有湿邪为患的特点，又有热邪为患的反映。湿邪与温热之邪属性不同，共同侵袭机体发病，具有多发于夏秋季节、缠绵难愈、以脾胃为病变中心、多见矛盾性症状的特点；如湿热蕴结，弥漫三焦则胸腹脘闷，湿遏热伏，阳气不得宣通则双下肢逆冷；湿热困阻，蒙蔽心包，清阳不升，故头昏如裹，神识痴呆，时昏时醒；因其病变以脾胃为中心，故云"治在足太阴"。湿温为病，若病在上焦，治宜辛温宣透、芳香化湿；中焦湿重于热，宜辛苦开郁、苦温燥湿，湿热并重或热重于湿治宜苦寒燥湿清热；下焦治宜淡渗利湿。若误用辛温发汗，温散太过，不唯湿不能除，反易助热动湿，使湿热上蒙清窍、内闭心包，而导致神昏不能言、耳聋等重证，仲景名之曰"重暍"，此亦属医之过也。对此，清代吴鞠通《温病条辨》提出"汗之则神昏而聋，甚则目瞑不欲言；下之则洞泄，润之则病深不解。"

【按语】

本条从广义伤寒谈起，强调外感热病，因素体禀赋不同，所感外邪不同，发病各异，虽均属广义"伤寒"范畴，其治疗切不可概以狭义"伤寒"之辛温发汗法，并例举风温、湿温两种病证，论述其病因、证候与治则治法，附以误汗后的变证，强调医者应辨证论治，避免误治。对后世温病学派创立卫气营血辨证治疗温热病、三焦辨证治疗湿热病具有重要理论指导意义。

辨可发汗病形证治第十四

本篇原文共 41 条。首论汗法的运用原则与方法，其内容已详见于"太阳病篇"桂枝汤证方后注。继论"春夏宜发汗"，以顺应四时升发之气这一治疗大法。遵《素问•阴阳应象大论》"其有邪者，渍形以为汗；其在皮者，汗而发之"之旨，依次重集六经病篇中诸可汗之病脉证治：桂枝汤证、麻黄汤证、大青龙汤证、小青龙汤证、桂枝加葛根汤证、葛根汤证、葛根芩连汤证、麻黄附子甘草汤证、五苓散证等，通览本篇，可晓汗法之大局。与宋本《伤寒论》对比，本篇少 5 条，包括小柴胡汤证 2 条，已载于"辨不可发汗病"篇；其余 3 条分别是"脉浮者，病在表，可发汗，属麻黄汤证。""伤寒表不解，心下有水气……宜小青龙汤。""伤寒六七日，发热微恶寒，支节烦痛，微呕，心下支结，外证未去者，柴胡桂枝汤主治。"

J14-01 凡發汗，欲令手足俱周，漐漐然，一時間許益佳，不可令如水流漓。若病不解，當重發汗，汗多必亡陽，陽虛不得重發汗也。

【释义】

论表证汗法的要求及标准、注意事项。

关于表证发汗的要求及标准，本条强调以下几点：一是"令手足俱周"，强调手足都要见到汗，即遍身汗出；二是"漐漐然"，即微汗如细雨连绵不断，"不可令如水流漓"，为汗出量要适度；三是"一时间许益佳"，即汗出持续一个时辰（即两小时）左右，提示出汗的时长适度；四是，若汗出后，表证仍在，可再汗，"药法"如上；如此方有利于实现邪去表解而不伤正的治疗目标。若发汗太过，阳气随汗液外亡，纵使表证未解，也不可再行发汗。

J14-02 凡服湯藥發汗，中病便止，不必盡劑也。

【释义】

论服汤药发汗，中病即止。

《素问·阴阳别论》云："阳加于阴谓之汗"。汗为津液所化生，汗出太过则耗伤津气、阴阳两伤，故发汗必须遵循法度。与桂枝汤证方后注"若一服汗出病差，停后服，不必尽剂"、大青龙汤证方后注"一服汗者，勿更服。若更服，汗出多者，亡阳遂虚"合参，其义更明。

J14-03 凡云可發汗，無湯者圓散亦可，要以汗出爲解，然不如湯，隨證良驗。

【释义】

论发汗当首选汤剂。

《伤寒论》中，汗法所治疗的病证，多为感受外邪所致，相对而言，多为新发病、病程短、病势急，汤剂调配及时，并可随证加减，煎汤热服药效发挥快，有利于发汗祛邪，故作为首选剂型。当然，若仓卒之际，有对证的丸、散亦可应急使用，"要以汗出为解"。

J14-04 大法，春夏宜發汗。

【释义】

论春夏时节有利于汗法祛邪。

春三月阳气升发，夏三月阳气隆盛。根据天人相应理论，春夏时节，阳气旺盛，自可充盛于外。若感受外邪，应因势利导，采用汗法，调动机体正气趋表，祛邪外出。

J14-05 太陽病，外證未解，脉浮弱者，當以汗解，宜桂枝湯。

【释义】

论太阳脉浮弱者,治宜桂枝汤解外。参太阳病篇 J048 条。

J14-06 太陽病,脉浮而數者,可發汗,宜桂枝湯。一云麻黄湯。

【释义】

论太阳病,脉浮数者可发汗。参太阳病篇 J058 条。

J14-07 陽明病,其脉遲,汗出多而微惡寒,表爲未解,可發其汗,宜桂枝湯。

【释义】

论邪伤阳明经表,汗出表虚者,可用桂枝汤解表。参阳明病篇 J246 条。

J14-08 夫病脉浮大,問病者言但堅耳。設利者爲虚,大逆。堅爲實,汗出而解,何以故?脉浮,當以汗解。

【释义】

论表兼里实者,当先解表后攻里。

"夫"为发语词。病人脉浮大,是邪气盛实于外,当发汗解表。患者自言大便"坚",此处"坚"是与下文"利"而言,言外之意,大便正常,非指大便干硬或燥屎之类。脉浮、大便正常,为病在表,此属"顺"证;假如下利,病位兼里,与表证脉浮不符,故曰"逆"。即便因里气不和而便硬者,若脉浮,亦不可攻里,而应先解表,待表解有里气自和之机转,或再行攻下。

J14-09 傷寒,其脉不弦緊而弱,弱者必渴,被火必譫語。弱者發熱,脉浮,解之當汗出愈。

【释义】

论温病初起的脉症特点及禁用火疗。

伤寒有广义和狭义之分，本条所论属广义伤寒。脉不弦紧，且与发热、脉浮、口渴并见，可知此非感受风寒之邪，而是温热邪气致病。如第 6 条所云"太阳病，发热而渴，不恶寒者，为温病。"既属温病，治当辛凉清解。若误用火攻，以热治热，邪热炽盛，内扰心神，故云"必谵语"。参太阳病篇 J121 条，文字内容稍异。

J14-10 病者煩熱，汗出則解，復如瘧狀，日晡發熱者，屬陽明。脉浮虛者，當發其汗，宜桂枝湯。

【释义】

论太阳表证发汗后不同的转归。

表证之烦热，当发汗可解。若汗后出现潮热，发有定时，为转属阳明，当用下法；若脉浮虚，为表不解而里未实，当发其汗，发汗宜桂枝汤。参阳明病篇 J252 条。

J14-11 病常自汗出，此爲營氣與衛氣不和也。營行脉中，爲陰主內；衛行脉外，爲陽主外。復發其汗，衛和則愈，宜桂枝湯。

【释义】

论病常自汗出的病机和治疗。参太阳病篇 J059 条。宋本作"病常自汗出者，此为荣气和，荣气和者，外不谐，以卫气不共荣气谐和故尔。以荣行脉中，卫行脉外，复发其汗，荣卫和则愈，属桂枝汤证"。

J14-12 病人藏無他病，時發熱，自汗出，不愈，此衛氣不和也，先其時發汗則愈，宜桂枝湯。

【释义】

论卫气不和,时发热自汗出的病机和治法。参太阳病篇 J060 条。

J14-13 脉浮而緊,浮則爲風,緊則爲寒,風則傷衛,寒則傷營,營衛俱病,骨節疼煩,可發其汗,宜麻黃湯。

【释义】

论太阳伤寒表实证的脉症和治法。参辨脉篇 J02-26 条。

J14-14 太陽病不解,熱結膀胱,其人如狂,血必自下 [1],下者即愈,其外未解,尚未可攻,當先解其外,宜桂枝湯。

【校注】

[1] 血必自下:宋本为"血自下"。"必",假如也。义长。

【释义】

论太阳蓄血证兼表证未解,治当先表后里。参辨太阳病篇 J114 条。

J14-15 太陽病,下之微喘者,表未解故也,宜麻黃湯,又云桂枝加厚朴杏子湯 [1]。

【校注】

[1] 宜麻黄汤,又云桂枝加厚朴杏子汤:宋本为"宜桂枝加厚朴杏子汤"。

【释义】

论太阳病下之后,表不解兼微喘的证治。参太阳病篇 J049 条。

J14-16 傷寒,脉浮緊,不發其汗,因衄,宜麻黃湯。

【释义】

论太阳表实证当汗不汗而致衄，表邪仍在，仍须汗解的证治。参太阳病篇
J061 条。

J14-17 陽明病，脉浮，無汗，其人必喘，發其汗即愈，宜麻黄湯。

【释义】

论风寒外袭阳明经表的证治。参阳明病篇 J247 条。

J14-18 太陽病[1]，脉浮者，可發其汗，宜桂枝湯。

【校注】

[1] 太阳病：宋本、《脉经》卷八均作"太阴病"。

【释义】

论太阴表证，治宜桂枝汤。参太阴病篇 J284 条。

J14-19 太陽[1]脉浮緊，無汗而發熱，其身疼痛，八九日不解，其表候
續在，此當發其汗。服湯藥微除，發煩目眩，劇者必衄，衄乃解。所以然
者，陽氣重故也。宜麻黄湯。

【校注】

[1] 太阳：宋本为"太阳病"。是。

【释义】

论太阳伤寒日久阳气郁闭太重，服麻黄汤后可见发烦目瞑。参太阳病篇
J052 条。

J14-20 傷寒不大六七日，頭痛有熱者，不可[1] 與承氣湯。其小便清者，此爲不在裏，仍在表也，當發其汗。頭痛者必衄。宜桂枝湯。

【校注】

[1] 不可：宋本《伤寒论》中无此二字。

【释义】

论伤寒六七日，小便清者可发汗而解。参太阳病篇 J062 条。

J14-21 下利，腹脹滿，身體疼痛，先温其裏，乃攻其表，宜桂枝湯[1]。

【校注】

[1] 宜桂枝汤：宋本为"温里宜四逆汤，攻表宜桂枝汤"。

【释义】

论虚寒下利重证兼表邪未解，当先温里再解表。参厥利呕哕病篇 J382 条。

J14-22 下利後，身體疼痛，清便白調，急當救表，宜桂枝湯。

【释义】

论虚寒下利重证病愈后而表证仍在者，可用桂枝汤救表。参太阳病篇 J098 条。

J14-23 太陽病，頭痛發熱，汗出惡風[1]，屬桂枝湯證。

【校注】

[1] 恶风：宋本为"恶风寒"。

【释义】

论桂枝汤证的主要证候。参太阳病篇 J020 条。

J14-24 太陽中風,脉陽浮而陰濡弱[1],浮者熱自發,濡弱者汗自出,齒齒惡寒,淅淅惡風,翕翕發熱,鼻鳴乾嘔,屬桂枝湯。

【校注】

[1]濡弱:宋本为"弱"。

【释义】

论太阳中风桂枝汤证的因机证治。参太阳病篇 J018 条。

J14-25 太陽病,發熱汗出,此爲營弱衛强[1],故使汗出,欲救邪風,屬桂枝湯證。

【校注】

[1] 营弱卫强:宋本为"荣弱卫强"。

【释义】

论桂枝汤证的病机为营弱卫强。参太阳病篇 J019 条。

J14-26 太陽病,下之其氣上撞,屬桂枝湯證。

【释义】

论太阳病误下后其气上冲,治用桂枝汤。参太阳病篇 J022 条。

J14-27 太陽病,初服桂枝湯,而反煩不解者,當先刺風池、風府,乃與桂枝湯則愈。

【释义】

论太阳病初服桂枝汤,反烦不解者,治宜针药并用。参太阳病篇 J031 条。

J14-28 燒針令其汗,針處被寒,核起而赤者,必發賁豚,氣從小腹^[1]上撞心者,灸其核上各一壯,却與桂枝加桂湯。

【校注】

[1] 小腹:宋本为"少腹"。

【释义】

论发汗不得法,引发心阳虚奔豚的证治。参太阳病篇 J227 条。

J14-29 太陽病,項背强几几,反汗出惡風者,屬桂枝加葛根湯。

【释义】

论桂枝加葛根汤治太阳中风兼经输不利。参太阳病篇 J021 条。

J14-30 太陽病,項背强几几,無汗惡風,屬葛根湯。

【释义】

论葛根汤治太阳伤寒兼经输不利。参太阳病篇 J038 条。

J14-31 太陽與陽明合病而自利,屬葛根湯證。不利但嘔者,屬葛根加半夏湯證。

【释义】

论太阳阳明合病下利或呕逆的证治。参太阳病篇 J039 条。

J14-32 太陽病，桂枝證，而反下之，遂利不止。其脉促，表未解。喘而汗出，屬葛根黄芩黄連湯證。

【释义】

论葛根芩连汤治太阳病误下、协热下利。参太阳病篇 J040 条。

J14-33 太陽病，頭痛發熱，身體疼，腰痛，骨節疼痛，惡風，無汗而喘，屬麻黄湯證。

【释义】

论麻黄汤治太阳伤寒表实证。参太阳病篇 J041 条。

J14-34 太陽與陽明合病，喘而胸滿者，不可下也，屬麻黄湯證。

【释义】

论麻黄汤治太阳与阳明合病、喘而胸满者。参太阳病篇 J042 条。

J14-35 太陽中風，脉浮緊，發熱惡寒，身體疼痛，不汗出而煩躁，頭痛[1]，屬大青龍湯證。脉微弱，汗出惡風，不可服之。服之則厥，筋惕肉瞤[2]，此爲逆也。

【校注】

[1] 头痛：宋本无此二字。
[2] 筋惕肉瞤："惕"当作"愓"。"愓"通"荡"，动也。筋惕肉瞤，即筋肉跳动。

【释义】

论大青龙汤治太阳伤寒兼内热烦躁。参太阳病篇 J044 条。

J14-36 陽明中風,脉弦浮大而短氣,腹滿,脅下及心痛,久按之氣不通,鼻乾不得汗,其人嗜臥,一身及目悉黃,小便難,有潮熱,時時噦,耳前後腫,刺之小差;其外不解,病過十日,脉續浮,與柴胡湯;但浮,無餘證,與麻黃湯;不溺,腹滿加噦者,不治。

【释义】

论三阳合病,湿热发黄的证治。参阳明病篇 J244 条。

J14-37 太陽病,十日已去,其脉浮細,嗜臥,此爲外解。設胸滿脅痛,與小柴胡湯。脉浮,麻黃湯。

【释义】

论太阳病日久的三种转归,或表解、或转少阳、或仍在表。参太阳病篇 J043 条。

J14-38 傷寒,脉浮緩,其身不疼,但重,乍有輕時,無少陰證者,可與大青龍湯發之。

【释义】

论表闭阳郁内热的大青龙汤证治。参太阳病篇 J045 条。

J14-39 傷寒,心下有水氣,欬而微喘,發熱不渴。服湯已而渴者,此爲寒去,爲欲解。屬小青龍湯證。

【释义】

论太阳伤寒兼水饮内停的证治及转归。参太阳病篇 J047 条。

J14-40 少陰病,得之二三日,麻黃附子甘草湯,微發汗[1]。

[1] 微发汗: 宋本下有"以二三日无证, 故微发汗也"11字。

【释义】

论麻黄附子甘草汤治少阴表证、邪微证轻者。参少阴病篇 J312 条。

J14-41 脉浮, 小便不利, 微熱, 消渴, 可與五苓散, 利小便發汗。

【释义】

论五苓散的证治。参太阳病篇 J076 条。

辨不可吐病形证治第十五

本篇原文共 4 条, 论不可吐之证, 包括膈上有寒饮、少阴虚寒证、虚寒厥证和素体正虚者, 均不可妄用吐法, 否则易伤中败胃。

J15-01 太陽病, 當惡寒而發熱。今自汗出, 反不惡寒發熱, 關上脉細而數者, 此醫吐之故也。若得病一日二日吐之者, 腹中飢, 口不能食。三日四日吐之者, 不喜糜粥, 欲食冷食, 朝食暮吐, 此醫吐之所致也, 此爲小逆。

【释义】

论太阳病误吐, 可致胃家虚寒。参太阳病篇 J130 条。

J15-02 太陽病, 吐之, 但太陽病當惡寒, 今反不惡寒, 不欲近衣, 此爲吐之内煩也。

【释义】

论太阳病误吐，以致内烦。参太阳病篇J131条。

J15-03 少陰病，其人飲食入口即吐，心中嗢嗢欲吐，復不能吐。始得之，手足寒，脉弦遲者，此胸中實，不可下也。若膈上有寒飲，乾嘔者，不可吐，當溫之。

【释义】

论胸中实邪阻滞宜吐与膈上有寒饮宜温不可吐。参少阴病篇J334条。

J15-04 諸四逆厥者，不可吐之，虛家亦然。

【释义】

论厥证属虚寒者或素体虚弱之人，禁用吐法。辨厥利呕哕篇J340条作"不可下之"。

辨可吐病形证治第十六

本篇原文共7条。论可吐诸病证。首论凡用吐法，应中病即止，避免耗伤正气；继论应四时升发之机，提出"春宜吐"；吐法之旨，本于《黄帝内经》"其高者，因而越之"，本篇依次论述胸膈有痰食阻滞、宿食在上脘、正气祛邪有上越之机转者，可因势利导而应用吐法治疗。

J16-01 凡服湯吐，中病便止，不必盡劑也。

【释义】

论凡用吐法，应中病即止。

吐法是将胸膈、胃脘等痰涎、宿食从口排出或通过涌吐达到汗出,治疗疾病的方法,虽为因势利导祛邪外出之法,但有夺取劫迫之意,而有耗伤脾胃的弊端。临证应用吐法治病,应中病即止,避免过吐伤正,正如《素问》所云:"无使过之,伤其正也。"

J16-02 大法,春宜吐。

【释义】

论春季有利于吐法运用。

春三月,万物发陈,人体与自然相应,阳气上升。凡实邪在膈上者,于春季借助阳气生发之势而因势利导,采用吐法治疗,有利于祛邪外出。

J16-03 病如桂枝證,其頭不痛,項不强,寸口脉微浮,胸中痞堅,氣上撞咽喉不得息,此爲胸有寒[1],當吐之。

【校注】

[1] 此为胸有寒:宋本为"此为有寒"。

【释义】

论吐法治痰实阻滞胸膈证。参太阳病篇 J177 条。

J16-04 病胸上諸實,胸中鬱鬱而痛,不能食,欲使人按之,而反有涎沫唾,下利日十餘行,其脉反遲,寸口微滑,此可吐之,吐之利則止。

【释义】

论胸中痰实阻滞而下利,病势向上者,可吐之。

病胸上诸实,指病人胸中胀、闷、塞、满等症,伴胸中郁郁而痛,不能饮食,此属痰饮壅塞于胸膈,气机郁遏不畅。"欲使人按之",指患者渴望抚摩、按揉,以缓解胸部滞塞憋闷之感。经过按揉，气机得以暂通，寒痰浊饮上下分消，趋上者吐涎沫、趋下者下利。脉迟，主寒凝气滞，脉道不利。寸口微滑，主痰饮停滞于上。病证属实，病位在上焦，故宜用吐法以除上焦痰实，下利因痰饮从上涌出而自止。

J16-05 少陰病，其人飲食入則吐，心中嗢嗢欲吐，復不能吐，當遂吐之。

【释义】

论吐法治少阴病胸中有实邪。参少阴病篇 J334 条。

J16-06 宿食在上脘[1]，當吐之。

【校注】

[1] 上脘：宋本《伤寒论》《脉经》卷七作"上管"。"管""脘"同属见母元部，为同源通用字。

【释义】

论宿食在上，治用吐法。

宿食停留于上脘，壅塞不通，症见胸中痞硬疼痛，或饮食入口即吐等里实症，因病位偏上、病性属实，因而可采用因势利导治法，此即"其高者因而越之"。至于治法方药，《金匮要略·腹满寒疝宿食病脉证治第十》云："宿食在上脘，当吐之，以瓜蒂散。"可参。

J16-07 病者手足逆冷，脈乍緊[1]，邪結[2]在胸中，心下滿而煩，饑不能食[3]，病在胸中，當吐之。

【校注】

[1] 脉乍紧：宋本为"乍结"。误。

[2] 邪结：宋本为"客气"。

[3] 饥不能食：宋本为"欲食不能食者"。

【释义】

论述痰食壅塞胸膈致厥，治用吐法。参厥阴病篇 J364。

辨不可下病形证治第十七

本篇原文共 45 条。首论脉见濡弱微涩，主阳虚血少者不可下；动气在脐右、左、上、下，均不可攻下。继而依次重集了六经病篇中"不可下"之病证，如太阳表证不可下；阳明病见心下硬满者、面合色赤者、呕多者不可下；虚寒之厥证不可下；脏结证不可下；太阴病脉弱不可下；少阴病阴虚、阳虚不可下；寒热错杂的厥阴病不可下。概而言之，若非实热燥结和血瘀水结诸证，均不可攻下。若妄用攻下，可引发哕、痞、坚满、尿血、下利、下血，甚至下如淤泥而死等变证。

J17-01 脈濡而弱，濡反在關，弱反在巔 [1]，微反在上，澀反在下，微則陽氣不足，澀則無血，陽氣反微，中風汗出而反躁煩，澀則無血，厥而且寒，陽微不可下，下之則心下痞堅。

【校注】

[1] 濡反在关，弱反在巅：宋本为"弱反在关，濡反在巅"。

【释义】

论脉见濡弱微涩，为阳虚血少，不可攻下。

本条"脉濡而弱"至"厥而且寒"文字见于"辨不可发汗病形证治第十三"，所论脉象、病机、证候相同；综合来看，阳虚血少，不可汗、下；误下则虚中焦脾胃阳气，升降失司，气机凝滞，从而引发心下痞硬。

J17-02 動氣在右，不可下，下之則津液內竭，咽燥鼻乾，頭眩心悸。

J17-03 動氣在左，不可下，下之則腹裏拘急，食不下，動氣反劇，身雖有熱，臥反欲踡。

J17-04 動氣在上，不可下，下之則掌握熱煩，身上浮冷，熱汗自泄，欲水自灌。

J17-05 動氣在下，不可下，下之則腹滿，卒起頭眩，食則下清穀，心下痞堅。

【釋義】

以上四條論動氣在臍周不可攻下及誤下的變證。

動氣，即氣筑筑然跳動，可見於臍部及其周圍。根據動氣發生的部位，可測知內臟病變，據《素問·至真要大論》《難經·十六難》相關記載，據筑筑然動於臍旁上、下、左、右的動氣可辨別心、腎、肝、肺臟的病證。其相關病機參"辨不可發汗病形證治第十三"，彼論不可發汗，此處言不可攻下。

動氣之作，本與腎陽虛衰，水氣逆動有關。動氣在右，則兼與肺臟有關。下有腎水沖逆，上有寒飲射肺，治宜溫陽利水，化飲降逆，方宜真武湯加乾薑、細辛、五味子等；誤用攻下，耗氣傷津，肺腎更虛。水邪上沖，凌心則悸動不安，上蒙清陽則頭眩；肺為水之上源，肺氣虛衰，水津不得布散，則咽燥鼻下。

動氣在左，則兼與肝臟有關，為腎水沖逆，見肝失疏泄。治宜溫陽制水，柔肝緩急，方如真武湯加牡蠣等；誤用攻下，陰寒凝滯，脾絡不和，則腹內攣急；脾虛失運則食不下；脾腎兩虛，不能制約已動之水氣，故而動氣更劇；陰寒內盛，虛陽外越，故畏寒蜷臥，身有浮熱。

動氣在上，提示心腎兩虛，陽虛水逆。心陽虛不能下暖腎水，腎陽虛不能制水，故水有上沖之勢，見臍上筑筑然，治宜苓桂朮甘湯和真武湯加減。誤用攻下，更傷心腎陽氣，陽氣不足則自覺身上陣陣毛聳，洒洒寒冷。虛陽外越，故身熱汗自出；津液大虧，陰虛火動，則手掌煩熱，欲得冷水澆灌。

動氣在下，責之於腎陽虛衰，不能鎮水，水寒之氣有上沖之勢，症見臍下筑筑然，治宜真武湯。誤用攻下，重挫腎陽，傷及脾陽。脾虛運化失司而腹脹滿；

水寒之气上逆则头眩;水停心下,气机不通,而心下痞,此为水痞;脾肾阳虚,腐熟无权,故食则下利清谷。

J17-06 咽中閉塞,不可下,下之則上輕下重,水漿不下,臥則欲踡,身體急痛,復下利日數十行。

【释义】

论少阴阳虚,咽中闭塞不可攻下。

少阴之脉,循喉咙,夹舌本,咽痛多与少阴有关,故少阴病篇载有甘草汤证、桔梗汤证、猪肤汤证、苦酒汤证、半夏散及汤证等。咽中阻滞不利,但无红肿热痛,固非少阴热化证,当属少阴阳虚寒凝,痹阻少阴经脉,治宜散寒开结,方如半夏散。若误用攻下,必重伤阳气。肾阳欲脱则头轻脚重;脾肾阳虚故水浆不下;肾阳虚衰,阴寒内盛故见蜷卧畏寒,身体拘急疼痛,下利清谷日数十行等。

J17-07 諸外實者,不可下,下之則發微熱,亡脉則厥,當臍握熱。

【释义】

论表实者不可攻下。

邪气盛则实,所谓"外实",即邪气在表,治当解表。误下则表邪内陷,由"身热"转为"发微热",为表热内陷。"亡",隐匿也。"亡脉"即脉伏而不显,主邪结于里。邪热内结,不能宣达于外,故手足冷,此属热厥。"当脐握热",指像用手掌捂盖肚脐一般、感觉肚脐处有热感,提示热结之部位。治可攻下热结,方如桃核承气汤等。亦有注家认为本条表实误下伤阳,阳虚而厥,阴寒下陷故需当脐捂热方舒。

J17-08 諸虛者,不可下,下之則渴。引水者易愈,惡水者劇。

【释义】

论虚证不可攻下。

诸虚，指脏腑、气血津液诸不足，治宜补益而忌攻下。误下可因素体阴阳气血不足而变化多端。阳虚气化失司、阴虚失却濡养皆可口渴，当参其他脉症而综合分析。口渴欲饮水，提示胃气尚存，故易治愈；若渴而恶水，乃是胃气衰败，预后不良。本条强调了胃气存亡在疾病预后中的重要意义。

J17-09 脈濡而弱，弱反在關，濡反在巔，弦反在上，微反在下。弦爲陽運，微爲陰寒，上實下虛，意欲得温。微弦爲虛，虛者不可下。微則爲欬，欬則吐涎沫。下之欬則止而利不休，胸中如蟲齧^[1]，粥入則出，小便不利，兩脅拘急，喘息爲難，脛背^[2]相牽，臂則不仁，極寒反汗出，軀冷若冰，眼睛不慧，語言不休。穀氣多入則爲除中^[3]。口雖欲言，舌不得前。

【校注】

[1] 如虫啮：啮(niè)，"啮"之繁体字。如虫啮，即如虫咬一般的感觉。

[2] 胫背：宋本为"颈背"。是。

[3] 除中：胃气将绝而反能食之病证。成无己《注解伤寒论》云："阴阳脱者，应不能食，而谷多入者，此为除中，是胃气除去也。"

【释义】

论脾胃阳虚，阴寒凝结于下，水饮上逆者不可攻下，以及误下后的变证。

"脉濡而弱，弱反在关……意欲得温"与《辨不可发汗病篇》第12条相同，论关脉濡弱，寸脉弦、尺脉微，主脾胃气虚，阳气抗邪于上，阴寒凝结于下，成上实下虚证，治宜温里为先，彼则强调不可发汗，本条重申不可攻下。"微则为咳，咳则吐涎沫"插叙句，承"微则阴寒"言，即寒饮内停，水寒上逆犯肺则咳吐涎沫。如下虽可抑挫上逆之气，而"咳止"，当阴寒水气未除，且更伤脾肾阳气出现诸多变证：

肾阳虚衰，关门不利而下利不止；寒饮未除，窒塞于胸，肺气不利，则胸中刺痛如虫咬；脾肾阳虚，腐熟无权，谷不得化，胃虚不纳，故"粥入则出"。阳虚气化不利，故小便不利；水饮停聚胸胁而两胁拘急疼痛；肺气壅塞、肾不纳气，上实下虚,而喘息困难。阳虚不运,水饮痹阻,太阳经气不利而项背牵掣疼痛,四肢麻木不仁。甚则肾阳衰败,阴寒内盛,阳脱液泄,则汗出而身冷如冰;精不上注,目睛失养则目睛不慧;清阳不升,血不奉心,心神无所主,故而呢喃郑声、喋喋不休,或言语謇涩不利,口虽欲言,但舌强不能语,舌痿不能伸。以上诸证皆因脾肾阳虚、阴寒内盛,本不能食。若进食突增,恐为除中,如厥阴病篇云:"腹中应冷,当不能食;今反能食,此名除中,必死。"除中者,言中气衰败之意,即病情危笃,本不能食,反而进食量突增,此属回光返照,乃弥留之际的死证。

J17-10 脉濡而弱,弱反在關,濡反在巔,浮反在上,數反在下,浮則爲陽虚,數則爲無血,浮則爲虚,數則生熱,浮則爲虚,自汗而惡寒,數則爲痛,振而寒慄。微弱在關,心下爲急,喘汗不得呼吸,呼吸之中,痛在於脅,振寒相搏,其形如瘧,醫反下之,令脉急數,發熱狂走,見鬼,心下爲痞,小便淋漓,小腹甚堅,小便血也。

【释义】

论脾胃虚衰,阳虚血少,寒饮内停者禁下,及误下后之变证。

"脉濡而弱,弱反在关,濡反在巅",论关脉濡弱,浮取沉取皆细软无力,主脾胃虚馁。"浮反在上"即寸脉浮,主上焦为阳虚;"数反在下"即尺部脉数,主下焦阴虚血少。阳虚则恶寒,阴虚易生热,故云"浮则为阳虚,数则为无血"。阳虚卫表不固,故自汗出而恶寒;阴血亏筋脉失养,故身体痛而振寒战栗。

关脉微弱,说明脾胃气衰;胸下急迫,喘汗而不得呼吸,呼吸时牵引胁肋疼痛,时时振寒,形如疟状,为寒饮内停胸胁。水停胸胁,若患者正气不虚,宜十枣汤攻下水饮。但本证脾胃气馁,阳虚血少,当扶阳温运,兼以调气化饮。误下则血虚阳浮之势更趋严重,故脉数急;心神失养,故神志恍惚,甚或疾走如狂,幻听幻视如见鬼状。中焦受损,升降失司,则心下痞硬而满;下焦阳虚,气化不利,故小便淋沥;阳虚水寒凝结余下,故少腹硬满;脾不统血、肾失封藏,失于固摄,故而小便血也。

J17-11 脉濡而緊，濡則爲陽氣[1]微，緊則營中寒。陽微衛中風，發熱而惡寒，營緊胃氣冷，微嘔心内煩。醫以爲大熱，解肌發其汗，亡陽虛煩躁，心下苦痞堅，表裏俱虛竭，卒起而頭眩，客熱在皮膚，悵怏[2]不得眠[3]。不知胃氣冷，緊寒在關元，技巧無所施，汲水[4]灌其身。客熱應時罷，栗栗而振寒，重被而覆之，汗出而冒巔，體愓[5]而又振，小便爲微難。寒氣因水發，清穀不容間，嘔吐反腸出[6]，巔倒不得安，手足爲微逆，身冷而内煩，遲欲從後救，安可復追還。

【校注】

[1] 阳气：宋本为"卫气"。

[2] 怅怏：伤感而闷闷不乐。

[3] 眠：卧息，偃卧之意。

[4] 汲水：从井里打水。

[5] 惕："惕"当作"愓"。"愓"通"荡"，动也。

[6] 反肠出：即脱肛。

【释义】

论阳虚里寒兼外感，误用桂枝汤解肌、冷水灌洗的变证。

"濡则为阳气微，紧则营中寒"为互文手法。脉浮而细软，谓之濡；脉濡而紧，即脉见浮而细软兼有紧象，主营卫不足而风寒外袭，故见发热恶寒。"微呕心内烦"与桂枝汤证之"干呕"相类，故下文云"医以为大热，解肌发其汗"。"大热"者，表之发热恶寒也；"解肌"，即以桂枝汤解肌祛风。即误用桂枝汤解肌祛风，但忽视了本证"营紧胃气冷"之里虚寒证。胃中虚冷，营卫气血化源不足，不耐攻伐，从此可窥桂枝汤方后注"服已须臾，啜热稀粥一升余以助药力"之意。与第30条"伤寒脉浮，自汗出，小便数，心烦，微恶寒，脚挛急，反与桂枝汤欲攻其表，此误也……"合参，其义更明。

此营卫不和兼中阳虚衰之证，治宜桂枝人参汤温中和表或先与小建中汤温中、再以桂枝汤解肌祛风，方为妥当。若但行桂枝汤"攻"之表，遂致汗出多而亡阳,阳虚阴盛,虚阳与阴邪相争,而躁烦不得安卧。中焦阳气更伤,虚寒结聚胃脘,故"心下苦痞坚,表里俱虚竭"。阳气虚衰,清阳不升而头眩;表邪未解故"客热在肌肤"。

经此误治,病证已属中焦、下焦虚寒,即"胃中冷,紧寒在关元",若反而针对"客热在肌肤",汲冷水灌洗身体,肌表虚热被劫虽得以暂退,但继发全身振栗颤抖而恶寒,虽以厚被覆盖亦不得温,阳虚不固而漏汗不止,虚阳浮越而头目昏蒙,阳不化气而小便量少而难。里阳虚寒,因水激荡而引发水邪泛溢;水寒上逆而泛泛欲呕;肾阳虚衰,火不暖土而下利清谷不止;下利日久、大肠滑脱,则反肠出;虚阳浮越,则颠倒不得安;阳虚失煦而四肢逆冷;阴寒内盛,弱阳与盛阴相争,争而不胜则"内烦"。此为阳衰阴竭之危候,若治之迟缓,则无法挽救。故告诫医者应当机立断,抓紧救逆,否迟疑,怎能追回将亡之阳,挽救重疴?

J17-12 脉浮而大,浮爲氣實,大爲血虚,血虚爲無陰,孤陽獨下陰部[1],小便難[2],胞中虚,今反小便利而大汗出,法應衛家當微,今反更實,津液四射[3],營竭血盡,乾煩[4]不得眠,血薄肉消,而成暴液[5],醫復以毒藥[6]攻其胃,此爲重虚,客陽去有期,必下如污泥而死。

【校注】

[1] 阴部:此处代指下焦。

[2] 小便难:宋本《伤寒论》"小便当赤而难"。

[3] 津液四射:此指小便利而大汗出。

[4] 干烦:"干",无故而然。干烦,无缘无故地心烦。

[5] 暴液:"暴"同"爆"。暴液,指火热煎熬津液。

[6] 毒药:此指峻下药物。

【释义】

论气实血虚误下后转为阴阳离决之死证。

"脉浮而大,浮为气实,大而血虚"为本条总括句。"浮为气实",指阳盛卫强;"大为血虚",即阴血亏虚,此"大"脉,必是浮而中空。"血虚为无阴"为自注句,再次强调"大为血虚"。阴血亏而阳独盛,若病在下焦,小便当赤少而涩。"胞中虚",即膀胱尿少之谓。今反见小便通利而大汗出,按理当是卫阳衰微,"今反更实","更实"者,与前"气实"相比而言也,即此为阳热盛实,迫津外泄,故"津液四射",以致"荣竭血尽"。阴血亏而内热盛,故心烦不眠;营血亏而肌肤失养,则呈现形肉消瘦之象,此为"暴液"。医者不识,反以峻下之剂荡涤胃肠,泻下黏稠溏便如污泥,阴血将竭,虚阳无所依附,阴竭阳脱,死期在即。与上条合参,彼论误汗亡阳,此述误下竭阴,两条合看,强调汗、下之法,皆有亡阴阳之虞,不可不慎。

　　J17-13 趺陽脉遲而緩,胃氣如經也。趺陽脉浮而數,浮則傷胃,數則動脾,此非本病,醫特下之所爲也。營衛內陷,其數先微,脉反但浮,其人必大便堅,氣噫而除,何以言之?脾脉本緩,今數脉動脾,其數先微,故知脾氣不治,大便堅,氣噫而除。今脉反浮,其數改微,邪氣獨留,心中則饑,邪熱不殺穀,潮熱發渴,數脉當遲緩,脉因前後度數如法,病者則饑,數脉不時,則生惡瘡也。

【释义】
　　论趺阳脉脉迟而缓,胃气正常,误下后的脉证与转归。参辨脉法篇 J02-27 条。

　　J17-14 脉數者,久數不止,止則邪結,血氣不能復,正氣却結於藏。故邪氣浮之,與皮毛相得。脉數者不可下,下之必煩,利不止。

【释义】
　　论凭脉辨邪热浮游或内结,内结者方可攻下。
　　数脉多主热,若久数不止,提示邪热持续存在,有灼津化燥成实之转归。若脉象由数转为不数,文曰"止",据临床多见沉迟有力,提示邪热内陷于里,或与痰、瘀、宿食等有形病理产物互结。"血气不能复,正气却结于脏",为自注句。血气,概指阴血也;正气,此处指阳气;"脏"指病位在里;意即灼热伤津,阴血难复,阳热内结。若无形邪热充斥表里内外,脉仍数不止,断不可攻下。误下则引邪内陷,热扰胸膈则心烦,邪热内陷肠道则下利,证如栀子豉汤、大黄黄连泻心汤、葛根黄芩黄连汤之属。综上,本条凭脉之浮数与沉迟辨邪热之无形或内结,对理解白虎汤证之"脉浮滑"、大黄黄连泻心汤证之"关上浮"、抵当汤证之"脉沉迟"等,具有指导意义。

J17-15 少陰病,脉微,不可發其汗,無陽故也。陽已虚,尺中弱澀者,復不可下之。

【释义】

论少阴病里虚,禁用汗下。见少阴病篇 J296 条。

J17-16 脉浮大,宜發汗,醫反下之,此爲大逆。

【释义】

论脉浮大,治宜发汗而禁攻下。

外感病重,脉见浮大,即脉浮而有力,一般反映病位在表,正气抗邪于表之病势,治宜因势利导,发汗为治。误用攻下,挫伤正气,易致邪气内陷,故曰"逆"。如第90条言:"本发汗,而复下之,此为逆也;若先发汗,治不为逆。"当然,本条所论可视为凭脉浮大,治用汗法的大原则,临证又当四诊可参,方为稳妥。

J17-17 脉浮而大,心下反堅,有熱,屬藏者攻之,不令發汗。屬府者,不令溲數,溲數則大便堅,汗多即熱愈,汗少則便難,脉遲尚未可攻。

【释义】

论发汗、利小便、攻下法的禁忌。参辨脉篇 J02-29 条。

J17-18 二陽并病，太陽初得病時，發其汗，汗先出復不徹，因轉屬陽明，欲自汗，不惡寒，若太陽證不罷，不可下，下之爲逆。

【释义】
论二阳并病，发汗不彻的转归与治禁。见太阳病篇 J054 条。

J17-19 結胸證，其脉浮大，不可下，下之即死。

【释义】
论结胸病脉浮大者，不可攻下。参太阳病篇 J143 条。

J17-20 太陽與陽明合病，喘而胸滿，不可下，下之即死。

【释义】
论太阳与阳明合病，不可攻下。参太阳病篇 J042 条，彼条云"宜麻黄汤"。

J17-21 太陽與少陽合病，心下痞堅，頭項強而眩，勿下之。

【释义】
论太阳与少阳合病，不可攻下。见太阳病篇 J185 条。

J17-22 諸四逆厥者，不可下之，虛家亦然。

【释义】
论阳虚厥逆证及虚家，不可攻下。参厥利呕哕病篇 J340 条。

J17-23 病欲吐者，不可下之。

论病势向上者，不可攻下。

病时时欲吐，提示病势向上。《素问·阴阳应象大论》："其高者，引而越之。"治当因势利导，可据证选用吐法，不可妄行攻下。

J17-24 太陽病，有外證未解，不可下，下之爲逆。

【释义】

论太阳表证，不可攻下。见太阳病篇 J50 条。

J17-25 夫病發于陽，而反下之，熱入因作結胸；發于陰，而反下之，因作痞。

【释义】

论误下可致结胸或痞证等变证。见太阳病篇 J141 条。

J17-26 脉浮緊，而下之，緊反入裏，則作痞。

【释义】

论表证误下形成痞证。见太阳病篇 J162 条。

J17-27 夫病陽多者熱，下之則堅。

【释义】

论阳病邪热炽盛者，不可攻下。

"阳多"即阳盛，阳盛则热，故云"病阳多者热"。攻下之法宜于有形实邪内结的病证，如水热互结之结胸、燥屎内结之胃家实等；热结旁流、肠道湿热者，亦可攻下。总之，攻下旨在逐邪。若邪热无形弥漫、充斥表里内外者，治宜辛寒清解，不可攻下；如下则耗伤阴津，邪热内结，而成结胸、燥屎等坚实类变证。

J17-28 本虚，攻其熱必噦。

【释义】

论虚证攻下成哕的变证。参阳明病篇 J207 条。

J17-29 無陽陰強而堅[1]，下之必清穀而腹滿。

【校注】

[1] 而坚：宋本为"大便硬者"。

【释义】

论阳虚阴寒结聚之大便硬，不可攻下。

"无阳阴强"即阳气虚衰，阴寒盛极；"坚"，宋本为"大便硬"，内实也。证属阳虚阴盛，肠道积滞而大便。不可误作阳明腑实而苦寒攻下，如下则虚其弱阳，阴寒更盛，以致下利清谷、腹满等。按《金匮要略·腹满寒疝宿食病脉证治第十》，可"以温药下之，宜大黄附子汤"，可参。

J17-30 太陰之爲病，腹滿而吐，食不下，下之益甚，腹時自痛，胸下痞堅[1]。

【校注】

[1] 痞坚：宋本为"结硬"。

【释义】

论太阴脾土虚寒证，不可攻下。参太阴病篇 J283 条。

J17-31 厥陰之爲病，消渴，氣上撞心，心中疼痛熱，飢而不欲食，甚者則欲吐，下之不肯止。

【释义】

论厥阴寒热错杂证，不可攻下。参厥阴病篇 J336 条。

J17-32 少陰病，其人飲食入則吐，心中嗢嗢欲吐復不能吐，始得之，手足寒，脉遲[1]，此胸中實，不可下之。

【校注】

[1]脉迟：宋本为"脉弦迟者"。

【释义】

论少阴虚寒，胸中实证，不可攻下。参少阴病篇 J334 条。

J17-33 傷寒五六日，不結胸，腹濡，脉虛，復厥者，不可下。下之亡血，死。

【释义】

论阳虚厥逆者，不可攻下。参厥阴病篇 J356 条。

J17-34 傷寒發熱，但頭痛，微汗出，發其汗則不識人，熏之則喘，不得小便，心腹滿，下之短氣而腹脹，小便難，頭痛背强，加溫針則必衄。

【释义】

论温病误汗、火熏、攻下、温针后的变证。

"伤寒发热，但头痛，微汗出"，而不恶寒，参宋本第 6 条 "太阳病，发热而渴，不恶寒者，为温病。"此条所论，应属感受温热之邪，治宜辛凉清解。若误用辛温发汗,邪热炽盛,热蒙心神则"不识人"。以火熏之,二阳相灼,邪热壅肺,肺失宣降则喘息。热灼津亏,肺失通调水道而"不得小便"。热壅气滞而胸腹满,头痛背强。如施温针,邪热迫血妄行,故有衄血之虞。

J17-35 傷寒,其脉陰陽俱緊,惡寒發熱,則脉欲厥。厥者脉初來大,漸漸小,更來漸大,是其候也。惡寒甚者,翕翕汗出,喉中痛。熱多者,目赤睛不慧,醫復發之,咽中則傷。若復下之,則兩目閉,寒多清穀,熱多便膿血,熏之則發黃,熨之則咽燥。小便利者可救,難者危殆。

【释义】

论阳虚外感,误汗、误下、火熏、熨后的变证。

脉阴阳俱紧,恶寒发热,与伤寒相类,但脉见欲厥。"厥"字用于表述脉象之特点,呈现初来大、渐小、更来渐大,反映出脉势强弱不等、脉律不整的特征,提示素体羸弱,阴阳气血俱不足,复被寒遏。若恶寒多、翕翕汗出,喉中痛,为阴盛格阳,虚阳外越。若热多,目赤,视物不清,为阴虚火旺,上扰清窍。证属虚人外感,理应据阴阳气血不足,扶正祛邪。若辛温发汗,阴虚火旺,咽喉灼伤;误下伤阳,阴寒内盛,则下利清谷、清阳不升而两目闭;若火熏、熨之,热灼营阴,则便脓血、或动血发黄、或咽喉干燥。如此阴阳两虚之证,若小便通畅,提示阴津尚存、气化尚在;反之则阴阳衰败,生命危笃。

J17-36 傷寒發熱,口中勃勃氣出 [1],頭痛目黃,衄不可制。貪水者必嘔,惡水者厥,下之咽中生瘡。假令手足溫者,下重便膿血,頭痛目黃者,下之目閉。貪水者,下之其脉必厥,其聲嚶 [2],咽喉塞;發其汗則戰栗,陰陽俱虛。惡水者,下之裏冷,不嗜食,大便完穀出;發其汗,口中傷,舌上胎滑,煩躁。脉數實,不大便,六七日後必便血;發其汗,小便即自利。

【校注】

[1] 勃勃气出:勃勃,兴盛的样子。勃勃气出,指呼吸粗促,气从口急出,

似喘息冒。

[2] 嘤：形容声音低而细微。

【释义】

论湿热内蕴的证候特点及误施汗下后的变证。此条采用了分承并举、对比发明和补述的写作方式，可两段理解：

第一段："伤寒发热，口中勃勃气出……目闭"，论温热、湿热两类外感热病的临床特征、治禁及误下的变证。文中"伤寒"，指广义伤寒，概指一切外感热病；以"发热"为主症而非"恶寒"，与太阳病篇第6条"太阳病，发热而渴，不恶寒者为温病"同。"伤寒发热"指热邪郁表，"口中勃勃气出"则形容里热蒸腾气促貌。合而观之，概指温热类病证邪热弥漫之状。邪热虽盛，但未化燥成实，不可攻下，下之则津亏于下，热炽于上，故而咽中生疮。发黄病证，《伤寒论》中虽有火劫、蓄血、寒湿、湿热之分，但以湿热发黄论治最详。阳明病篇明确指出"热越"则"不能发黄"，"无汗""额上微汗出""但头汗出""小便不利"致使"瘀热在里"则"必发黄"，此即所谓湿热发黄。故"头痛目黄"当属湿热病证，盖湿热壅滞，经气不利则头痛；湿热壅盛，迫血上行则衄血妄行。若误用攻下，湿热未除而清气不能上荣，故目闭懒开。

第二段："贪水者，下之……若发汗，小便即自利"，论湿热病误用攻下、发汗的变证。湿热为病，受感邪轻重、体质、调护等因素影响，有热重于湿、湿重于热、湿热并重之别，因而有"贪水""恶水""手足温"三种假设。其一，贪水者，为热重于湿，故口渴欲饮，但多饮则呕。误用攻下，耗气伤津，湿热郁遏，故"其脉必厥"。"厥者，脉初来大，渐渐小，更来渐大，是其候也"，即指脉动大小相间、时大时小，提示正虚无力抗邪，故从脉厥可知邪实正虚。中气下陷，其人语声低微；气阴亏虚，咽喉失润而塞滞不利。若辛温发汗，阳气外亡而身冷寒战。其二，恶水者，为湿重于热，故口不渴。湿热困阻阳气，则手足厥冷。误用攻下，中阳被伤，运化失司，则不欲食，甚或大便完谷不化；若误汗致使虚阳上浮，则口中生疮，舌上白苔水滑；阴寒盛于下，虚阳上扰而躁烦不宁。其三，"假令手足温者"为湿热并重，壅滞肠道，故而大便后重而兼脓血。脉数主热，脉实主有形病理产物壅滞、腑气不畅，故而"不大便，六七日"；湿热炽盛，热盛迫血下行则"必便血"。便血发汗，阴阳自虚而下不固，则小便自利。

综上所述，本条所论非狭义伤寒，而是温热病和湿热病，并重点论述湿热病的证候特点，分热重于湿、湿重于热、湿热并重三种情形，详述误用攻下、发汗引发的种种变证。原文虽未给出治疗方药，但对后世温病学派提出治疗湿热病禁用汗、下、润，倡导分消走泄法，分上、中、下三焦辨治湿热病，具有启发意义。

J17-37 得病六七日，小便少者，雖不大便，但頭堅後溏，未必其成堅，攻之必溏，當須小便利，定堅乃可攻之。

【释义】

论据小便辨里实，可否攻下。参阳脉病篇第251条。

《脉经·病不可下证第六》作"得病二三日，脉弱，无太阳柴胡证，而烦躁、心下坚。至四五日，虽能食，以承气汤少与微和之，令小安。至六日，与承气汤一升。不大便六七日，小便少者，虽不大便，但头坚后溏，为定成其坚，攻之必溏。当须小便利，定坚，乃可攻之"。

J17-38 藏結者，無陽證，不往來寒熱，其人反靜，舌上胎滑者，不可攻之。

【释义】

论据脏结属里虚寒证，不可攻下。参太阳病篇J140条。

J17-39 傷寒嘔多，雖有陽明證，不可攻之。

【释义】

论伤寒呕吐，病势向上者，不可攻下。参阳明病篇J218条。

J17-40 陽明病，潮热微堅，可與承氣湯，不堅勿與之。若不大便六七日，恐有燥屎，欲知之法，可與小承氣湯。若腹中轉矢氣者，爲有燥屎，乃可攻之。若不轉矢氣者，此爲但頭堅後溏，不可攻之，攻之必腹滿不能食。欲飲水者，必噦，其後發熱者，必復堅，以小承氣湯和之。若不轉矢氣者，慎不可攻之。

【释义】

论阳明病燥屎内结者，方可攻下。参阳明病篇J223条。

J17-41 陽明病，面合赤色，不可攻之，必發熱色黃者，小便不利也。

【释义】

论阳明病证属邪热弥漫者，不可攻下。参阳明病篇J220条。

J17-42 陽明病，當心下堅滿，不可攻之，攻之利遂不止者死，止者生。

【释义】

论阳明病心下坚满，病位偏上，不可攻下。参阳明病篇J219条。

J17-43 陽明病，自汗出，若發其汗，小便自利，此爲津液内竭。雖堅不可攻之，當須自欲大便，宜蜜煎導而通之，若土瓜根、豬膽汁皆可爲導。

【释义】

论润导法治阳明病津亏便结证。参阳明病篇J245条。

J17-44 傷寒中風，醫反下之，其人下利日數十行，穀不化，腹中雷鳴，心下痞堅而滿，乾嘔而煩，不能得安。醫見心下痞，爲病不盡，復重下之，其痞益甚。此非結熱，但以胃中虛，客氣上逆，故使之堅。屬甘草瀉心湯證。

【释义】

论甘草泻心汤治太阳表证误下所致虚气痞证。参太阳病篇 J169 条。

J17-45 下利，其脉浮大，此爲虚，以强下之故也。設脉浮革，因爾腸鳴，屬當歸四逆湯證。

【释义】

论阳虚血亏，寒凝肠间的证治。

不当下而下，故云"强下"。下利，脉浮大，证属阳虚气衰。若脉浮而兼革，即轻取指下有力，用力则中空外坚，提示津血亏虚，寒凝肠间，水走肠间，气窜水行，故而肠鸣。治用当归四逆汤，养血温经散寒。

辨可下病形证治第十八

本篇原文共 46 条，论可下诸病证。首论下法宜用汤剂，但应中病即止；继而提出"秋宜下"之大法；然后依次重集六经病篇中诸可下病证：包括大柴胡汤证、调胃承气汤证、小承气汤证、大承气汤证、桃核承气汤证、抵当汤（丸）证、十枣汤证、大陷胸汤证等，以上诸病证，多属有形之实邪内停，或为宿食燥屎、或血蓄于里、或水饮内停等；补充了大承气汤证的脉法、大柴胡汤证治，可与六经病篇所载合参，互补发明。

J18-01 凡服下藥，用湯勝圓，中病即止，不必盡劑。

【释义】

论下法宜用汤剂，但应中病即止。

汤能荡涤，疗效迅速，而丸散之力较为缓和，故而对于腑实等宜用攻下的病证，汤剂疗效要胜过丸剂或散剂。因下法属攻邪治法，过用则宜耗伤正气，故强调中病即止。如论中承气辈方后注均云"得下者，止后服"。

J18-02 大法，秋宜下。

【释义】

论秋季有利于应用下法祛邪。

秋季燥金司令，其气主降、收敛，人体阳气随季节而同步潜降内敛。秋季病可下之病证，可顺时令之势，因势利导，攻下邪热。

J18-03 陽明病，發熱汗多者，急下之，宜承氣湯_{一云大柴胡湯}。

【释义】

论阳明病热盛，迫津外泄致胃肠燥结者，治宜承气汤急下。参阳明病篇 J265 条，用方为"宜大承气汤"。

J18-04 少陰病，得之二三日，口燥咽乾，急下之，宜承氣湯。

【释义】

论少阴病邪从燥化，燥实内结，津亏液竭，治宜承气汤急下存阴。参少阴病篇 J330 条。

J18-05 少陰病六七日，腹滿不大便者，急下之，宜承氣湯。

【释义】

论少阴病燥实内结，腑气壅滞，治宜承气汤急下燥结。参少阴病篇 J332 条。

J18-06 少陰病，下利清水，色青者，心下必痛。口乾燥者，可下之，宜大柴胡湯、承氣湯。

【释义】

论少阴病燥实内结，热结旁流，治宜大柴胡汤、承气汤。参少阴病篇 J331 条。

J18-07 下利，三部脉皆平—云浮，按其心下堅者，可下之，宜承氣湯。

【释义】

论阳明燥实下利证治。

脉平，即脉象正常，和缓有力。下利与按之心下坚硬同见，证属燥结内阻，腑气壅滞，热结旁流。治宜通因通用，方宜承气汤。

J18-08 下利，脉遲而滑者，內實也。利未欲止，當下之，宜承氣湯。

【释义】

论内实下利，治宜承气汤攻下。

迟脉，"呼吸三至，去来极迟"，其势怠缓，主宿食、燥屎等实邪内停；滑脉，其势"往来前却流利"，主食积气滞。下利、脉迟而滑，为燥屎阻滞；利下清水、色纯青，为热结旁流，故宜承气汤泄热除积，通因通用，而利自止。

J18-09 陽明與少陽合病而利，不負者，爲順。負者，失也，互相剋賊，爲負。

【释义】

论阳明少阳合病，可凭脉判断病证的顺负。参阳明病篇 J269 条。

J18-10 脉滑而數者，有宿食也。當下之，宜大柴胡湯、承氣湯。

【释义】

论宿食内停者,治大柴胡汤、承气汤攻下。参阳明病篇J269条。

J18-11 問曰:人病有宿食,何以別之? 師曰:寸口脉浮大,按之反澀,尺中亦微而澀,故知有宿食。當下之,宜承氣湯。

【释义】

辨宿食的脉症与治法。

宿食,多因饮食不节,食滞不化。寸口脉浮而大,言寸脉浮取盛实有力;"按之反涩",即沉取脉有迟滞之象;二者并见,主宿食内停,脉道阻滞。"尺中微而涩","微"非指主阳虚之微脉,而是用于表述脉"涩"的程度,即相对于寸脉"按之反涩",程度轻微,尺脉略显涩象,反映有下焦津亏之势。此时用承气汤攻下,宜酌情配伍滋阴生津之品,如增液承气汤。

J18-12 下利不欲食者,有宿食也。當下之,宜承氣湯。

【释义】

论宿食下利,治宜承气汤攻下。

下利、不欲食,证有虚实之分,如太阴病症见"食不下,自利益甚"。若为宿食内停,应伴嗳腐食臭、脘腹胀满、脉实有力等,此时可再行攻下,可用承气汤,荡涤胃肠食积。

J18-13 下利已瘥,至其年月日時復發者,此爲病不盡故也。復當下之,宜承氣湯。

【释义】

论下利后余邪未尽的证治。

下利虽似痊愈,但若在其后某一个时间点复发者,属旧积残邪,隐僻于肠间,未能根除,因饮食、劳倦等诱发,治可再行攻下,荡涤肠道宿食余邪。

J18-14 下利脉反滑,當有所去,下之乃愈,宜承氣湯。

【释义】

论实邪壅滞下利的证治。

下利,若证属虚寒,脉当沉弱而迟。若脉滑,与虚寒之脉不符,故曰"反"。"当有所去",言其治法,当去其实邪,寓指宿食积滞不消,其脉亦当滑而有力,治宜承气汤攻下宿食。

J18-15 病腹中滿痛者爲實,當下之,宜大柴胡湯。

【释义】

论里实腹满痛,治宜攻下。

腹中胀满疼痛,证有虚实之别。若腹胀满持续不减,腹痛拒按,证属燥实内结,腑气不通,兼少阳枢机不利者,可用大柴胡汤和解少阳,兼攻下阳明。

J18-16 腹滿不減,減不足言,當下之,宜大柴胡湯、承氣湯。

【释义】

论实热腹满,治宜大柴胡汤汤、承气汤。参阳明病篇 J267 条,条文中无"大柴胡"三字。

J18-17 傷寒後,脉沉實,沉實者[1]下之解,宜大柴胡湯。

【校注】

[1] 脉沉实,沉实者:宋本为"脉沉,沉者,内实也"。"沉者,内实也",似为后世注文。

【释义】

论伤寒表解内实的脉症与治疗。

脉浮主病在表,沉脉主病在里。伤寒病后,脉沉实者,为表解而里实,治用大柴胡汤和解少阳,兼通下里实。大柴胡汤证,第 J111 条云"呕止小安,郁郁微烦",J176 条云"心下痞坚,呕吐而下利",J147 条云"热结在里,复往来寒热",本条补充其脉象特点。

J18-18 傷寒六七日,目不了了,睛不和,無表裏證,大便難,微熱者,此爲實。急下之,宜大柴胡湯、承氣湯。

【释义】

论实热内结、灼伤真阴的辨治。参阳明病篇 J264 条,条文中无"大柴胡"三字。

J18-19 太陽病未解,其脉陰陽俱停,必先振汗出而解,但陽脉微者,先汗之而解;陰脉微者,先下之而解,宜承氣湯,一云大柴胡湯。

【释义】

论战汗而解之脉象及治宜攻下的脉症。参太阳病篇 J101 条。

J18-20 脉雙弦而遲,心下堅。脉大而堅 [1] 者,陽中有陰也,可下之,宜承氣湯。

【校注】

[1] 坚:宋本为"紧"。

【释义】

论脉弦极而迟,主宿食停滞,治宜攻下。

《金匮要略·腹满寒疝宿食病脉证治第十》载"其脉数而紧乃弦,状如弓弦,按之不移。脉数弦者,当下其寒;脉紧大而迟者,必心下坚;脉大而紧者,阳中有阴,可下之。"与之对勘,可见本条与此文后半节相似,仅以"脉双弦而迟"代替了"脉紧大"。关于弦脉与紧脉的异同,《腹满寒疝宿食病脉证治第十》篇云"其脉数而紧乃弦"。从医理而言,若不涉虚、热,一般脉不应"数"。故而"脉数而紧乃弦"中的"数"非至数之谓,而是指"急""紧"之意,类似的条文如第52条"脉浮而数者,可发汗,宜麻黄汤。"《辨脉第二》又云"脉浮而紧者,名曰弦也。弦者,状如弓弦,按之不移也。"可见,弦脉必有紧象,弦脉除了脉势应指挺劲,端直以长外,还有"紧""急"之要素。

"脉双弦而迟"之"双弦",有谓之左右两手脉皆弦者,其实尚可将"双"理解为加倍之意,"双弦"犹倍弦、更弦。与"脉紧大"相较,"弦"的程度更高,其中蕴含的"紧""急"之象更加明显。《灵枢·五色》云"气口盛坚者,伤于食。""脉双弦而迟"与"脉大而坚"均主宿食停聚,气机壅滞;"心下坚"之"心下",言其病位也。《辨脉第二》云:"凡脉大浮数动滑,此名阳也;脉沉、涩、弱、弦、微,此名阴也。"大脉属阳,弦脉属,故曰"阳中有阴也"。证属宿食停聚,故"可下之",方宜大承气汤。

J18-21 結胸者,項亦强,如柔痓狀,下之即和,宜陷胸圓。

【释义】
论结胸热实、病位偏上的证治。参太阳病篇 J141 条。

J18-22 病者無表裏證,發熱七八日,脉雖浮數,可下之,宜大柴胡湯。

【释义】
论发热日久邪入少阳阳明的证治。参阳明病篇 J270 条。

J18-23 太陽病六七日,表證續在,其脉微沉[1],反不結胸,其人發狂,此熱在下焦,小腹當堅而滿。小便自利者,下血乃愈。所以然者,太陽隨經瘀熱在裏故也。屬抵當湯證。

【校注】

[1] 其脉微沉：宋本为"脉微而沉"。从本条所论病证分析，"脉微沉"乃相较于表证之"脉浮"而言，有"沉"之势，寓指病位在里，正和"太阳随经瘀热在里故也"之意，较"脉微而沉"，更为得当。

【释义】

论下焦蓄血重证的病机和治疗。参太阳病篇J134条。

J18-24 太陽病身黃，其脉沉結，小腹堅，小便不利，爲無血也。小便自利，其人如狂者，血證諦也，屬抵當湯。

【释义】

论蓄血重证的辨证要点及治疗。参太阳病篇J135条。

J18-25 傷寒有熱，而小腹滿，應小便不利，今反利者，爲有血也，當下之，宜抵當圓。

【释义】

论抵当丸治下焦蓄血，病势较缓者。参太阳病篇J136条。

J18-26 陽明病，發熱而汗出，此爲熱越，不能發黃也，但頭汗出，其身無有，齊頸而還，小便不利，渴飲水漿，此爲瘀熱在裏，身必發黃，屬茵蔯蒿湯證。

【释义】

论茵陈蒿汤治阳明湿热发黄证。参阳明病篇J248条。

J18-27 陽明證，其人喜忘，必有畜血。所以然者，本有久瘀血，故令喜忘。屎雖堅，大便必黑[1]，屬抵當證。

【校注】

[1] 大便必黑：宋本为"大便反易，其色必黑"。

【释义】

论抵当汤治阳明蓄血证。参阳明病篇 J249 条。

J18-28 汗出而讝語者，有燥屎在胃中，此爲風也，過經乃可下之，下之若早，讝語而亂[1]，以表虛裏實故也，下之則愈，宜大柴胡湯、承氣湯。

【校注】

[1] 谵语而乱：宋本为"语言必乱"。

【释义】

论表虚里实证，须表邪已解，方可攻下的治则。参阳明病篇 J232 条，无"大柴胡汤"四字。

J18-29 病者煩熱，得汗出即解，復如瘧狀，日晡所發熱者，屬陽明。脉實者當下之，宜大柴胡湯、承氣湯。

【释义】

论阳明病烦热脉实者，可用大柴胡汤、承气汤攻下。参阳明病篇 J252 条。

J18-30 陽明病，讝語，有潮熱，而反不能食者，必有燥屎五六枚。若能食者，但堅耳。屬承氣湯。

【释义】

论阳明病燥屎内结的辨证要点与治疗。参阳明病篇 J230 条。

J18-31 下利而讝語者，爲有燥屎也，屬承氣湯。

【释义】

论承气汤治热结旁流证。参厥利呕哕病篇 J384 条。

J18-32 得病二三日，脉弱，無太陽柴胡證而煩，心下堅，至四日雖能食，以承氣湯少與微和之，令小安，至六日，與承氣湯一升。不大便六七日，小便少者，雖不能食，但頭堅後溏，未定成堅，攻之必溏，當須小便利，定堅，乃可攻之，宜大柴胡湯、承氣湯。

【释义】

论大、小承气汤的应用要点。参阳明病篇 J263 条。

J18-33 太陽中風，下利嘔逆，表解乃可攻之，其人漐漐汗出，發作有時，頭痛心下痞堅滿，引脅下痛，嘔即短氣，不惡寒，此爲表解裏未和，屬十棗湯證。

【释义】

论十枣汤治饮停胸胁证。参太阳病篇 J163 条。

J18-34 太陽病不解，熱結膀胱，其人如狂，血自下，下者即愈。其外不解，尚未可攻，當先解其外。外解小腹急結者，乃可攻之，宜桃仁承氣湯。

【释义】

论桃仁承气汤治太阳蓄血证。参太阳病篇 J114 条。

J18-35 傷寒七八日，身黃如橘子色，小便不利，小腹微滿，屬茵蔯湯證。

【释义】

论茵陈蒿汤治湿热发黄。参阳明病篇 J271 条。

J18-36 傷寒發熱，汗出不解，後心中痞堅，嘔而利者，屬大柴胡湯證。

【释义】

论伤寒热壅于中，外郁内迫，治用大柴胡汤。参太阳病篇 J176 条。

J18-37 傷寒十餘日，熱結在裏，復往來寒熱，屬大柴胡湯證。但結胸無大熱，此爲水結在胸脅，頭微汗出，屬大陷胸湯證。

【释义】

论大柴胡汤证与大陷胸汤的鉴别。参太阳病篇 J147 条。

J18-38 傷寒六七日，結胸熱實，其脉沉緊，心下痛，按之如石堅，屬大陷胸湯證。

【释义】

论大结胸病的主要脉症与治疗。参太阳病篇 J146 条。

J18-39 陽明病，其人汗多，津液外出，胃中燥，大便必堅，堅者則讝語，屬承氣湯證[1]。

【校注】

[1] 承气汤证：宋本为"小承气汤证"。

论阳明病便硬谵语的热实轻证,治用小承气汤。参阳明病篇J228条。

J18-40 陽明病,不吐下而心煩者,屬承氣湯證。

【释义】

论阳明燥热初结的证治。参阳明病篇J221条。

J18-41 陽明病,其脉遲,雖汗出而不惡寒,其體必重,短氣腹滿而喘,有潮熱,如此者,其外爲解,可攻其裏。若手足濈然汗出,此大便已堅,承氣湯主之。其熱不潮,腹大滿而不大便者,屬小承氣湯,微和其胃氣,勿令至大下。

【释义】

论阳明病可攻与不可攻及大、小承气汤的运用要点。参阳明病篇J222条。

J18-42 陽明病,潮熱微堅,可與承氣湯,不堅勿與之。言不大便六七日,恐有燥屎,欲知之法,可與小承氣湯。若腹中轉矢氣者,爲有燥屎,乃可攻之[1]。

【校注】

[1] 乃可攻之:宋本下有"若不转失气者,此但初头硬,后必溏,不可攻之,攻之必胀满,不能食也,欲饮水者,与水则哕。其后发热者,大便必复硬而少也,宜以小承气汤和之。不转失气者,慎不可攻也。"

【释义】

论大、小承气汤的使用方法及误治后的变证。参阳明病篇J223条。

J18-43 陽明病，讝語妄言，發潮熱，其脉滑疾，如此者，承氣湯主之[1]。因與承氣湯一升，腹中轉矢氣者，復與一升；若不轉矢氣，勿與之。明日又不大便，脉反微濇者，此爲裏虛，爲難治，不可更與承氣湯。

【校注】

[1] 承气汤主之：宋本为"小承气汤主之"。

【释义】

论小承气汤证治、权变用法与禁例。参阳明病篇 J229 条。

J18-44 大下後六七日，不大便，煩不解，腹滿痛，此有燥屎。所以然者，本有宿食故也。屬承氣湯證。

【释义】

论大下后燥屎复结，治用承气汤攻下。参阳明病篇 J253 条。

J18-45 病者小便不利，大便乍難乍易，時有微熱，怫鬱[1]不能臥，有燥屎故也，屬承氣湯證。

【校注】

[1] 怫郁：宋本、《脉经》卷七作"喘冒"。

【释义】

论热结旁流，治用承气汤攻下。参阳明病篇 J254 条。

J18-46 二陽并病，太陽證罷，但發潮熱，手足漐漐汗出，大便難而讝語者，下之即愈，宜承氣湯。

【释义】

论太阳转属阳明腑实，治宜承气汤攻下。参阳明病篇 J235 条。

《金匱玉函經》卷第五終

《金匮玉函经》卷第六

辨发汗吐下后病形脉证治第十九

本篇原文共 95 条（注：宋本《伤寒论》本篇 73 条，其中 17 条《玉函》本篇未载）。重集六经病篇中汗、吐、下后所引起的诸般变证，旨在强调汗、吐、下三法虽可祛邪外出，但用之不当，可导致变证丛生，提醒为医者，当竭力避免误治，并借此体现中医学"观其脉证，知犯何逆，随证治之"的辨治论治原则。此外，《玉函》本篇有 39 条原文未载于宋本《伤寒论》，其中不乏六经病篇条文，如 J19-26 条针对汗出津亏，饮水调摄法，强调"当稍饮之，令胃中和即愈"，与宋本"少少与饮之，令胃气和则愈"，用词有"稍""少"之别；再如 J19-51 条论服用柴胡桂枝汤可"和其营卫，以通津液，后自愈"，与桂枝汤治"营弱卫强"、小柴胡汤使"上焦得通，津液得下，胃气因和，身濈然汗出而解"的功效相呼应；诸如此类，医理深微，对理解六经病篇相关条文和临床实践均有很强的指导意义。

J19-01 發汗後，水藥不得入口爲逆。

【释义】

论发汗后成水逆病证。参太阳病篇 J083 条。

J19-02 發汗後，飲水多者必喘，以水灌之亦喘。

【释义】

论发汗后，形寒饮冷伤肺致喘。参太阳病篇 J081 条。

J19-03 未持脉時，病人叉手自冒心，師因教試令欬而不即欬者，此必兩耳無所聞也。所以然者，以重發汗虛故也。

【释义】

论发汗后心肾阳虚耳聋的病理机制。参太阳病篇J080条。

J19-04 發汗後身熱，又重發其汗，胸中虛冷，必反吐也。

【释义】

论发汗后，胸膈虚冷的证候。

汗后身仍热，或表证未解，或传至阳明等；复发其汗，以致胸中虚冷，盖过汗以致阳气虚衰也。阳虚气化不利，津不上承，虽口渴但饮水而吐，因胃中虚冷，不能消水。

J19-05 二陽并病，太陽初得病時，發其汗，汗先出復不徹，因轉屬陽明，續自微汗出，不惡寒。若太陽證不罷者，不可下之，下之爲逆。如此者，可小發其汗。設面色緣緣正赤者，陽氣拂鬱在表，當解之熏之。若發汗不大徹，不足言，陽氣拂鬱不得越，當汗而不汗，其人燥煩，不知痛處，乍在腹中，乍在四肢，按之不可得，其人短氣，但坐汗出而不徹故也，更發其汗即愈。何以知其汗出不徹，以脉澀故知也。

【释义】

论太阳病发汗不彻的转归与证治。参太阳病篇J054条。

J19-06 陽明病，本自汗出，醫復重發其汗，病已瘥，其人微煩，不了了，此大便堅也。以亡津液，胃中燥，故令其堅。當問其小便日幾行，若本日三兩行，今日再行者，故知大便不久出。今爲小便數少，津液當還入胃中，故知必當大便也。

【释义】

论据小便推测大便之法。参阳明病篇 J216 条。

J19-07 大下後發汗，其人小便不利，此亡津液，勿治之，其小便利必自愈。

【释义】

论误下伤津，津复者自愈。参太阳病篇 J065 条。

J19-08 病人脉數，數爲熱，當消穀引食，而反吐者，以醫發其汗，陽氣微，膈氣虚，脉則爲數，數爲客熱不能消穀，胃中虚冷故吐也。

【释义】

论发汗不当，胃寒虚冷的证候。参阳明病篇 J132 条。

J19-09 病者有寒，復發其汗，胃中冷，必吐蚘。

【释义】

论胃家虚寒者，不可发汗。参太阳病篇 J096 条。

J19-10 傷寒，發其汗，身目爲黄，所以然者，寒濕相搏在裏不解故也。

【释义】

论寒湿发黄的病机。参太阴病篇 J274 条。

J19-11 發汗後，重發其汗，亡陽讝語，其脉反和者不死。

论过汗亡阳谵语及凭脉判断预后。参阳明病篇 J226 条。

J19-12 傷寒發汗已解，半日許復煩，其脉浮數，可復發其汗，宜桂枝湯。

【释义】

论伤寒汗后复烦，可用桂枝汤再汗。参太阳病篇 J63 条。

J19-13 傷寒大下後，復發其汗，心下痞。惡寒者，表未解也。不可攻其痞，當先解表，表解乃可攻其痞。解表宜桂枝湯，攻痞宜大黄瀉心湯[1]。

【校注】

[1] 大黄泻心汤：宋本作"大黄黄连泻心汤"。

【释义】

论伤寒发汗后，热痞兼表的证治。参太阳病篇 J175 条。

J19-14 發其汗，反躁，無表證者，宜大柴胡湯。

【释义】

论大柴胡汤证治。

太阳病发汗后，反躁烦不解，无表证，证属少阳胆腑热实者，治宜大柴胡汤。

J19-15 服桂枝湯大汗出，若脉但洪大者，與桂枝湯。若其形如瘧狀，一日再發，汗出便解，與桂枝二麻黄一湯。

【释义】

论太阳病发汗后，表郁不解的转归及证治。参太阳病篇 J032 条。

J19-16 服桂枝湯，大汗出，大煩渴不解，若脉洪大者，屬白虎湯[1]證。

【校注】

[1] 白虎汤：宋本为"白虎加人参汤"。当是。

【释义】

论太阳病发汗，转属阳明热证，治用白虎加人参汤。参太阳病篇 J033 条。

J19-17 太陽病，發其汗，遂漏不止，其人惡風，小便難，四肢微急，難以屈伸，屬桂枝加附子湯證。

【释义】

论太阳病发汗后，阳虚漏汗，治用桂枝加附子汤。参太阳病篇 J028 条。

J19-18 發汗不解，腹滿痛者，急下之，宜承氣湯，一云大柴胡湯。

【释义】

论发汗不解，津伤便结者，治当急下存阴。参阳明病篇 J266 条。

J19-19 發汗後，身體疼痛，其脉沉遲，屬桂枝加芍藥生薑人參湯證。

【释义】

论太阳病发汗后，气血两亏身疼痛的证治。参太阳病篇 J068 条。

J19-20 太陽病，發其汗而不解，其人發熱，心下悸，頭眩身瞤而動，振振欲僻地者，屬玄武湯[1]證。

[1] 玄武汤：宋本、《玉函·辨太阳病形证治上第三》第 J89 条均作"真武汤"，《脉经》作"玄武汤"。系因避宋始祖赵玄郎（即宋太祖赵匡胤）名讳而改，两宋文人多改"玄"为"元"，如"天地玄黄"作"天地元黄"。

【释义】

论太阳病发汗后，肾阳虚水泛，治用真武汤。参太阳病篇第 J98 条。

J19-21 發汗後，其人臍下悸，欲作賁豚，屬茯苓桂枝甘草大棗湯證。

【释义】

论发汗后，心阳虚欲作奔豚，治用苓桂术甘汤。参太阳病篇 J071 条。

J19-22 發汗過多以後，其人叉手自冒心，心下悸而欲得按之，屬桂枝甘草湯證。

【释义】

论发汗过多，心阳虚心悸，治用桂枝甘草汤。参太阳病篇 J070 条。

J19-23 發汗後，腹脹滿，屬厚朴生薑半夏甘草人參湯。

【释义】

论汗后脾虚痰阻，气滞腹胀的证治。参太阳病篇 J072 条。

J19-24 發其汗不解，而反惡寒者，虚故也，屬甘草附子湯證。

【释义】

论发汗后阴阳两虚的证治。参太阳病篇 J074 条。"甘草附子汤"作"芍药甘草附子汤"。

J19-25 不惡寒但熱者,實也,當和其胃氣,屬小承氣湯。

【释义】
论小承气汤的证治。参太阳病篇 J074 条。

J19-26 太陽病,發汗後,大汗出,胃中乾,燥煩不得眠,其人欲飲水,當稍飲之,令胃中和即愈。

【释义】
论太阳病发汗后,津亏口渴躁烦,饮水令胃气和可愈。参太阳病篇 J076 条。

J19-27 太陽病三日,發其汗不解,蒸蒸發熱者,屬調胃承氣湯。

【释义】
论太阳病汗后转属阳明腑实,治用调胃承气汤。参阳明病篇 J260 条。

J19-28 傷寒,脉浮,自汗出,小便數,頗復微惡寒而脚攣急,反與桂枝湯欲攻其表,得之便厥,咽燥乾,煩,吐逆,作甘草乾薑湯以復其陽。厥愈足温,更作芍藥甘草湯與之,其脚即伸。而胃氣不和,讝語,可與承氣湯。重發汗,復加燒針者,屬四逆湯。

【释义】
论伤寒兼里虚误汗后的变证与救逆。参太阳病篇 J036 条。

J19-29 傷寒汗出解之後,胃中不和,心下痞堅,乾噫食臭,脅下有水氣,腹中雷鳴而利,屬生薑瀉心湯。

【释义】

论伤寒汗后，胃虚水停，气机痞塞，治用生姜泻心汤。参太阳病篇 J168 条。

J19-30 傷寒五六日，其人已發汗而復下之，胸脅滿微結，小便不利，渴而不嘔，但頭汗出，往來寒熱而煩，此爲未解，柴胡桂枝乾薑湯證。

【释义】

论伤寒汗下后，少阳枢机不利兼水饮内停的证治。参太阳病篇 J158 条。

J19-31 陽明病汗出，若復發其汗，小便自利，此爲津液内竭，雖堅不可攻之，當須自欲大便，宜蜜煎導而通之。若土瓜根、猪膽汁皆可以導。

【释义】

论阳明津亏便结，治宜润导。参阳明病篇 J245 条。

J19-32 凡病，若發汗，若吐，若下，若亡血，無津液而陰陽自和者，必自愈。

【释义】

论阴阳自和是疾病自愈的根本机制。参太阳病篇 J064 条。

J19-33 傷寒，大吐下之極虛，復極汗者，其人外氣怫鬱，復與之水，以發其汗，因得噦。所以然者，胃中寒冷故也。

【释义】

论伤寒吐下、发汗后，阳虚胃寒致哕的机理。参少阴病篇 J392 条。

J19-34 傷寒，吐下發汗後，心下逆滿，氣上撞胸，起則頭眩，其脉沉緊,發汗即動經,身爲振搖,屬茯苓桂枝白朮甘草湯證。

【释义】

论伤寒吐下发汗后,脾虚水气上冲,治用苓桂术甘汤。参太阳病篇J073条。

J19-35 發汗吐下以後,不解,煩躁,屬茯苓四逆湯證。

【释义】

论发汗吐下后,阴阳两虚兼水停烦躁,治用茯苓四逆汤。参太阳病篇J075条。

J19-36 發汗吐下後,虛煩不得眠,劇者反復顛倒,心中懊憹,屬梔子豉湯。若少氣,梔子甘草湯[1]。若嘔者,梔子生薑湯[2]證。

【校注】

[1]栀子甘草汤:宋本为"栀子甘草豉汤"。
[2]栀子生姜汤:宋本为"栀子生姜豉汤"。

【释义】

论发汗吐下后,热扰胸膈,治用栀子豉汤。参太阳病篇J083条。

J19-37 傷寒下後,煩而腹滿,臥起不安,屬梔子厚朴湯。

【释义】

论伤寒下后,热扰胸膈兼气滞腹满,治用栀子厚朴汤。参太阳病篇J086条。

J19-38 傷寒吐下,發汗,虛煩,脈甚微,八九日心下痞堅,脅下痛,氣上衝咽喉,眩冒,經脈動惕者,久而成痿。

【释义】

论伤寒汗吐下、发汗后，心下痞坚的证候。参太阳病篇J171条。

J19-39 傷寒發汗，吐下解後，心下痞堅，噫氣不除者，屬旋覆代赭湯證。

【释义】

论伤寒汗吐下后，痰阻气逆，胃气不和，治用旋覆代赭汤。参太阳病篇J172条。

J19-40 太陽病，吐下發汗後，而微煩，小便數，大便因堅，可與小承氣湯和之則愈。

【释义】

论太阳病误下发汗，津亏便结，可与小承气汤和之。参阳明病篇J262条。

J19-41 太陽病不解，轉入少陽，脅下堅滿，乾嘔不能食，往來寒熱，尚未吐下，其脉沉緊，可與小柴胡湯。

【释义】

论太阳病不解，转入少阳，治用小柴胡汤。参少阳病篇J278条。

J19-42 若已吐下、發汗、溫針，柴胡湯證罷，此爲壞病，知犯何逆，以法治之。

【释义】

论汗下、温针，成坏证的治则。参少阳病篇J278条。

J19-43 吐利發汗，其人脉平而小煩，此新虚不勝穀氣故也。

【释义】

论吐利发汗后的饮食调理。参霍乱病篇 J410 条。

J19-44 下已後，發其汗，必振寒，又其脉微細，所以然者，内外俱虚故也。

【释义】

论汗下后阴阳两虚的变证。参太阳病篇 J066 条。

J19-45 發汗，若下之，煩熱，胸中塞 [1] 者，屬梔子湯 [2] 證。

【校注】

[1] 胸中塞：宋本为"胸中窒"。
[2] 栀子汤：宋本为"栀子豉汤"。

【释义】

论汗下后，热郁胸膈，治用栀子豉汤。参太阳病篇 J084 条。

J19-46 下以後，復發其汗者，則晝日煩躁不眠，夜而安靜，不嘔、不渴，而無表證，其脉沉微，身無大熱，屬附子乾薑湯證。

【释义】

论攻下发汗后，阳虚躁烦，治用干姜附子汤汤。参太阳病篇 J067 条，"附子干姜汤"作"干姜附子汤"。

J19-47 大汗出，若大下利，厥者，屬四逆湯證。

【释义】

论误汗、攻下，阳虚厥冷的证治。本条六经病篇未载，宋本辨少阴病篇第354条作"大汗，若大下利而厥冷者，四逆汤主之。"

J19-48 太陽病，先下而不愈，因復發其汗，表裏俱虚，其人因致冒，冒家當汗出愈。所以然者，汗出表和故也，表和故下之[1]。

【校注】

[1] 表和故下之：宋本为"里未和，然后复下之"。

【释义】

论太阳病汗下失虚致冒的转归。参太阳病篇J100条。

J19-49 太陽病，先發汗不解而下之，其脉浮不愈。浮爲在外，而反下之，故不愈。今脉浮，故在外，當解其外則愈，宜桂枝湯。

【释义】

论太阳病汗下后，表证仍在治宜桂枝汤。参太阳病篇J051条。

J19-50 傷寒六七日，發熱微惡寒，支節煩疼，微嘔，心下支結，外證未去者，屬柴胡桂枝湯證。

【释义】

论伤寒日久，太阳与少阳并病，治用柴胡桂枝汤。参太阳病篇J157条。

J19-51 發汗多，亡陽狂語者，不可下，可與柴胡桂枝湯，和其營衛，以通津液，後自愈。

【释义】

再论柴胡桂枝汤证治。

"亡阳"者，伤阳之谓也。汗后阳气不足，见"狂语"，曰"不可下"，提示病未至阳明里实。治用柴胡桂枝汤，取桂枝汤调和营卫，小柴胡汤和解少阳枢机，俾"上焦得通，津液得下，胃气因和，身濈然汗出而解"。

J19-52 太陽病，醫發其汗，遂發熱惡寒，復下之，則心下痞堅，表裏俱虛，陰陽氣并竭，無陽則陰獨，復加火針，因而煩，面色青黃，膚瞤，如此者爲難治。今色微黃，手足溫者易愈。

【释义】

论太阳病误汗后，成阴虚阳独的证候。参太阳病篇 J164 条。

J19-53 夫病陽多熱，下之則堅。汗出多，極發其汗亦堅。

【释义】

论阳病热盛，误用汗下，化燥成实。

病阳者，多症见发热，《伤寒论》中如阳明病、三阳合病等。邪热炽盛，灼伤阴津，治宜辛凉清解，方如白虎汤等。里实未成而误用攻下或误以辛温发汗，皆更虚其阴津，津液枯则肠燥便结成实。

J19-54 太陽病，重發汗而復下之，不大便五六日，舌上燥而渴，日晡所小有潮熱，從心下至小腹堅滿而痛不可近，屬大陷胸湯證。

【释义】

论太阳病汗下后，成热实结胸，治用大陷胸汤。参太阳病篇 J148 条。

J19-55 三陽合病,腹滿身重,難以轉側,口不仁,面垢,譫語,遺溺。發汗則讝語,下之則額上生汗,手足厥冷,自汗。屬白虎湯證。

【釋义】

论三阳合病,阳明热盛,治用白虎汤。参阳明病篇J234条。

J19-56 傷寒服湯藥,而下利不止,心下痞,服瀉心湯已,復以他藥下之,利不止,醫以理中與之,利益甚。理中者,理中焦。此利在下焦,與赤石脂禹餘糧湯。若不止者,當利其小便。

【釋义】

论伤寒误下致痞与下利的转归及证治。参太阳病篇J170条。

J19-57 傷寒,醫以圓藥下之,身熱不去,微煩,屬梔子乾薑湯證。

【釋义】

论伤寒误下后,上热下寒的栀子干姜汤证治。参太阳病篇J087条。

J19-58 傷寒中風,柴胡湯證具,而以他藥下之,若柴胡證不罷,復與柴胡湯,必蒸蒸而振,却發熱汗出而解。此雖已下,不爲逆也。若心下滿而堅痛者,此爲結胸,屬大陷胸湯證。若但滿而不痛者,此爲痞,柴胡不復中與也,屬半夏瀉心湯證。

【釋义】

论小柴胡汤证误下后,柴胡证仍在者,仍可治用小柴胡汤;若水热互结胸膈,成热实结胸,治用大陷胸汤;若脾胃升降失司,痰湿阻滞,中焦痞满,治用半夏泻心汤。参太阳病篇J160条。

J19-59 得病六七日，脉遲浮弱，惡風寒，手足温，醫再三下之，不能多，其人脅下滿，面目及身黄，頭項强，小便難，與柴胡湯，後必下重，渴飲水而嘔，柴胡湯不復中與也，食穀則噦。

【释义】

论小柴胡汤的禁例。参太阳病篇 J104 条。"不能多"，宋本作"不能食"，形近而误。

J19-60 病者無表裏證，發熱七八日，脉雖浮數者，可下之。假令已下，脉數不解，而合熱則消穀善饑，至六七日不大便者，有瘀血，屬抵當湯證。若脉數不解，而下不止，必挾熱便膿血。

【释义】

论阳明蓄血证，治用抵当汤。参阳明病篇 J270 条。

J19-61 脉浮數，法當汗出而愈，而下之，則體重心悸者，不可發其汗，當自汗出而解。所以然者，尺中脉微，此裏虚，須表裏實，津液自和，白汗出愈。

【释义】

论表证误下后里虚，禁用汗法。参太阳病篇 J055 条。

J19-62 陽明病，其脉浮緊，咽乾口苦，腹滿而喘，發熱汗出，而不惡寒，反偏惡熱，其身體重，發其汗即燥，心憒憒而反讝語；加温針必怵，惕煩躁不得眠；下之即胃中空虚，客氣動膈，心中懊憹，舌上胎者，屬梔子豉湯證。若渴欲飲水，口乾舌燥者，與白虎湯。若脉浮，發熱，渴欲飲水，小便不利者，與猪苓湯。

论阳明病误汗、温针、攻下后的变证与治疗。若无形邪热郁于胸膈者,治用栀子豉汤清宣郁热;若阳明气分热盛,治用白虎汤辛寒清热;若津亏有热,水热互结下焦者,治用猪苓汤育阴清热利水。参阳明病篇J236条。

J19-63 發汗已後,不可更與桂枝湯,汗出而喘,無大熱,屬麻黃杏子石膏甘草湯證。

【释义】

论发汗后邪热壅肺,治用麻黄杏仁石膏甘草汤。参太阳病篇J069条。

J19-64 病人脉微而濇者,此爲醫所病也。大發其汗,又數大下之,其人亡血,病當惡寒,而發熱無休止,時夏月盛熱,而欲着複衣,冬月盛寒,而欲裸其體,所以然者,陽微即惡寒,陰弱即發熱,此醫發其汗,使陽氣微,又大下之,令陰氣弱。五月之時,陽氣在表,胃中虚冷,陽氣内微,不能勝冷,故欲着複衣。十一月之時,陽氣在裏,胃中煩熱,陰氣内弱,不能勝熱,故欲裸其體。又陰脉遲澀,故知亡血也。

【释义】

论误治后导致阴阳损伤的脉症。参辨脉篇J02-28条。

J19-65 傷寒吐後,腹満者,屬承氣湯證。

【释义】

论伤寒吐后,腹满的证治。参阳明病篇J261条。

J19-66 傷寒本自寒下,醫復吐下之,寒格,更逆吐下,食入即出,屬乾薑黃芩黃連人參湯證。

【释义】

论误下致上热下寒相格,治用干姜黄芩黄连人参汤。参厥利呕哕病篇J368条。

J19-67 傷寒吐下,七八日不解,熱結在裏,表裏俱熱,時時惡風,大渴,舌上乾燥而煩,欲飲水數升,屬白虎湯[1]證。

【校注】

[1]白虎湯:《脉经》卷七同。宋本为"白虎加人参汤"。

【释义】

论伤寒吐下后,阳明热盛,津气两伤的证治。参辨太阳病篇J179条。

J19-68 傷寒吐下後,未解,不大便五六日至十餘日,其人日晡所發潮熱,不惡寒,獨語如見鬼神之狀。若劇者,發則不識人,循衣妄撮,怵惕不安,微喘直視。脉弦者生,濇者死。微者但發熱讝語,屬大承氣湯證,若下者勿復服。

【释义】

论伤寒吐下后,阳明腑实重证的辨证治疗及预后。参阳明病篇J227条。

J19-69 太陽病,過經十餘日,心下嗢嗢欲吐,而胸中痛,大便反溏,其腹微滿,鬱鬱微煩,先時自極吐下者,可與承氣湯,不爾者不可與。欲嘔胸中痛,微溏者,此非柴胡湯證,以嘔故知極吐下也。

【释义】

论太阳病误吐下后的变证,及调胃承气汤、大柴胡汤证的区别。参辨太阳病篇J133条。

J19-70 太陽病,下之微喘者,表未解故也,屬桂枝湯證[1],一云麻黄湯證。

【校注】

[1]桂枝汤证:宋本为"桂枝加厚朴杏子汤"。

【释义】

论太阳病下后微喘的证治。参太阳病篇 J049 条。

J19-71 太陽病,脉浮而動數,浮則爲風,數則爲熱,動則爲痛,數則爲虚,頭痛發熱,微盜汗出,而反惡寒,其表未解,醫反下之,動數變遲,頭痛則眩,胃中空虚,客氣動膈,短氣躁煩,心中懊憹,陽氣内陷,心下因堅,則爲結胸,屬大陷胸湯證。若不結胸,但頭汗出,其餘無有,齊頸而還,小便不利,身必發黄。

【释义】

论太阳病误下而致结胸或发黄的变证与治疗。参太阳病篇 J145 条。

J19-72 太陽病,下之脉促,不結胸者,此爲欲解。其脉浮者,必結胸。其脉緊者,必咽痛。其脉弦者,必兩脅拘急。其脉細而數者,頭痛未止。其脉沉而緊者,必欲嘔。脉沉而滑者,挾熱利。其脉浮而滑者,必下血。

【释义】

论太阳病误下后,凭脉辨证与转归。参太阳病篇 J151 条。

J19-73 太陽病,下之,其脉促胸滿者,屬桂枝去芍藥湯證。若微惡寒,桂枝去芍藥加附子湯證。

【释义】

论太阳病误下,胸阳不振或胸阳不足的证治。参太阳病篇 J029 条。

J19-74 太陽病,桂枝證,醫反下之,遂利不止。其脉促,表未解。喘而汗出,屬葛根黄連黄芩湯證。

【释义】

论太阳病误下,肠热下利兼表,治用葛根黄连黄芩汤。参太阳病篇 J040 条。

J19-75 太陽病,醫反下之,因腹滿時痛,爲屬太陰,屬桂枝加芍藥湯證。其大實痛者,屬桂枝加大黄湯證。

【释义】

论太阳病误下,邪陷太阴而腹痛的证治。参太阴病篇 J289 条。

J19-76 太陽病,下之,其氣上衝,可與桂枝湯。不上衝者,不可與之也。

【释义】

论太阳病误下后气上冲的证治。参太阳病篇 J022 条。

J19-77 太陽病二三日,終不能臥,但欲起者,心下必結,其脉微弱者,此本寒也。而反下之,利止者,必結胸。未止者,四五日復重下之,此挟熱利也。

【释义】

论素有水饮患太阳病,误下后成结胸或协热利。参太阳病篇 J150 条。

J19-78 太陽病，外證未除，而數下之，遂挾熱利而止[1]，心下痞堅，表裏不解，屬桂枝人參湯證。

【校注】
[1]遂挾热利而止：宋本为"遂协热而利，利下不止"。

【释义】
论脾虚下利兼表，治用桂枝人参汤。参太阳病篇J173条。

J19-79 大下以後，不可更行桂枝湯。汗出而喘，無大熱，屬麻黄杏仁甘草石膏湯證。

【释义】
论下后，邪热壅肺，治以麻黄杏仁甘草石膏汤。参太阳病篇J069条。

J19-80 太陽病五日，下之，六七日不大便而堅者，屬柴胡湯證。

【释义】
论太阳病误下后，不大便而坚，治用小柴胡汤。

太阳病五日，曰"下之"治疗，提示当有腹胀、不大便等可下之症。六七日后，又不大便而坚，曰"属柴胡汤证"，言外之意当用小柴胡汤和解枢机。理解本条，可参第J243条"阳明病，胁下坚满，不大便而呕，舌上白胎者，可与小柴胡汤。上焦得通，津液得下，胃气因和，身濈然汗出而解。"

J19-81 太陽病，過經十餘日，反再三下之，後四五日，柴胡證續在，先與柴胡湯，嘔止小安，其人鬱鬱微煩者，爲未解，屬大柴胡湯證。

【释义】

论太阳病误下后，转属小柴胡汤证、大柴胡汤证的证治。参太阳病篇J111条。

J19-82 傷寒八九日，下之，胸滿煩驚，小便不利，讝語，一身不可轉側，屬柴胡加龍骨牡蠣湯證。

【释义】

论伤寒误下，转属少阳，枢机不利，水热邪气弥漫三焦，烦惊谵语，治以柴胡加龙骨牡蛎汤。参太阳病篇J115条。

J19-83 傷寒，十三日不解，胸脅滿而嘔，日晡所發潮熱，而微利，此證當柴胡湯，下之不得利。今反利者，故知醫以圓藥下之，非其治也。潮熱者，實也。先再服小柴胡湯解其外，後屬柴胡加芒硝湯。

【释义】

论伤寒转属少阳兼阳明的证治。参太阳病篇J112条。

J19-84 傷寒十三日，過經而讝語，內有熱也，當以湯下之。小便利者，大便當堅，而反下利，其脉調和者，故知醫以圓藥下之，非其治也。自利者，其脉當微厥。今反和者，此爲內實，屬承氣湯證。

【释义】

论太阳病转入阳明，虽攻下而里热实仍在的证治。参太阳病篇J113条。

J19-85 傷寒五六日，嘔而發熱，柴胡湯證具，而以他藥下之，心下滿而堅痛者，此爲結胸，屬大陷胸湯。

论小柴胡汤证误下成热实结胸,治用大陷胸汤。参太阳病篇J160条。

J19-86 陽明病下之,其外有熱,手足溫,不結胸,心中懊憹者,饑不能食,但頭汗出,屬梔子豉湯證。

【释义】

论阳明病下后,余热留扰胸膈,治用栀子豉汤。参阳明病篇J241条。

J19-87 陽明病,下之,心中懊憹而煩,胃中有燥屎者,可攻。其人腹微滿,頭堅後溏者,不可下之。有燥屎者,宜承氣湯。

【释义】

论阳明病,燥屎已成者可用大承气汤攻下。参阳明病篇J250条。

J19-88 陽明病,不能食^[1],下之不解,其人不能食,攻其熱必噦,所以然者,胃中虚冷故也。

【校注】

[1] 不能食:《脉经》卷七同,宋本为"能食"。

【释义】

论胃中虚冷,禁用攻下。参阳病篇J207条。

J19-89 陽明病,脉遲,食難用飽,飽即發煩頭眩者,必小便難,此欲作穀疸。雖下之,腹滿即如故耳。所以然者,脉遲故也。

【释义】

论阳明中寒，欲作谷疸的脉症。参阳明病篇 J208 条。

J19-90 趺陽脉微弦，而如此，爲强下之。

【释义】

论凭趺阳脉辨阳虚寒凝。

趺阳脉候中焦脾胃之气，以迟而缓为常。微主阳虚，弦主寒主痛，脉微弦并见，为阳虚寒凝。所以然者，被强行攻下所致也。

J19-91 下利，其脉浮大，此爲虚，以强下之故也。設脉浮革，故爾腸鳴，屬當歸四逆湯證。

【释义】

论下后阳虚血亏，寒凝肠鸣的证治。参不可下病篇 J17-45 条。

J19-92 傷寒，醫下之，續得下利清穀不止，身體疼痛，急當救裏；後身體疼痛，清便自調，急當救表。救裏宜四逆湯，救表宜桂枝湯。

【释义】

论伤寒误下后里急表未解的治法。参太阳病篇 J098 条。

J19-93 大下後，五七日不大便，煩不解，腹痛而满，有燥屎者，本有宿食故也。

【释义】

论下后燥屎复结，为本有宿食。参阳明病篇 J253 条。

J19-94 大下後，口燥者，裏虛故也。

【释义】

论下后阳虚津亏，口干燥的证候。本条宋本未载，见于《千金翼方》卷十第五篇。

大下之后，阳气被伤，气化不利，津液不能上承于口，则口干燥。下后若阴津亏虚，化源不足，亦可口干燥。究属阳亡还是津亏，尚需结合其他脉症综合分析。

J19-95 火逆下之，因燒針煩躁，屬桂枝甘草龍骨牡蠣湯。

【释义】

论火逆而致心阳虚躁烦，治用桂枝甘草龙骨牡蛎汤。参太阳病篇 J128 条。

辨可温病形证治第二十

本篇原文共 12 条，重集了可用温法治疗的诸多病证。本篇首揭冬季宜用温法和艾灸，顺应四时之气，温阳散寒；继论表里同病先里后表的治法、少阴虚寒下利治用四逆汤、太阴脏寒治宜四逆辈等，并在篇尾总结强调理中、四逆、附子汤为温法代表方剂，间接回答了"四逆辈"之内涵；补充了当归四逆汤用于阳虚血亏，寒凝肠间的下利证治。

J20-01 大法，冬宜服溫熱藥及灸。

【释义】

论冬季宜用温法及艾灸。

温热药或艾灸，重在温阳散寒。冬季严寒，易触冒风寒，若证属阳虚寒凝或风寒痹阻者,治宜温阳益气或温经散寒,药用辛温之品或艾灸。

J20-02 師曰:病發熱頭痛,脉反沉。若不差,身體更疼痛,當救其裏,宜温藥四逆湯。

【释义】
论病阳虚兼表,先里后表的治则。参太阳病篇 J099 条。

J20-03 下利腹满,身體疼痛,先温其裏,宜四逆湯。

【释义】
论虚寒下利兼表,治当先里后表。参厥利呕哕病篇 J382 条。

J20-04 自利不渴者,屬太陰,其藏有寒故也,當温之,宜四逆輩。

【释义】
论太阴脏寒证,治宜四逆辈。参太阴病篇 J287 条。

J20-05 少陰病,其人飲食入則吐,心中愠愠欲吐復不能吐。始得之,手足寒,脉弦遲。若膈上有寒飲,乾嘔者,不可吐,當温之,宜四逆湯。

【释义】
论少阴病,膈上有寒饮的证治。参少阴病篇 J334 条。

J20-06 少陰病,其脉沉者,急當温之,宜四逆湯。

【释义】
论少阴阳虚,治宜四逆汤急救回阳。参少阴病篇 J333 条。

J20-07 下利欲食者,就當溫之。

【释义】

论虚寒下利,治宜温法。

下利,若欲食,提示胃气未至衰败。"就"为语气助词,用以表示加强肯定,强调应急急温补救治,以防下利日久,脾肾衰败。

J20-08 下利,脉遲緊,爲痛未欲止者,當溫之,得冷者滿而便腸垢[1]。

【校注】

[1]便肠垢:大便时排出的腐浊垢腻之物。

【释义】

再论虚寒下利,治宜温法。

下利,脉迟紧,证属阳虚阴寒。寒凝气滞,不通则痛,故虽下利而痛未止,治宜温阳散寒。若误用寒凉,虚其弱阳,助其盛阴,气机不通而腹满,久泄不止,真脏气虚,大肠滑泄,肠垢不绝而大便排出腐浊垢腻之物。

J20-09 下利,其脉浮大,此爲虛,以强下之故也。設脉浮革,因爾腸鳴,當溫之。與水者噦。宜當歸四逆湯。

【释义】

论阳虚血亏,寒凝肠间的证治。参不可下病篇J17-45条。

J20-10 少陰病下利,脉微澀者,即嘔,汗出,必數更衣,反少,當溫之。

【释义】

论少阴虚寒下利,渐至阳亡阴竭的证治。参少阴病篇J335条。

J20-11 傷寒，醫下之，而續得下利清穀不止，身體疼痛，急當救裏，宜溫之，以四逆湯。

【释义】

论伤寒误下，少阴虚寒下利而表不解，治宜先用四逆汤温阳散寒。参太阳病篇 J098 条。

J20-12 諸溫之屬，可與理中、四逆、附子湯，熱藥治之。

【释义】

论温法的代表方剂。

温补法适宜于阳虚寒凝证，就《伤寒论》而言，多见于太阴脾阳虚衰或少阴肾阳虚衰证，可据证选用理中汤（丸）、四逆汤、附子汤等。辨太阴病篇第277条云："自利不渴者，属太阴，以其脏有寒故也，当温之，宜服四逆辈。""四逆辈"，盖指理中汤、四逆汤、附子汤等一类的方剂。

辨不可火病形证治第二十一

本篇原文共17条，重集了误用温针、火熏、火劫、烧瓦熨等火法，以致耗气、伤阴、动血、发黄，甚至出现谵语、发狂等变证及其预后。盖风寒外袭，辛温发汗或外用火法虽可祛风温阳散寒，但若素体阳亢或感受温热、湿热之邪，或风寒郁而化热等，皆不可误施火法，强调临证应审因论治，以防误治的主旨。

J21-01 太陽中風，以火劫發其汗，邪風被火熱，血氣流溢，失其常度，兩陽相熏灼，其身發黃。陽盛即欲衄，陰虛小便難，陰陽俱虛竭，身體即枯燥，但頭汗出，齊頸而還，腹滿微喘，口乾咽爛，或不大便，久則讝語，甚者至噦，手足躁擾，循衣摸床。小便利者，其人可治。

论太阳中风误用火劫发汗的坏证及预后。参太阳病篇 J119 条。

J21-02 太陽病，醫發其汗，遂發熱惡寒，復下之，則心下痞，此表裏俱虛，陰陽氣并竭，無陽則陰獨，復加火針，因而煩，面色青黃，膚瞤者難治；今色微黃，手足溫者愈。

论太阳病，汗、下、烧针后的变证及预后。参太阳病篇 J164 条。

J21-03 傷寒，加溫針必驚。

论伤寒治用温针，火邪扰心的证候。参太阳病篇 J129 条。

J21-04 陽脉浮，陰脉弱者，則血虛，血虛則筋惕。其脉沉者，營氣微也。其脉浮，而汗出如流珠者，衛氣衰也。營氣微者，加燒針，血留不行，更發熱而煩躁也。

论卫阳不足、营血微弱，误用烧针的变证。参辨脉篇 J02-04/05 两条。

J21-05 傷寒脉浮，醫以火迫之，亡陽，驚狂，臥起不安，屬桂枝去芍藥加蜀漆龍骨牡蠣救逆湯。

论伤寒误用火法，亡阳惊狂的证治。参太阳病篇 J120 条。

J21-06 问曰：得病十五六日，身體黃，下利，狂欲走。師脉之，言當清血如豚肝乃愈，後如師言，何以知之？師曰：寸口脉陽浮陰濡而弱，陽浮則爲風，陰濡弱爲少血，浮虛受風，少血發熱，風則微寒灑淅，項強頭眩，醫加火熏爵令汗出，惡寒遂甚，客熱因火而發，怫爵蒸肌膚，身目爲黃，小便微難，短氣，從鼻出血，而復下之，胃無津液，泄利遂不止，熱瘀在膀胱，畜結成積聚，狀如豚肝，當下未下，心亂迷憒，狂走赴水，不能自制，畜血若去，目明心了。此者醫爲，無他禍患，微難得愈，劇者不治。

【释义】

论阴血亏虚兼表，误用火熏、攻下的变证及预后。

患病十五六日，症见身体发黄，下利，狂躁不安。医师诊脉后，判断理应大便下血，状如猪肝者，可愈。出现以上病证的原因是什么呢？患病之初，脉阳浮而阴濡弱，属阴血亏虚兼表，故微寒、项强、头眩。医者不识，误用火熏，灼伤阴血，壅遏卫阳，阳郁而恶寒更甚，热邪拂郁不得解，蕴蒸肌肤，因而发黄。津亏化源不足而小便微难；热壅气滞故而短气，邪热迫血上行则鼻衄。若再行攻下，阴津亏于下，邪热内陷，因而症见下利不止。邪热深入下焦与血互结，成蓄血之证，故可下如猪血；血热扰心则心乱发狂，欲得水缓其内热；此等蓄血重证，治宜抵当汤之属。若瘀血得下，邪热得除，病则可愈。以上种种，皆因医者误施火熏、攻下所为，若变证轻微，尚可救逆而解，重者病情危笃。

J21-07 傷寒，其脉不弦緊而弱，弱者必渴，被火必讝語。

【释义】

论温病初起的脉症特点及误用火疗的变证。参太阳病篇 J121 条。

J21-08 太陽病，以火熏之，不得汗，其人必躁，到經不解，必清血。

论太阳病误用火法，迫血下行的变证。参太阳病篇 J122 条。

J21-09 陽明病被火，額上微汗出，而小便不利，必發黃。

【释义】

论阳明病被火发黄证。参阳明病篇 J214 条。

J21-10 陽明病，其脉浮緊，咽乾口苦，腹滿而喘，發熱汗出，而不惡寒，反惡熱，其身體重，發其汗即躁，心憒憒而反讝語，加溫針者必怵惕，又煩躁不得眠。

【释义】

论阳明热证，误汗或温针的变证。参阳明病篇 J221 条。

J21-11 少陰病，欬而下利，讝語，是爲被火氣刼故也。小便必難，爲强責少陰汗也。

【释义】

论少阴病误用火劫伤阴的变证。参少阴病篇 J294 条。

J21-12 太陽病二日，而反燒瓦熨其背，大汗出，火熱入胃，胃中水竭，燥煩，必發讝語。十餘日振而反汗出者，此爲欲解。其汗從腰以下不得汗，其人欲小便不得，反嘔，欲失溲，足下惡風，大便堅者，小便當數，而反不數，及多[1]便已，其頭必卓然而痛，其人足心必熱，穀氣從下流故也。

【校注】

[1] 多：宋本为"不多"。

【释义】

论太阳病误用火法的变证及自愈的机转。参太阳病篇J118条。

J21-13 風溫爲病，脉陰陽俱浮，自汗出，身重，多眠，鼻息必鼾，語言難出。若被火者，微發黄色，劇則如驚癇，時瘛瘲，若火熏之，一逆尚引日，再逆促命期。

【释义】

论风温病脉症特点及误用火法的变证。参太阳病篇J012条。

J21-14 火逆下之，因燒針煩躁者，桂枝甘草龍骨牡蠣湯主之。

【释义】

论火逆攻下，心阳虚烦躁的证治。参太阳病篇J128条。

J21-15 傷寒頭痛，翕翕發熱，形象中風，常微汗出，自嘔者，熏之則發黄，不得小便。

【释义】

论水遏太阳经腑，误用熏法的变证。参太阳病篇J035条。

J21-16 傷寒，發熱頭痛，微汗出，熏之則喘，加溫針則必衄。

【释义】

论温病误汗、火熏、温针后的变证。参不可下病篇J17-34条。

J21-17 傷寒，脉陰陽俱緊，惡寒發熱，則脉欲厥，厥者脉初來大，漸漸小，更來漸漸大，是其候也。若熏之則發黄，熨之則咽燥，小便利者可救，難者危殆。

【释义】

论阳虚外感，误汗、误下、火熏、熨后的变证。参不可下病篇J17–35条。

辨可火病形证治第二十二

本篇原文共2条，一则论太阳阳明并病，太阳病证不罢者，可小发其汗，方用桂枝麻黄各半汤等据证加减，亦可灵活选用或辅以熏法，解除表邪；二则论火熨法可用于虚寒下利。

J22–01 二陽并病，太陽初得病時，發其汗，汗先出不徹，因轉屬陽明，續自微汗出，不惡寒。若太陽病證不罷者，不可下，可小發其汗。設面色緣緣正赤者，陽氣怫鬱在表不得越，當解之熏之。當汗而不汗，其人躁煩，不知痛處，乍在腹中，乍在四肢，按之不可得，其人短氣，但坐以汗出不徹故也，更發其汗則愈。何以知汗出不徹，以脉澀故知之。

【释义】

论太阳阳明并病汗不如法的两种转归：其一，发汗不彻可转属阳明；其二，若太阳表证仍在，可小发其汗，同时辅以熏法，散寒解表；此外，本条还概述了当汗不汗或汗出不彻的病证表现及脉象特点。参太阳病篇J054条。

J22–02 下利，穀道 [1] 中痛，當溫之，以爲宜火熬末鹽熨之一方炙枳實熨之。

【校注】

[1] 谷道：即肛门。

【释义】

论虚寒下利，治可火熨之法。

下利而谷道疼痛，治用温法，其证属虚寒可知。盐味咸微辛，炒热外用熨烫可祛风寒止痛。与此相类，《金匮要略·中风历节病脉证并治第五》载头风摩散，以大附子一枚、盐等份为散，外用涂搽头部，散风寒止疼痛。本条见于《脉经·病可火证第十七》，云："下利，谷道中痛，当温之以火，宜熬末盐熨之。一方炙枳实熨之。"

辨不可灸病形证治第二十三

本篇原文共 3 条，重集了不可治用灸法的病证，如阴血不足者，误灸则追虚逐实，焦骨伤筋；若太阳表证，误灸导致腰以下重而痹，或咽燥唾血等变证。

J23-01 微數之脉，慎不可灸，因火爲邪，則爲煩逆，追虚逐實，血散脉中，火氣雖微，内攻有力，焦骨傷筋，血難復也。

【释义】

论虚热证误用灸法，可焦骨伤筋，血气难复。参太阳病篇 J124 条。

J23-02 脉浮，當以汗解，而反灸之，邪無從出，因火而盛，病從腰以下必重而痹，此爲火逆，若欲自解，當須汗出。

【释义】

论表证误用灸法，形成火逆变证及预后。参太阳病篇 J125 条。

J23-03 脉浮，熱甚，反灸之，此爲實，實以虚治，因火而盛，必咽燥唾血。

【释义】

论实证按虚证误治，引发咽燥唾血。参太阳病篇 J123 条。

辨可灸病形证治第二十四

本篇原文共 8 条，重集了可灸病证，如烧针令汗导致的心阳虚奔豚证，少阴阳虚、寒湿困阻的身痛证，阳衰阴盛之下利、厥逆、躁烦等，并提出诸虚寒下利，可灸太阴、少阴厥阴经穴位，温阳散寒，俾阳回阴消则疾病向愈。

J24-01 燒針令其汗，針處被寒核起而赤者，必發賁豚。氣從小腹上衝者，灸其核上各一壯，與桂枝加桂湯。

【释义】

论烧针令汗，致心阳虚奔豚的证治。参太阳病篇 J127 条。

J24-02 少陰病，得之一二日，口中和，其背惡寒者，當灸之。

【释义】

论少阴阳虚，寒湿身痛者，治可温灸。参少阴病篇 J314 条。

J24-03 少陰病，其人吐利，手足不逆，反發熱者，不死。脈不至者，灸其少陰七壯。

【释义】

论少阴阳复可治证及吐利后脉不至可灸。参少阴病篇 J303 条。

J24-04 少陰病，下利，脉微澀者，即嘔，汗出，必數更衣反少，當溫其上、灸之。

【释义】

论少阴阳虚下利，渐至阳虚阴竭者，治可温灸。参少阴病篇 J335 条。

J24-05 諸下利，皆可灸足大都五壯一云七壯，商丘、陰陵泉皆三壯。

【释义】

论虚寒下利，可温灸太阴脾经腧穴。

灸法可温阳散寒，适宜寒凝或虚寒类病证。大都、商丘、阴陵泉均为足太阴脾经穴，灸之可温中运脾。文曰"诸下利"，皆可灸足大都、商丘、阴陵泉穴，旨在强调下利病证，与脾之运化密切相关。所谓"诸下利"，当指太阴虚寒性下利而言。

J24-06 下利，手足厥冷，無脉，灸之，主足厥陰是也。灸不溫，反微喘者，死。

【释义】

论厥阴无脉危候，灸治无效的危候。参厥利呕哕病篇 J371 条。

J24-07 傷寒五六日，脉微，手足厥冷，煩躁，灸厥陰。厥不還者，死。

【释义】

论阳衰阴盛，灸治无效的危候。参厥阴病篇 J353 条。

J24-08 傷寒脉促，手足厥逆，可灸之，灸少陰、厥陰。

【释义】

论阴盛阳衰,脉促厥逆者,可用灸法。

《辨脉法》云:"脉来数时一止,复来者,名曰促。脉阳盛则促"。脉促,脉搏指有力,阳盛之脉;然脉促阳盛者有之,阳气虚极者亦有之。本条脉促与四肢厥冷并见,证属阳衰阴盛所致。因阳虚阴盛,虚阳奋起与阴相搏,故见脉促。阳虚阴寒内盛,阳气不充,则四末不温而厥。治用温经通阳,故可灸少阴或厥阴经穴位,温通阳气,使阳气通则脉自至。章虚谷、尤在泾等认为"脉促,手足厥逆"是阳郁所致,灸之所以引阳外出,此说亦可参考。

辨不可刺病形证治第二十五

本篇原文共 3 条,重集了针刺禁忌。其一,强调针刺之道,在于通经脉、调气血,若气血不调、神气未定、脉气散乱者,不可针刺;其二,论刺法犹如兵法,当避其锋芒,击其惰归,若病势未明,不可孟浪施针;其三,论刺法宜于邪气未盛、正气未衰之时,把握时机,遵循早期治疗的原则,则获效迅捷。

J25-01 大怒無刺大,一作新,後同,已刺無怒已,一作新,下同;新内 [1] 無刺,已刺無内;大勞無刺,已刺無勞;大醉無刺,已刺無醉;大飽無刺,已刺無飽;大饑無刺,已刺無饑;大渴無刺,已刺無渴;大驚無刺。

【校注】

[1] 内:此指房事。张志聪《灵枢集注·终始》:"内者,入房也。"

【释义】

论针刺前后,病人和医者均要谨守禁忌。

本条文字见于《灵枢·终始》《素问·刺禁论》,《黄帝内经·灵枢注证发微》云:"此言病人与医人,善养善针者为得气,而反此者为失气也。气,真气也。病人善守禁忌，男子则忌内，而谨守无内；女人则忌外，而坚拒勿出。则未刺之先，或已刺之后，真气不失，是之谓得气也。然凡刺之禁，曰外、曰内、曰醉、曰怒、曰饱、曰饥、曰渴、曰惊、曰恐、曰车、曰步，皆当慎之，正以此十二禁者，脉气散乱，营卫相逆，经气不次，病人失于内守，医人妄于行刺，则阳病入阴，阴病出阳，邪气复而真气衰，不谓之失气而何？"

概言之，在针刺前后，病人都要谨守禁忌。如怒则气上，刺之则逆其气，令人气逆；惊则气乱，刺之则气愈散乱；男女房事之后，精气外邪，气血未平，刺之则虚其精，乱其气血；饮酒大醉，气血必乱，刺之则益其乱；大劳则阳气外张，刺之则泄其气；新饱者，谷气盛满，中气未和，刺之泄其经气，则脾胃不磨，反生疾病；饥则中气不足，刺之益伤其中，脉道益虚；大渴则亡津液，津液亡则经气运行不利，刺之愈亡其阴血。总之，针刺之道，在于通其经脉，调其气血；若神气不定、血气不调、脉气散乱、营卫相逆者，皆为针刺所避忌。

J25-02 無刺熇熇[1]之热，無刺漉漉[2]之汗，無刺渾渾[3]之脉。身热甚，陰陽皆争者，勿刺也。其可刺者，急取之，不汗则泄，所謂勿刺者，有死徵也。

【校注】

[1] 熇熇(hè hè)：火势炽盛貌。

[2] 漉漉(lù lù)：汗出淋漓貌。此处形容汗液持续不断地渗出，津液有欲竭之势。

[3] 浑浑(hùn hùn)：浑浊貌，纷乱貌。此处形容脉象摸之不清。

【释义】

论邪正相争，病势不明者，勿孟浪施治。

熇熇之热，热盛于皮肤也；漉漉之汗，邪盛于肌腠，汗大出而血气外泄也；浑浑之脉，邪入于经脉，病势不明也。以上种种，或病形正盛，或邪盛正衰，或病势与脉气相逆、虚实难辨，均非可刺之机。《素问·离合真邪论》云："故曰候邪不审,大气已过,泻之则真气脱,脱则不复,邪气复至,而病益蓄,故曰其往不可追,此之谓也。不可挂以发者,待邪之至时而发针泻矣,若先若后者,血气已尽,其病不可下,故曰知其可取如发机,不知其取如扣椎,故曰知机道者不可挂以发,不知机者扣之不发,此之谓也。"指出邪之方盛不可迎,邪之已往不可追,俟真来去之势,如发机之速,不可差之毫发。此条论刺法犹如兵法,当避其锋芒,击其惰归。

J25-03 無刺病與脉相逆者,上工[1]刺未生,其次刺未盛,其次刺已衰,麤工[2]逆此,謂之伐形。

【校注】

[1] 上工:工指医生,古时把医生分为上、中、下三级。《灵枢·邪气脏腑病形》:"能参合而行之者,可以为上工,上工十全九。行二者为中工,中工十全七。行一者为下工,下工十全六。"

[2] 麤工:"麤"同"粗"。诊疗技术粗浅的医生。

【释义】

论刺法宜于邪气未盛、正气未衰之时。

上条已论病与脉相逆者,不可刺,本条分上工、中工、下工、粗工论刺法之机。上工刺未生,即内外二邪虽有,未起病形,此时抓住时机,刺之则病易差。其次刺未盛,即已成微病,尚未至盛者,乘邪未盛正未衰时,刺之病宜较容易治愈;其次刺已衰,即病虽已衰,未即能愈,刺之病虽可愈,但邪气已经耗伤正气,不利于康复。"粗工逆此"即本条开头所言"刺病与脉相逆"也。此时正病重叠,病形复盛,病脉相反,邪正相争,病位未明,不可妄行针刺。

本条所论"治未病"法则,与《金匮要略·脏腑经络先后病脉证第一》篇载"问曰:上工治未病,何也? 师曰:夫治未病者,见肝之病,知肝传脾,当先实脾。四季脾旺不受邪,即勿补之。中工不晓相传,见肝之病,不解实脾,惟治肝也。"其理一致,所言邪气甚盛,不可轻刺,不仅是对针刺而言,亦适用于处方用药。

即邪气方盛而用药,用寒药反助其寒、热药反助其热,不能解病,而适以增病之虞。医者当于邪已衰未盛时,把握时机,据证施治,则可获效甚速。

辨可刺病形证治第二十六

本篇原文共 10 条,重集了可用刺法诸病证:针足阳明可预防传经,针风池、风府可助桂枝汤祛邪,刺期门可泻肝经郁热,刺劳宫关元可疗心火炽盛,刺少阴经穴可治伤寒喉痹或下利便脓血。概要言之,一则清泄邪热、疏通经络,一则补益气血、助正祛邪,体现了《伤寒论》祛邪与扶正的辩证观。

J26-01 太陽病,頭痛,至七日自當愈,其經竟故也。若欲作再經者,當針足陽明,使經不傳則愈。

【释义】
论太阳病七日自愈之机及针足阳明防止传经。参太阳病篇 J014 条。

J26-02 太陽病,初服桂枝湯,而反煩不解者,當先刺風池、風府,却再與桂枝湯則愈。

【释义】
论太阳病初服桂枝汤,反烦不解,治宜针药并用。参太阳病篇 J031 条。

J26-03 傷寒,腹滿而讝語,寸口脉浮而緊者,此爲肝乘脾,名曰縱,當刺期門。

【释义】
论针刺期门治肝乘脾证。参太阳病篇 J116 条。

J26-04 傷寒，發熱，嗇嗇惡寒，其人大渴，欲飲酢漿者，其腹必滿而自汗出，小便利，其病欲解，此屬肝乘肺，名曰橫，當刺期門。

【释义】

论针刺期门治肝乘肺证。参太阳病篇J117条。

J26-05 陽明病，下血而讝語，此屬熱入血室。但頭汗出者，刺期門，隨其實而瀉之，濈然汗出則愈。

【释义】

论针刺期门治热入血室证。参阳病病篇J231条。

J26-06 婦人中風，發熱惡寒，經水適來，得之七八日，熱除，脉遲，身涼，胸脅下滿，如結胸狀，其人讝語，此屬熱入血室，當刺期門，隨其實而取之。平病云熱入血室，無犯胃氣及上二焦，與此相反，豈謂藥不謂針。

【释义】

论针刺期门治热入血室病证。参太阳病篇J154条。

J26-07 太陽與少陽并病，心下痞堅，頸項强而眩，當刺大椎第一間，肺俞、肝俞，勿下之。

【释义】

论太阳少阳并病的针刺治法。参太阳病篇J153条。

J26-08 婦人傷寒，懷娠，腹滿，不得大便[1]，從腰以下重，如有水氣狀；懷娠七月，太陰當養不養，此心氣實[2]，當刺瀉勞宮及關元，小便利則愈。

[1] 大便:《金匮要略》邓珍本、吴迁抄本均作"小便"。是。

[2] 心气实:此指心火亢盛。

【释义】

论怀孕心火盛伤胎的证治。

按《备急千金要方》《外台秘要》分经逐月养胎之说,妇女怀孕至七个月,应当是手太阴肺经养胎之时,若此阶段"心气实",心火炽盛,火盛乘犯肺金,肺金受伤,肺失于治节,精微失于敷布,则胎失所养;而肺水之上源,亦失于通调,而致水湿泛溢,腹部胀满、小便不通、腰以下沉重,故曰"如有水气状"。治宜针刺手厥阴心包经荥穴劳宫,以清心泻火;针刺小肠募穴关元,以利小便。心火得降,水湿得除,肺气得养,则胎气自安。

J26-09 伤寒喉痹[1],刺手少阴。少阴在脘[2]当小指後動脈是也,針入三分補之。

【校注】

[1] 喉痹:咽喉红肿,闭塞不通。

[2] 脘:《千金翼方》卷十作"腕"。是。

【释义】

论伤寒喉痹,治可针刺。

伤寒,咽喉红肿疼痛,为少阴经郁热。可针刺神门、阴郄等手少阴心经穴位,清热泻火,利咽止痛。

J26-10 少陰病,下利便膿血者,可刺。

【释义】

论少阴病阴虚有热便脓血者，可用刺法治疗。参少阴病篇 J318 条。

辨不可水病形证治第二十七

本篇原文共 9 条，重集不可以水灌之、潠之、渍之，或饮水治疗的病证及误用后的变证。概而言之，风寒表证，以冷水外治，致使腠理闭郁，肺失宣降，则可作喘；胃家虚寒，饮水多则哕；水停心下，上逆于肺，亦可作喘。《太平圣惠方·指南总论》云："病人大渴，当与之水，以消热气，故仲景以饮水为欲愈。人见此说，遂令病者纵饮，因而为呕、为喘、为咳逆、为下利、为肿、为悸、为水结、为小便不利者多矣。且如病人欲饮一碗，只可与半碗饮之，常令不足为喜矣。"故下篇首条云，"其人欲饮水，当稍饮之，令胃中和则愈"。

J27-01 發汗後，飲水多者必喘，以水灌之亦喘。

【释义】

论饮水多或以水灌之，形寒饮冷，肺气不利而作喘。参太阳病篇 J081 条。

J27-02 傷寒吐下之，極虛，復極汗出者，其人外氣怫欝，復與之水，以發其汗，因得噦者，胃中寒冷故也。

【释义】

论伤寒吐下发汗，致胃中虚寒，饮水则哕的变证。参辨厥利呕哕病篇 J392 条。

J27-03 脉浮而遲，表熱裏寒，下利清穀，胃中虛冷，其人不能食，飲水即噦。

【释义】

论胃中虚冷兼表，饮水则哕。参少阴病篇 J238/239 两条。

J27-04 下利，其脉浮大，此爲虚，以强下之故也。設脉浮革，因爾肠鳴，當温之，與水者噦。

【释义】

论下后阳虚血亏，寒凝肠鸣的证治。参不可下病篇 J17-45 条。

J27-05 陽明病，潮熱微堅，可與承氣湯，不堅勿與之。若不大便六七日，恐有燥屎，欲知之法，可與小承氣湯。若腹中轉失氣者，此爲但頭堅後溏，不可攻之，攻之必腹滿不能食，欲飲水者即噦。

【释义】

论小承气汤的证治及误用攻下导致腹满、哕的变证。参阳明病篇 J223 条。

J27-06 病在陽，當以汗解，而反以水潠之，若灌之，其熱却不得去，須臾益煩，皮上粟起，意欲飲水，反不渴，服文蛤散不差，與五苓散。寒實結胸，無熱證者，與三物小白散。

J27-07 身熱皮粟不解，欲引衣自覆，若以水灌之洗之，其熱被刼，益不得去，當汗而不汗，即煩。假令汗出已，腹中痛，與芍藥三兩，如上法。

【释义】

论水寒郁遏表阳与水蓄在里以及寒实结胸的证治。参太阳病篇 J152 条。

J27-08 寸口脉浮大，醫反下之，此爲大逆。浮即無血，大則爲寒，寒氣相搏，則爲腸鳴。醫乃不知，而反飲水，令汗大出，水得寒氣，冷必相搏，其人必𩜋。

【释义】

论虚证误下后，导致肠鸣的变证及误水的转归。参辨脉篇 J02-32 条。

J27-09 寸口脈濡而弱，濡即惡寒，弱則發熱，濡弱相搏，藏氣衰微，胸中苦煩，此非結熱，而反搏之，居水漬布，冷銚貼之，陽氣遂微，諸府無依，陰脈凝閉，結在心下，而不肯移，胃中虛冷，水穀不化，小便縱通，復不能多，微則可救，劇則寒在心下，當奈何。

【释义】

论寸口脉濡而弱所主病证，及误用冷水渍布或冷铫祛其虚热的转归。参辨脉篇 J02-46 条。

辨可水病形证治第二十八

本篇原文共 6 条，重集可通过饮水，实现阴阳自和的病证。或汗后胃津亏乏、或厥阴病口渴欲饮水，可与水饮之，令胃中和则愈。补充阳盛邪亢，误施汗下，津亏热炽者，以冷水外灌，滋其津液不足，邪热得冷水可得以缓解；重申吐后水饮未尽，阴虚水热互结者，治宜猪苓汤育阴润燥、清热利水。

J28-01 太陽病，發汗後，若大汗出，胃中乾燥，煩不能眠，其人欲飲水，當稍 [1] 飲之，令胃中和則愈。

【校注】

[1] 稍：《脉经》卷七第三、第十五篇作"稍稍"，孙思邈本同。《说文解字》："稍，物出有渐也。""当稍饮之"，即让病人逐渐地饮水。

【释义】

论太阳病发汗后，胃津亏虚的调护。参太阳病篇 J076 条。

J28-02 厥陰病，渴欲飲水者，與水飲之即愈。

【释义】

论厥阴病口渴的调护之法。参厥阴病篇 J339 条。

J28-03 太陽病，寸口緩，關上小浮，尺中弱，其人發熱而汗出，復惡寒，欲嘔，但苦心下痞者，此爲下之故也。若不下，其人復不惡寒而渴者，爲轉屬陽明病。小便數者，大便必堅，不更衣十日無所苦也。欲飲水者，與之，但當如法救之，宜五苓散。

【释义】

论太阳病误下的证候，或未误下转属阳明、膀胱蓄水的证治。

太阳病，发热汗出，恶寒，欲呕，寸脉缓、关上小浮、尺弱，证属太阳中风桂枝汤证，病位在表，兼见"心下痞"之里证，故云"反"。究其缘由，乃医误用攻下所致也。若未经攻下，症见不恶寒、口渴者，为转属阳明热证，治宜白虎汤；若小便频数，津亏化燥，不大便十余日无所苦者，证属脾约，治宜麻子仁丸；若口渴欲饮水，可稍稍与饮之，令胃气和则可愈；若口渴、饮水而不得解，证属水蓄膀胱，气化不利，治宜五苓散通阳化气行水。

J28-04 寸口脉洪而大，數而滑，洪大則營氣長，滑數則胃氣實，營長則陽盛怫鬱不得出，胃實則堅難，大便則乾燥，三焦閉塞，津液不通。醫發其汗，陽盛不周，復重下之，胃燥熱蓄，大便遂擱[1]，小便不利，營衛相搏，心煩發熱，兩眼如火，鼻乾面赤，舌燥齒黃焦，故大渴。過經成壞病，針藥所不能制，與水灌枯槁，陽氣微散，身寒，溫衣覆汗出，表裏通利，其病即除。形脉多不同，此愈非法治，但醫所當慎，妄犯傷營衛。

[1] 大便遂挩（bìn）："挩" 通 "宾"，留止也。大便遂挩，即大便闭结不通。

【释义】

论阳盛邪亢，误施汗下的坏病。

脉见洪大、数滑，皆属阳脉，此属热证、实证，多为气血旺盛之人，感受风热之邪或风寒郁而化热而致。邪热盛而被郁遏不得外，其热愈盛，灼伤阴津则大便燥结；热壅气机，三焦不利则津液不通。反用辛温发汗，助其邪热；复多次攻下，津液亏虚，以致胃肠燥热，大便不通，小便不利。"营卫相抟" 中 "营卫" 即句首所言 "洪大则营气长，滑数则胃气实"，此处旨在强调邪热亢盛，故见心烦发热、两眼如火，鼻干面赤，舌燥齿黄焦，大渴等一派热证，此时当急急救治，法当峻下实热。若失治过经则成坏病，针药难以救治，可以冷水外灌，滋其津液不足，邪热得冷水可得以缓解，复温覆汗出，使表里通利，其病可除。凡此种种病形与脉证不同的病证，虽经过外用冷水、温覆汗出而最终得以治愈，但并不是与病证相契合的治法治则，提醒医者要注意不可耗伤营卫气血，助长邪气。

J28-05 霍亂而頭痛發熱，身體疼痛，熱多欲飲水，屬五苓散證。

【释义】

论霍乱表里同病，热多欲饮水者，治宜五苓散。参霍乱病篇 J399 条。

J28-06 嘔吐，而病在膈上，後必思水者，急與豬苓湯。飲之，水亦得也。

【释义】

论饮邪内停致呕的辨治。

"病在膈上" 指饮停于胃，上逆于膈，胃气上逆则呕吐；"后思水者" 指呕吐之后口渴思水欲饮，可能有以下几种情况：其一，水饮随呕吐去，邪去正安，胃阳将复，为呕吐将愈之佳兆，此时宜稍稍与水饮，令胃气和则愈。其二，吐后水饮未尽，或因口渴引饮，水邪复聚；急用猪苓汤，以猪苓、茯苓、泽泻淡渗利水，滑石清热利湿，阿胶育阴润燥，共为育阴润燥、清热利水之剂，对阴伤而水热互结小便不利者尤为适宜。

《金匮要略·脏腑经络先后病脉证第一》第 17 条载："夫诸病在脏，欲攻之，当随其所得而攻之，如渴者，与猪苓汤。余皆仿此。""所得"，指病邪与有形病理产物如痰、血、水、食等相合。本条云"水亦得也"，可理解为以猪苓汤清利以除水邪（有形病理产物），并可育阴润燥，滋津液之不足。此外，《金匮要略·呕吐哕下利病脉证治第十七》载："呕吐而病在膈上，后思水者，解，急与之。思水者，猪苓散主之。"文字与本条稍有不同，治用猪苓散（猪苓、茯苓、白术等份为散，饮服方寸匕，日三服），可参。

论热病阴阳交并生死证二十九

本篇原文共 7 条，论热病阴阳交的病理机制、证候特点与预后。本篇所论热病是感受温热之邪导致以发热、口渴、不恶寒、反恶热为特点的外感热病，阴阳交是热病过程中邪热入于阴分交结不解的一类危重病证。邪热炽盛，灼伤阴津，治以清热存阴为大法。热病得汗后，若脉静身凉，为热除阴复，名为并阴，预后良好；若脉燥盛、发热不解，是为并阳，预后不佳。此外，本篇还强调热病不仅伤津，亦能耗气，临证不仅要急救存阴，而且要注意固护阳气，以阴平阳秘为期，方为妥当。

J29-01 問曰：溫病汗出輒[1]復熱，而脈躁疾，不爲汗衰，狂言不能食，病名爲何？對曰：病名陰陽交[2]，交者死。人所以汗出者，生于穀，穀生于精[3]。今邪氣交爭於骨肉之間，而得汗者，是邪却而精勝也。精勝則當能食，而不復熱。熱者，邪氣也；汗者，精氣也。今汗出而輒復熱者,邪勝也。不能食者,精無俾也[4]。汗出而熱留者,壽可立而傾也。夫汗出而脉尚躁盛者死,今脉不與汗相應,此不能勝其病也。狂言者,是失志。失志者,死。此有三死[5],不見一生,雖愈必死。

【校注】

[1] 辄:立即、旋即。

[2] 阴阳交:指阳热邪气入于阴分交结不解,是外感热病过程中邪盛正衰的一类危重病候。

[3] 谷生于精:即谷生精。于,助词,无义。张介宾注:"谷气内盛则生精,精气外达则为汗。"

[4] 不能食者,精无俾也:马蒔注:"精胜则当能食而不复热矣。乃复热而不能食,是精气不能使之食也。"俾,帮助、协助。

[5] 三死:指汗出辄复热而脉躁疾、不能食、狂言三症。

【释义】

论阴阳交的病机、证候与预后。

温病,指感受温热之邪导致的外感疾病,以发热而渴、不恶寒、反恶热为特征。外感热病,若治疗得当,可汗出而热退。温病,汗出后,旋即又发热,脉躁疾;热不因汗退,脉躁疾,也不为汗衰,同时见狂言,不能食,此为阴阳交。阴阳交,见于《素问•评热病论》,指阳热之邪入于阴分而交结不解。正气不能胜邪,邪热灼津耗气,邪盛而正衰,为外感热病过程中的一类危重病。

导致阴阳交的病机是什么呢? 盖人所以出汗,汗乃津液所化,津液是水谷精微所化,所以汗来源于水谷精微。一般而言,邪气与正气相交争出汗病解,为正气盛而邪气退。若精胜当能食而不复热,若反发热,为邪气盛而正气馁。汗乃水谷精微所化生,汗出耗精,而又不能食,胃气败也,以致精无补益,后天之本源绝,精气、气血津液化源不足;邪气羁留、正气耗竭,故影响病人寿命。狂言是失志、神志受伤,志属肾,热灼真阴,神志被扰,失志者死。联系前文,出现汗出辄复热而脉躁疾、狂言、不能食三个死证,而无一个可生之机,虽然在疾病过程中，病情某一个阶段病证可稍见轻微，但因邪气盛而气血化生无源，故仍属死证。

综上，本条论阴阳交病，紧紧围绕阳热邪盛，阴精不足，阴精正气不能制约其阳热邪气这一病机，来认识疾病的严重性，强调阳邪与阴精双方的胜负存亡，在温热病转归中起决定性作用。温病学派认为汗出病减为佳兆，反之凶险。温病危重症不外乎反复高热，阴耗液枯，动风动血，热扰神明。阳热之邪需赖阴精以制胜，所以把保存津液列为温病治疗之首务，提出热病以救阴为先，救阴以除热为要，扶正祛邪兼治。热入营阴用清营汤，热陷心包用清宫汤，或送服安宫牛黄丸或至宝丹、紫雪丹。热闭心包兼阳明腑实的可用牛黄承气汤。热盛动风的用羚角钩藤汤，后期热病，热灼真阴的用黄连阿胶汤或加减复脉汤等，总以清热存阴养阴为要。

J29-02 热病，已得汗而脉尚燥盛，此陰脉之極也，死。其得汗而脉静者，生。

J29-03 热病，脉尚躁盛而不得汗者，此陽脉之極也，死。脉躁盛得汗静者，生。

【释义】

上两条论凭汗出与脉象的变化判断热病的预后。

热病汗出后，脉仍躁盛，是阴虚已极，孤阳外越的逆证；热病脉躁动而反无汗，是阳热亢盛，阴津内竭所致，两者均为预后不良的死证。热病若汗出脉静身凉，是邪去正复之象，预后良好。

J29-04 热病，已得汗，而脉尚躁，喘且復热，勿膚刺。喘甚者，死。热病，陰陽交者，死。

【释义】

再论凭汗出与脉象的变化判断热病的预后。

热病汗出,脉仍躁盛,属阴虚而邪热炽盛,孤阳上越。若喘而发热,治不可刺。盖刺法重在祛邪,此属气阴两虚,气脱于上,刺之更虚其正气,故而禁用。喘甚者,其气将绝,故曰死。并再次强调热病阴阳交者,为危重病候。

J29-05 熱病,陽進陰退,頭獨汗出死。陰進陽退,腰以下至足汗出,亦死。陰陽俱進,汗出已,熱如故,亦死。陰陽俱退,汗出已,寒栗不止,鼻口氣冷,亦死。

【释义】

论热病阴阳进退与预后。

"热病阳进阴退",即热病邪热炽盛而津血不足。若但头汗出,提示热迫汗出而化源亏虚,邪盛正虚,故预后不良。若阴津得复,邪热得除,此为阴进阳退,若腰以下至足汗出,提示阳气蒸腾无力,水湿偏渗于下而汗出,预后亦不佳。若邪热虽炽盛,但阴津之滋亦与邪热俱进,汗出热退为正盛邪却,"热如故"则邪热仍盛;若阳热与阴津俱退,汗出而寒栗不止、鼻口气冷,提示阳虚阴盛;综上,疾病发生发展过程中,判断疾病预后,除邪退正复外,尚需兼顾阴阳平和,正如第58条所言,"凡病,若吐、若下、若亡血、亡津液,阴阳自和者,必自愈。"

J29-06 熱病,所謂并陰者,熱病已得汗,因得泄,是謂并陰,故治一作活。

【释义】

论并阴及其预后。

热病汗出,邪热随汗出而外泄,继而脉静热退,谓之并阴,此为佳兆。

J29-07 熱病,所謂并陽者,熱病已得汗,脉尚躁盛,大熱汗出。雖不汗出,若衄,是謂并陽,故治。

【释义】

论并阳及其预后。

热病汗出，脉尚躁盛，大热汗出，为邪热炽盛。若不汗出而鼻衄，邪热随衄而解，谓之并阳，亦为佳兆。辨太阳病篇第46条、47条载，太阳伤寒得自衄者，病可自愈。其理与本条所论相同，可参。

《金匱玉函經》卷第六終

《金匮玉函经》卷第七

方药炮制

凡野葛不入湯，入湯則殺人，不謂今葛根也。凡半夏不㕮咀[1]，以湯洗十數度，令水清滑盡，洗不熟有毒也。茱萸、椒之類，不㕮咀。生薑一斤，出汁三合半。生薑皆薄切之，乃搗絞取汁。湯成乃熟煮，如升數。無生者，用乾者一兩當二兩。附子、大黃之類，皆破解，不㕮咀，或炮或生，皆去黑皮，刀刲取裏白者，故曰中白。用木芍藥[2]刮去皮，大棗擘去核，厚朴即斜削如脯法，桂削去皮，用裏黑潤有味者爲佳。細辛斬折之，麻黃亦折之，皆先煮數沸，生則令人煩，汗出不可止，折節益佳。用桃核、杏核，皆須泡去皮乃熬，勿取兩人者，作湯不熟。巴豆去皮心，復熬變色。瞿麥、小草[3]，斬折，不㕮咀。石葦手撲，速吹去毛盡，曝令燥，復撲之，不盡令人淋。藜蘆去頭毛，葶藶皆熬黃黑色，巴豆、桃仁、杏仁，皆不可從藥，別搗令如膏，乃稍納藥末中，更下麤羅。凡㕮咀藥，欲如大豆，麤則藥力不盡。凡煎藥皆去沫，沫濁難飲，令人煩。膠乃成，下去滓，乃納之，飴亦然。凡圓藥，膠炙之，乃可搗；用膠，炙令盡沸。凡搗圓藥，欲各異搗，藥有難易搗耳。凡煮藥用遲火，火駃[4]藥力不出盡，當以布絞之，綿不盡汁也。凡篩藥欲細篩，篩訖更合治之；和調蜜圓者，益杵數爲佳。凡散石藥，以藥計分之，下絹篩佳；散藥麤篩佳。凡作膏欲生，熟則力少。

【校注】

[1] 㕮咀(fǔ jǔ)：碎成小块。汉魏时期的㕮咀主要是用铁杵捣碎为"如大豆"，后南朝齐梁陶弘景提倡改为刀切成饮片。

[2] 木芍药：赤芍药的别名。芍药分赤白始于陶弘景《本草经集注》，可见本条当非仲景旧作原貌。

[3] 小草：即远志苗。晋张华《博物志》卷七："远志苗曰小草，根曰远志。"

[4] 火驶："驶"字误，当作"駃"（kuài）。"駃"通"快"，迅疾之意。

【释义】

论合和汤药或制作丸、散、膏时，方药炮制的要求。本段文字共计 509 字，以"凡"字起文，可分为 7 节理解。

第一节："凡野葛不入汤，入汤则杀人，不谓今葛根也。"论野葛不可入药。葛根在《神农本草经》中被列为中品，载其"味甘平。主消渴，身大热，呕吐，诸痹，起阴气，解诸毒。生汶山（今四川茂县）川谷"。陶弘景云："今之葛根，人皆蒸食之。当取入土深者，破而日干之，南康、庐陵间最胜，多肉而少筋，甘美。但为药用之，不及此间耳。""生者捣取汁饮之，解温病发热"。经考证，南北朝以前时期用的葛根为野葛 *P.lobata*，南北朝至汉唐时期记载为植物甘葛藤 *P.thomsonii*，宋代及明清以后本草记载葛根品种开始多样化发展，出现家种和野生两品种并列的情况，为甘葛藤 *P.thomsonii* 和野葛 *P.lobata*。古今用药功效基本一致，药食同源，这种习惯一直延续至今。本条所云"野葛不入汤"，在《备急千金要方·论合和第七》为不宜汤酒者草木类 48 种药物之一。"入汤则杀人"概指陈藏器所云："生者堕胎，蒸食消酒毒"中之"堕胎"之效也。

第二节："凡半夏不㕮咀……粗则药力不尽。"举例说明不宜㕮咀的中药及㕮咀的总要求。半夏"汤洗"炮制之法，《伤寒论》《本草经集注》《肘后备急方》《雷公炮炙论》等均有记载。半夏的毒性主要表现为"麻舌"、咽喉刺激性等，既往学术界普遍认为半夏毒性物质的理化性质为不溶或难溶于水、高温下可被分解或破坏，而"汤洗"就是用热水将其表面的毒性涎滑物质反复清洗干净，起到减毒作用。许慎《说文解字》记载"汤，热水也"。入汤剂后其残余的毒性涎滑物质也会经高温破坏掉。有学者通过单因素试验优选古代"汤洗"炮制，结果表明水温 80℃时，既能保证水洗浸润透心，又可以减少水洗次数。水洗 7 遍后，水液开始变清，表面光滑物质几乎除去，为达到更好的减毒作用，洗至 10 遍后水变清澈，同时口尝微麻或者无麻舌感，与《玉函》等记载的"汤洗"半夏较为一致。

咬咀，指古人以口嚼药，碎如豆粒而用之，过粗则不利于煎煮出药物有效成分，正所谓"粗则药力不尽"。吴茱萸、蜀椒、半夏、附子、细辛之属，或口味辛辣，或有毒性，不适于咬咀法炮制。细辛、麻黄、瞿麦、小草斩折成节，以利于药效成分煎出。关于麻黄的炮制，言"去节"。《名医别录》载麻黄的采集方法为"立秋采茎，阴干令青"，只采其茎，说明需要去根节。《雷公炮炙论》明确记载操作过程"用夹刀剪去节并头，槐砧上用铜刀细锉"。麻黄之所以去节，古人认为"节"能止汗，如《新修本草》云"用之折除节，节止汗故也"。张锡纯亦指出"麻黄带节发汗之力稍弱，去节则发汗之力较强"，故云"折节益佳"。关于麻黄"先煮数沸"，旨在不"令人烦"，兼防"汗出不可止"。现代研究表明，麻黄中有效成分麻黄碱能兴奋α和β肾上腺能受体，促进神经介质释放，直接或间接发挥类肾上腺素作用，引发心收缩力加强、心搏量增加、血压升高，对大脑、脑干及脊髓有兴奋作用，大剂量可引起失眠、不安和震颤；麻黄先煎数沸，可削弱以上作用。

此外，本节还列举了生姜、桂枝、巴豆、桃核、杏核、石韦等炮制方法。如指出一斤（250克）生姜薄切后可捣绞生姜汁70ml（三合半）；若无生姜，干姜一两可代二两生姜。桂入药，当"桂削去皮，用里黑润有味者为佳"。有学者考证指出，唐以前本草记载"桂""桂枝"，为樟科植物肉桂的树干或粗枝，即今之肉桂。因采集的老幼或加工方法不同，有"牧桂""菌桂""桂心""桂"等异名，所谓"去皮"乃去树干或粗枝皮上虚软甲错之枯皮。用桃核、杏核、巴豆，宜去皮、心，再焙干入药。石韦入药，宜日晒、扑打去除其绒毛，否则有令人小便淋沥涩痛之副作用。以上种种，一直有效地指导着临床用药。

第三节："凡煎药皆去沫，沫浊难饮，令人烦。胶乃成下，去滓，乃纳之，饴亦然。"论煎药皆应去沫，及胶、饴的用法。煎煮中药过程中，刚沸腾之时，水面往往浮有一层浊沫，不利于药物煎煮，饮用时口感亦差，故去之。此处"令人烦"，实指浊沫令人心烦，与上节中细辛、麻黄先煮数沸，否则"令人烦"内涵不同。阿胶、鹿角胶、龟板胶、饴糖等胶类药材，与他药同煎，易粘锅、熬焦，还会黏附于其他药材上，不但浪费药材，还影响其他药材有效成分溶出，故宜烊化兑服。

第四节："凡圆药，胶炙之，乃可捣；用胶，炙令尽沸。凡捣圆药，欲各异捣，药有难易捣耳。"论制作丸药时的注意事项。胶类中药入丸药时，需要先炙，使其干燥，以便捣碎。由于药物质地不同，捣碎有难易之别，故宜分别捣碎，然后合治成丸。

第五节："凡煮药用迟火，火駃药力不出尽，当以布绞之，绵不尽汁也。"论煮药火候要适宜，并绞渣取汁。《本草纲目》第六卷云："凡服汤药，虽品物专精，修治如法，而煎药者鲁莽造次，水火不良，火候失度，则药亦无功。"强调煎药火候要适宜，一般宜先用武火使药液尽快煮沸，后用文火煎煮。煎煮后应及时滤汁，否则温度降低时，有效成分又反渗入药渣内。《本草经集注》云："凡煮汤……用新布，两人以尺木绞之。澄去泥浊……"《华阳隐居补缺肘后百一方序》亦云："凡云汤煮取三升，分三服，皆绞去滓而后酌量也。"实验表明，从绞榨药渣中得到的有效成分约相当于原方含量的1/3，若只煎煮一次，药渣中所含有效成分比例更大，故煎煮后绞渣十分重要。

第六节："凡筛药欲细筛，筛讫更合治之；和调蜜圆者，益杵数为佳。凡散石药，以药计分之下，绢筛佳；散药粗筛佳。"论制散、丸剂，药物宜过筛。制备散剂时，如中药细度未达到要求，需要粉碎与过筛，药物粉碎的细度应视药物性质、作用及给药途径而定，内服散剂中若易溶于水，则不必粉碎太细，故云"粗筛佳"；难溶性药物，为加速其溶解和吸收，应粉碎得更细，故云"绢筛佳"。蜜丸是将中药细粉，以炼制过的蜂蜜为黏合剂制成，制作过程中，宜将蜂蜜和中药细粉捣杵混匀。

第七节："凡作膏欲生，熟则力少。"论制作膏剂，宜用生药。膏剂指将药物加水煎煮，去渣浓缩后，加糖或炼蜜制成稠厚的半流体制剂，又称膏滋。由于药材的煎煮时间较长，宜用生药，炮制效力减弱，其功效以滋补为主，兼有缓慢的治疗作用，适于久病体虚者服用，如参芪膏、枇杷膏等。

综上，本条概要论述了㕮咀炮制药物的总要求以及半夏、细辛、麻黄、石韦、附子、桂等药物的炮制要求，指出药物煎煮要注意火候、绞渣取汁，强调了制作丸、散、膏等剂型时的注意事项，对临床用药具有重要意义。此外，本条所论与《备急千金要方·论合和第七》内容有诸多相似，可合参理解，但此段文字粗散，非魏晋六朝文风，疑后人撰附。

桂枝汤方第一

桂枝三兩　芍藥三兩　甘草二兩,炙　生薑三兩,切　大棗十二枚,擘

上五味,哎咀三物,水七升,微火煮取三升,去滓,溫服一升,須臾,飲 [1] 熱粥一升餘,以助藥力,溫覆令汗出一時許益佳。若不汗,再服如前;又不汗,後服當小促其間,令半日許三服盡;病重者一日一夜服,晬時觀之;服一劑盡,病證猶在,當復作服;若汗不出者,服之二三劑乃解 [2]。

【校注】

[1]飲:宋本作"歠"。《说文解字》:"歠,饮也。"

[2]乃解:宋本《伤寒论》下有"禁生冷、黏滑、肉面、五辛、酒酪、臭恶等物"。

桂枝麻黄各半汤方第二

桂枝一兩十六銖　芍藥　生薑　甘草炙　麻黄各一兩　大棗四枚　杏仁二十四枚 [1]

上七位,哎咀,以水五升,先煮麻黄一二沸,去上沫,内諸藥,煮取一升八合,去滓,溫服六合。本方二湯各三合,并爲六合,頓服,今裁爲一方。

【校注】

[1]二十四枚:宋本《伤寒论》下有"汤浸,去皮尖及两仁者"九字。

桂枝二麻黄一汤方第三

桂枝一兩十七銖　芍藥一兩六銖　麻黄十六枚　生薑一兩六銖　杏仁十六枚　甘草一兩二銖　大棗五枚

上七味,以水五升,先煮麻黄一二沸,去上沫,内諸藥,煮取二升,去滓,溫服一升。本方桂枝湯二分、麻黄湯一分,合爲二升,分再服。今合爲一方。

桂枝二越婢一汤方第四

桂枝　芍藥　甘草　麻黄各十八銖　生薑一兩三銖[1]　大棗四枚　石膏二十四銖

上七味，㕮咀，以水五升，先煮麻黄一二沸，去上沫，内諸藥，煮取二升，去渣，温服一升。本方當裁爲越脾湯[2]、桂枝湯合之飲一升，今合爲一方，桂枝湯二分、越脾湯一分。

【校注】

[1] 一两三铢：宋本为"一两二铢"。

[2] 越脾汤：宋本林亿注云"越婢汤方，见仲景杂方中，《外台秘要》一云起脾汤"。清代章虚谷云："婢当作脾，以其辛甘发脾气，故名越脾。越婢者，传写之误也。"汪昂《医方集解》云："脾为十二经之主，脾治水谷为卑脏若婢。经曰：脾主为胃行其津液，是名越脾者，以发脾气，通行津液。《外台》一名越脾，即此意也。"

桂枝加桂汤方第五

桂枝五兩　芍藥三兩　甘草二兩，炙　生薑二兩[1]　大棗十二枚

上五味，以水七升，煮取三升，去滓，温服一升。本方桂枝湯，今加桂。

【校注】

[1] 二两：宋本为"三两"。

桂枝加附子汤方第六

桂枝　芍藥各三兩　甘草二兩[1]，炙　生薑三兩　大棗十二枚　附子一枚，炮，去皮，破八片

上六味，㕮咀三物，以水七升，煮取三升，去滓，温服一升。本方[2]桂枝湯，今加附子。

【校注】

[1] 二两：宋本为"三两"。

桂枝去芍药汤方第七

桂枝三兩　甘草二兩，炙　生薑三兩　大棗十二枚

上四味，㕮咀，以水七升，煮取三升，去渣，温服一升。本方桂枝湯，今去芍藥。

桂枝去芍药加附子汤方第八

桂枝三兩　甘草二兩，炙　生薑三兩　大棗十二枚　附子一枚，炮

上五味，㕮咀，以水七升，煮取三升，去滓，温服一升。本方桂枝湯，今去芍藥加附子。

桂枝去桂加茯苓白术汤方第九

芍藥三兩　甘草二兩炙　生薑三兩　大棗十二枚　茯苓　白术各三兩

上六味，㕮咀，以水七升，煮取三升，去滓，温服一升，小便利即愈。本方桂枝湯，今去桂加茯苓、术[1]。

【校注】

[1]术：宋本为"白术"。

桂枝去芍药加蜀漆龙骨牡蛎救逆汤方第十

桂枝三兩　甘草二兩，炙　生薑三兩　蜀漆三兩，洗去腥　大棗十二枚　牡蠣五兩，熬　龍骨四兩

上七味，㕮咀，以水八升，先煮蜀漆，減二升，納諸藥，取三升，去渣，温服一升。本方桂枝湯，今去芍藥加蜀漆龍骨牡蠣。一法以水一斗二升，煮取五升。

桂枝加芍药生姜人参汤方第十一

桂枝三两　芍藥　生薑各四两　甘草二两,炙　人参三两　大棗十二枚

上六味,㕮咀四味,以水一斗一升[1],煮取三升,去滓,温服一升。本方桂枝湯今加芍藥生薑人参。

【校注】

[1]一升:宋本为"二升"。

【按语】

本方宋本、成本作"桂枝加芍药生姜各一两人参三两新加汤"。方名中新增"各一两""三两新加"意在药物不变,突出新加药物剂量。

桂枝倍加芍药汤方第十二

桂枝三两　芍藥六两　生薑三两　甘草二两,炙　大棗十二枚

上五味,㕮咀,以水七升,煮取三升,去滓,温服一升。本方桂枝湯,今加用芍藥。

【按语】

本方宋本作"桂枝加芍药汤"。

桂枝加大黄汤方第十三

桂枝三两　芍藥六两　生薑三两　甘草二两,炙　大棗十二枚　大黄三两[1]

上六味,㕮咀,以水七升,煮取三升,去滓,温服一升。

【校注】

[1]三两:宋本为"二两"。

桂枝人参汤方第十四

桂枝　甘草_{炙，各四兩}　人参　白术　乾薑_{各三兩}

上五味，以水九升，煮四味，取五升，去滓，内桂更煮，取三升，去滓，温服一升，日再夜一服。

桂枝甘草龙骨牡蛎汤方第十五

桂枝_{一兩}　甘草　龍骨　牡蠣_{熬，各三兩}[1]

上爲末，以水五升，煮取二升，去滓，温服八合，日三服。

【校注】

[1]三两：宋本甘草、龙骨、牡蛎用量皆为"二两"。

桂枝甘草汤方第十六

桂枝_{四兩}　甘草_{二兩，炙}

上二味，以水三升，煮取一升，去滓，頓服。

桂枝加葛根汤方第十七

桂枝_{三兩}[1]　芍藥_{二兩}　甘草_{二兩，炙}　生薑_{三兩}　大棗_{十二枚}　葛根_{四兩}

上六味，以水九升，先煮葛根減二升，去上沫，内諸藥，煮取三升，去滓，温服一升，覆取微似汗，不須啜粥，余如桂枝法。

【校注】

[1]三两：宋本为"二两"，并有"麻黄_{三两，去节}"。宋臣林亿等谨按为是。

葛根汤方第十八

葛根_{四兩}　麻黄　生薑_{各三兩}　桂枝　芍藥　甘草_{各二兩}　大棗_{十二枚}

上七味，㕮咀，以水一斗，先煮麻黄、葛根減二升，去上沫，内諸藥，煮取一升[1]，去滓，温服一升，取汗，不須啜粥。

[1]一升：宋本为"三升"。

葛根加半夏汤方第十九

葛根四两　麻黄　生薑　桂枝　芍藥　甘草各二两　大棗十二枚　半夏半升,洗

上八味，以水一斗，先煮葛根、麻黄减二升，去上沫，内諸藥，煮取三升，去滓，温服一升，取汗。

葛根黄芩黄连汤方第二十

葛根半斤　甘草二两,炙　黄芩　黄連各三两

上四味，㕮咀，以水八升，先煮葛根减二升，内諸藥，煮取二升，去滓，温分服。

麻黄汤方第二十一

麻黄三两　桂枝二两　甘草一两,炙　杏仁七十枚

上四味，㕮咀，以水九升，先煮麻黄减二升，去上沫，内諸藥，煮取二升半，去滓，温服八合，温覆出汗，不须啜粥，余如桂枝法。

麻黄杏子[1]甘草石膏汤方第二十二

麻黄四两　杏子五十枚　石膏半斤,碎,綿裹　甘草一两[2],炙

上四味，以水七升，先煮麻黄减二升，去上沫，内諸藥，煮取二升半，去滓，温服一升。

【校注】

[1] 杏子：《千金翼》卷十、《脉经》卷七载本方，皆作"杏子"；宋本作"杏仁"。

[2] 一两：宋本为"二两"。

麻黄附子甘草汤方第二十三

麻黄二两　　附子一枚,炮,去皮,破八片　　甘草二两,炙

上三味,以水七升,先煮麻黄一二沸,去上沫,内諸藥,煮取二升半,去滓,温服八合。

麻黄附子细辛汤方第二十四

麻黄二两　　附子一枚,去皮,破作八片,炮　　細辛二两

上三味,以水一斗,先煮麻黄二升,去上沫,内諸藥,煮取三升,去滓,温服一升。

【按语】

本方宋本作"麻黄细辛附子汤"。

麻黄连轺赤小豆汤方第二十五

麻黄　　連軺　　生薑各二两　　赤小豆一升　　杏仁三十枚[1],去皮尖　　甘草一两,炙
大棗十二枚　　生梓白皮一升

上八味,以潦水一斗,先煮麻黄一二沸,去上沫,内諸藥,煮取三升,去渣,温服一升。

【校注】

[1] 三十枚: 宋本为"四十个"。

麻黄升麻汤方第二十六

麻黄二两半　　升麻　　當歸各一两六銖　　黄芩　　萎蕤　　知母各十八銖　　石膏
碎,綿裹　　甘草炙　　桂枝　　芍藥　　乾薑　　白术　　茯苓　　麥門冬去心,各六銖

上十四味,㕮咀,以水一斗,先煮麻黄一二沸,去上沫,内諸藥,煮取三升,去渣,分温三服。一饭間,當出汗愈[1]。

[1] 一饭间，当出汗愈：宋本作"相去如饮三斗米顷令尽，汗出愈"。

大青龙汤方第二十七

麻黄六两　桂枝二两　甘草二两，炙　石膏鸡子大，碎，绵裹　杏仁四十枚　生薑三两　大枣十二枚[1]

上七味，以水九升，先煮麻黄减二升，去上沫，内诸药，煮取三升，去滓。温服一升，覆令汗出，多者温粉扑之；一服汗者，停后服；若复服，汗多亡陽遂虚，恶風，煩躁不得眠。

[1] 十二枚：宋本为"十枚"。

小青龙汤方第二十八

麻黄　芍藥　細辛　乾薑　甘草炙　桂枝[1]　五味子碎　半夏各半升

上八味，以水一斗，先煮麻黄减二升，去上沫，内诸药，煮取三升，去滓，温服一升。渴者，去半夏加栝楼根三两。微利，去麻黄加蕘花如鸡子，熬[2]令赤色。噎者，去麻黄加附子一枚、炮。小便不利，少腹满者，去麻黄加茯苓四两。喘者，去麻黄加杏仁半升。蕘花不治利，麻黄定喘，今反之者，疑非仲景意。

[1] 桂枝：宋本作"桂枝各三两，去皮"。

[2] 熬：《说文解字·火部》："熬，干煎也。"《方言》卷七："凡以火而干五谷之类，自山而东，齐楚以往谓之熬，关西陇冀以往谓之熶，秦晋之间或谓之聚。""熶"同"焙"，"聚"同"炒"。

小建中汤方第二十九

桂枝　甘草炙　生薑各三两[1]　芍藥六两　大枣十二枚　膠飴一升

上六味，以水七升煮，取三升，去滓，内膠飴，更上火消解，温服一升，嘔家不可服，以甘故也。

【校注】

[1]各三两：宋本甘草用量为"二两"。

小柴胡汤方第三十

柴胡半斤　黄芩　人参　甘草　生薑各三兩　半夏半升　大棗十二枚

上七味，㕮咀，以水一斗二升，煮取六升，去滓，再煮取三升，温服一升，日三。若胸中煩、不嘔者，去半夏人参加栝樓實一枚。若渴者，去半夏加人参，合前成四兩半，栝樓根四兩。若腹中痛者，去黄芩加芍藥三兩。若脅下痞堅者，去大棗加牡蠣四兩。若心下悸，小便不利者，去黄芩加茯苓四兩。若不渴，外有微熱者，去人参加桂三兩，温覆微發其汗。若欬者，去人参大棗生薑，加五味子半升、乾薑二兩。

柴胡桂枝干姜汤方第三十一

柴胡半斤　桂枝三兩　乾薑二兩　甘草二兩，炙　牡蠣二兩，熬　栝樓根四兩　黄芩三兩

上七味，以水一斗二升，煮取六升，去滓，再煎取三升，温服一升，初服微煩，復服汗出愈。

柴胡桂枝汤方第三十二

柴胡四兩　黄芩　人参各一兩半　半夏二合半　甘草一兩，炙　桂枝　芍藥　生薑各一兩半　大棗六枚

上九味，以水七升，煮取三升，去滓，温服一升。

柴胡加龙骨牡蛎汤方第三十三

柴胡四兩　黄芩　生薑　龍骨　人参　桂枝　牡蠣熬　黄丹　茯苓各

一兩半　半夏二合半　大棗六枚　大黃二兩

上十二味，去滓，溫服一升。本方柴胡湯內加龍骨、牡蠣、黃丹、桂、茯苓、大黃也，今分作半劑。

大柴胡湯方第三十四

柴胡半斤　黃芩三兩　芍藥三兩　半夏半升　生薑三兩[1]　枳實四枚，炙　大棗十二枚　大黃二兩[2]

上八味，以水一斗二升，煮取六升，去滓再煎取三升，溫服一升。一方無大黃，然不加不得名大柴胡湯也[3]。

【校注】

[1] 三兩：宋本作"五兩"。

[2] 大黃二兩：宋本無。下文"上八味"亦作"上七味"。

[3] 一方無大黃，然不加不得名大柴胡湯也：宋本作"一方加大黃二兩。若不加，恐不為大柴胡湯"。

柴胡加芒硝湯方第三十五

柴胡二兩十六銖　黃芩一兩　人參一兩　甘草一兩，炙　生薑一兩　半夏五枚[1]　大棗四枚　芒硝二兩

上七味，以水四升，煮取二升，去滓[2]，分二服，以解爲差，不解更作服。

【校注】

[1] 五枚：宋本作"二十銖，本云五枚，洗"。

[2] 去滓：宋本下有"內芒硝，更煮微沸"。

【按語】

宋本下有"臣億等謹按：《金匱玉函》方中無芒硝。別一方云：以水七升，下芒硝二合，大黃四兩，桑螵蛸五枚，煮取一升半，服五合，微下即愈。本云，

柴胡再服以解其外,余二升加芒硝、大黄、桑螵蛸也。"宋本所云"别一方"即第三十六方柴胡加大黄芒硝桑螵蛸方。但所言"《金匮玉函》方中无芒硝",与《金匮玉函经》所载柴胡加芒硝方的组成不符。

柴胡加大黄芒硝桑螵蛸汤方第三十六

柴胡二两　黄芩　人参　甘草炙　生姜各十八铢　半夏五枚　大枣四枚
芒硝三合　大黄四两　桑螵蛸五枚

上前七味,以水四升,煮取二升,去滓,下芒硝、大黄、桑螵蛸,煮取一升半,去滓,温服五合,微下即愈。本方柴胡汤,再服以解其外,饮一服加芒硝、大黄、桑螵蛸。

【按语】

此方宋本不载。见《千金翼》卷九,治"伤寒不解,胸胁满而呕,日晡所发潮热而微利,服柴胡加芒硝汤不解者。"《绛雪园古方选注》云:"用柴胡汤,其邪必从少阳而来,热及于阳明者,加芒消;热实于阳明者,加大黄。其邪入阳明,而后可议下。然里虚之应下者,加芒消当佐人参以安中,若加大黄,当佐桑螵蛸固阴续绝以安下,此少阳而有阳明症者,下之之方也。"

茯苓桂枝甘草大枣汤方第三十七

茯苓半斤　桂枝四两　甘草二两,炙　大枣十五枚

上四味,以甘澜水[1]一斗,先煮茯苓减二升,内诸药,煮取三升,去滓。温服一升,日三。

【校注】

[1] 甘澜水:又名劳水、千里水、长流水,始见《灵枢·邪客》半夏秫米汤,"以流水千里以外者八升,扬之万遍,取其清五升煮之"。李中梓曰:"用甘澜水者,取其动而不已,理停滞之水也"。其意是将水扬数遍,可去水寒之性而不助水邪之义。

茯苓桂枝白术甘草汤方第三十八

茯苓四两　桂枝　白术各三两[1]　甘草二两

上四味，以水六升，煮取三升。分温三服，小便即利。

【校注】

[1] 三两：《金匮要略方论》卷中载本方作"白术三两"。宋本未载用量。

茯苓甘草汤方第三十九

茯苓三两[1]　甘草一两，炙　桂枝二两　生薑三两

上四味，以水四升，煮取二升，去滓，分温三服。

【校注】

[1] 三两：宋本为"二两"。

五苓散方第四十

猪苓十八銖　泽泻一两六銖　茯苓十八銖　桂[1]半两　白术十八銖

上五味，为末，以白饮和服方寸七，日三服，多饮暖水，汗出愈。

【校注】

[1] 桂：宋本为"桂枝"。

甘草干姜汤方第四十一

甘草二两[1]，炙　乾薑二两

上二味，㕮咀，以水三升，煮取一升五合，去滓，分温再服。

【校注】

[1] 二两：宋本为"四两"。

芍药甘草汤方第四十二

芍藥[1]四两　甘草四两,炙

上二味,㕮咀,以水三升,煮取一升五合,去滓,分温再服。

【校注】

[1] 芍药:宋本为"白芍药"。芍药分赤、白始于陶弘景,宋本为"白芍药"或系林亿等校注时所加。

炙甘草汤方第四十三

甘草四两,炙　生薑三两　人参二两　生地黄一斤　桂枝三两　阿膠[1]　麥門冬半升,去心　麻子仁半升　大棗三十枚

上九味,酒七升、水八升,煮取三升,去滓,内膠烊盡。温服一升,日三服。

【校注】

[1]阿胶:宋本下有"二两"。

甘草汤方第四十四

甘草二两

上一味,以水三升,煮取一升半,去滓,温服七合,日二服。

厚朴生姜半夏甘草人参汤方第四十五

厚朴　生薑　半夏各半斤[1]　甘草[2]二两　人参一两

上五味,㕮咀,以水一斗,煮取三升,去滓,温服一升,日三服。

【校注】

[1]厚朴、生姜、半夏各半斤:宋本为"厚朴半斤,炙,去皮　生姜半斤,切　半夏半升,洗"。

[2]甘草:《注解伤寒论》卷三、《千金翼》卷十下有"炙"字。是。

栀子豉汤方第四十六

栀子十四枚,擘　香豉四合,绵裹

上二味,以水四升,先煮栀子得二升半,内豉,煮取一升半,去滓,分二服,温进一服,得快吐,止後服。

栀子甘草豉汤方第四十七

栀子十四枚,擘　甘草二两　香豉四合,绵裹

上三味,以水四升,先煮栀子、甘草得二升半,内豉煮取一升半,去滓,分爲二服,温进一服,得快吐,止後服。

栀子生姜豉汤方第四十八

栀子十四,枚擘　生薑五两　香豉四合,绵裹

上三味,以水四升,先煮栀子、生薑得二升半,内豉煮取一升半,去滓,分爲二服,温进一服,得快吐,止後服。

栀子厚朴汤方第四十九

栀子十四枚,擘　厚朴四两　枳實四枚,去穰炒

上三味,以水三升,煮取一升半,去滓,分爲二服,温进一服,得吐止後服。

栀子干姜汤方第五十

栀子十四枚,擘　乾薑二两

上二味,以水三升,煮取一升,去滓,分三服,温进一服,得快吐,止後服。

栀子黄檗汤[1]方第五十一

栀子十四枚[2],擘　黄檗二两十六銖[3]　甘草一两,炙

上三味,㕮咀,以水四升,煮取一升半,去滓,分温再服。

【校注】

[1] 栀子黄檗汤：宋本为"栀子柏皮汤"。

[2] 十四枚：宋本为"十五枚"。

[3] 二两十六铢：宋本为"二两"。

《金匱玉函經》卷第七終

《金匮玉函经》卷第八

小陷胸汤方第五十二

栝樓實一枚[1]　黃連二兩[2]　半夏半升

上三味，以水六升，先煮栝樓取三升，去渣，內諸藥，煮取二升，去滓，分溫三服。

【校注】

[1]一枚：宋本为"大者一枚"。

[2]二兩：宋本为"一兩"。

大陷胸汤方第五十三

大黃六兩,去皮　芒硝一升　甘遂一錢[1]

上三味，以水六升，先煮大黃取二升，去滓，內芒硝，煮一兩沸，內甘遂末，溫服一升，得快利，止後服。

【校注】

[1]一钱：宋本为"一钱匕"。

大陷胸圆方第五十四

大黃半斤　葶藶　芒硝　杏仁各半升

上四味，搗和，取如彈圓一枚，甘遂末一錢匕、白蜜一兩[1]，水二升、煮取一升，頓服，一宿乃下。

【校注】

[1]一两：宋本为"二合"。

又大陷胸汤方第五十五

桂枝四兩　甘遂四兩　大棗十二枚　栝樓實一枚，去皮　人參四兩

上五味，以水七升，煮取三升，去滓，溫服一升，胸中無堅，勿服之。

【按语】

此方宋本不载。以方测证，本方以甘遂攻下水邪，栝楼实豁痰开结，人参、大枣益气养血，兼以补中和胃；桂枝通阳利水。主治结胸病，证属痰水互结，兼胸阳不振，气血两虚者为宜。方中甘遂用4两，远大于前第53方大陷胸汤一钱匕，与临床不符，宜减其量。

文蛤散方第五十六

文蛤五兩

上一味爲散，沸湯和服一方寸七。

白散方第五十七

桔梗　貝母各十八銖　芭豆六銖，去皮心，熬黑[1]

上三味爲散，白飲和服，強人半錢[2]，羸人減之。病在膈上必吐，在膈下必利，不利進熱粥一杯，利過不止，進冷粥一盃。

【校注】

[1]六銖，去皮心，熬黑：宋本为"桔梗三分，巴豆一分，贝母三分"。

[2]半钱：宋本为"半钱匕"。

大黄泻心汤方第五十八

大黄二兩　黃連一兩

上二味，咬咀，以麻沸湯二升漬之，須臾，絞去滓，分溫再服。

宋本为"大黄黄连泻心汤"。

附子泻心汤方第五十九

大黄二两　黄连　黄芩各一两　附子一枚,炮,去皮,破,别煮取汁

上四味,咬咀三味,以麻沸汤二升渍之,须臾,绞去滓,内附子汁,分温再服。

半夏泻心汤方第六十

半夏半升　黄芩　乾薑　甘草炙　人参各三两　黄连一两　大枣十六枚[1]

上七味,以水一斗,煮取六升,去滓再煮,取三升,温服一升,日三服。

【校注】

[1] 十六枚:宋本为"十二枚"

甘草泻心汤方第六十一

甘草四两　黄芩三两　乾薑三两　半夏半升　黄连一两　大枣十二枚

上六味,以水一斗,煮取六升,去滓再煎,取三升,温服一升,日三服。

生姜泻心汤方第六十二

生薑四两　人参　甘草　黄芩各三两　半夏半升　乾薑　黄连各一两　大枣十二枚

上八味,以水一斗,煮取六升,去滓再煎,取三升,温服一升,日三服。

禹余粮圆方

阙。

赤石脂禹余粮汤方第六十三

赤石脂一斤,碎　禹餘糧一斤,碎

上二味,以水六升,煮二升,去滓,分温三服。

旋覆代赭石汤方第六十四

旋覆花三兩　代赭石一兩　人参二兩　大棗十二枚　生薑五兩　半夏半升
甘草二兩[1]

上七味,以水一斗,煮取六升,去滓再煎,取三升,温服一升,日三服。

【校注】

[1]二两:宋本为"三两"。

瓜蒂散方第六十五

瓜蒂熬黄　赤小豆各六銖

上二味,各别搗篩爲散,合治之,取一錢匕,以香豉一合,用熱湯七
合,煮作稀糜,去滓取汁和散,温頓服之,不吐者少少加,得快吐乃止。
諸亡血虚家,不可與瓜蒂散。

白虎汤方第六十六

石膏一斤,碎　知母六兩　甘草二兩　粳米六合

上四味,以水一斗,煮米熟湯成,去滓,温服一升,日三服。

白虎加人参汤方第六十七

人参三兩　石膏一斤　知母六兩　甘草二兩　粳米六合

上五味,以水一斗,煮米熟湯成,去滓,温服一升,日三服。

桂枝附子汤方第六十八

桂枝四兩　附子三枚,炮　甘草二兩,炙　大棗十五枚[1]　生薑三兩

上五味，以水六升，煮取二升，去滓，分温三服。

【校注】

[1] 十五枚：宋本为"十二枚"。

术附汤[1]方第六十九

芍术四两　附子三枚,炮　甘草三两,炙　生薑二两　大枣十五枚[2]

上五味，以水六升，煮取二升，去滓，分温三服，一服觉身痹，半日许，再服如冒状，勿怪也，即是附子与术，并走皮中逐水氣未得除，故使之耳，法当加桂四两，其人大便堅，小便自利，故加桂也。

【校注】

[1] 术附汤：正文《辨太阳病形证治下第四》作"术附子汤"，宋本为"去桂加白术汤"。

[2] 十五枚：宋本为"十二枚"。

甘草附子汤方第七十

甘草三两[1],炙　附了二枚,炮　白术三两[2]　桂枝四两

上四味，以水六升，煮取三升，去滓，温服一升，日三服，汗出即解能食。汗止復煩者，服五合，恐一升多者，宜服六七合爲始。

【校注】

[1][2] 三两：宋本为"二两"。

芍药甘草附子汤方第七十一

芍藥　甘草各一两[1]　附子一枚,炮

上三味，㕮咀，以水三升，煮取一升三合[2]，去滓，分温三服。

【校注】

[1]各一两:宋本为"各三两"。

[2]一升三合:宋本为"一升五合"。

干姜附子汤方第七十二

乾薑一兩　附子一枚

上二味,以水三升,煮一升,頓服之。

十枣汤方第七十三

芫花熬　甘遂　大戟

上三味,等分爲散,以水一升半,先煮棗十枚,取八合,去滓,内藥末,强人一錢[1],羸人半錢。若下少病不除,明日加半錢。

【校注】

[1]一钱:宋本为"一钱匕"。

附子汤方第七十四

附子二枚,炮　茯苓三兩　人參二兩　白术四兩　芍藥三兩

上五味,㕮咀,以水八升,煮取三升,去滓,温服一升,日三服。

大承气汤方第七十五

大黄四兩,酒洗　厚朴半斤,炙,去皮　枳實五枚,炙　芒硝三合

上四味,以水一斗,先煮二味,取五升,去滓,内大黄,煮取二升,去滓,内芒硝,更上微火一兩沸,分温再服,得下餘勿服。

小承气汤方第七十六

大黄四兩　厚朴二兩,炙,去皮　枳實三枚,大者,炙

上四味,以水四升,煮取一升二合,去滓,分温三服[1]。初服當更衣,

不爾盡飲之，若更衣，勿復服。

【校注】

[1]三服：宋本为"二服"。

调胃承气汤方第七十七

大黄四兩,清酒浸　甘草二兩,炙　芒硝半升

上三味，㕮咀，以水三升，煮取一升，去滓，内芒硝，更上火微煮令沸，少少温服。

桃仁承气汤方第七十八

桃仁五十枚,去皮尖　大黄四兩　桂枝二兩　甘草二兩,炙　芒硝二兩

上五味，以水七升，先煮四味，取二升半，去滓，内硝，更煮微沸，温服[1]五合，日三服，微利。

【校注】

[1]温服：宋本为"先食温服"，即饭前空腹服用。

猪苓汤方第七十九

猪苓　茯苓　阿膠　澤瀉　滑石碎,各一兩

上五味，以水四升，先煮四味，取二升，去滓，内膠消盡，温服七合，日三服。

蜜煎导方第八十

蜜七合

上一味，内銅器中，微火煎如飴，勿令焦，俟可丸，撚作挺，如指許長二寸，當熱作，令頭銳，内穀道中，以手急抱，欲大便時乃去之。又大猪膽一枚，瀉汁，和醋少許，以灌穀道中，如一食頃，當大便出宿食惡物。

麻子仁圆方第八十一

麻子仁二升　芍藥半斤　大黄一斤　厚朴一斤[1]，炙　枳實半斤，炙　杏仁一斤[2]

上六味爲末，煉蜜爲圓桐子大，飲服十圓，日三服。漸加，以和[3]爲度。

【校注】

[1] 一斤：宋本为"一尺"。

[2] 一斤：宋本为"一升"。

[3] 和：宋本作"知"。

抵当圆方第八十二

水蛭二十箇，熬　䗪蟲二十五箇[1]　桃仁三十箇[2]，去皮尖　大黄三兩

上四味，杵分爲四圓，以水一升，煮一圓，取七合服之，晬時當下血，若不下更服。

【校注】

[1] 二十五个：宋本为"二十个"。

[2] 三十个：宋本为"二十五个"。

抵当汤方第八十三

水蛭三十箇，熬　䗪蟲三十箇，熬，去翅足　桃仁二十箇，去皮尖　大黄三兩，酒浸

上四味，爲末[1]，以水五升，煮取三升，去滓，温服一升，不下再服。

【校注】

[1] 为末：宋本无此二字。是。

茵蔯蒿汤第八十四

茵蔯蒿六兩　栀子十四枚，擘　大黄二兩，去皮

上三味，以水一斗，先煮茵蔯减六升，内二味，煮取三升，去滓，分温三服。小便當利，尿如皂角汁狀，色正赤，一宿腹減，黄從小便去也。

黄连阿胶汤方第八十五

黄連四兩　黄芩一兩　芍藥二兩　雞子黄二枚　阿膠三兩

上五味，以水五升，先煮三物，取二升，去滓，内膠烊盡，小冷，内雞子黄，攪令相得，温服七合，日三服。

黄连汤方第八十六

黄連二兩[1]　甘草炙，一兩　乾薑一兩　桂枝二兩　人參二兩　半夏五合　大棗十二枚

上七味，以水一斗，煮取六升，去滓，分五服，日三服、夜二服。

【校注】

[1]二兩：宋本黄连、甘草、干姜、桂枝均为"三两"。

桃花汤方第八十七

赤石脂一斤，一半全用，一半歸末　乾薑一兩　粳米一升

上三味，以水七升，煮米令熟，去滓，温服七合，内赤石脂末方寸匕，日三服，若一服愈，餘勿服。

吴茱萸汤方第八十八

吳茱萸一升，洗　人參三兩　生薑六兩　大棗十二枚

上四味，以水七升，煮取二升，去滓，温服七合，日三服。

猪肤汤方第八十九

猪膚一斤

上以水一斗，煮取五升，去滓，加白蜜一升、白粉五合熬香，和相得，

温分六服。

桔梗汤方第九十

桔梗一两　甘草二两

上二味，以水三升，煮取一升，去滓，分温再服。

苦酒汤方第九十一

雞子一枚,去黄,内苦酒於殼中　半夏洗,破如棗核大,十四枚,内苦酒中

上以雞子殼，置刀鐶中，安火上，三沸，去滓，細含咽之，不差更作。

半夏散方第九十二

半夏　桂枝　甘草炙,各等分

上三味，各別搗篩合治之，白飲和服方寸匕，日三服。若不能散服，以水一升，煎七沸，内散一二方寸匕，更煎三沸，下火令小冷，少少咽之。

白通汤方第九十三

蔥白四莖　乾薑一兩　附子一枚,生用,去皮,破

上三味，以水三升，煮取一升，去滓，分温再服。

白通加猪胆汁汤方第九十四

蔥白四莖　乾薑一兩　附子一枚,生　人尿五合　猪膽汁一合

上以水三升，煮一升，去滓，内人尿、膽汁，和相得，分温再服。無膽亦可。

真武汤方第九十五

茯苓　芍藥　生薑各三兩　白术二兩　附子一枚,炮

上五味，以水八升，煮取三升，去滓，温服七合，日三服。若欬者，加五味子半升，細辛、乾薑各一兩；若小便利者，去茯苓；若下利者，去芍藥

加乾薑二兩；若嘔者，去附子加生薑，足前成半斤。

乌梅圆方第九十六

烏梅三百箇　細辛六兩　乾薑十兩　黃連一斤　當歸四兩　附子六兩，炮　蜀椒四兩，去子　桂枝六兩　人參六兩　黃檗六兩

上十味，異搗篩，合治之，以苦酒漬烏梅一宿，去核，蒸之五升米下，飯熟取搗成泥，和藥令相得，内臼中與蜜杵二千圓，如梧桐子大，先食飲服十圓，日三服，稍加至二十圓，禁生冷、滑物、食臭等。

干姜黄芩黄连人参汤方第九十七

乾薑　黃芩　黃連　人參各三兩

上四味，以水六升，煮取二升，去滓，分温再服。

白头翁汤方第九十八

白頭翁　黃連　黃檗　秦皮各三兩[1]

上四味，以水七升，煮取二升，去滓，温服一升，不愈更服一升。

【校注】

[1] 各三两：宋本白头翁用量为"二两"，黄连、黄柏、秦皮用量为"三两"。

黄芩人参汤方第九十九

黃芩　人參　桂枝　乾薑各二兩　半夏半升　大棗十二枚

上六味，以水七升，煮取二升，去滓，分温再服。

【按语】

此方正文中未见、宋本亦未载。《外台秘要》卷二载深师黄芩人参汤，由黄芩、人参、甘草、桂心、生姜各二两，大枣十五枚组成，疗伤寒吐下后，内外有热，烦渴不安。本方在其基础上，以干姜易生姜，加半夏半升。方中黄芩苦寒

清胆热、干姜辛温暖脾寒；半夏化痰开结，兼和胃降逆；人参、大枣补中益气；桂枝交通上下之气；全方攻补兼施、寒热同调，亦属辛开、苦降、甘补之剂，对于胆热脾寒，痰阻气逆诸证较为适宜。

黄芩汤方第一百

芍藥二兩　黄芩[1]　甘草二兩,炙　大棗十二枚

上四味，以水一斗，煮取三升，去滓，温服一升，日再服，夜一服。

【校注】

[1] 黄芩：宋本下有"三两"二字。

黄芩加半夏生姜汤方第一百一

黄芩三兩　芍藥　甘草炙,各二兩　大棗十二枚　半夏半升[1]　生薑一兩半

上六味，以水一斗，煮取三升，去滓，温服一升，日再服，夜一服。

【校注】

[1] 半升：宋本作"半斤"

理中圆及汤方第一百二

人參　甘草炙　白术　乾薑各三兩

上四味，搗篩爲末，蜜和圓，如雞黄大，以沸湯數合，和一圓，研碎温服之，日三服，夜二服。腹中未熱，益至三四圓，然不及湯。湯法以四物依兩數切，用水八升，煮取三升，去滓温服一升，日三服。

加減法：若臍上築者，腎氣動也，去术加桂四兩；吐多者，去术加生薑三兩；下多者，還用术；悸者，加茯苓二兩；渴欲得水者加术，足前成四兩半；腹中痛者加人參，足前成四兩半；寒者加乾薑，足前成四兩半；腹滿者去术加附子一枚。服湯後如食頃，飲熱粥一升許，微自温，勿發揭衣被。

四逆散方第一百三

甘草炙　柴胡　芍藥　枳實炙,各十分

上四味,爲散,白飲服方寸匕,日三服。欬者,加五味子、乾薑各五分,并主久痢。悸者,加桂枝五分;小便不利者,加茯苓五分;腹痛者,加附子一枚、炮;泄利下重者,先以水五升煮薤白三升,取三升,去滓,以散三方寸匕内湯中,煮取一升半,分溫再服。

四逆湯方第一百四

甘草二兩,炙　乾薑一兩半　附子一枚,生,去皮,破

上三味,以水三升,煮取一升二合,去滓,分溫再服,強人可大附子一枚,乾薑三兩。

通脉四逆湯方第一百五

乾薑三兩,強人四兩　甘草二兩,炙　附子大者一枚,生用,破

上三味,以水三升,煮取一升二合,去滓,分溫再服,其脉即出者愈。

面色赤者加蔥九莖;腹中痛者加芍藥二兩;嘔者加生薑二兩;咽痛者加桔梗二兩;利止脉不出者加人參二兩[1]。

【校注】

[1] 面色赤者加蔥九莖……利止脉不出者,加人參二兩:宋本为"面色赤者加蔥九莖;腹中痛者,去蔥加芍藥二兩;呕者,加生姜二兩;咽痛者,去芍药加桔梗二兩;利止脉不出者,去桔梗加人参二兩。病皆与方相应者,乃服之。"

人參四逆湯方第一百六

人參一兩　甘草二兩,炙　乾薑一兩半　附子一枚,生

上四味,以水三升,煮取一升二合,去滓,分溫再服。

正文《辨霍乱病形证治第十一》作"四逆加人参汤"。宋本同。

茯苓四逆汤方第一百七

茯苓四两　甘草二两,炙　乾薑一两半　附子一枚,生　人参一两

上五味,㕮咀,以水五升,煮取一升二合,去滓,分温再服。

通脉四逆加猪胆汁汤方第一百八

乾薑三两　甘草二两,炙　附子大者一枚,生　猪膽汁四合[1]

上三味,以水三升,煮取一升二合,去滓,内猪膽汁,分温再服。

【校注】

[1] 四合:宋本为"半合"。

当归四逆汤方第一百九

當歸　桂枝　芍藥各三两　細辛一两[1]　大枣二十五枚　甘草炙　通草各二两

上七味,㕮咀,以水八升,煮取三升,去滓,温服一升,日三服。

【校注】

[1] 一两:宋本为"三两"。

当归四逆加吴茱萸生姜汤方第一百十

當歸　桂枝　芍藥　細辛　甘草炙　通草各三两　大枣二十五枚　吴茱萸二两[1]　生薑半斤

上九味,㕮咀,以水四升、清酒四升,煮取三升,去滓,温服一升,日三。

【校注】

[1] 二两:宋本为"二升"。

烧裈散方第一百十一

上取婦人中裈近隱處，剪燒灰，以水和服方寸匕，日三服，小便即利，陰頭微腫則愈。婦人病，取男子裈當燒灰。

枳实栀子豉汤方第一百十二

枳實_{三枚，炙}　栀子_{十四枚，擘}　豉_{一升，綿裹}

上以清漿水七升，空煎減三升，内枳實、栀子，煮取二升，内豉更煮五六沸，去滓，分溫再服，取汗出。若有宿食，加大黄，如博棊子^[1]大五六枚。

【校注】

[1] 博棊子："棊"同"棋"。博棋子，古代六博戏的棋子，长方形，约方寸（汉代一寸约合 2.3cm）大小。

牡蛎泽泻散方第一百十三

牡蠣_熬　澤瀉　栝樓根　蜀漆_{洗去腥}　葶藶_熬　商陸根_熬　海藻_{洗去鹹，}各等分

上七味，爲散，白飲和服方寸匕，小便利即止。

竹叶石膏汤方第一百十四

竹葉_{二把}　石膏_{一斤}　半夏_{半升}　人參_{三兩}^[1]　甘草_{二兩，炙}　粳米_{半升}　麥門冬_{一升，去心}

上七味，以水一斗，煮取六升，去滓，内粳米，煮米熟湯成，去米，溫服一升，日三服。

【校注】

[1] 三两：宋本为"二两"。

麦门冬汤方第一百十五

麥門冬七升　半夏一升　人參二兩　甘草二兩，炙　粳米三合　大棗十二枚

上六味，以水一斗六升，煮取六升，温服一升，日三夜一服。

【按语】

此方见于《金匮要略·肺痿肺痈咳嗽上气病脉证治第七》。《金匮玉函经》置本方于此，曲折反映出《伤寒杂病论》原始结构为前为伤寒与杂病证状之面貌，《伤寒论》居于《金匮要略》前，卷末为方剂，伤寒方居前，杂病方居后，此与林亿等《金匮要略方论》序中所述王洙发现《金匮玉函要略方》的结构一致，即"上则辨伤寒，中则论杂病，下则载其方，并疗妇人。"这一结构与框架，与《脉经》卷七、卷八、卷九所记载的内容接近一致，提示《脉经》最大限度保存了仲景《伤寒杂病论》原貌，而《金匮玉函经》则为最接近其伤寒部分的原貌者。

附遗

调气饮

治赤白痢，小腹痛不可忍，下重，或面青手足俱變者。用黄蠟三錢，阿膠三錢，同溶化，入黄連末五錢，攪匀，分三次熱服，神妙。

【释义】

论调气饮的证治。

黄蜡，即蜜蜡，为蜜蜂科昆虫中华蜜蜂等分泌的蜡质，在春、秋用去除蜂蜜后的蜂巢，入水加热融化，除去上层泡沫杂质，趁热过滤，冷却后凝结成块，浮于水面，取出而成。《神农本草经》载其"味甘，微温。主下痢脓血，补中，续绝伤，金创，益气，不饥，耐老"。蜜蜡与阿胶相伍，补益气血；以黄连粉苦寒清热，坚阴厚肠胃，治腹痛下利。三药相伍，益气养血，清热止利，主治赤白痢疾，小

腹痛不可忍，里急后重甚或面青手足俱变者。《金匮要略·妇人产后病脉证治第二十一》载白头翁加甘草阿胶汤，治"产后下利虚极"，均为养血清热止利之方，寒热并用、攻补兼施，适用于湿热下利兼气血两亏者。

猪肚黄连丸

治消渴飲水。用雄猪肚一枚，入黃連末五兩、栝樓根、白粱米各四兩，知母三兩、麥門冬三兩，縫定蒸熟，搗丸如梧子大，每服三十丸，米飲下。

【释义】

论猪肚黄连丸的证治。

猪肚，即猪胃，味甘微温，与白粱米共补虚损，健运脾胃；黄连苦寒清热、坚阴，天花粉、知母、麦冬，清热养阴生津。将诸药装入猪胃，缝紧蒸熟，搗丸如梧桐子大，以米汤送30丸，久久为功，主治消渴病，证属阴虚火旺者。

青木香丸

主陽衰諸不足。用昆侖青木香、六路訶子皮各二十兩，搗篩，糖和丸，梧子大，每空腹酒下三十丸，日再，其效尤速。

【释义】

论青木香丸的证治。

木香，《神农本草经》属上品，载其"味辛。主邪气，辟毒疫温鬼，强志，主淋露。久服不梦寤魇寐。生山谷。"李时珍《本草纲目》云："木香，草类也。本名蜜香，因其香气如蜜也。缘沉香中有蜜香，遂讹此为木香尔。昔人谓之青木香。后人因呼马兜铃根为青木香，乃呼此为南木香、广木香以别之。""乃三焦气分之药，能升降诸气。诸气郁，皆属于肺，故上焦气滞用之者，乃金郁则泄之也。中气不运，皆属于脾，故中焦气滞宜之者，脾胃喜芳香也。大肠气滞则后重，膀胱气不化则癃淋，肝气郁则为痛，故下焦气滞者宜之，乃塞者通之也。"诃子皮，即诃子，《金匮要略》名为诃黎勒，味苦酸涩，性温，功擅敛肺、涩肠、下气,主久咳失音、久泄、久痢、脱肛、便血、崩漏、带下、遗精、尿频等。木香、诃子均性温散寒,二者相伍,可升降一身之气,主阳衰气滞。

治五噎吐逆,心膈气滞,烦闷不下

用蘆根五兩,剉,以水三大盞,煮取二盞,去渣温服。

【释义】

论芦根可治五噎吐逆。

五噎,即气噎、忧噎、食噎、劳噎、思噎五种噎塞不通之病。隋巢元方《诸病源候论·五噎病诸候》:"夫五噎……虽有五名,皆由阴阳不和,三焦隔绝,津液不行,忧恚嗔怒所生,谓之五噎。"芦根,味甘性寒,归肺胃经,既能清透肺胃气分实热,又能生津止渴、清胃热而止呕。以其煮水,适用于噎嗝证属肺胃有热,阴虚气逆者。

治小儿羸瘦

用甘草三兩,炙焦爲末,蜜丸绿豆大,每温水下五丸,日二服。

【释义】

论炙甘草蜜合为丸,可治小儿羸瘦。

《神农本草经》载甘草"气味甘,平,无毒。主五脏六腑寒热邪气,坚筋骨,壮肌肉,倍气力,金疮肿,解毒。久服轻身延年"。蜂蜜"气味甘平,无毒。主治心腹邪气,诸惊痫痉,安五脏诸不足,益气补中,止痛解毒,除众病,和百药。久服轻身不饥,不老延年,神仙"。炙甘草、蜂蜜均可益气补中。脾胃为后天之本,气血生化之源,健脾胃所以补气血、壮肌肉、倍气力,故可治"小儿羸瘦"。

治小儿撮口发噤

用生甘草二錢半,水一盞,煎六分,温服,令吐痰涎,後以乳汁點兒口中。

【释义】

论甘草生用可治小儿撮口噤。

撮口为病证名,脐风三证之一,又名撮风、唇紧,指小儿口唇肌肉痉挛,口唇收缩成状如鱼口之圆形的表现。以口唇收缩,撮如鱼口为主症,并有舌强唇青、痰涎满口、气促、啼声不出。身热面黄等症,多系母体脏腑有热,令胎儿心脾受灼,生后又为风邪所袭而然。甘草生用,可清热解毒,祛痰利咽,解痉止痛,适宜于小儿撮口,证属痰涎阻滞,热盛动风者。

治小儿中虫欲死者

用甘草五錢,水二盞,煎五分服,當吐出。

【释义】

论甘草可治小儿中虫欲死。

甘草味甘,为安胃之剂,虫得甘则安,可治疗小儿中虫欲死。甘草和中安蛔,又见于《金匮要略》甘草粉蜜汤,由甘草二两、粉一两、蜜四两组成,治"蛔虫之为病,令人吐涎,心痛,发作有时,毒药不止者"。

【按语】

南京中医药大学沈澍农教授对附遗所收录7首医方查考,发现这些用语同时出现在《证类本草》中,因而认为悉从《证类本草》中辑出,但陈世杰辑抄时亦未完全尊重原文献,如第7首方《证类本草》作"治小儿中虫欲死。甘草半两锉,以水一盏,煎五分去滓,作二服,当吐虫出"。

《金匱玉函經》卷第八終

附　录

附 1　《金匮玉函经》考证

　　北宋治平二年（1065），林亿、孙奇、高保衡等校定的《伤寒论》传本，为现今《伤寒论》的通行本，虽存于明代赵开美覆刻之《仲景全书》中，但因其逼近宋本原貌，而被后世美称为"宋本《伤寒论》"。治平三年（1066），宋臣又校定《金匮玉函经》（注：以下简称《玉函》），与《伤寒论》"同体而别名"，由于与宋本《伤寒论》同时代颁行，"方""证"分开且无注解，两宋医家大多重视宋本《伤寒论》，因而其流传至稀，濒于垂绝。幸赖清代医家陈世杰得何焯抄本，研读校理后，于康熙五十六年刊行才得以存续。由于成无己《注解伤寒论》在清朝盛行，即便是宋本《伤寒论》亦很少见，何况《玉函》，以致乾隆三十八年（1773）官修《四库全书》亦未著入。

　　从 20 世纪 30 年代以来，虽有徐衡之等校勘复刻，但发行量较少，亦未引起医家重视；人民卫生出版社于 1955 年、1956 年两次影印陈世杰刻本。著名训诂学家和中医文献学家钱超尘教授 1989 年曾撰文《〈金匮玉函经〉四考》，并分别于 2015 年、2018 年出版《影印〈金匮玉函经〉校注考证》《〈伤寒论〉文献新考》，提供了宝贵的文献资料。兹从中摘录相关内容，并根据最新研究结果予以增删，供学习研究参考。

一、《金匮玉函经》编纂时代考

　　宋臣林亿等《校正金匮玉函经疏》云："《金匮玉函经》与《伤寒论》同体而别名……细考前后，乃王叔和撰次之书。"王叔和整理编纂仲景遗论，名《张仲景方》十五卷。据考证，《伤寒论》与《金匮玉函经》此两书之名称见陈延之《小品方·序》。后世又名《辨伤寒》为《金匮玉函经》，以示珍重秘爱，有称东晋葛洪以后医家始称《辨伤寒》为《金匮玉函经》者，有称唐末术士始称《辨伤寒》为《金匮玉函经》者，始称之时虽异，但指《金匮玉函经》为《辨伤寒》则同。

《辨伤寒》十卷，而《玉函》八卷，卷数较《辨伤寒》少两卷，此仅卷数少而内容无缺。陈延之《小品方·序》云："张仲景《辨伤寒并方》有九卷，而世上有不啻九卷，未测定几卷，今且以目录为正。《张仲景杂方》有八卷。"又云："上十六件皆是《秘阁四部书目录》所载录者也。"《秘阁四部书目录》南朝刘宋王俭（452—489）编录，见梁阮孝绪《七录序》。陈延之当时所见《辨伤寒》卷数不仅有九卷者，尚有十卷者、有八卷者等。之所以有如此区别，对比《玉函》八卷与宋本《伤寒论》十卷，可以发现二者分卷不同。若《玉函》将太阳上篇分为两卷，则其卷数与《小品方》所称"《辨伤寒》并方有九卷"之数相合。观陈延之行文为《辨伤寒并方》，显示该书将方剂置于卷末，与《金匮玉函经》方剂亦在卷末合，则《玉函》八卷与陈延之"《辨伤寒》并方有九卷"所指当为一书，同时亦反映出《玉函》与《辨伤寒》是同一部书的不同名称。

《玉函》原是《张仲景方》十五卷中的组成部分，故《隋志》《旧唐志》《新唐志》著录《张仲景方》名称与卷数，而不著录《玉函》之名。尽管在《隋志》《旧唐志》《新唐志》中未加著录，但它在六朝至唐曾确实流传，有文献可征。将唐孙思邈《千金翼方》卷九、卷十收录的《伤寒论》与《玉函》逐条校读，发现二者基本相同。章太炎《覆刻何本金匮玉函经题辞》（见本书附2）称孙思邈《千金翼方》取《玉函》而编次之。唐中期王焘（约670—755）在唐玄宗天宝十一年（752）撰成《外台秘要》四十卷，该书卷一《论伤寒日数病原并方》引仲景《伤寒论》第99条。小柴胡汤作"柴胡半斤、瓜蒌根四两、桂心三两、黄芩三两、牡蛎三两、甘草炙二两、干姜三两"，王焘注云："仲景《伤寒论》名柴胡姜桂也。合用柴胡、人参、甘草、黄芩、半夏、生姜、大枣七味，小柴胡汤是也。《玉函》《千金翼》同。"王焘注指出，小柴胡汤系由柴胡、人参、甘草、黄芩、半夏、生姜、大枣七味药构成，《玉函》《千金翼方》的小柴胡汤方即由此七味药构成，与《玉函》卷七小柴胡汤方组成相合，证明王焘亲眼见过《玉函》。

《外台秘要》引《伤寒论》第104条"后以柴胡加芒硝汤主之"条下，王焘小注曰："出《玉函经》。一方芒硝三合，桑螵蛸五个，大黄四分，煮取一升半，温服五合，微下愈。本云柴胡汤，再服以解其外取愈。一方外加芒硝、大黄、桑螵蛸是也。"继考宋本第104条柴胡加芒硝汤方下，林亿注云："臣亿等谨按:《金匮玉函》方中无芒硝。别一方云，以水七升，下芒硝二合，大黄四两，桑螵蛸五枚，煮取一升半，服五合，微下即愈。本云，柴胡再服，以解其外，余二升加芒硝、大黄、桑螵蛸也。"与《玉函》卷七"柴胡加大黄芒硝桑螵蛸汤方第三十六"校读，发现王焘及林亿均对照了《玉函》此方下的文字："柴胡二两、黄芩、人参、甘草炙、生姜各十八铢、半夏五枚、大枣四枚、芒硝三合、大黄四两、桑螵蛸五枚。右七味，以水四升，煮取二升，去滓，下芒硝、大黄、桑螵蛸，煮取一升半，去滓，温服五合，微下即愈。本方柴胡汤再服以解其外，余一服加芒硝、大黄、桑螵蛸。"可见，唐代王焘在注中讲的内容完全出自《玉函》此方的方剂及服法。这又一次证明，《玉函》在唐代确实流传而没有亡佚。

我国医疗方技之书，以政府名义加以整理有三次。第一次是西汉末李柱国校方技。《汉书·艺文志序》云："至成帝时（公元前32—公元前7），以书颇散亡，使谒者陈农求遗书于天下。诏光禄大夫刘向校经传、诸子、诗赋，步兵校尉任宏校兵书，太史令尹咸校数术，侍医李柱国校方技。"第二次是北宋校正医书局对医书的校勘。宋陈振孙《直齐书录解题》卷十三"医书类"《备急千金要方》条下说："大凡医书之行于世，皆仁庙朝所校定也。按《会要》:嘉祐二年（1057）置校正医书局于编修院，以直集贤院掌禹锡、林亿校理，张洞校勘，苏颂等并为校正。后又命孙奇、高保衡、孙兆同校正。每一书毕，即奏上，亿等皆为之序，下国子监板行。并补注《本草》，修《图经》《千金翼方》《金匮要略》《伤寒论》，悉从摹印，天下皆知学古方书。呜呼，圣朝仁民之意溥矣！"主校《伤寒论》者为孙奇，他于英宗治平二年校毕《伤寒论》，接着校《玉函》，于治平三年（1066），正月十八日完成，然后由林亿撰写《校正金匮玉函经疏》呈送朝廷雕版印行，从此结束了《玉函》以手工传抄流行的历史。第三次是清乾隆修四库全书时整理医书，惜赵开美翻刻的宋本《伤寒论》、陈世杰刊刻的《玉函》均未收入。

《玉函》自北宋治平三年（1066）雕版刊行以后，在北宋和南宋之际，一些医家尚多研习，成无己在《注解伤寒论》内屡引《玉函》。如《注解伤寒论》卷二《伤寒例》两次引《玉函·证治总例》，卷三第 96 条、109 条分别引证《玉函》相应条文，卷六《辨厥阴病脉证》第 330 条、347 条、357 条分别引用《玉函》的《证治总例》，卷七《辨霍乱》第 385 条引《玉函》的《证治总例》，《辨可发汗脉证》引《玉函》的《证治总例》，卷八《辨可吐》注引《玉函》，卷九《辨不可下》注引《玉函》的《证治总例》。朱肱《类证活人书》张蒇序："华佗指张长沙《伤寒论》为活人书，昔人又以《金匮玉函》名之，其重于世如此。"南北宋之际医学家许叔微（1079—1154）亦曾研读过《玉函》，见许叔微《普济本事方》"下之而脉弦者生"条；郭雍（1102—1187）也研读过《玉函》，见郭雍《伤寒补亡论》"小儿疮诊"条。上述史料说明，《玉函》在两宋之际，流传较广。由于《玉函》"方""证"分开且无注，《玉函》流传日稀，至南宋中后期，连一些著名的藏书家也没见过《玉函》，以致南宋初著名藏书家和目录学家晁公武在他的《郡斋读书志》内，竟写出错误的解说："《金匮玉函经》八卷汉张仲景撰，晋王叔和集。设答问杂病形证脉理，参以疗治之方。仁宗朝，王洙得于馆中，用之甚效，合二百六十二方。"书名是《玉函》八卷，介绍的却是《金匮要略》，可见，晁公武没有见过《玉函》八卷本。

稍后，陈振孙《直斋书录解题》卷十三医书类仅著录《金匮要略》三卷，未载《玉函》八卷之目。南宋尤袤（1127—1194）《遂初堂书目》仅载《金匮要略》之目，未载《金匮玉函》之名。元马端临《文献通考·经籍考》在《金匮玉函经》八卷题目之下，却抄录陈振孙《金匮要略》三卷的内容，马端临同样没有见过《玉函》八卷本。《玉函》亡佚了吗？否。只是流传很少罢了。

南宋前期郑樵（1104—1160）《通志》卷六十九著录："《金匮玉函》八卷，《金匮玉函要略》三卷。"元代修《宋史》，在《宋史·艺文志》里著录"《金匮玉函》八卷、王叔和集"，说明此书在元代仍然存在。明中叶叶盛撰《菉竹堂书目》六卷，共著录图书三千六百多册，其中卷五著录"《玉函经》一册"，虽然这里写的是册数而不是卷数，但《菉竹堂书目》著录图书只写册数，不写卷数，所以"《玉函经》一册"，指《玉函经》八卷本。明焦竑（1540—1620）《国史经籍志》卷四下："《金匮玉函经》八卷，张仲景"，明陈第（1541—1617）《世善堂藏书目》卷下："《金匮玉函经》八卷，汉张仲景作。"明钱谦益（1582—1664）《绛云楼书目》卷三医书类："《玉函经》八卷，汉张仲景撰，仲景名机。"明末清初毛晋（1599—1659）《汲古阁毛氏藏书目录》："《金匮玉函经》八卷，汉张仲景。"明李时珍《本草纲目·引据书目》列有"张仲景金匮玉函"之名，是李时珍亦亲见《金匮玉函》八卷。韩国《东医宝鉴》历代医方类载："《金匮玉函经》，后汉张机所著。"

以上史料证明，《玉函》虽然在医学家中流传极少，但明代一些藏书家还珍藏着北宋刻本，并著录于书目。但是，《玉函》在明代保存较少，流传范围很小，基本上属于藏书家所有，能见到此书的医家已经很少。到了清代，此书已经陷于垂绝状态，尽管它还没有灭绝，也仅仅是"一线单传"罢了。清朝初年以考据和辨伪著称的著名学者姚际恒（1647—1715）《古今伪书考》云："《金匮玉函经》，又名《金匮要略》，汉张仲景撰，晋王叔和集。"自从南宋晁公武误把《金匮要略》三卷当作《金匮玉函经》八卷以后，元代的马端临、清代的姚际恒，都跟着犯这个错误，其实都是未能亲见原书的缘故。

清初有医师陈世杰者，为访《金匮玉函经》几废寝食，最后，他从当时著名藏书家何焯（1661—1722）处得到何氏据宋刻本抄录下来的手抄本。陈氏历经四年细心校勘，于康熙五十五年（1716）丙申雕版刊行。陈氏从何焯处得到的何氏手抄本，此事可信。据《清史稿》卷四八四《文苑传》说，何氏藏宋元刊本十分丰富，他对于宋元旧刊都亲自校雠或加以抄录。《何焯传》说："何焯，字屺瞻，长洲人，通经史百家之学，藏书数万卷。得宋元旧椠，必手加雠校，粲然盈帙，学者称义门先生。"何焯所藏《玉函》八卷，是北平治平三年原刻本，因为自治平三年至陈世杰1716年雕版刊行，长达650年，《玉函》未再刊刻。

陈世杰得到何焯手抄《玉函》八卷本以后，精心校雠，在付刻之前，写了《重刻张仲景金匮玉函经序》。此书的刊刻流布，意义重大，这是北宋治平三年第一次雕版刊行以后的第二次刊刻。但是，此书的显晦埋彰，往往出人意料。乾隆三十八年修《四库全书》，距此书第二次刊刻仅仅60余年，此书又湮没不彰，《四库全书》未加著录。这除了与参与四库馆编修工作的馆臣们不重视医籍有关外，也与《玉函》在清代流传较少，医家很少阅读很有关系。陈世杰刻本刊行不久，流入日本，日本成美堂于公元1746年（日本延享三年丙寅）十月据陈氏本加以翻刻，平安清水敬长写序如下：

翻刻《金匮玉函经引》

仲景氏之遗书，盖《伤寒论》而已矣。晋王叔和特以其痉湿暍、伤寒、霍乱、阴阳易等诸篇为《伤寒论》，分《杂病论》为《金匮要略》；又据其《伤寒论》条论于前，会方于后，勒成一家之书，命以为《金匮玉函经》，于是乎仲景氏之书，派而为三。今也虽难据复一书之旧，而合三观之，仲景全旨，斯在其中矣。且此经典《伤寒论》大同而小异，其异者，适足以相发，盖并行而不相悖者也。如"总则"（按：即《证治总例》）"炮制"（按：即卷七《方药炮制》）等篇，则叔和所作，固自言之矣。虽正文之中，亦叔和之言数见焉，学者能覃思三书，而达于仲景之旨，则何忧乎莠之乱苗。《诗》云"泾以渭浊，湜湜其沚"，其斯之谓与。方今《伤寒论》《要略》二书，已行于本邦，而此经则未也。虽间有誊本，而亥豕转甚，予窃以为憾焉。会得清康熙印本，文字端俨，足为善本，遂刊而流世，庶几乎仲景微言，罔攸伏云尔。时延享三年丙寅冬十月。平安清水敬长，书于成美堂。

1746年日本成美堂翻刻本，是《玉函》在日本首刻本，此后日本聿修堂亦藏有《玉函》，多纪元胤《聿修堂藏书目录》："《金匮玉函经》八卷八册，康熙丙申陈世杰重校刻，汉张机著。"日本小岛沂《宝素堂藏书目录》："《金匮玉函经》，陈世杰刊本，四册。"《经籍访古志》卷七著录："《金匮玉函经》八卷，康熙丙申陈世杰刊本，聿修堂藏。"

20世纪30年代，我国徐衡之、章成之，搜得陈世杰刊本加以复刻，但刻本很少。1955年、1956年人民卫生出版社据陈世杰原刻本影印发行，该书扉页《内容简介》说："本书在元代时已少流传，所以后来很少有人提及，现为供应学习祖国医学需要，特选清初藏本影印发行。"影印本第二页有醒目大字："汉仲景张先生著，何义门先生鉴定，《金匮玉函经》真本，本衙藏板。"从此，《金匮玉函经》在我国才得以较广泛流传。

二、《金匮玉函经》编者考

关于《金匮玉函经》的编者，主要有两种论点，一是王叔和编纂，一是南朝医师编纂。主张王叔和编纂者，见于《隋志》《旧唐志》《新唐志》及林亿《校正金匮玉函经疏》、晁公武《郡斋读书志》（"《金匮玉函经》八卷，汉张仲景撰，晋王叔和集"）、《宋史艺文志》（"金匮玉函经八卷，王叔和集"）及陈世杰《重刻张仲景金匮玉函经序》。主张《玉函》为南朝医师编纂者，代表人物是章太炎先生，见于其于1932年10月所撰《覆刻何本金匮玉函经题辞》（见本书附2），云"叔和当魏晋间，释典虽已入中国，土人鲜涉其书，知是经非叔和所集，而为江南诸师秘爱仲景方者所别编。六朝人多好佛，故得引是以成其例耳"。钱超尘先生考证认为：称《证治总例》成于江南诸师则可，谓全书成于江南诸师则不可。称"叔和已集《伤寒论》，必不自为歧异"其语似是而非。王叔和编纂《张仲景方》十五卷，后世秘爱仲景方者称《辨伤寒》为《金匮玉函经》，二者实为一书，非自为歧异也。生活于东晋之末至齐梁时代的陈延之《小品方序》称其所见《辨伤寒并方》有九卷，而世上流传者尚有不止九卷者，考《金匮玉函经》太阳篇所收条文与《辨伤寒》（《辨伤寒》即今之宋本《伤寒论》）太阳篇所收条文同。《辨伤寒》方剂原置卷末，经唐代孙思邈及北宋孙奇、林亿等调整而置于相关证候下。校读孙思邈本《伤寒论》（即《千金翼方》卷九、卷十《伤寒论》）与《金匮玉函经》，发现两书之阳明篇、少阳篇、太阴篇、少阴篇、厥阴篇及可与不可诸篇条文数及条序基本同而稍异，而孙思邈本来自六朝，太炎先生称之为"梁本"，"梁本"载于梁阮孝绪之《七录》，其书上承陈延之《辨伤寒》本，则《金匮玉函经》为两晋六朝流传之本无疑矣。章太炎先生称叔和已编《伤寒论》不可能自为歧异而另编《金匮玉函经》，其说不准确也。

丹波元简《金匮玉函要略综概》称《金匮玉函经》之名称出于唐末。其文曰："孙思邈晚年获仲景原本，收《翼方》第九卷第十卷中，而他门并无引仲景者，孙氏岂特得研《伤寒论》而未及见《杂病论》耶？后天宝中，至王焘撰《外台秘要》载此书方药，而云出张仲景《伤寒论》，及其不易旧目者，原书或仅存于台阁中，而王氏特得窥之耶？意者仲景之书，晋经隋唐，或显或晦，或离或合，其传不一如此，盖唐时有合《伤寒杂病论》改名《金匮玉函》以传之者（原注：今《玉函经》亦是系乎唐末人所号，即是《伤寒论》之异本。如其《总例》，则于晋及六朝经方中而凑合所撰，疑出于道家者流也）。观'如其《总例》，则于晋及六朝经方中而凑合所撰',亦谓《证治总例》成于六朝医师也。其材料来源于两晋及六朝经方,汇集而成。似其时仲景方论流传较多,故可选而汇集之。"

三、《金匮玉函经》各节简考

(一)《证治总例》撰写时代考

孙思邈编纂《备急千金要方》时,曾亲见从南朝医家中流传下来的《证治总例》,并将其中许多内容引用在《备急千金要方》卷一《治病略例》《诊候》《处方》《合和》及卷二十九《用针略例》《灸例》中。因其仅见到《玉函》中的《证治总例》和少数《伤寒论》条文,故而有"江南诸师秘仲景要方不传"之感慨。将《备急千金要方》(1955年人民卫生出版社影印日本"江户医学影北宋本")引用《玉函·证治总例》内容列举如下:

《证治总例》"夫二仪之内,惟人最灵"至"气增而久,疾病乃成"凡184字,见《备急千金要方》卷一《治病略例》第三页上。《备急千金要方》引用之文字略异,而内容相同。

《证治总例》"经云:地水火风,合和成人"至"一百一病,真死不治"凡194字,见《备急千金要方》卷一《诊候》第三页下。

《证治总例》"古者上医相色,中医听声,下医诊脉。诊候之法,固是不易。又云,问而知之,别病深浅,命曰巧焉"凡36字,见《备急千金要方》卷一《治病略例》末段第三页。

《证治总例》"上医相色知病者,色脉与身形不得相失"至"审知脏腑之微,此为妙也"凡134字,见《备急千金要方》卷一《治病略例》第三页上。

《证治总例》"夫诊法常以平旦"至"知其逆顺"凡39字,见《备急千金要方》卷一《诊候》第三页上。

《证治总例》"凡妇人之病,比之男子十倍难治"至"风从下入,便成十二痼疾"凡135字,见《备急千金要方》卷二《求子》十六页上。

《证治总例》"男子病者,众阳所归"至"亦众多矣"凡32字,见《备急千金要方》卷一《治病略例》第二页上。

《证治总例》"凡欲和汤合药灸刺之法"至"宜治之法,不可不通"凡42字,见《备急千金要方》卷一《治病略例》第三页上。

《证治总例》"然愚医不通十二经脉"至"可谓世无良医，为其解释"凡60字，见《备急千金要方》卷一《诊候》第三页下。

《证治总例》"吾常见愚人疾病有三不治"至"信邪贼药，三不治"凡32字，见《备急千金要方》卷一《诊候》第四页上。

《证治总例》"若主候常存形色未病"至"委以良医，病无不愈"凡29字，见《备急千金要方》卷一《诊候》第四页下。

《证治总例》"张仲景曰：若欲治疾"至"可谓上工，医者意也"凡121字，见《备急千金要方》卷一《诊候》第三页下。

《证治总例》"仲景曰：不须汗而强与汗之者"至"无地消散，病笃而死"凡144字，见《备急千金要方》卷一《诊候》第三页下至第四页上。

《证治总例》"问曰：凡和合汤药"至"犹得利安五脏，令病无至增剧"凡228字，见《备急千金要方》卷一《合和》第九页下至第十页上。

《证治总例》"若合治汤药，当取井花水"至"一如其法"凡28字，见《备急千金要方》卷一《合和》第十二页下。

《证治总例》"令童子杵之极令细熟"至"过多益佳"凡22字，见《备急千金要方》卷一《合和》第十三页上。

《证治总例》"夫用针刺者，先明其孔穴"至"针筋膜者，勿伤骨髓"凡113字，见《备急千金要方》卷二九《用针略例》第五一七页下。

《证治总例》"经曰：东方甲乙木"至"针能杀生人，不能起死人"凡119字，见《备急千金要方》卷二九《用针略例》第五一八页上。

《证治总例》"凡用针之法，补泻为先"至"针入因日明，针出随月光"凡69字，见《备急千金要方》卷二九《用针略例》第五一八页上。

《证治总例》"凡用锋针者，除疾速也"至"非治人疾也"（按《备急千金要方》"非"作"亦"，是）凡129字，见《备急千金要方》卷二十九《用针略例》第五一八页上。

《证治总例》"凡点灸法，皆取平直"至"反此者，不得其穴"凡45字，见《备急千金要方》卷二九《灸例》第五一八页下。

《证治总例》"凡诸言壮数者,皆以中平论也"至"病微者可复减半"凡37字,见《备急千金要方》卷二九《灸例》第五一八页下。

《证治总例》"腰以上为上部,腰以下为下部"至"非贤勿传,请秘而用之"凡420字,见《备急千金要方》卷二十九《灸例》第五一九页上。

《证治总例》"夫用灸之法,头身腹背、肩臂手足"至"亦宜审详"凡135字,见《备急千金要方》卷二九《灸例》第五一八页下,而文字略异,内容相同。

《金匮玉函经•证治总例》全篇共3434字,被《备急千金要方》卷一及卷二九引用高达2527字,可见孙思邈曾见到《证治总例》全文。若再将《备急千金要方》全书与《证治总例》详加对比,从其中还会找出引用《证治总例》的文字。孙思邈称"江南诸师秘仲景要方不传",其所见者主要是《证治总例》,而《证治总例》成于江南诸师,与章太炎"为江南诸师秘爱仲景方者所别编"及丹波元简"如其《总例》,则于晋及六朝经方中而凑合所撰"之说合。总之,《玉函•证治总例》成于六朝秘爱仲景术之医师,章太炎先生之说可从,太炎先生谓《玉函》全书皆出六朝医师编录,不可从也。《玉函》全书除《证治总例》外的部分,成于王叔和。《证治总例》两引"张仲景曰":"张仲景曰:若欲治疾,先以汤洗涤五脏六腑,开通经脉"一段及"仲景曰:不须汗而强与汗之者夺其津液"一段,不见他书,仅见于此,当是魏晋医师闻医圣之法言而记录于此,医家切不可轻忽之。

(二)《辨痉湿暍第一》考

《金匮玉函经》卷二第一篇为《辨痉湿暍第一》。本篇首条是:"太阳病,痉湿暍三种,宜应别论,以为与伤寒相似,故此见之。"孙思邈本作"伤寒与痓(按:"痓"乃讹字,当作"痉")病、湿病及热暍相滥,故叙而论之"。宋本为"伤寒所致太阳病痉湿暍,此三种宜应别论。以为与伤寒相似,故此见之"。日本《康平本伤寒论》亦有此小段文字,唯以注文出之为异。四个传本文字虽然略异,但主旨相同,都认为伤寒所引起的太阳病与痉湿暍三种疾病有相同之处,但它们又不是同一种疾病,所以在论述伤寒三阴三阳病之前,把痉湿暍三种疾病的病因、病状、治法加以叙述,以便与太阳病鉴别。从痉湿暍与太阳病具有紧密联系,在联系中又有若干区别这个角度上观察,"辨痉湿暍"放在太阳病篇前是合理的。

《玉函》"辨痉湿暍"共28条。孙思邈本、宋本两书痉湿暍的条数相同。若以宋本所分条数与《玉函》相比较，《玉函》本篇新增以下 12 条原文，除 J01-07 外（注：此条亦不见孙思邈本、淳化本和《脉经》，可补诸本之阙），其余 11 条原文，均载于《金匮要略·痉湿暍病脉证治第二》；此外，J01-26、J01-27 两条，较宋本而言，载有治疗方药。

J01-07 脊强者，五痉之总名。其证卒口噤，背反张而瘛疭，诸药不已，可灸身柱、大椎、陶道。

J01-08 太阳病，无汗而小便反少，气上冲胸，口噤不得语，欲作刚痉，葛根汤主之。

J01-09 刚痉为病，胸满，口噤，卧不着席，脚挛急，其人必齘齿，可与大承气汤。

J01-10 痉病，发其汗已，其脉浛浛如蛇，暴腹胀大者，为欲解。脉如故，反复弦者，必痉。

J01-11 痉脉来，按之筑筑而弦，直上下行。

J01-12 痉家，其脉伏坚，直上下。

J01-13 夫风病，下之则痉，复发其汗，必拘急。

J01-14 太阳病，其证备，身体强，几几然，脉沉迟，此为痉，栝蒌桂枝汤主之。

J01-15 痉病有灸疮，难疗。

J01-16 疮家，虽身疼痛，不可发其汗，汗出则痉。

J01-24 湿家身烦疼，可与麻黄汤加术四两发其汗为宜，不可以火攻之。

J01-25 风湿，脉浮，身汗出，恶风者，防己汤主之。

除 J01-07 条外，《玉函·辨痉湿暍》条文皆在《金匮要略方论》中，可以作出如下判断：

首先，《辨痉湿暍》基本上保留《张仲景方》的大体面貌。孙思邈本源于梁本，梁本上承陈延之本，陈本上承两晋《辨伤寒》，《辨伤寒》直承《张仲景方》。梁本下传隋，避"坚"为"鞭"为"固"（"坚瘕"作"固瘕"），称"隋本"，"隋本"下传至唐，唐乾元年间作为医师资格考试教材，见王溥《唐会要》，继而下传五代荆南国，荆南国末帝高继冲进献大宋，北宋治平二年校定之，称"宋本"，明万历二十七年

（1599）赵开美翻刻之，继称"宋本"，则今称之"宋本"传承明晰。孙思邈本与宋本皆来源梁本与六朝本，皆可与《张仲景方》步武相接。又，孙思邈本与宋本来源于同一传本，亦可称"同体而别名"者。孙思邈将太阳篇所有条文重新组编，远非旧貌，而其余部分未加改动，与宋本、《金匮玉函经》基本相同，别少而同多。此条为孙思邈本宋本所缺，当为遗失者。

其次，据张仲景《伤寒论序》，其所著《伤寒杂病论》共 16 卷，王叔和整理编次仲景遗著时，仍然把这 16 卷编为一部完整的著作，称为《张仲景方》，其编次体例，大体是前面论伤寒，中间论杂病，最后是《伤寒论》方，《伤寒论》方后为杂病方，在伤寒的前面有一节论太阳病与痉湿暍的区别。后来在传抄中，重视伤寒的人，抄录了辨痉湿暍和伤寒部分以及其方，这就是今天《金匮玉函经》的结构模样；重视杂病的人，抄录了辨痉湿暍和杂病部分以及其方，这就成了《金匮要略方论》的架构。但现今的《金匮要略》三卷已非北宋王洙所得《金匮要略》的原貌，而是经过北宋孙奇林亿改编过的。孙奇等首先校定《伤寒论》——即宋本《伤寒论》，接着校定《金匮玉函经》，校完这两部书以后，又校定《金匮要略》三卷。在校勘王洙所得《金匮要略方》三卷时，做了三项重大调整：①王洙所得之本的主要结构是"条论于前，方会于后"，也就是"前论后方"，孙奇等认为这样排列不便医家临证选方，于是把有关方子附在相关条文之下。也就是说，今本《金匮要略》条文下的方剂及服法，是宋臣校勘时，从卷末调整过来的；②把当时流传的行之有效的方剂附在每篇之末，这些方剂虽然不是张仲景之方，但是它的疗效显著，附在篇末并且说明附方出处，而不与仲景方相混，这是很有意义的举措，北宋以前许多经验方，赖此得以流传；③王洙所得之本，前面有一些节录《伤寒论》的条文，由于《伤寒论》已经校定，节录之《伤寒论》文字如果仍然放在《金匮要略》的前面，既累赘，也没有必要，于是就把《伤寒论》的节录文字删掉。上述这三点，孙奇等在《金匮要略方论》序言中说："翰林学士王洙在馆阁日，于蠹简中得仲景《金匮玉函要略方》三卷，上则辨伤寒，中则论杂病，下则载其方，并疗妇人。乃录而传之士流，才数家耳。尝以对方证对者，施之于人，其效若神。然而或有证而无方，或有方而无证，救疾治病，其有未备。国家诏儒臣校正医书，臣奇先校定《伤寒论》，次校定《金匮玉函经》，今又校成此书，仍以逐方次于证候之下，使仓卒之际，便于检用也。又采散在诸家之方，附于逐篇之末，以广其法。以其伤寒文多节略，故断自杂病以下，终于饮食禁忌，凡二十五篇，除重复，合二百六十二方，勒成上中下三卷，依旧名曰《金匮方论》。"

《金匮要略》虽然是北宋王洙从蠹简中发现的，但是它的流传历史可以回溯说明。据宋江少虞《宋朝事实类苑》卷三十一说："乾德元年，平荆南，三馆新成，尽迁旧馆之书，分为两庑，置库藏之。……又诏史馆尽取天文、占候、谶纬、方术等五千一十二卷，悉藏阁上。景祐初元（宋仁宗赵祯景祐元年，1034），诏群儒即书府尽启先帝所藏校定条目。翰林学士王尧臣、史馆检讨王洙、馆阁校勘欧阳修等，咸被其选。诗论撰次，其伪滥者删去之，遗缺者补缉之。摘其重复，刊其讹舛，集其书之总数，凡三万六百六十九卷，以类分门，为目成六十七卷。"对北宋昭文馆、史馆、集贤馆和秘阁所藏图书进行整理编目，此事始于景祐元年闰六月，王洙以史馆检讨参与其事，至庆历元年（1041）十二月完成图书目录的编目工作，上呈朝廷，皇帝赐名《崇文总目》。为什么叫《崇文总目》呢？《宋朝事实类苑》卷三十一第十一条说："初，书府之制，废于五代。太平兴国之初，始建崇文院，合聚昭文、史馆、集贤之书。又起秘阁，则贮禁中之籍。逮兹著录，故赐名曰《崇文总目》。"

从《崇文继目》编成到孙奇校定《金匮要略》才二十四五年时间，王洙从"蠹简"中发现的《金匮要略》三卷，就是在整理三馆和秘阁图书中发现的。据《宋朝事实类苑》记载，北宋有不少从南朝流传下来的图书。《宋朝事实类苑》卷三十《江南书籍》条说："雍熙（984—987）中，太宗以板本九经尚多讹谬，俾学官重加刊校。史馆先有宋（按：南朝刘宋）藏荣绪、梁岑之敬所校《左传》，诸儒引以为证。祭酒孔维上言：其书来自南朝，不可案据。"《崇文总目》有大序小序，每书之下，皆有考证。其书虽已失传，但钱侗《崇文总目辑释》卷三载："《金匮玉函要略》三卷，张仲景撰。"这就确切证明，《金匮要略》三卷原藏于三馆或秘阁，被王洙发现后，其钞本流传于士大夫之家，但流传数量"才数家耳"，经孙奇校定，《金匮要略》才流传至今。

（三）《辨脉第二》考

《玉函》卷二第二篇为《辨脉》。《辨脉》在《伤寒论》的几个重要传本中见于宋本、淳化本、敦煌残卷及《玉函》，孙思邈本不载。元中期以前，医家认为《辨脉》出自仲景，至元明之际王履（1332—1391?）在《医经溯洄集》中始提出疑问，认为《辨脉》《平脉》《伤寒例》不撰于仲景，而出自叔和。他说："夫叔和之增入者，《辨脉》《平脉》与可汗不可汗等诸篇而已，其六经病篇，必非叔和所能赞辞也。"明初洪武中芗溪黄仲理撰《伤寒类证辨惑》亦云："仲景之书，六经至劳复而已，其间具三百九十七法，一百一十二方，纤细毕备，有条而不紊也。《辨脉法》《平脉法》《伤寒例》三篇，叔和采摭群书，附以己意，虽间有仲景说，实三百九十七法之外者也。又痉湿暍三种一篇，出《金匮要略》，叔和虑其证与伤寒相似，恐后人误投汤剂，故编入六经之右，致有'宜应别论'之语，是为杂病，非伤寒之候也。又有不可汗、宜汗、不可吐、宜吐、不可下、宜下、并汗吐下后证，叔和重集于篇末，比六经中，仓卒寻检易也。"

此后明代方有执（1522—?）作《伤寒论条辨》，将《平脉》《辨脉》退于卷末，称此两篇为叔和"附己意以为赞经之辞，譬则翼焉，传类也"。方有执之后有喻昌崛起于南昌，喻昌（1589—1664）字嘉言，在《伤寒条辨》基础上撰写《尚论篇》。据清初徐乾学（1631—1694）《憺园集》说："有老儒方有执者，作为《伤寒条辨》一书，不甚行于世，近喻嘉言窃其义作《尚论篇》。"《四库全书总目提要》说："有执既殁，其板散佚，江西喻昌遂采掇有执之说，参以己意，作《伤寒尚论篇》，盛行于世，而有执之书遂微。"喻氏对王叔和严厉批判之："至于编述伤寒全书，苟简粗率，仍非作者本意，则吾不知之矣。如始先序例一篇，蔓引赘辞；其可与不可诸篇，独遗精髓；《平脉》一篇，妄入己见。总之，碎剪美锦，缀以败絮，盲瞽后世，无由复睹黼黻之华。况于编述大意，私淑原委，自首至尾，不叙一语，明是贾人居奇之术，致令岐黄一脉，斩绝无遗。悠悠忽忽，沿习至今，所谓千古疑窦城，莫此难破。兹欲直溯仲景全神，不得不先勘破叔和。"

喻氏笔触所向，不止于《平脉》《辨脉》《伤寒例》，对六经病某些条文和排列方式也提出许多疑问。方、喻之说对清代伤寒学影响很大，许多医家颇有翕然风从之势。如张路玉（1617—1700）在《伤寒缵论》中称《伤寒条辨》《尚论篇》"晰其条贯，开其晦蒙"。吴仪洛在所著《伤寒分经》中称"王叔和编次之乱，序例之误，及林亿、成无己校注之多差，《尚论篇》中，辨之甚详且明""喻氏则先振举其大纲,次详其节,将三百九十七法,分隶于大纲之下,极得分经之妙"。程应旄依方氏《条辨》作《伤寒论后条辨直解》,周扬俊作《伤寒论三注》,称《伤寒条辨》《尚论篇》"为二千年来,得此表章绝业,发挥义蕴",譬如"孔圣之书,作于春秋,至宋始称明备焉。苟非周程张朱数君子,相继而绎注之,譬诸日月当天,未尽云雾也。今前有《条辨》,后有《尚论》,彼之未善,此益研精,总之大道已明而已矣"。

清代也有一些医家,认为《辨脉》文字,确为仲景所作,代表人物是魏荔彤,他在《伤寒论本义》中说:"《辨脉》一篇,的是医圣原文,其辞简括,其义深长,与《伤寒杂病论》心思笔致,皆足令人抽绎不尽,推暨无方矣。盖《辨脉》为论证之先务,所以叔和叙次为第一,不可谓以传僭经也。既非叔和所能拟议,原为医圣高文巨典,不妨置之诸论之首,以重珍视之事矣。"

对比诸传本,《辨脉》一篇乃仲景《伤寒论》所原有。在宋代以前医学文献中,有称《平脉》为王叔和搜采者,有称《伤寒例》为王叔和所作者,未见《辨脉》谓出于叔和者。据《脉经》卷五《张仲景论脉第一》与《平脉》韵文考察,《平脉》韵文段落为西汉之文而为叔和收于《脉经》。《平脉》第一段云:"问曰:脉有三部,阴阳相乘,荣卫血气,在人体躯。呼吸出入,上下于中。因息游布,津液流通。随时动作,效象形容。春弦秋浮,冬沉夏洪。察色观脉,大小不同。一时之间,变无经常。尺寸参差,或短或长。上下乖错,或存或亡。病辄改易,进退低昂。心迷意惑,顿失纪纲。愿为具陈,令得分明。师曰:子之所问,道之根源。脉有三部,尺寸及关。荣卫流行,不失衡铨。肾沉心洪,肺浮肝弦。此自经常,不失铢分。出入升降,漏刻周旋。水下百刻,一周循环。当复寸口,虚实见焉。变化相乘,阴阳相干。风则浮虚,寒则牢坚。沉潜水蓄,支饮急弦。动则为痛,数则热烦。设有不应,知变所缘。三部不同,病各异端。大过可怪,不及亦然。邪不空见,终必有奸。审查表里,三焦别焉。知其所舍,消息诊看。料度府藏,独见若神。为子条纪,传与贤人。"

据韵观之,此段韵文反映的是西汉韵文特点。"明"今音 ming,先秦及西汉音 miang。此段"明"字音 miang,与"昂""纲"等字押韵,属于阳部字同部相押。由于语音变化,"明"字东汉转发 ming 音,转入古音耕部。此段韵文当为仲景勤求古训所得而收入著作中,继而为叔和收入《脉经》卷五,非为叔和所撰。

宋本《伤寒论·伤寒例第三》是由叔和掇拾仲景旧文及附以己意而撰成的一篇文字："今搜采仲景旧论，录其证候、诊脉、声色、对病真方有神验者，拟防世急也。"《伤寒例》：从"伤寒之病，逐日浅深"至"无不效也"凡六十二字，见《备急千金要方》卷九所引之《小品方》，但《小品方》未说明这段文字的出处，而《外台秘要》卷一说，此段文字系叔和所撰，所以在这段文字之前写上"王叔和曰"四字。《伤寒例》：从"夫阳盛阴虚，汗之则死"至"仁者鉴此，岂不痛欤"凡一六五字，见《备急千金要方》卷九，《外台秘要》卷一，两书在引文前都有"王叔和曰"四字。《伤寒例》："凡两感病俱作，治有先后"至"安危之变，岂可诡哉"凡七十九字，见《外台秘要》卷一所引，称出自叔和。此外，《伤寒例》中的某些段落在《备急千金要方》中还可以找到，这里不再举证。以上这些材料说明，《伤寒例》中确有王叔和"搜采"的仲景旧论，也有叔和从别的书中引用来的材料，也有叔和自己的话，《备急千金要方》《外台秘要》的"王叔和曰"是重要的参考材料，后人说王叔和"附以己意"不是诬陷之词。至于《平脉》全篇何者为张说，何者为王语，现已无法考察。

以上这些资料均出自宋以前，前人认为这两篇不出自仲景，而出自叔和本人或出自叔和整理之其他医书，但是，我们还没有见到宋以前的材料对《辨脉》有怀疑的，这是我们说《辨脉》这篇文章出自《伤寒论》的第一个理由。第二，除宋本有《平脉》《伤寒例》外，淳化本及《玉函》均没有这两篇文章，而《辨脉》一篇既见于《玉函》，又见于宋本、淳化本和敦煌残卷。这反映了一种共同的心态：历代传抄者对《辨脉》这篇文章均认为是《伤寒论》所原有而加以抄写。

经与宋本《辨脉》篇对照，《玉函》的《辨脉》篇较宋本多六条，另有一条文字略异。《玉函》多出来的六条是：

J02-08 脉聂聂如吹榆荚者，名曰散也。

按：此条见敦煌残卷 S202，又见《素问·平人气象论》"平肺脉来，厌厌聂聂，如落榆荚，曰肺平"，林亿注曰："张仲景云：秋脉蔼蔼如车盖者，名曰阳结。春脉聂聂如吹榆者，名曰数。"

J02-30 趺阳脉数微涩，少阴反坚，微即下逆，涩即躁烦。少阴坚者，便即为难，汗出在头，谷气为下，便难者令微溏，不令汗出，甚者遂不得便，烦逆鼻鸣，上竭下虚，不得复还。

按：此条见敦煌残卷S202，《脉经》《孙思邈本》及宋本无。

J02-36 脉虚者，不可吐下、发汗，其面反有热色为欲解，不能汗出，其身必痒。

按：此条见敦煌残卷S202。《脉经》、宋本无。

J02-42 趺阳脉浮而微，浮即为虚，微即汗出。

按：此条见敦煌残卷S202，《脉经》《孙思邈本》及宋本均无。

J02-45 脉微而弱，微即为寒，弱即发热，当骨节疼痛烦而极出汗。

按：此条《孙思邈本》及宋本无，敦煌《伤寒论》残卷S202亦无。

J02-46 寸口脉濡而弱，濡即恶寒，弱即发热，濡弱相抟，脏气衰微，胸中苦烦，此非结热，而反劫之，居水渍布，冷铫贴之，阳气遂微，诸府无所依，阴脉凝聚，结在心下，而不肯移。胃中虚冷，水谷不化，小便纵通，复不能多。微则可救，聚寒在心下，当奈何。

按：此条宋本无。见《脉经》卷七第十四《病不可水证》《玉函》卷六《辨不可水证》重出。

以下一条文字，《玉函》与宋本不同："脉散，其人形损，伤寒而咳，上气者死。"此条敦煌S202与《玉函》同，宋本及《脉经》卷七第十八作"伤寒咳逆上气，其脉散者死，谓其形损故也"。

除上述几条与宋本有异外，其余各条及条序与宋本均大致相同。

（四）《玉函》"三阴三阳"与宋本异同

《玉函》中论治伤寒的条文，也是按三阴三阳排列，条文及条序与宋本、孙思邈本（太阳篇除外）大同。本节所称条文序号，均以宋本中10篇所编序号为准。

1.《辨太阳病形证治上第三》篇

宋本《辨太阳病脉证并治》由上、中、下三卷组成，《玉函》则分为上下两卷。《玉函》太阳上篇包括137条原文，方证49个。与宋本《伤寒论》"辨太阳病脉证并治上第五""辨太阳病脉证并治中第六"两篇对照，《玉函》太阳篇第一条为"夫病有发热而恶寒者，发于阳也；不热而恶寒者，发于阴也。发于阳者七日愈，发于阴者六日愈。以阳数七，阴数六故也。"相当宋本第7条。与宋本细加比较，

《玉函》本篇新增以下 5 条原文，但 J010、J011 两条分别见于宋本"阳明病篇"第 186 条和"少阳病篇"第 271 条。

J005 太阳中风，发热而恶寒。

J007 伤寒一日，太阳脉弱，至四日，太阴脉大。

J010 伤寒三日，阳明脉大者，为欲传。

J011 伤寒三日，少阳脉小者，为欲已。

J013 太阳病，三四日不吐下，见苂乃汗之。

此外，二者还有以下不同：

（1）分条有异。宋本一条《玉函》分作两条或三条。如宋本第 1 条《玉函》分为 2 条，即分为"太阳之为病，头项强痛而恶寒"及"太阳病，其脉浮"两条。宋本第 16 条，《玉函》分为 2 条；宋本第 75 条，《玉函》从"虚故也"句下分为 2 条；宋本第 76 条，《玉函》从"水药不得入口为逆"句下分为 2 条；宋本 101 条，《玉函》从"不必悉具"句下分为 2 条；宋本 116 条文字较长，《玉函》分为 3 条。这也是造成两者条文总数不一致的主要原因。

（2）《玉函》将宋本第 95 条"太阳病，发热汗出，此为营弱卫强，故使汗出，欲解邪风，桂枝汤主之"，置于 12 条与 13 条之间，孙思邈本《太阳病用桂枝汤法第一》第 95 条亦置于 12 条与 13 条之间。这是一个值得重视的迹象：说明孙思邈本太阳篇在孙思邈调整之前的条序与《玉函》是一致的，孙氏"遂披伤寒大论，鸠集要钞"之本为《玉函》。

2.《辨太阳病形证治下第四》篇

《玉函》本篇共 54 条，方证 33 个。与宋本《伤寒论》"辨太阳病脉证并治上第七"对照，存在以下不同：

（1）《玉函》本篇少 1 条，即宋本第 178 条："脉按之来缓，时一止复来者，名曰结。又脉动而中止，更来小数，中有还者反动，名曰结，阴也。脉来动而中止，不能自还，因而复动者，名曰代，阴也，得此脉者，必难治。"

按：本条《玉函》《脉经》、孙思邈本均无。丹波元简《伤寒辑义》云："按方氏云：本条结代，下文无代，而有代阴，中间疑漏代一节。《金鉴》云：脉按之来缓，时一止至名曰结阴也数语，文义不顺，且前论促结之脉已明，当是衍文。二书所论如是，要之此条实可疑耳。"又考宋本太阳下篇子目第177条下无"下有一证"之语，亦可证第178条为衍文，为后人沾益。

（2）《玉函》将宋本原第168条煎服法中关于白虎汤的禁忌，单列为3条原文，即：

J182 凡用白虎汤，立夏后至立秋前得用之，立秋后不可服也。

J183 春三月，病常苦里冷，白虎汤亦不可与，与之则呕利而腹痛。

J184 诸亡血虚家，亦不可与白虎汤，得之腹痛而利者，急当温之。

按：此三条见孙思邈本《太阳病杂疗法第七》第条白虎汤服法，又见《备急千金要方》卷九《发汗吐下后》。此三条既见于《备急千金要方》与《千金翼方》，益加证明《玉函》是隋以前传本，且可补宋本之阙。

（3）宋本第131条从"下之早，故令结胸"句下《玉函》分作两条。

3.《辨阳明病形证治第五》篇

《玉函》本篇共原文83条，方证20个（含土瓜根导方、猪胆汁导方）。经与宋本对勘，《玉函》阳明病与宋本阳明病有以下不同：

（1）《玉函》阳明病第一条是"阳明之为病，胃家实是也"，孙思邈本及淳化本阳明病与之相同。而宋本阳明病的第一条为"问曰：病有太阳阳明，有正阳阳明"等语，考六经病第一条皆以"××之为病"作为起始句，则宋本阳明病起始条亦应为"阳明之为病，胃家实是也"。也就是说，宋本阳明病第180条应该居首，第179条"问曰：病有太阳阳明"条应次于第180条之后。

（2）《玉函》第198条下面的条文依次是201条、199条、200条、202条、203条，与宋本异，与孙思邈本同。这也是一个重要的迹象：孙思邈本所据之底本或为《玉函》。

（3）宋本第185条，《玉函》从"因转属阳明也"句下分作两条，孙思邈本亦从此句下分作两条；宋本第210条《玉函》从"郑声者，重语也"句下分作两条。

（4）《玉函》本篇多出2条原文，即：

J217 夫病阳多者热，下之则坚。汗出多，极发其汗亦坚。

J268 伤寒腹满，按之不痛者为虚；痛者为实，当下之。舌黄未下者，下之黄自去。宜大承气汤。

按：此条亦不见孙思邈本阳明病。但见于《金匮要略》。

（5）宋本第186条原文"伤寒三日，阳明脉大。"见于《玉函》太阳病篇第J010条。

4.《辨少阳病形证治第六》篇

与宋本《伤寒论·辨少阳病脉证并治第九》对照，《玉函》本篇少1条原文，即宋本第271条原文"伤寒三日，少阳脉小者，欲已也。"此条见于《玉函》太阳病篇第J011条。

5.《辨太阴病形证治第七》篇

就条文总数和内容来看，《玉函》和宋本相同，所不同者，《玉函》条序依次是：宋本第273、276、274、275、277、278、279、280，这样的条文排列顺序与孙思邈本全同。《玉函》将宋本第276条"太阴病，脉浮者，可发汗，宜桂枝汤"置于提纲证之后、第274："太阴中风，四肢烦疼，阳微阴涩而长者，为欲愈"之前，从所论内容来看，先论太阴中风证、治宜桂枝汤，再讲太阴中风证的预后，语义逻辑更为合理。

6.《辨少阴病形证治第八》篇

《玉函》本篇原文共45条，载方19首，宋本、孙思邈本同，唯个别条序与宋本有异：《玉函》第291条下是293、292、294、295、297、296、298诸条，孙思邈本条序同。

7.《辨厥阴病形证治第九》篇

《玉函》厥阴部分共计四条，即326、327、328、329条。另分出《辨厥利呕哕病形证治》，从330条起至381条止。而宋本厥阴从326条起，至381条止；孙思邈本厥阴病亦从326条起，至381条止；两书无《辨厥利呕哕》一节，则《辨厥利呕哕》为《玉函》所独有。

8.《辨厥利呕哕病形证治第十》

宋本《伤寒论·辨厥阴病脉证并治第十二》计56条，《玉函》"辨厥阴病形证治第九"载有其中4条，"辨厥利呕哕病形证治第十"载剩余52条。可能是传抄者见厥阴病篇仅4条，不足与太阳、阳明、少阳、太阴、少阴篇相匹配，故而将"辨厥利呕哕病形证治"篇条文合并到厥阴病篇中，并在厥阴病篇目下附"厥利呕哕附",提示厥利呕哕诸条附在厥阴病篇。细考两篇不同之处如下：

（1）《玉函》增辨里热表寒证、表寒里热证两条：

J362 表热里寒者，脉虽沉而迟，手足微厥，下利清谷，此里寒也。所以阴证亦有发热者，此表热也。

J363 表寒里热者，脉必滑，身厥，舌干也。所以少阴恶寒而倦，此表寒也。时时自烦，不欲厚衣，此里热也。

（2）《玉函》缺宋本第345、354两条：

S345 伤寒发热，下利至甚，厥不止者，死。

S354 大汗，若大下利，而厥冷者，四逆汤主之。

（3）《玉函》将宋本362条，从"反微喘者死"句下分为2条；将宋本第351、352两条合并为1条。《玉函》第335条后面为337、336条，376条后面为379、377、378条，孙思邈本同，此又可窥知孙思邈本所据底本或为《玉函》。《玉函》在六朝名为《辨伤寒》。

9.《辨霍乱病形证治第十一》篇

《玉函》此部分从382条始，至390条止，宋本、孙思邈本从382条始，391条止，《玉函》无第391条"吐利发汗，脉平小烦者，以新虚不胜谷气故也"，但非亡佚，而是将其置于《辨阴阳易差后劳复》篇。此外，宋本第384条本为1条，《玉函》从"所以然者，经尽故也"句下分抄为2条。

10.《辨阴阳易差后劳复病形证治第十二》篇

与宋本《伤寒论·阴阳易差后劳复病脉证并治第十四》对照，《玉函》本篇新增2条：

J410 吐下发汗后，其人脉平而小烦者，此新虚不胜谷气故也。

注：本条即宋本第391条，见于《辨霍乱病脉证并治》篇。

J411 病后，劳复发热者，麦门冬汤主之。

注：此条孙思邈本、宋本均无。麦门冬方见《金匮要略·肺痿肺痈咳嗽上气》，这反映出古传本398条之后为《金匮要略》杂病方论，后之传抄者从398条后将杂病方论另行抄录而成《金匮要略》，现在《玉函》中的麦门冬汤方论一条，是抄录者偶然遗留所致，此条虽短，但在考证《伤寒论》与《金匮要略》关系上，

至关重要，颇有启发。

综上，《玉函》三阴三阳篇与现行宋本第1条至398条相比，略有小异：

（1）比宋本多11条：

J005 太阳中风，发热而恶寒。

J007 伤寒一日，太阳脉弱，至四日，太阴脉大。

J013 太阳病，三四日不吐下，见芤乃汗之。

J182 凡用白虎汤，立夏后至立秋前得用之，立秋后不可服也。

J183 春三月，病常苦里冷，白虎汤亦不可与，与之则呕利而腹痛。

J184 诸亡血虚家，亦不可与白虎汤，得之腹痛而利者，急当温之。

J217 夫病阳多者热，下之则坚。汗出多，极发其汗亦坚。

J268 伤寒腹满，按之不痛者为虚；痛者为实，当下之。舌黄未下者，下之黄自去。宜大承气汤。

J362 表热里寒者，脉虽沉而迟，手足微厥，下利清谷，此里寒也。所以阴证亦有发热者，此表热也。

J363 表寒里热者，脉必滑，身厥，舌干也。所以少阴恶寒而倦，此表寒也。时时自烦，不欲厚衣，此里热也。

J411 病后，劳复发热者，麦门冬汤主之。

（2）比宋本少3条：

S178 脉按之来缓，时一止复来者，名曰结。又脉动而中止，更来小数，中有还者反动，名曰结，阴也。脉来动而中止，不能自还，因而复动者，名曰代，阴也，得此脉者，必难治。

S345 伤寒发热，下利至甚，厥不止者，死。

S354 大汗，若大下利，而厥冷者，四逆汤主之。

（五）《金匮玉函经》诸"可"与"不可"篇考证

《玉函》卷五《辨不可发汗病形证治》篇第1条："夫以为疾病至急，仓猝寻按，要者难得，故重集诸可与不可方治，比之三阴三阳篇中，此易见也。又时有不止是三阴三阳，出在诸可与不可中也。"论重新收集诸可不可的原因，说明了"重集"材料的来源——"出在诸可与不可中"及"三阴三阳"中。太医令王叔和整理仲景遗论而成《张仲景方》十五卷，并将主要内容收录于《脉经》。《辨伤寒》条文主要见《脉经》卷七，杂病则载于卷八、卷九。《脉经》所载仲景遗论，原有方药。据马继兴、崔锡章等考证，北宋校正医书局遵循"删除重复"的校勘通则，因《脉经》中所载方剂与已刊行的《伤寒论》和《金匮要略》重复，故予以删除。

《脉经》卷七共24篇，其中诸"可"与"不可"共17篇，依次为病不可发汗证、可发汗证、发汗以后证、不可吐证、可吐证、不可下证、可下证、发汗吐下以后证、可温证、不可灸证、可灸证、不可刺证、可刺证、不可水证、可水证、不可火证、可火证。据钱超尘教授考证，《脉经》诸"可"与"不可"篇，反映的是《伤寒论》的原始结构，最接近仲景《伤寒论》《杂病论》原貌的文字，对校勘宋本《伤寒论》、孙思邈本《伤寒论》，日本安政本《伤寒论》《金匮玉函经》，南朝秘本《伤寒论》残卷（又称"淳化本"）、元邓珍本《金匮方论》及明无名氏本、俞桥本、徐镕本、赵开美本之《新编金匮要略方论》诸书上，为不可或离之作。

关于王叔和编次仲景《伤寒论》，明代王肯堂在其所著《伤寒证治准绳·序》言："王叔和编次张仲景《伤寒论》，立三阳三阴篇。其立三阳篇之例，凡仲景曰太阳病者，入太阳篇；曰阳明病者，入阳明篇；曰少阳病者，入少阳篇。其立三阴篇，亦依三阳之例，各如太阴、少阴、厥阴之名入其篇也。其或仲景不称三阳三阴之名，但曰伤寒某病用某方主之，而难分其篇者，则病属阳证，发热、结胸、痞气、蓄血、衄血之类，皆混入太阳篇。病属阴证，厥逆、下利、呕吐之类，皆混入厥阴篇也。唯燥屎及屎硬、不大便、大便难等证，虽不称名，独入阳明篇者，由此证类属阳明胃实，非太阳、厥阴可入，故独入阳明也。所以然者，由太阳为三阳之首，凡阳明、少阳之病，皆自太阳传来，故诸阳不称名者，皆如其篇。厥阴为三阴之尾，凡太阴、少阴之病，皆至厥阴传极，故诸阴证不称名者，皆入其篇。后人不悟是理，遂皆谓太阳篇诸证不称名者，亦属太阳，而乱太阳之真。厥阴篇诸证不称名者，亦属厥阴，而乱厥阴之真。为大失仲景之法也。"其说发《伤寒论》结构千古奥秘，对研读《伤寒论》十分重要，尤其是解析太阳病篇、厥阴病篇有关条文。结合王肯堂之说，钱超尘教授考证提出，王叔和曾三次整理仲景遗著：第一次见《脉经》卷七、卷八、卷九；第二次以三阳三阴形式排列；第三次则继以"可"与"不可"排列，附于三阳三阴病篇之后，并补充后来发现的条文。

现将《金匮玉函经》诸"可"与"不可"与《脉经》比较,考察其"重集"情况如下:

1.《辨不可发汗病形证治第十三》篇

《玉函》本篇共42条、《脉经》卷七"病不可发汗第一"本篇亦42条。两篇条文总数虽相同,从内容来看,仍有区别:

①《玉函》较《脉经》多出4条,即J13-01、J13-30/31/32条,但后三条见于《脉经·病可发汗证第二》。

②《玉函》较《脉经》少载2条,即"病人脉数,数为有热,当消谷引食。反吐者,医发其汗,阳微,膈气虚,脉则为数,数为客阳,不能消谷,胃中虚冷,故令吐也。""伤寒四五日,其脉沉,烦则腹满。脉沉者,病为在里,反发其汗,津液越出,大便为难,表虚里实,久则谵语。"

③以下诸条不见于宋本三阳三阴病篇中:J13-05、J13-06、J13-07、J13-08、J13-09、J3-10、J13-11、J13-12、J13-13、J13-14、J13-15、J13-24、J13-26、J13-28、J13-33、J13-37共16条,不见于《伤寒论》三阳三阴篇中,这就是所谓本篇首条所云"又时有不止是三阴三阳,出在可与不可中也"的具体含义。

2.《辨可发汗病形证治第十四》篇

《玉函》本篇共41条、《脉经》"病可发汗第二"共46条,区别如下:

①《玉函·辨不可发汗病形证治第十三》篇中所收录的J13-30/31/32三条,见于《脉经·病可发汗第二》篇。

②《脉经》两条:"脉浮,病在表,可发其汗,属桂枝汤证。""伤寒表不解,心下有水气,干呕,发热而咳,或渴,或利,或噎,或小便不利、少腹满,或微喘,属小青龙汤证。"《玉函》无。

③《玉函》有第J14-21条"下利,腹胀满,身体疼痛,先温其里,乃攻其表,宜桂枝汤。"《脉经》本篇无。

3.《辨不可吐病形证治第十五》篇

《玉函》此部分与《脉经》卷七《病不可吐证第四》相同,均为4条原文。

4.《辨可吐病形证治第十六》篇

《玉函》此部分与《脉经》卷七《病可吐证第五》相同,均为7条原文。

5.《辨不可下病形证治第十七》考

《玉函》本篇共45条、《脉经》"病不可下证第六"共42条,区别如下:

从条文总数来看,《脉经》较《玉函》少3条,但因条文分合有别;从内容来看,J17-44条甘草泻心汤证不见于《脉经》本篇,但载于《脉经》卷七"病发汗吐下以后第八"。

6.《辨可下病形证治第十八》考

《玉函》本篇共46条、《脉经》"病不可下证第六"共34条,区别如下:《玉函》将《脉经》"病可下证第六"篇条文全部收录,条序也大致相同。但《玉函》有12条原文,《脉经》本篇不载,具体如下:

J18-08 下利,脉迟而滑者,内实也。利未欲止,当下之,宜承气汤。

J18-11 问曰:人病有宿食,何以别之?师曰:寸口脉浮大,按之反涩,尺中亦微而涩,故知有宿食。当下之,宜承气汤。

J18-12 下利不欲食者,有宿食也。当下之,宜承气汤。

J18-13 下利已瘥,至其年月日时复发者,此为病不尽故也。复当下之,宜承气汤。

J18-14 下利脉反滑,当有所去,下之乃愈,宜承气汤。

J18-15 病腹中满痛者为实,当下之,宜大柴胡汤。

J18-16 腹满不减,减不足言,当下之,宜大柴胡汤、承气汤。

J18-31 下利而谵语者,为有燥屎也,属承气汤。

J18-32 得病二三日,脉弱,无太阳柴胡证而烦,心下坚,至四日虽能食,以承气汤少与微和之,令小安,至六日,与承气汤一升。不大便六七日,小便少者,虽不能食,但头坚后溏,未定成坚,攻之必溏,当须小便利,定坚,乃可攻之,宜大柴胡汤、承气汤。

J18-36 伤寒发热,汗出不解,后心中痞坚,呕而利者,属大柴胡汤证。

J18-42 阳明病,潮热微坚,可与承气汤,不坚勿与之。言不大便六七日,恐有燥屎,欲知之法,可与小承气汤。若腹中转矢气者,为有燥屎,乃可攻之。

J18-44 大下后六七日,不大便,烦不解,腹满痛,此有燥屎。所以然者，本有宿食故也。属承气汤证。

7.《辨发汗吐下后病形证治第十九》篇

《玉函》此部分相当《脉经》卷七《病发汗以后第三》《病发汗吐下以后证第八》两篇条文，并在《脉经》以上两篇的基础上，"重集"一些条文，而成此篇。

①《玉函》本篇有18条原文未见于《脉经》卷七第三、第八两篇，具体如下：

J19-04 发汗后身热，又重发其汗，胸中虚冷，必反吐也。

J19-08 病人脉数，数为热，当消谷引食，而反吐者，以医发其汗，阳气微，膈气虚，脉则为数，数为客热不能消谷，胃中虚冷故吐也。

J19-14 发其汗，反躁，无表证者，宜大柴胡汤。

J19-18 发汗不解，腹满痛者，急下之，宜承气汤，一云大柴胡汤。

J19-31 阳明病汗出，若复发其汗，小便自利，此为津液内竭，虽坚不可攻之，当须自欲大便，宜蜜煎导而通之。若土瓜根、猪胆汁皆可以导。

J19-41 太阳病不解，转入少阳，胁下坚满，干呕不能食，往来寒热，尚未吐下，其脉沉紧，可与小柴胡汤。

J19-42 若已吐下、发汗、温针，柴胡汤证罢，此为坏病，知犯何逆，以法治之。

J19-50 伤寒六七日，发热微恶寒，支节烦疼，微呕，心下支结，外证未去者，属柴胡桂枝汤证。

J19-53 夫病阳多热，下之则坚。汗出多，极发其汗亦坚。

J19-70 太阳病，下之微喘者，表未解故也，属桂枝汤证，一云麻黄汤证。

J19-74 太阳病，桂枝证，医反下之，遂利不止。其脉促，表未解。喘而汗出，属葛根黄连黄芩汤证。

J19-76 太阳病，下之，其气上冲，可与桂枝汤。不上冲者，不可与之也。

J19-80 太阳病五日，下之，六七日不大便而坚者，属柴胡汤证。

J19-85 伤寒五六日，呕而发热，柴胡汤证具，而以他药下之，心下满而坚痛者，此为结胸，属大陷胸汤。

J19-90 趺阳脉微弦，而如此，为强下之。

J19-91 下利，其脉浮大，此为虚，以强下之故也。设脉浮革，故尔肠鸣，属当归四逆汤证。

J19-93 大下后，五七日不大便，烦不解，腹痛而满，有燥屎者，本有宿食故也。

J19-94 大下后，口干燥者，里虚故也。

注：J19-53、J19-91两条不见于宋本三阳三阴病篇，而"重集"于本篇。

②《脉经·病发汗后第三》篇中有4条未见于《玉函》本篇：

"发汗已，脉浮而数，复烦渴者，属五苓散证。"

"伤寒，汗出而渴，属五苓散证；不渴，属茯苓甘草汤。"

"伤寒发汗，汗出不解后，心中痞坚，呕而下利，属大柴胡汤。"

"大汗出，热不去，内拘急，四肢疼，下利，厥逆而恶寒，属四逆汤。"

③《脉经·病发汗吐下以后证第八》篇有9条未见于《玉函》本篇：

"太阳病三日，已发其汗，吐下、温针而不解，此为坏病，桂枝复不中与也。观其脉证，知犯何逆，随证而治之。"

"太阳少阳并病，而反下之，成结胸，心下坚，下利不复止，水浆不肯下，其人必心烦。"

"脉浮紧，而下之，紧反入里，则作痞，按之自濡，但气痞耳。"

"太阳病，寸缓关浮尺弱，其人发热而汗出，复恶寒，不呕，但心下痞者，此为医下之也。"

"服桂枝汤，下之，头项强痛，翕翕发热，无汗，心下满微痛，小便不利，属桂枝去桂加茯苓术汤。"

"伤寒五六日，大下之，身热不去，心中结痛者，未欲解也，属栀子汤证。"

"本以下之，故心下痞，与之泻心，其痞不解，其人渴而口燥，小便不利者，属五苓散。一方言忍之一日乃愈。"

"伤寒中风，医反下之，其人下利日数十行，谷不化，腹中雷鸣，心下痞坚而满，干呕心烦，不能得安。医见心下痞，为病不尽，复重下之，其痞益甚，此非结热，但胃中虚，客气上逆，故使之坚，属甘草泻心汤。"

"伤寒六七日，其人大下后，脉沉迟，手足厥逆，下部脉不至，咽喉不利，唾脓血，泄利不止，为难治，属麻黄升麻汤。"

8.《辨可温病形证治第二十》篇

《脉经》较《玉函》少1条，即第J20-12条："诸温之属，可与理中、四逆、附子汤，热药治之。"但细考上下文，此条当是第91条的下半条条文，此条紧接在《玉函》第91条之后。《玉函》第91条云："伤寒，医下之，而续得下利，清谷不止，身体疼痛，急当救里，宜温之，以四逆汤"。而淳化本《辨可温形证》此条云："夫病下之后，续得下利，水谷不止，身体疼痛，急当救里，宜温之，与治中四逆附子汤诸温药之辈。"综合对比，知《玉函》"诸温之属，可与理中四逆附子汤热药治之"十七字，为第91条下半条条文。宋本、《脉经》均无此十七字，似为遗佚，《玉函》此十七字可补诸本之缺。

9.《辨不可火病形证治第二十一》考

《脉经》较《玉函》少5条，即J21-13/14/15/16/17条，具体如下：

J21-13 风温为病，脉阴阳俱浮，自汗出，身重，多眠，鼻息必鼾，语言难出。若被火者，微发黄色，剧则如惊痫，时瘛疭，若火熏之，一逆尚引日，再逆促命期。

按：此条见宋本第6条，而《脉经》无此条，乃脱落也。

J21-14 火逆下之，因烧针烦躁者，桂枝甘草龙骨牡蛎汤主之。

按：此条见宋本第118条，又见《脉经》卷七《病发汗吐下以后证第八》。

J21-15 伤寒头痛，翕翕发热，形象中风，常微汗出，自呕者，熏之则发黄，不得小便。

按：此条宋本无，见《脉经》卷七《病不可发汗证第一》，又见《玉函》卷五《辨不可发汗病形证》。由于此条有"熏之则发黄，不得小便"之语，故从《脉经》卷七《不可发汗证第一》篇重集于此节。

J21-16 伤寒，发热头痛，微汗出，熏之则喘，加温针则必衄。

按：此条《玉函》"辨不可下病形证"重出，又见《脉经》卷七"病不可下证"，因此条有忌熏温针之语，故重集于此节。

J21-17 伤寒,脉阴阳俱紧,恶寒发热,则脉欲厥,厥者脉初来大,渐渐小,更来渐渐大,是其候也。若熏之则发黄,熨之则咽燥,小便利者可救,难者危殆。

按:此条宋本无。《玉函》"辨不可下病形证"此条重出,又见《脉经》卷七第六《病不可下证》。

10.《辨可火病形证治第二十二》篇

《玉函》J22-01 条不见于《脉经》本篇。考《脉经》、孙思邈本、淳化本"可火"部分均只有"下利,谷道中痛,当温之,以为宜火熬末盐熨之。一方炙枳实熨之"条。《玉函》较其他各种《伤寒论》传本增加一条,此即小序所说"重集诸可与不可方治,比之三阴三阳篇中,此易见也"之意。

11.《辨不可灸病形证治第二十三》篇

《玉函》此节与《脉经》卷七第十《病不可灸证》全同,《玉函》《脉经》此部分所收条文相当宋本第115、116两条。孙思邈本《忌灸》一节亦收此两条,唯文字小异。

12.《辨可灸病形证治第二十四》篇

《玉函》此节与《脉经》卷七《病可灸证第十一》,条序条数全同。《玉函》此节所收之条文依次是:117、304、292、325、362、343、349,以上各条均见宋本相应之条。在325与362两条之间,《玉函》《脉经》均有如下一条:"诸下利,皆可灸足大都五壮(小注:一云七壮),商丘、阴陵泉皆三壮",此条宋本无。从《玉函》之条数条序与《脉经》卷七第十一全同上,可以看出《玉函》之"可"与"不可"许多条文来自《脉经》。

13.《辨不可刺病形证治第二十五》篇

《玉函》此节与《脉经》卷七《病不可刺证第十二》全同,此节亦见孙思邈本《忌刺》,宋本无。诸不可刺之内容,除见《脉经》、《玉函》、孙思邈本外,又见《素问·刺禁论》及《灵枢·终始》,而与《灵枢·终始》更相近。又考《素问·刺禁论》林亿新校正所引《灵枢》之文,与今本《灵枢·终始》之文有异,而与《玉函》《脉经》相同。林亿新校正云:"详无刺大醉至此七条,与《灵枢经》相出入。《灵枢经》云:新内无刺,已刺无内。大怒无刺,已刺无怒。大劳无刺,已刺无劳。大醉无刺,已刺无醉。大饱无刺,已刺无饱。大饥无刺,已刺无饥。大渴无刺,已刺无渴。大惊大恐,必定其气,乃刺之也。"(见《素问》人民卫生出版社横排本第278页注9)。张仲景在《伤寒论序》中说:"撰用《素问》《九卷》"等书,诸刺禁之戒,既见于《素问》《灵枢》,又见于《脉经》、《玉函》、孙思邈本,而唯独不见于宋本《伤寒论》,疑宋本《伤寒论》脱之也。

14.《辨可刺病形证治第二十六》篇

《玉函》此节相当《脉经》卷七第十三《病可刺证》前半部分条文,与孙思邈本《宜刺》基本相同。《脉经》除载有《玉函》全部10条原文外,另有引自《灵枢·热病》篇原文19条,论热病的证候、诊断、治疗及预后。《玉函》此节条文出自以下两部分内容:

①从宋本三阳篇中加以重集,置于此节。依《玉函》条文顺序,所收宋本三阳中的条文有第8、24、108、109、216、143、142、308等八条。

②从《脉经》中辑出有关条文,置于此节,即"妇人伤寒,怀娠腹满,不得大便"条,及"伤寒喉痹,刺手少阴"条。此两条出自《脉经》卷七第十三《病可刺证》。此两条宋本无。

15.《辨不可水病形证治第二十七》篇

《玉函》此节与《脉经》卷七《病不可水证第十四》,条文数虽不同,但内容相同。所当注意者,《玉函》及《脉经·病不可水证》篇中,有两条集自《辨脉》:

寸口脉浮大,医反下之,此为大逆。浮即无血,大则为寒,寒气相抟,则为肠鸣。医乃不知,而反饮水,令汗大出,水得寒气,冷必相抟,其人必噎。

寸口脉濡而弱,濡即恶寒,弱则发热。濡弱相抟,脏气衰微,胸中苦烦,此非结热,而反抟之。居水渍布,冷铫贴之,阳气遂微,诸府无依。阴脉凝闭,结在心下,而不肯移。胃中虚冷,水谷不化。小便纵通,复不能多。微则可救,剧则寒在心下,当奈何!

"寸口脉浮大"条见《脉经》卷七《病不可水证第十四》、《玉函》卷二《辨脉》、宋本《辨脉》、敦煌残卷S202《辨脉》、淳化本《辨不可水形证》。《辨脉》篇有疑为非出自仲景手者,后世有的医家甚至加以删削。今考此段文字见于《脉经》,

而《脉经》卷七乃叔和据仲景《伤寒论》整理者，故知此段文字必出自《伤寒论》。"寸口脉濡而弱"条又见《脉经·病不可水证》。

16.《辨可水病形证治第二十八》篇

《玉函》此节与《脉经》卷七《病可水证十五》全同。

17.《论热病阴阳交并生死证二十九》篇

《脉经》除载有《玉函》全部 7 条原文外，《素问·评热病论》《灵枢·热病》及《伤寒论》卷四第八、卷六第二十二等篇原文 27 条，阐述了阴阳交、少阴、厥阴、阴阳竭尽的病因病机、辨证要点和预后。

综上，《玉函》卷五、卷六载论诸"可"与"不可"病形证治，共计十七篇，与《脉经》卷七之诸"可"与"不可"大致相同。二者异同详见下表：

《玉函》与《脉经》诸"可"与"不可"比较

《玉函》卷五、卷六	《脉经》卷七	备注
辨不可发汗病形证治第十三（42条）	病不可发汗证第一（42条）	《玉函》本篇较《脉经》多4条，即J13–01、J13–30/31/32条，但后三条见于《脉经·病可发汗证第二》。少1条，即"伤寒四五日，其脉沉，烦则腹满。脉沉者，病为在里，反发其汗，津液越出，大便为难，表虚里实，久则谵语"
辨可发汗病形证治第十四（41条）	病可发汗证第二（46条）	《脉经》本篇较《玉函》多4条，除上篇J13–30/31/32三条外，另有"脉浮，病在表，可发其汗，属桂枝汤证""伤寒表不解，心下有水气，干呕，发热而咳，或渴，或利，或噎，或小便不利、少腹满，或微喘，属小青龙汤证"两条。但J14–21条不见于《脉经》
辨不可吐病形证治第十五	病不可吐证第四	同。均4条
辨可吐病形证治第十六	病可吐证第五	同。均7条
辨不可下病形证治第十七（45条）	病不可下证第六（42条）	从条文总数来看，《脉经》较《玉函》少3条，但因条文分合有别；从内容来看，J17–44条甘草泻心汤证不见于《脉经》本篇，但载于《脉经》卷七"病发汗吐下以后第八"

《玉函》卷五、卷六	《脉经》卷七	备注
辨可下病形证治第十八（46条）	病可下证第七（34条）	《脉经》较《玉函》少12条，即J18–08/11/12/13/14/15/16/31/32/36/42/44条
辨发汗吐下后病形证治第十九（95条）	病发汗后第三（28条） 病发汗吐下以后第八（61条）	《玉函》本篇有18条原文未见于《脉经》卷七第三、第八两篇，分别是：J09–04/08/14/18/31/41/42/50/53/70/74/76/80/85/90/91/93/94条；《脉经》"病发汗后第三"篇中有4条、"病发汗吐下以后第八"篇有9条，未见于《玉函》"辨发汗吐下后病形证治第十九"
辨可温病形证治第二十（12条）	病可温证第九（11条）	《脉经》较《玉函》少1条，即第J20–12条"诸温之属，可与理中、四逆、附子汤，热药治之"
辨不可火不可火病形证治第二十一（17条）	病不可火证第十六（12条）	《脉经》较《玉函》少5条，即J21–13/14/15/16/17条
辨可火病形证治第二十二（2条）	火证第十七（1条）	《玉函》J22–01条不见于《脉经》本篇
辨不可灸病形证治第二十三（3条）	不可灸证第十（3条）	同。均3条
辨可灸病形证治第二十四（8条）	可灸证第十一（8条）	同。均8条
辨不可刺病形证治第二十五（3条）	不可刺证第十二（1条）	条义数虽不同，但内容相同
辨可刺病形证治第二十六（10条）	可刺证第十三（29条）	《脉经》除载有《玉函》全部10条原文外，另有引自《灵枢·热病》篇原文19条，论热病的证候、诊断、治疗及预后
辨不可水病形证治第二十七（9条）	可水证第十四（8条）	条文数虽不同，但内容相同
辨可水病形证治第二十八（6条）	病可水证第十五（6条）	同。均6条
热病阴阳交并（十七）（7条）	热病阴阳交并少阴厥逆阴阳竭尽生死证第十八（36条）	《脉经》除载有《玉函》全部7条原文外，《素问·评热病论》《灵枢·热病》及《伤寒论》卷四第八、卷六第二十二等篇原文27条，阐述了阴阳交、少阴、厥阴、阴阳竭尽的病因病机、辨证要点和预后

（六）结论

1.《玉函》为《辨伤寒》传本之一,《金匮玉函经》是后出之名,六朝时期名为《辨伤寒》。东晋末至宋齐时期的陈延之《小品方》、梁阮孝绪《七录》皆著录《辨伤寒》,与《玉函》为同一部书。自晋至北宋反复传钞,自元代至清代又若断若续,几经改易,已非旧观,但与宋本较之,《玉函》更接近《辨伤寒》大体面貌。

2.《玉函》条序与宋本、孙思邈本绝大部分相同,仅个别条序有异,凡所异者,均与孙思邈本同,可证孙思邈本与《玉函》更为相近,孙思邈本《伤寒论》所据底本为六朝流传之《辨伤寒》。北宋孙奇、林亿等校定《伤寒论》时,以《玉函》、孙思邈本为主校本,颇具卓识。《玉函》在校勘上极有价值,在考证《伤寒论》流传史上意义重大,有些条文可补宋本之阙。

3.《辨伤寒》上承王叔和《张仲景方》之《伤寒论》,则《伤寒论》版本之传承可以理出一个大体传承轮廓:《张仲景方》→陈延之、阮孝绪《辨伤寒》(《金匮玉函经》与《辨伤寒》同体别名,实为同一部书)→《辨伤寒》传至隋代呈现一源两歧:一为梁本,不避"坚"字。称梁本者,谓其以梁《七录》著录之《辨伤寒》为底本也,唐初收入孙思邈《千金翼方》卷九、卷十,今称孙思邈本,清末王朴庄(《清史稿》有传)从《千金翼方》中析出注释之。一为隋本,避"坚"字,为隋本之标志。隋本传至五代末荆南国末帝高继冲,高继冲于开宝中进献大宋,北宋校正医书局校定而流传至今。

4. 六朝流传的《辨伤寒》又名《金匮玉函经》,与《伤寒论》并行流传,北宋孙奇校定之。清初何义门依宋刊本抄录后将抄本交予清初陈世杰刊刻之,流传至今,何义门所据宋刊本亡。陈世杰刊刻本《金匮玉函经》,凡"搏"字均为讹字,当做"抟"。章太炎《金匮玉函经校录》(见本书附2)指出,陈刻虽据旧钞,亦时有妄改者。阳明篇"转失气""不转失气",《伤寒论》单论本、成注本、《千金翼方》皆同。成注曰:"如有燥屎,小承气汤药势缓,不能宣泄,必转气下失",其义甚明,陈刻改"失气"为"矢气",此大谬也。失气者,今人言放屁,宋人犹云"失气",故有戏作《失气赋》者。云:"视之不见名曰夷,听之不闻名曰希,不啻若自其口出,人皆掩鼻而过之。"若"矢溺"字,全书例皆作"屎",不作"矢"也。又,方药炮制篇,凡煮药用迟火,火驶药力不出尽。"驶"必"駃"字之误,《备急千金要方》《外台秘要》"快"字多做"駃"，无用"駃"字者。陈氏未通古义，是以妄改。

5. 张仲景《伤寒杂病论》原始结构为前论后方，《玉函》尚保留旧貌，淳化本也是前论后方（惜方论均已残缺，但仍然可以反映出仲景原书前论后方的原始结构）。孙思邈本的"方证同条"是孙思邈整理的结果，孙氏在小序中已明言。宋本方证同条、复出之方比比皆是，乃为北宋校正医书局孙奇等所调整。

6. 仲景《伤寒论》原始结构为"可"与"不可"，王叔和编撰为三阴三阳，《玉函》前面为三阴三阳，后面为可、不可，呈现的是王叔和整理后的面貌，但《玉函》前论后方结构，尚保留《伤寒论》早期结构大体面貌。《辨厥利呕哕病形证治》独立成篇当是叔和早期整理面貌。宋本《伤寒论》之《辨厥阴并脉证并治第十二》篇目下有小注"厥利呕哕附"，也证实《辨厥利呕哕病形证治》曾独立成篇。

附2 章太炎先生论《伤寒论》版本

章太炎(1869—1936),浙江余杭人,初名学乘,字梅叔(一作"枚叔"),后改名炳麟。又因倾慕顾炎武(初名绛)、黄宗羲(字太冲)的民族气节,更名为章绛,号太炎,以号著称于世。太炎先生是近代民主主义革命家、思想家,在文、史、语言学等方面堪称大师,同时还是卓著的中医文献学家,对《伤寒论》研究尤为深入精细。太炎先生尝曰"平生所好,又在医学""余于方书,独信《伤寒论》",语人学医要"以长沙为宗师",其在张仲景和王叔和事状考,《伤寒论》版本流传,梁阮孝绪《七录》所载《辨伤寒》十卷与六朝本《伤寒论》、隋本《伤寒论》之间的传承关系,《张仲景方》十五卷与《金匮玉函经》八卷、《伤寒论》十卷的关系,北宋校正医书局校定《伤寒论》所据底本,乃至六经病解、《伤寒论》方药临床应用、古今权量等方面,皆有精湛论述,详见《章太炎全集·医论集》(上海人民出版社,2015),兹从中摘录《伤寒论单论本题辞》《金匮玉函经校录》《覆刻何本金匮玉函经题辞》三篇文章,以管窥太炎先生在《伤寒论》方面的学术贡献,并有助于了解宋本《伤寒论》和《金匮玉函经》的版本流传。

一、《伤寒论单论本题辞》

隋《经籍志》《张仲景方》十五卷,梁有《张仲景辨伤寒》十卷,唐《艺文志》王叔和《张仲景药方》十五卷,又《伤寒卒病论》十卷,《唐志》以十五卷者题王叔和,则《伤寒论》在其中。今《伤寒论》单论本十卷,《金匮要略》则三卷,合之不及十五卷数,然《要略》亦尚有阙文,据林亿序,翰林学士王洙在馆阁日,于蠹简中得仲景《金匮玉函要略方》三卷。称《要略》则不详,言蠹简则不备可知也。

《五脏风寒积聚篇》,脾无中寒,肾无中风、中寒,亿等已知其阙矣。又《周礼·天官·疾医疏》引张仲景《金匮》云:神农能尝百药,则炎帝者也。今《要略》不见其语。《千金方·诊候篇》引张仲景曰:欲疗诸病,当先以汤荡涤五脏六腑云云,凡二百五十余字,不详所出。依《宋志》,《金匮要略》方三卷、《金匮玉函经》八卷,皆称王叔和集。林亿序《要略》亦云：先校定《伤寒论》，次校定《金匮玉函经》，今又校成此书。是《金匮玉函》有详略二本，详者则为贾疏《千金方》所引，宋时八卷，隋唐时五卷，两志所云十五卷者，合《伤寒论》与《金匮玉函经》，十卷者即此《伤寒论》也。其书传于今者，宋开宝中高继冲所献，治平二年林亿等所校，明赵开美以宋本摹刻，与成无己本并行，至清而逸（按：赵开美《仲景全书序》先以成注《伤寒论》《金匮要略》合刻，命之名《仲景全书》，既刻已，复得宋板《伤寒论》，复并刻之。然清世所传唯成注本，而单论本则清修《四库》书时，已不可见）。

入日本枫山秘府，安政三年，丹波元坚又重摹刻，由是复行于中土。其与成本异者，卷首各有目录，方下亦多叔和校语数事及亿等校语，成本亦尽删之矣。叔和于方下或云"疑非仲景方""疑非仲景意"，终不敢以己意删掇，以是知其编次审慎。宋文献习于金华口耳之学，顾谓叔和变乱仲景故书，此足以杜其口。

林校虽简，亦甚有精审者。今据成本"寒实结胸无热证者，与三物小陷胸汤，白散亦可服"。二方寒热僻驰。疑论蜂起，及检《千金翼方》则云"与三物小白散"，而林校所引一本，正与《千金翼方》同。成注本不著林校，则终古不可得决矣。信乎稽古之士，宜得善本而读之也。《千金翼方》所录论文《太阳篇》，则孙氏以己意编次，诚不若本书善，检其文字，今作"鞭"者皆作"坚"（《千金方》同）"固瘕"亦作"坚瘕"。盖孙氏所据为梁本。按《唐书隐逸·孙思邈传》："隋文帝辅政，以国子博士召，不拜，密语人曰：复五十年，有圣人出，吾且助之。"是时去梁不及三十年，故得见梁时旧本。思邈又言："江南诸师秘仲景法，不传"，是其得之甚难也。若隋平江南以后，则《仲景方》十五卷已在书府，何忧其秘乎？继冲所献，亿等所校者为隋本，故一不避隋讳，一避隋讳也。

近世治经籍者，皆以得真本为亟，独医家为艺事，学者往往不寻古始，方喻以下，恣意颠倒，清世唯有成无己注本为稍完善，然倘不能窥其本源，是本之出，非论古方技者之幸欤？或曰：昔《礼记》已行，而魏征有《类礼》；《说文》以形分部，徐铉复为之《韵谱》。厥在医经，《素问》不刊之书也，然《甲乙》《太素》即重为诠次；《伤寒论》录在《千金翼方》者，太阳篇乃以方剂部署。其后朱肱作《活人书》,又类证而列焉,今独矜其编次,何也?应之曰:近代治《伤寒论》者,若柯琴、徐大椿据方为次,即《千金翼方》例,尤怡又据诸篇分列正治、权变、救逆诸法,亦于《活人》为近,是二者非吾所訾也。方、喻诸师,横以叔和编次为失次,自定其文,谓仲景本书故然,则诬周亦甚矣。今以孙、朱、柯、徐、尤诸书羡也,学者比于《类礼》《韵谱》可也,然不得《礼记》《说文》真本,即亦无以信后。

存其本迹以为审,观其会通以为明,上工之事也。且以《金匮玉函》八卷之书,成无己、许叔微尚时引其文,而元明以来不可见。此《伤寒论》十卷,独完好与梁《七录》无异,则天之未绝民命也,虽有拱璧以先驷马,未能珍于此也。

【按语】

《伤寒论单论本题辞》,1924 年出版。后载《华国月刊》第一卷第六期,1924年 2 月 15 日出版。又载《山西医药杂志》第二十期,1924 年 8 月出版。再载《中国医学院院刊》第一卷第一期,1926 春出版。又载《苏州国医杂志》第十期,1936 年夏出版。后收入《太炎文录续编》卷二之上,1938 年章氏国学讲习会出版。本文据《章太炎全集·医论集》,2015 年上海人民出版社出版。《伤寒论单论本题辞》这篇论文内容十分丰富,这里所说的"伤寒论单论本",即 1923 年恽铁樵影印安政本《伤寒论》,太炎先生称赵开美本"入日本枫山秘府,安政三年丹波元坚又重摹之,由是复行于中土"。可证先生所阅之《伤寒论》,乃恽铁樵本,而恽铁樵本即安政本。太炎先生通过正史目录、私家目录,梳理《伤寒论》版本传承演变史、王叔和整理《伤寒论》的贡献、《金匮玉函经》八卷、孙思邈所见《伤寒论》本病等重要内容,概要如下:

1. 论宋本《伤寒论》所据底本及其流传

北宋校正医书局刊行《伤寒论》所据底本是荆南国末帝高继冲进献本,进献本来自隋本,避"坚"为"硬"即是确证,即避隋文帝杨坚之讳。隋本来自南朝梁阮孝绪《辨伤寒》十卷,《辨伤寒》十卷来自王叔和《张仲景方》十五卷,《张仲景方》十五卷包括《伤寒论》十卷和《金匮要略》三卷,合之不足十五卷之数,因

《金匮要略》有阙文，宋臣林亿等序已有说明。明赵开美先将成无己《注解伤寒论》与《金匮要略》合刻，名之《仲景全书》，随后得宋版《伤寒论》，复将其刻于《仲景全书》中，此即现今所谓赵开美《伤寒论》，因其系照宋本"摹刻"，逼近宋本原貌，后世美称其为宋本《伤寒论》。

2. 论王叔和整理《伤寒论》的主要贡献

太炎先生《菿汉微言》总结皇甫谧《针灸甲乙经》序，《御览》之《何颙别传》、高湛《养生论》等，提出王叔和即高平人王熙，当生活于魏晋，有机会见到仲景原著。并指出，叔和整理《伤寒论》虽有拘泥于《黄帝内经》"日传一经"之过，但并未主观改动仲景原著，对于《伤寒论》原文疑虑之处，则审慎地加以按语，如"疑非仲景方""疑非仲景意"者四条，比较分析方剂加减变化者七条，如柴胡桂枝汤下云："本云人参汤，作如桂枝法，加半夏、柴胡、黄芩，复如柴胡法，今用人参作半剂"等。太炎先生总结叔和的两种按语，云"其称本云者，是仲景原本如此。而叔和删繁就简，或以今语通古语，此即故书、今书之别。其云疑者，则不敢加以臆断"。并感叹曰："以是知其编次审慎。……顾谓叔和变乱仲景故书，此足以杜其口。"说明王叔和以极其严谨负责的态度对仲景原著收集、整理和编次，最大限度地保全了原貌。太炎先生还将宋臣校订的《伤寒论》与成无己注本相比较，充分肯定宋臣所增校语（原注：大字者，叔和按语也；夹注者，林亿等校语也）的重要文献价值。

3. 论孙思邈《千金方》所引《伤寒论》传本

太炎先生将《千金翼方》所收《伤寒论》内容与《金匮玉函经》、宋本《伤寒论》比较，指出："《千金翼方》所录论文《太阳篇》，则孙氏以己意编次，诚不如本书（编者注：即安政本《伤寒论》善，检其文字，今作'硬'者皆作'坚'，《千金方》同），'固瘕'亦作'坚瘕'，盖孙氏所据为梁本。"即《千金方》本《伤寒论》因不避隋文帝杨坚名讳，故传自六朝时期的梁本，早于宋本《伤寒论》的底本高继冲本。太炎先生在《金匮玉函经校录》中又言："是经（编者注：即《金匮玉函经》）与《千金翼方》同者：一，'硬'皆作'坚'，阳明篇'固瘕'亦作'坚瘕'……"又云"唐时独孙思邈多取是经"，故知《金匮玉函经》与"梁本"皆出自同一祖本，即《张仲景方》十五卷中之《辨伤寒》。

二、《金匮玉函经校录》

《金匮玉函经》八卷，《伤寒论》之别本也。林亿序称：欲人互相检阅，以防后世之亡逸。细考前后，乃王叔和撰次之书。缘仲景有《金匮录》，故以《金匮玉函》名，取宝而藏之之义也。其文理或与《伤寒论》不同，然其意义皆通。圣贤之法，不敢臆断，故并两存之（以上林序）。南宋许叔微、金成无己多引其文，简称《玉函》。然晁公武、马端临已误以《金匮玉函要略》相混，明徐镕序《要略》因之。唯《宋史·艺文志》《张仲景伤寒论》十卷，《金匮要略方》三卷，《金匮玉函》八卷，悉如林亿所录，分列不误。明成化中叶盛《菉竹堂书目》有《玉函经》一册，《伤寒论》二册，《金匮方论》一册，亦不混。清初钱谦益《绛云楼书目》有《玉函经》八卷，汉张仲景撰，指言八卷，其不以《金匮要略》借称可知。然则元明以来医师虽不见是书，而藏书家往往获焉。今所见者，清康熙末何焯以宋钞本授上海陈世杰雕板，而日本延享三年清水敬长所重摹也。其书果出叔和撰次与否，今无以断。按其条目文句，与《伤寒论》时有异，叔和一人，不应自为舛错，疑江南范、汪以下诸师别得旧本，而采叔和校语及可、不可诸篇以附之也。是经与《伤寒论》异者：一、无仲景序。二、无王叔和序例。三、有辨脉，无平脉。四、第一卷有《证治总例》。五、第七卷有方药炮制。六、痉湿暍篇编在辨脉前。七、厥利呕哕篇与厥阴篇为二。八、可不可诸篇，自汗吐下外，增可温、不可火、可火、不可灸、可灸、不可刺、可刺、不可水、可水、热病阴阳交并（此诸篇亦出叔和《脉经》）。《证治总例》与《千金方》治病略例、诊候诸篇相类。篇中引张仲景则非仲景自述甚明，亦恐尚在王叔和后。盖其言"地水风火，和合成人，一气不调，百一生病，四神动作，四百四病同时俱起"，此乃释典之说。王叔和生魏晋间，佛法未盛，不容言此。以此知为江南诸师所述，《千金方》又敷畅之耳。

是经与《千金翼方》同者：一、"鞕"皆作"坚"，阳明篇"固瘕"亦作"坚瘕"。二、太阳篇第十三条云："太阳病三四日不吐下，见苽乃汗之"（《伤寒论》无此条）。三、太阳篇"寒实结胸，无热证者，与三物小白散"（《伤寒论》"寒实结胸，无热证者，与三物小陷胸汤，白散亦可服"。唯林校所引一本与此同）。四、太阳篇"伤寒脉浮滑而表热里寒者，白通汤主之。旧云白通汤，一云白虎者，恐非。"（"旧云"以下十二字，盖江南诸师校语。《伤寒论》《千金翼方》皆作白虎。然林校《伤寒论》云：《千金翼》作白通。则宋本与此经同）五、阳明篇有"微阳阳明"（《伤寒论》作"有少阳阳明"）。

是经篇中，编次亦有与《伤寒论》小异者。论中太阳篇第一条"太阳之为病，脉浮，头项强痛而恶寒"（《千金翼方》与论同），此经太阳篇第一条"夫病有发热而恶寒者，发于阳也；不热而恶寒者，发于阴也。发于阳者七日愈，发于阴者六日愈。以阳数七，阴数六故也。"论中阳明篇第一条："问曰：病有太阳阳明"等六十三字。此经阳明篇第一条："阳明之为病，胃家实是也。"（《千金翼方》与此经同，唯"实"字作"寒"）。

是经痉湿暍篇，形证治疗皆具，与《金匮要略》差同，视《伤寒论》为详。唯湿状中，论有"湿痹之候，其人小便不利，大便反快，但当利其小便"。是经缺此条。痉状中，是经有"脊强者五痉之总名，其证卒口噤背反张而瘛疭，诸药不已，可灸身柱、大椎、陶道。"论及《千金翼方》《金匮要略》并无此条。

是经辨脉篇第八条、第三十条、第三十五条、第四十一条、第四十四条、第四十五条，《伤寒论》并缺。

陈刻虽据旧钞，亦时有妄改者。阳明篇"转失气""不转失气"，《伤寒论》单轮本、成注本、《千金翼方》皆同。成注曰："如有燥屎，小承气汤药势缓，不能宣泄，必转气下失。"其义甚明。陈刻改"失气"为"矢气"，此大谬也。"失气"者，今人言放屁，宋人犹通云"失气"。故有戏"失气赋"者云："视之不见名曰夷，听之不闻名曰希，不謷若自其口出，人皆掩鼻而过之。"如"矢""溺"字，全书例作"屎"，不作"矢"也。又方药炮制篇，"凡煮药用迟火，火驶药力不出尽。""驶"必"駚"字之误。《备急千金要方》《外台秘要》"快"字作"駚"，无用"驶"字者。陈氏未通古义，以是妄改。

【按语】

《金匮玉函经》与《伤寒论》同体而别名，对于考校《伤寒论》有着极其重要的医学和文献价值。太炎先生对这部著作极为重视，其见到日本清水敬长氏复刻本后，于1924年撰《金匮玉函经校录》一文，原载于《猝病新论》，印制于1938年，由章氏国学讲习会出版。后载《章太炎医论》，1957年，人民卫生出版社出版。本文的内容概要如下：

1. 论《金匮玉函经》的流传

北宋校正医书局林亿、孙奇等人《金匮玉函经》首次校定刊行在治平三年（1066），但其后未广泛流传于世，元、明未见其复刻本，以至南宋晁公武、元代马端临等藏书家、文献学家，因未见其书而与《金匮要略》相混淆。但此时《金匮玉函经》并未失传，这从当时一些著作引用是书经文可证。太炎先生云："南宋许叔微、金成无己多引其文，简称《玉函》……明徐镕序《要略》因之。……然则元明以来，医师虽不见是书，而藏书家往往获焉。"如"明成化中叶，叶盛《菉竹堂书目》有《玉函经》一册、《伤寒论》二册、《金匮方论》一册""清初钱谦益《绛云楼书目》有《玉函经》八卷，汉张仲景撰。指言八卷，其不以《金匮要略》借称可知。"可见，《金匮玉函经》从北宋校刊至清初虽流传极少，但并未断绝。太炎先生所见版本为"清康熙末何焯以宋钞本授上海陈世杰雕版"及"日本延享三年清水敬长所重摹也"。

2. 论《金匮玉函经》的编撰者

太炎先生首先对"王叔和是《金匮玉函经》的编纂者"提出疑问，云"其书果出叔和撰次以否？今无以断。"继而从五个方面证明其观点。

其一，《金匮玉函经》与《伤寒论》之异：包括有无仲景序与叔和序例、篇章结构、行文体例、《证治总例》中出现"地水火风，和合成人"等佛教用语共八个方面。

其二，《金匮玉函经》与《千金翼方》所同者：包括不避"坚"字讳、太阳篇有第13条"太阳病……见扰乃汗之"、寒实结胸治用三物小白散、太阳病篇载白通汤证治、阳明篇有微阳阳明共五个方面。

其三，《金匮玉函经》与《伤寒论》所小异者：包括太阳病篇第一条作"夫病有发热恶寒者……阴数六故也"、阳明病篇第一条作"阳明之为病，胃家实是也"等。

其四，分析了《金匮玉函经》"痉湿暍篇"与《伤寒论》《金匮要略》之差同：

较《伤寒论》详细，"形证治疗皆具"，且增"脊强者，五痉之总名……可灸身柱、大椎、陶道。"

其五，《金匮玉函经》辨脉篇与《伤寒论》之异：增第8条、第30条、第35条、第41条、第44条、第45条。

结合以上五个方面，太炎先生指出"按其（编者注：即《金匮玉函经》）条目文句，与《伤寒论》时有异，叔和一人，不应自为舛错，疑江南范汪以下诸师别得旧本，而采叔和校语及可不可诸篇以附之也。"提出《金匮玉函经》系南朝医师搜采仲景之学，糅叔和校语和可不可诸篇而成。

对此，著名文献学家钱超尘先生经考证提出：（1）《金匮玉函经》在六朝名为《辨伤寒》，上承王叔和《张仲景方》之《伤寒论》。并由此理出《伤寒论》版本传承轮廓：《张仲景方》→陈延之、阮孝绪《辨伤寒》（《金匮玉函经》与《辨伤寒》同体别名，实为同一部书）→《辨伤寒》传至隋代呈现一源两歧：一为梁本，不避"坚"字。一为隋本，避"坚"字。（2）《金匮玉函经玉函·证治总例》成于六朝秘爱仲景方术之医师的说法可从，但谓《金匮玉函经》全书皆出六朝医师编录不可从，《证治总例》外的部分，亦成于王叔和。

3. 论陈世杰妄改《金匮玉函经》之处

太炎先生指出："陈刻虽据旧钞，亦时有妄改者。"举例而言，有以下两点：其一，改"失气"为"矢气"，此大谬也。失气者，今人言放屁，宋人犹通云："失气"。其二，《方药炮制篇》："凡煮药用迟火，火驶药力不出尽。""驶"必"駃"字之误，《备急千金要方》《外台秘要》"快"字多作"駃"，无用"驶"字者，陈氏未通古义，以是妄改。

三、《覆刻何本金匮玉函经题辞》

《金匮玉函经》八卷，清康熙末学士何焯所抄宋本，而医师陈世杰为之校刻者也，其书即《伤寒论》，顾篇第、条目、方法或少异，宋林亿等校定序目，略言之矣。案《宋史·艺文志·医书类》"张仲景《伤寒论》十卷"。又"《金匮要略方》三卷"（注张仲景撰，王叔和集）。又"《金匮玉函》八卷"（注王叔和集）。三者划然不以相乱。《崇文总目》有张仲景《金匮要略》

三卷，《绍兴秘书目》有《金匮玉函》八卷，数与《宋志》相应。

自晁公武《读书志》混《金匮玉函经》与《金匮要略》为一，其后马端临、徐镕皆不能别，讫于清修《四库》，且无《金匮玉函》之目。盖晁氏作志时，盖闻有《金匮玉函》名，未窥其书，故强以《要略方》后传，悬牛头，卖马脯，不自知其非，然于八卷、三卷之异，亦不比考，何其疏失至于是也。明中叶，叶文庄次《箓竹堂书目》有《玉函经》一册，不著卷数，其为是书，与杜光庭《玉函经》未可知也。

余观赵开美所刻《伤寒论》，方下有林亿等校语，颇引《玉函》以见异同；成无己《伤寒论》注，许叔微《本事方》亦时时道及之。而《千金方·诊候篇》引张仲景曰："欲疗诸病，当先以汤涤五藏六府"等二百五十七字，不知所从来，及得是经，则诸家所引皆在其中。《千金·诊候》所述，即是经《证治总例》之文也。详其篇次，先以《证治总例》，其文与叔和《伤寒例》绝异。删《平脉篇》，视论本为阙，入热病阴阳交并生死证篇，视论本为增。厥阴篇唯录纲领四条，而厥利呕哕自为篇。汗吐下可不诸条外，更有可温、可火、可灸、可刺、可水，而水火灸刺复有不可，又出叔和法外。唯《千金翼方》伤寒宜忌别出九目，本于是经。此篇第与《伤寒论》有不同也。痓湿暍篇有"脊强者，五痓之总名"等三十一字，论本与《要略》皆无之。"太阳病三四日不吐下，见芤乃汗之"一条，论本所无，而《千金翼方》所述有是。又"寒实结胸，无热证者，与三物小白散"，与《千金翼方》所述及林亿等所引一本皆同，不云"可与小陷胸汤"，此条法与《伤寒论》有不同也。列方一百十五道，盖增柴胡加大黄芒硝桑螵蛸汤；又别有甘草汤，即甘草一味者，皆旧所不著，此方目与《伤寒论》有不同也。

仲景游宦之迹多在荆州，江南诸师闻其遗法者盖众矣。亿等校定是经，谓亦叔和所集，《宋志》因之。寻叔和已集《伤寒论》，必不自为歧异。且其《证治总例》言地水火风，合和成人，四气合德，四神安和，人一气不调，百一病生，四神动作。四百四病，同时俱起，此乃本之释典，非中土方书所有。

叔和当魏晋间，释典虽已入中国，土人鲜涉其书，知是经非叔和所集，而为江南诸师秘爱仲景方者所别编。六朝人多好佛，故得引是以成其例耳。唐时独孙思邈多取是经，宋馆阁虽尝校定，传者已稀。元明以来，不绝如线。幸有何氏得宋本，写授其人刻之，下去乾隆校《四库》时才六十余岁，而《四库》竟未列入。盖时校录诸臣于医书最为疏略，如《伤寒论》只录成无己注本，不录治平原校，而时程永培所为购得诸书，往往弃之不采，即其比也。余前得日本覆刻陈本，惊叹不已，后十余岁，医师徐衡之、章成之又以陈氏初印本进，距其校刻时二百十六年矣。衡之等惧其书不传，将重为镂版以行，而质于余，余观陈刻亦间有不正者，如"駃"改为"驶"，"失气"改为"矢气"，皆由不达古字古言以意点窜，因悉为校正。其余俗字可通者皆仍其故。并列陈、何旧序于前，以志缘起，校成，授衡之等覆刻，乃为题辞云尔。

民国二十一年章炳麟

【按语】

本文原载《昌明医刊》第二期，1932 年 10 月出版。后载《医学文苑》，又载《苏州国医杂志》第十期，1936 年夏出版。再载《太炎文录续编》卷二之上，1938 年出版。本文据《章太炎全集·医论集》，2015 年上海人民出版社出版。据文中"余前得日本覆刻陈本，惊叹不已，后十余岁，医师徐衡之、章成之又以陈氏初印本进，距其校刻时二百十六年矣。衡之等惧其书不传，将重为镂版以行，而质于余……校成，授衡之等覆刻，乃为题辞云尔"。可知，太炎先生撰写本文的缘起，即在见到日本成美堂刻本 10 余年后，1932 年太炎先生又得见徐衡之、章成之医师送来的清陈世杰初刻本，不胜欢喜，亲自精心校勘后交徐衡之等复刻刊行，并为之题辞。在《金匮玉函经校录》《覆刻何本金匮玉函经题辞》这两篇文章中，太炎先生分析考证了《金匮玉函经》的版本流传与编纂者，及其在内容体例等方面与《伤寒论》《金匮要略》等书的异同，具有重要文献价值。

附3 《伤寒论》方药剂量古今折算

表1 汉代度量单位换算与古今折算

衡制	1石 = 4钧
	1钧 = 30斤
	1斤 = 16两 = 240克
	1两 = 24铢 = 15克
量制	1斛 = 10斗
	1斗 = 10升 = 2 000ml
	1升 = 10合 = 200ml
	1合 = 2龠 = 20ml
度制	1引 = 10丈
	1丈 = 10尺
	1尺 = 10寸 = 23.2cm
	1寸 = 10分 = 2.3cm

表3 方寸匕比与钱匕重量实测

方寸匕	五苓散重约1.59克
	牡蛎泽泻散重约1.27克
	半夏散重约1.5克
	四逆散重约1.7克
	赤石脂、文蛤散重约3.3克
	烧裈散重约1.2克
钱匕	瓜蒂散重约0.5克
	三物白散重约1.7克
	十枣汤中的芫花、甘遂、大戟重约0.9克

表2 《伤寒论》常用药物剂量核算

《伤寒论》药物剂量		实测重量（约）
容量	半夏半升	60克
	五味子半升	40克
	芒硝半升	80克
	麦冬半升	50克
	麻仁半升	45克
	葶苈子半升	70克
	杏仁半升	60克
	赤小豆一升	170克
	吴茱萸一升	85克
	粳米六合	100克
	豆豉一升	120克
	胶饴一升	275克
	蜂蜜一升	270克
个数	大枣十二枚	36克
	杏仁七十枚	28克
	附子一枚	小者	<10克
		中等者	10~20克
		大者	20~30克
	栝蒌实一枚	中等大小	55克
		大者	85克
	栀子14枚	12克
	葱白4茎	300克
	乌梅三百枚	600克
	水蛭30个	45克
	虻虫20个	4克
	竹叶2把	40克
	桃仁50个	15克
	石膏如鸡子大	90克
	猪胆汁1枚	63克
	鸡子黄1枚	15克
	枳实1枚	12克

参考文献：李宇航.《伤寒论》方药剂量与配伍比例研究 [M]. 北京：人民卫生出版社，2015.

附4 主要参考书目

1. 张机. 金匮玉函经（影印本）[M]. 北京：人民卫生出版社，2015.

2. 刘渡舟. 中医古籍整理丛书重刊·伤寒论校注 [M]. 北京：人民卫生出版社，2013.

3. 刘渡舟. 伤寒论十四讲 [M]. 北京：人民卫生出版社，2013.

4. 刘渡舟. 经方临证指南 [M]. 北京：人民卫生出版社，2013.

5. 刘渡舟. 新编伤寒论类方 [M]. 北京：人民卫生出版社，2013.

6. 刘渡舟. 伤寒论诠解 [M]. 天津：天津科学技术出版社，1996.

7. 刘渡舟. 伤寒挈要 [M]. 北京：人民卫生出版社，1983.

8. 刘渡舟. 金匮要略诠解 [M]. 天津：天津科学技术出版社，1984.

9. 李培生. 高等中医药院校教学参考丛书·伤寒论 [M]. 北京：人民卫生出版社，1987.

10. 何任. 中医古籍整理丛书重刊·金匮要略校注 [M]. 北京：人民卫生出版社，2013.

11. 聂惠民. 三订聂氏伤寒学 [M]. 北京：学苑出版社，2010.

12. 钱超尘. 影印《金匮玉函经》校注考证 [M]. 北京：学苑出版社，2015.

13. 钱超尘，郑丰杰.《伤寒杂病论》版本通鉴 [M]. 北京：北京科学技术出版社，2017.

14. 钱超尘.《伤寒论》文献新考 [M]. 北京：北京科学技术出版社，2018.

15. 李宇航. 宋本《伤寒论》全释 [M]. 北京：人民卫生出版社，2020.

16. 李宇航. 邓珍本《金匮要略》全释 [M]. 北京：人民卫生出版社，2022.

17. 沈澍农. 新编仲景全书 [M]. 上海：上海科学技术出版社，2024.